The new book of
Oriental nutrition

体質別の食生活実践マニュアル

# 東方栄養新書

医学博士・漢方医学顧問
梁《りょう》 晨《こう》千《せん》鶴《かく》 著

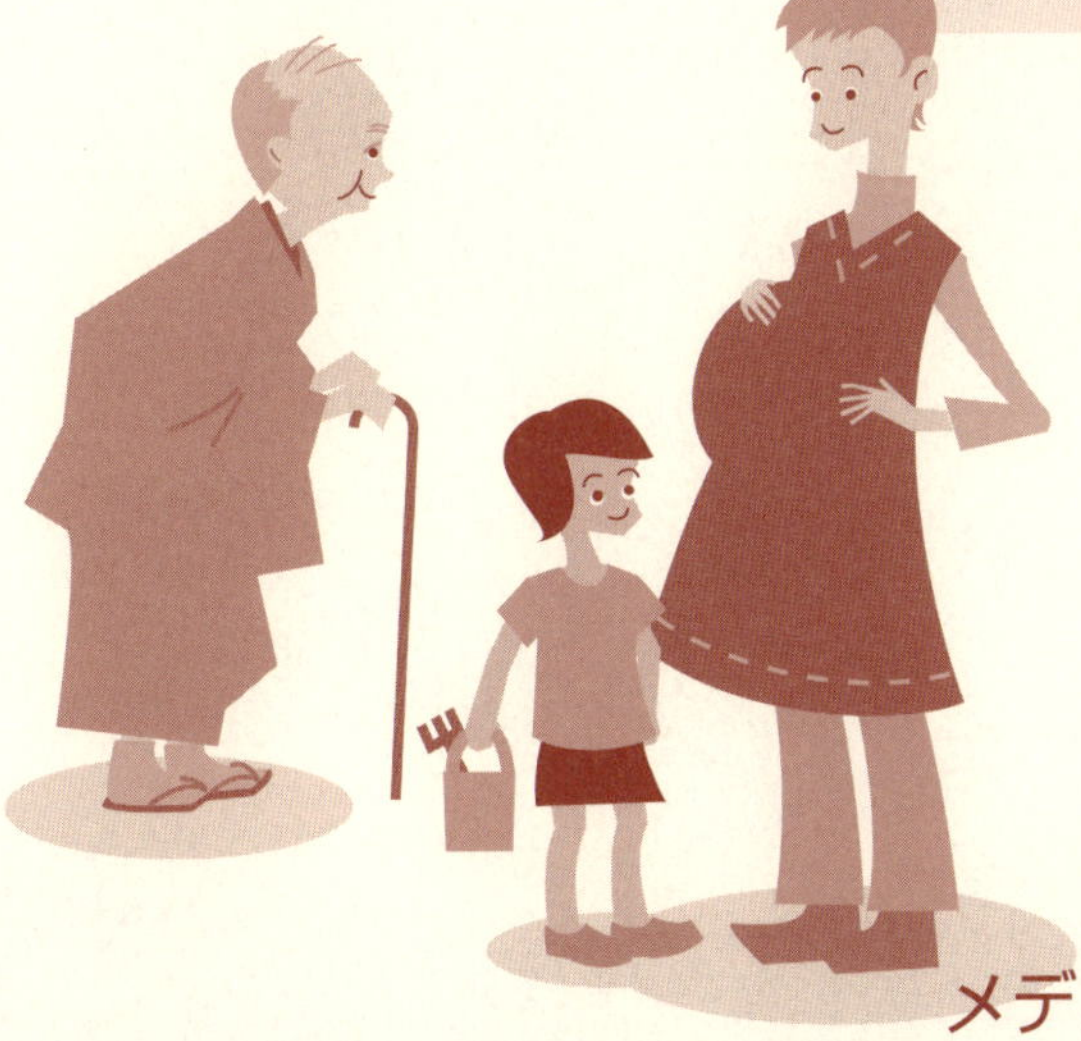

メディカルユーコン

「飲食者、人之命脈也」

（飲食は、人の命脈なり）

——李　時珍

# 刊行にあたって

医学監修　杉山　武敏

今回、東洋医学を取り入れた、食材に関する新しい栄養学の本が出来上がったことに喜びを禁じえない。わが国が現在、高齢者社会となり、生活習慣病に大きな関心が持たれ、一方で、食生活や調理法について大きな関心が払われていることは、平素のテレビ番組を見ればよく分かる。本書では、様々な食材を栄養素の視点と東洋医学で言う体質の視点から合わせ考えた。著者はこの中で、食材と薬材は同じく大自然の恵みであり、ともに「熱性」「寒性」の偏りがあり、それを利用して、崩れた体の陰陽バランス（寒熱の偏り）を回復することを目指している。このような視点を『医（薬）食同源』という。これは、食と薬を同じ位置に置こうとする立場である。この立場から、東洋医学の知恵を取りいれた新しい栄養学・東洋栄養学を創立したいというのが著者の狙いである。同時に、著者は西洋栄養学をも取り入れて広い視野から立体的に食材を認識しようと試みている。本書が新しい息吹をわが国の調理の世界に与えることは間違いない。

私は、一九七六年に文化大革命が終了した直後に中国の北京、天津を訪れ、中国での東洋医学に初めて接した。そこで、西洋医学と違う新しい世界を見た。化膿性疾患を治すのに、毒性の強い抗菌剤だけを使う西洋医学に対して、中国では様々な薬草を混ぜ合わせて煎じ、患部に塗って白血球の湧出を助けて化膿を治していた。骨折にはギブスを使わず、当て木だけで3日目からリハビリを行っていた。西洋医学では強力なステロイドでも治らない皮膚筋炎が煎剤飲用で完治していた。針麻酔だけで甲状腺や卵巣の手術をしていた。天津薬学研究所では、うずたかく積まれた薫り高い薬草に驚いた。五〇〇〇年の歴史を持つ、神秘に満ちた理解し難い中国の東洋医学を科学的に解明しようという、中西結合の動きが、急速に進んでいる。著者は、薬のみならず食の世界で中西結合を実施しようと考えたのである。

ここで著者、梁平さんについて簡単に紹介しておこう。彼女は、中国北京に育ち、北京大学医学部（旧名・北京医学院）を卒業し、更に中医学の道を進んだ。北京中医学院の温病学教室の、中国では有名な東洋医学の名門である趙紹琴教授のもとで温病学臨床実践をしていた。梁平さんは一九八八年にわが国に来て、京都大学で大学院医学研究科病理学系に入り、私のもとで最新の遺伝子工学を取り入れて遺伝子の研究をしていた。これによって医学博士の学位を授与された。彼女の研究姿勢は目標を実現するためにはいかなる困難にも全力を投入し、努力を惜しまず克服するということである。本書がまとまったのも、この努力と情熱によるものであろう。

彼女は、高雄病院、博愛城北病院、その他で東洋医学による治療で他の医師と共に多くの患者を助け、『医（薬）食同源』の世界で多くの同行の士を得た。彼女の根性と情熱で目指すものを勝ちとる姿には、多くの人がひきつけられるのであろう。梁平さんは、書画にも高い教養を示す、繊細で優雅な心の持ち主でもある。

この本が、多くの人に新しい世界を開いてくれることを祈って筆を置く。

二〇〇五年　新春

# 監修をおえて

日本語監修　板谷　秀子

野菜にまつわる話で、「秋茄子（ナス）は嫁に食わすな」という文句がありますが、日本では色々と解釈があるようです。ナスは東洋医学では体を冷ます食材に分類され、夏の暑い盛りに食べると良い野菜とあります。夏に汗をかきながら、辛い四川料理の〝マーラーチェツ（麻辣茄子）〟を食べるのは理にかなったメニューだったわけです。ところが秋になると、ナスの、体をさます属性は、大事な子宮をさずかったお嫁さんには、子宮を冷やしてしまい、大変悪いわけです。実は、嫁いびりでもなんでもない、東洋医学の食養生を解いた言葉でした。中国の人は、子供に料理を食べさせる時、「おいしいわよ、おあがりなさい」ではなく、「これは、○○に良いから食べなさい」と、よく言います。これは、〝トゥファン（土方）〟という民間に広く伝わる漢方養生法で、どこの家庭でも言い伝えられていることです。人間は、食べることによって〝気〟（生命エネルギー）を得、日々の活力を生み出します。昨今、動物性タンパク質より、多種多様な食材を摂取することが、健康的な食生活の要であると、よく言われています。私達も、子供の時から、栄養素については、必要最小限の知識はもっていますが、個々の体質と食材の相性とか、食材の正しい摂取量とか、悪い組み合わせがあることについては、意外にも無知なところが多く、本書を開いてみて、「目からウロコ」の驚きでした。読者の皆さんが、一日も早く、自分の体質を知り、食材との相性をみつけ、食材を正しく上手に食べられることを心から願うものです。

二〇〇五年　新春

# まえがき

梁　晨千鶴

私は幼い頃から病弱で、病気のつらさと薬を飲み続けなければならない苦労を、味合わされてきました。長い間、医者にかかりっきりだったにも関わらず、病気の方はいっこうに良くなりませんでした。

治ったら必ず医者になり、世の中の病気に苦しむ人々の手助けをしようと子供心にも思ったものです。

その一方、私は祖父の影響を受け、自然療法や漢方養生など東洋医学の治療を根気よく続けていました。その結果、嘘のように私の病気は治ったのです。東洋医学の着実な効果と「医(薬)食同源」こそが、養生の要であるということを、そのとき私は身をもって知ったのです。

それから今日に至るまで、薬膳・食事療法が、私の日常の養生習慣となっており、たいした病気もなく、「医食同源」の大きな恩恵を受けています。

昨今、地球の環境悪化が問われている中で、文明の加速よりも、むしろ、自然回帰を求める風潮が出てきました。その中で、人々は病気と戦う新しい打開策を考えています。生活習慣病が話題になって食生活習慣に注目が寄せられ、毎日三食、何を食べているのかが非常に重要で、その食生活習慣が病気に導くか、それとも健康に導くかの大きな分かれ目になります。一つの栄養素が豊富といっても、食材として万人によいとは言い切れないので、誰に良いか、そして、どういうふうに扱ったら食養生で健康に導くかという疑問を解くためには、現代医学の発展より随分遅れた今までの栄養学では役立ちません。そしてもちろん、ピンポイントの栄養素の知識だけでも十分とはいえません。なぜなら、ある栄養素を含む食材を利用しようといっても多様な体質に異なる効果があるからです。また、一種の食材にはさまざま栄養素が含まれ、一つの栄養素と他の栄養素との関連や、人体に対する総合的影響を考えなければなりません。一つの栄養素だけを強調してやりすぎると往々にして悪影響をもたらす恐れがあります。人間は一つの生命体として五臓六腑すべてつながっているので、一カ所のみの利点だけを見つめて過食すれば全体が健康になるわけはありません。故に「温故知新」という古くからの知恵に従って、東洋医学の陰陽バランスという理念で、食材の陰陽属性を利用して我々の体の陰陽のアンバランスを回復する方法論を栄養学に導入するべきだと考えられています。

そうしたことから、自然療法という東洋医学の養生法が再び脚光を浴び、健康食品や食事療法、薬膳、栄養学などを解説する本が書店には所狭しと並んでいます。これらの書物の中では各食材、栄養素の長所が、これとばかりに挙げられています。しかし、短所にふれたものは少なく、栄養素の過剰摂取の悪影響や、一つの栄養素が他の栄養素の吸収に与える悪影響などは十分に書かれていません。また、食材の一つ一つに存在する「陰陽」や「五臓との関係」などの特性には触れられておらず、東洋医学の基礎知識が欠如しているものがほとんどです。東洋医学に多少関心のある方なら、個々の食材にはそれぞれ「陰陽」の「気」が備わっていることは既知の事実でしょう。

　また、人間の体には「陰陽」、「寒熱」、「虚実」、「表裏」など多面的な性質があるため、その人の体質の陰陽状況と服用する生薬、あるいは食物の陰陽属性との相性を知ることが肝腎です。これは皆さん一人一人が把握し、管理しなければならない重要な個人データなのです。

　私は日頃、患者に色々とアドバイスをしていますが、一人一人の体質と食べ物の相性は千差万別で、全員に同じアドバイスをしているわけではありません。〝欠けて病んでいる箇所を必要な食物を摂取することで補う〟という先祖の教訓により、人間は単に健康に良さそうだからということで、ある食材ばかりを摂るのではなく、その人の体に欠けているものを有する食材だから適量に摂るということを指導しています。

　大事なことは二つあります。一つは自分の体質。二つ目は食材の「自然属性」。それによって食材同士の相性や、上手な食材の組み合わせ方、自分の体質と食材との相性を知ることができ、自然に食養生を身につけることができます。それが自身のバランスを取り戻し、病気を早く治すキーポイントなのです。

　漢方医学と西洋医学を修め、数十年の臨床実践経験を経て得られた知識を食養生法として、皆さんに知っていただきたく、本書で分かり易くまとめた次第です。これを機会に、健康に関心のある方々が食材を正しく、上手に食べ、健やかな日々を過ごされるバイブルとなれば、私の幸せに感じます。

　本書の編集にあたり、砂田順子氏などの多数の方から貴重な助言と労力をいただきました。また、自然療法研究会の皆様からもお力添えをいただきました。ここにあわせて、感謝申し上げます。特に医学監修を快諾していただいた杉山武敏先生と日本語監修をしていただいた板谷秀子先生に深甚な謝意を表します。この本のイラストを担当していただいた平井佳世さん、編集にあたっていただいたメディカルユーコンの垣本克則社長にも感謝いたします。

二〇〇五年　新春　大阪にて

# 本書の利用の仕方

本書は食材を種類ごとに紹介し、現代的な見方と東洋医学の古典的な見方の両面から、その効能を紹介しています。

「現代の研究より」や「話題の栄養素」などの項目は類書でも取り上げられ、読者にとっても、すでに知識をお持ちの箇所ですが、東洋医学の、特に「体質相性の解説」や「東洋医学的効能」についての項目は、すぐには理解しにくいかと思われます。そのために、東洋医学の考え方に多少触れてもらってから読んでいただくと理解しやすいかと考え、ここで、この本のお薦めの活用法を紹介します。

❶…まず、「第一章　東洋医学を学ぼう」の東洋医学の基本的な考え方や理論についての説明ページ（p．1～21）を読みましょう。本来、難しい東洋医学理論ですが、読者の方のために、重要なところが分かってもらえるようにできるだけわかりやすく解説をしています。すぐにご理解いただけるとは思わないのですが、本書を利用することにより東洋医学に対する理解を少しずつ深めていただければと思います。

❷…次に、体質の解説ページ（p．22～33）を読んでください。ここであなた、あるいは必要とされる方の体質を六つの中から調べてください。さらに細かいチェック項目を後ろのページの「**体質判断シート**」（p．378～379）にまとめてありますので、ぜひチェックしてみてください。そのシートの中には、それぞれの体質によくみられる体の状況が書かれていますが、人間はやはり千差万別で、全部合うことはなかなかありません。

また、体質というのは一つのタイプに限らず、しばしば混合しています。どの体質が自分の体に一番近いかで、判断すると良いでしょう。

**体質判断シート**については、また後で説明します。

❸…あなたの体質が分かったら、各章の最後部にある「体質と食材の相性表」を見てください。これらの表で、自分の体質に合う、もしくは合わない食材を簡単に調べることができます。その食材について、もっと調べたい場合は、その食材の解説ページを巻末の**食材五十音別索引**で調べることができます。

❹…その食材のページを開き、まず「自然の属性」を見、その食材がどういう性質を持つものかを確認してください。

❺…それから、「東洋医学的効能」、「現代の研究より」、「話題の栄養素」、「体質相性の解説」、「栄養素の上手な摂り方」各

欄を読み、その食材と健康との関わりについて、立体的に理解しましょう。

❻…その食材が手元にあれば、「レシピ」で料理を作ってみましょう。

❼…「家庭療法への応用」では、普段の生活に役立つ、東洋医学を基礎とした簡単な健康法を紹介しています。いざ何か起こったときはこの本を参考にしてみて下さい。その際、同じ病名でもどういったタイプであるか、どういった体質に合うかが解説されていますので、それぞれの適応症や用法・用量は厳守してください。どうしても分からない場合は、乱用するよりも無理はせず、病院を受診したほうがよいでしょう。また、ここに示す食材や薬草の煎じ方については、「煎じ方」(p.377)をご参照ください。

❽…巻末には読者の利便性を考え、さまざまな索引や表を付けました。

**食材五十音別索引**▼本書に登場する食材(一部漢方薬を含む)の索引です。

**病名・症候別索引**▼「家庭療法への応用」をはじめとして、本文中に記載のある病名別の索引です。一つの病名や症状に複数の食材がある場合と、一つの食材だけの場合があります。病名や症状を混ぜて編集してありますが、実用性を重視したためで、ご了承ください。

**東洋医学的効能索引**▼これは本文中の「東洋医学的効能」で紹介した効能の索引です。東洋医学を修得した方がこの索引を用いて、治療に合う食事や食材などの基本知識を身につけたり、患者に対して体質に合った食事のアドバイスするときなどにご活用ください。

**東洋医学用語索引**▼第一章に登場する基本的な東洋医学用語の索引です。本書の利用において、分からない専門用語を調べるためのものです。

**「現代の研究より」効能別索引**▼本文中の「現代の研究より」で紹介した、食材に含まれる特定の成分の作用や効能についての索引です。本文中に挙げた特定の有効成分は、そのメカニズムの全貌を知るための糸口にすぎず、それらの作用や効能は、決して食物中の一つの成分だけの働きによるものではなく、食材に含まれる多様な成分の総合効果による作用であり効能であることを認識して頂き、以上のことを踏まえて、この索引をご利用ください。

**「話題の栄養素」索引**▼各食材ページで紹介した話題の栄養素をキーワードにした索引です。

**特定栄養素別食材一覧**▼特定栄養素ごとに、食材に含まれる各栄養素の含有量に基づき、多く含まれる順に食材を配列しました。本書にはすべての食材を載せたわけではありませんが、本書に収載した食材はもれなく取り上げました。この索引を利用して、特定の栄養素がどのような食材に含まれているのか、また、同じ栄養素をもつ食材の中で、自分の体質に合う食材の含有量のランクがわかります。具体的数字は他の専門書を参照してください。

**病名別食材相性表**▼いくつかの疾患について、食べると良い食材、食べてはいけない食材を表にまとめました。これは

『食物薬用指南』（北京・知識出版社、一九九一）に収載されている内容を基本に、一部改変して載せています。

**相性の良い食材組み合わせ例**▼食材同士の相性を考えて、上手な食材の組み合わせと料理法の例を表にしてあります。これは例として挙げましたが、中には本書に載せていない食材もあります。各食材の本文解説ページの内容と合わせて食材選びの参考にしてください。

**相性の悪い食材・漢方薬の組み合わせ例**▼食材同士、あるいは食材と漢方薬などの薬との相性が悪いものの例を表にしてあります。各食材の本文解説ページの内容と合わせて食材選びの参考にしてください。この表をご覧になって、驚かれる箇所もあると思います。今の食生活習慣にはさまざまな問題点があります。これを知って、にわかには信じがたいかもしれないですが、しかし、これらの勧告は数千年の間に実際の体験を経て代々伝えられ追試してまとめられた知見です。一つ、一つの相性の説明の裏には数えきれないほどの悲惨な教訓があって統合されてきたもので、非常に重い結論なのです。無視してはいけません。これらを否定するにはかなりの規模の人数と年月の証明が要ります。一つの実験だけで簡単に否定することはできません。これらの勧告は実際の教訓の上で分かったことですが、現代科学で全部解明することは、今日のレベルではまだできない箇所があると考えられています。とりあえず健康づくりの参考として知ることが必要と考えて本書に加えました。ただし、知ったあとで、神経質になったり不安に陥らないように気をつけましょう。例として挙げた食材の中には、本書に載っていないものもあります。

**体質判断シートについて**▼p.377〜379を参照して下さい。「体質判断シート」は、第一章の「体質別特性の解説」（p.24〜31）に対応するもので、本書において大変重要な資料ですから大切にしましょう。日頃はコピーし、台所に貼るなどして、上手に活用するとよいでしょう。

**「体質判断シート」の結果について**▼「体質判断シート」に記されている「天候適応力」〜「睡眠」にいたる二十項目中で、もし各タイプとも二、三項目程度しか該当しなければ、未病にもいたらない健康体と判断してもよいでしょう。

また、該当項目数が同じになったタイプが二つあり、各々少なくても四項目以上該当項目があれば、それぞれのタイプに該当すると思ってください。何度も申しますが、実際にはしばしば複数のタイプが混合しています。p.32の「よく見られる体質の組み合わせ」も併せて参考にしてください。自分で判断できない場合は正式な漢方教育を受けた専門医と相談した上で決めましょう。この体質が分かると、食材とあなたとの相性を知ることができます。そしてあなたの健康を保つ上で大変重要な参考になるでしょう。

本書は食材の学名や英語名、中国名、原産地などを記載しています。原産地に関しては判断しにくいこともあり、その場合は文献により食用として最初に栽培、利用された地域を記入しました。そのため他の本に記載されることと多少異なる点があります。ご了承下さい。

# もくじ



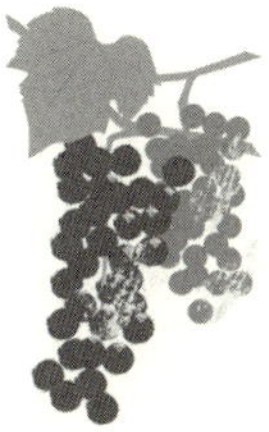
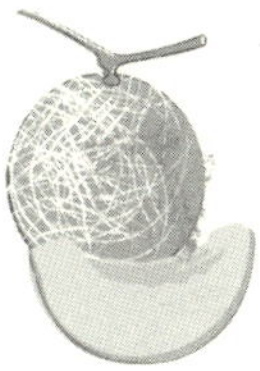
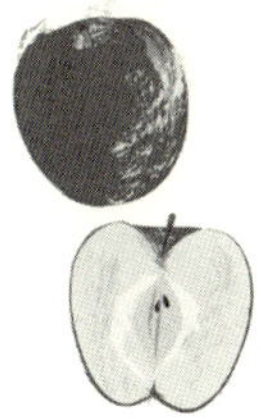
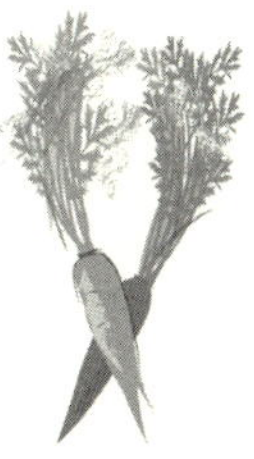
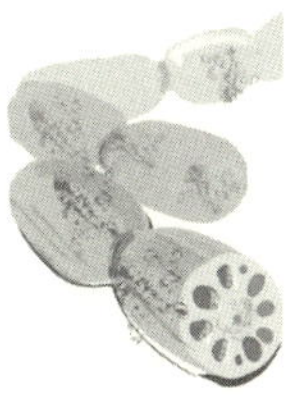

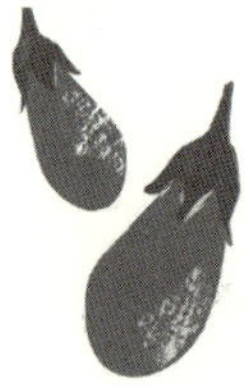

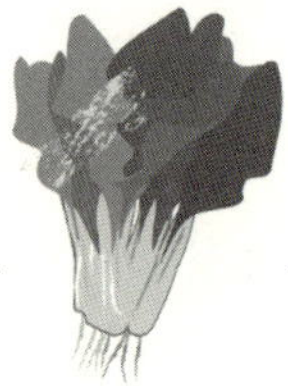



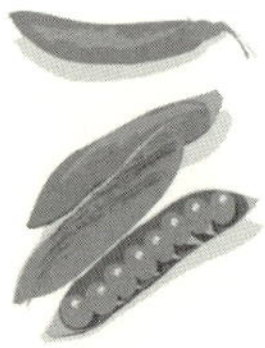



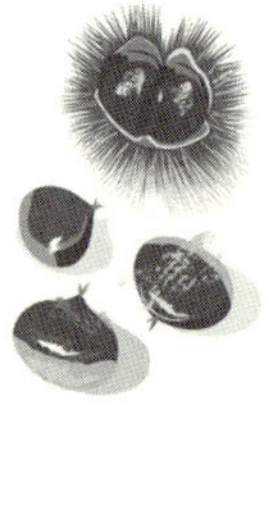

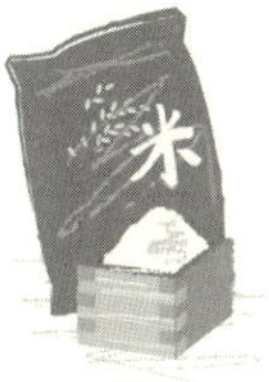
米



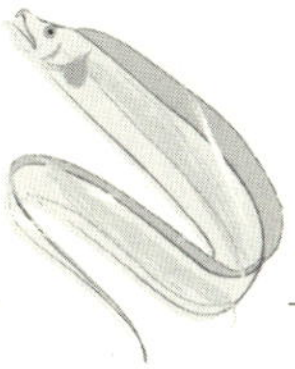



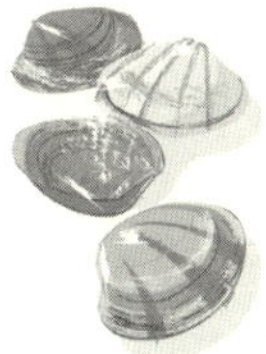

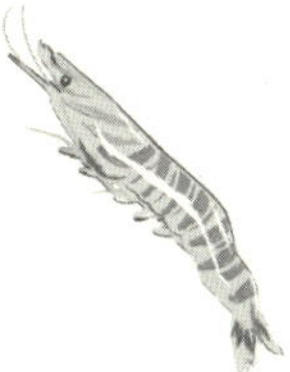



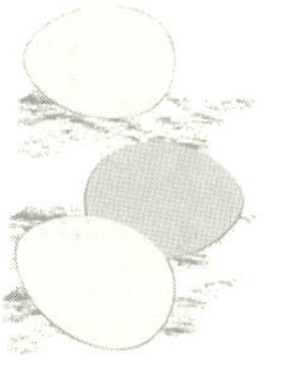



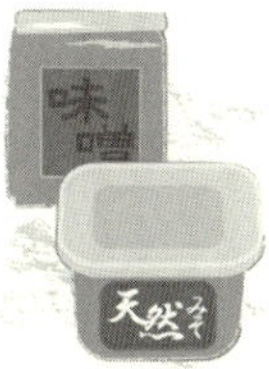
味噌
天然みそ

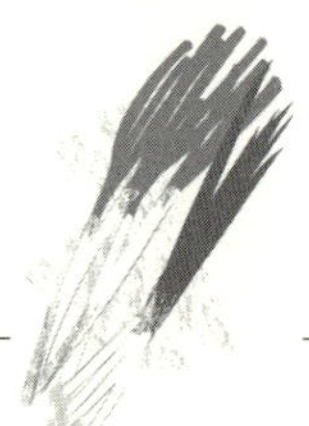

## 第8章 嗜好品・飲料



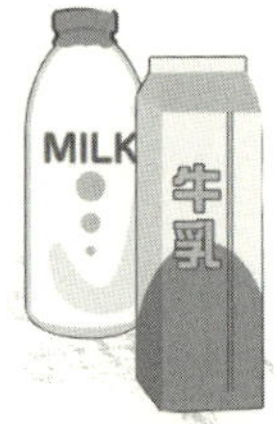



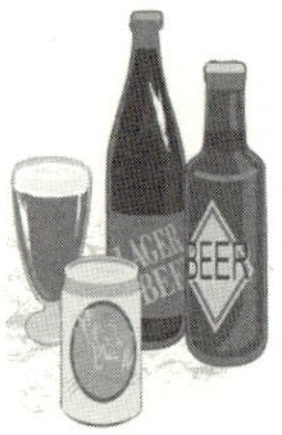

第1章

# 東洋医学を学ぼう

「物無美悪、過則為災」
（物には美悪無きも、過ぐれば則ち災を為す）
（物事には良い悪いはないけれども、ゆき過ぎると災いになるの意）

「欲得長生、腸中常清」
（長生を得んと欲すれば、腸中常に清くすべし）
（長生きしたければ、腸の中をいつもきれいにしようの意）

## 東洋医学とは？

東洋医学と西洋医学の違いは何でしょうか？

もっとも大きな違いは、疾患や体のとらえ方です。

西洋医学では患者の症状や訴えを聞き、様々な検査方法を用いて、考えられる病名を診断し、その病気あるいは病原菌などに対して治療方針をたてます。検査値の正常化が治療の重要なポイントとなります。薬や手術が病原菌などと戦う主戦力となり、局部の病気は主にその部分だけの病変と認識され、薬や手術でその部分の治療のみに力を注ぎます。

一方、東洋医学では、病気は体のある部分だけの病変ではなく、五臓六腑の全ての機能につながった生命体の病変としてとらえます。東洋医学の考え方としては、人間にはもともと自然治癒力が備わっており、常に襲ってくる細菌やウイルスなどの病原菌と戦って、生命を維持する能力を発揮しています。自然治癒力がこの戦いの主戦力となり、戦いの結果、

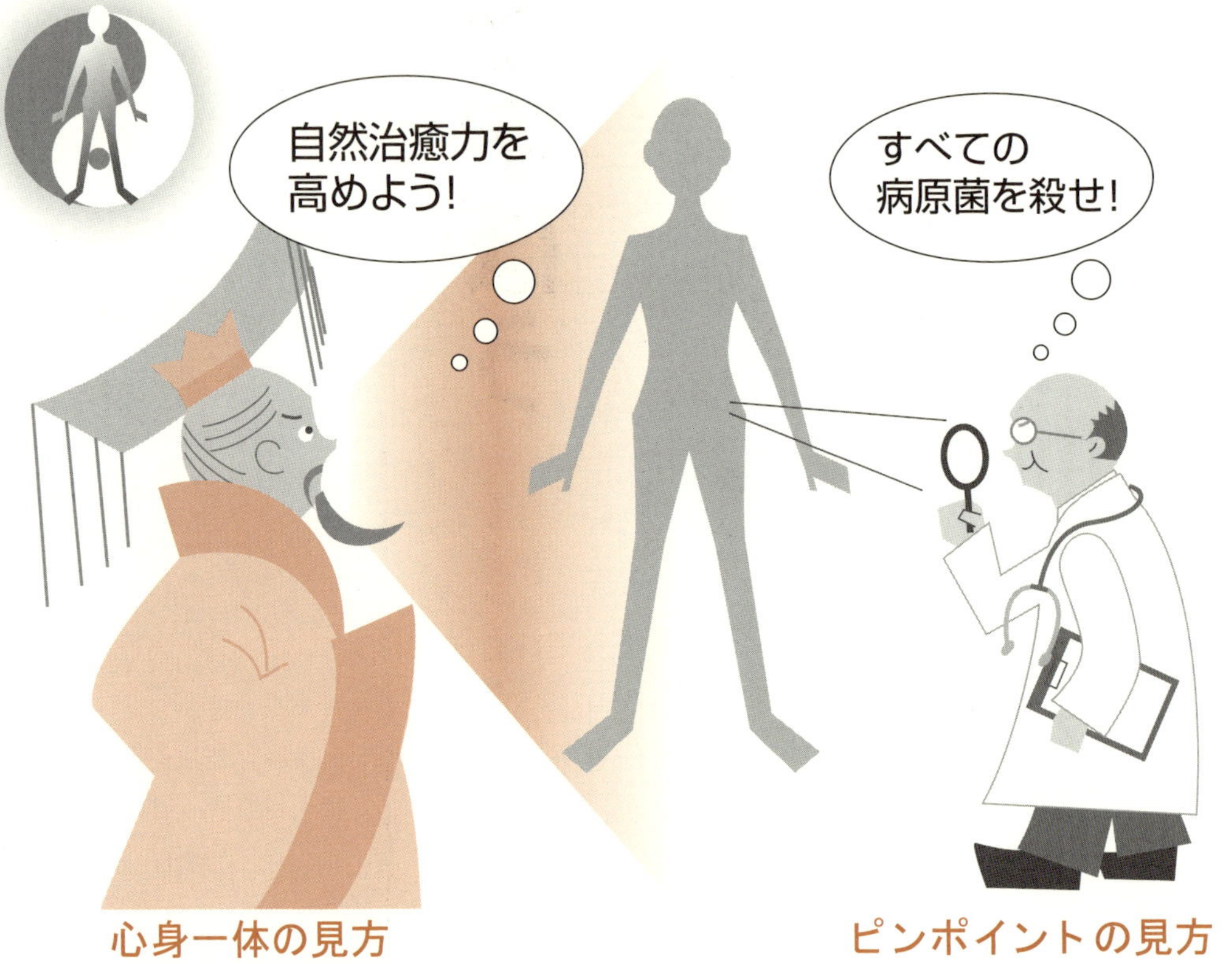
自然治癒力を高めよう!
すべての病原菌を殺せ!
心身一体の見方
ピンポイントの見方

東洋医学と西洋医学の病人・病気に対するイメージの違い

体の自然治癒力が勝てば「健康」、負ければ「病気」や「死」につながります。東洋医学の治療はこの戦いの中で援軍の役割を果たし、体の自然治癒力の手助けをします。同じ病名でも人それぞれの体質に適応した援軍（人によって異なる薬）を送らなければならず、医師は脈や舌、患者の訴えや体調などにより患者の体質を見分け、その体質に合う処方をします。そのため基本的にオーダーメイドの処方を組み合わせて治療します。

治療では、人間の自然治癒力を高めることを主眼においています。全身の「陰陽」、「五臓六腑」の協調性は自然治癒力を発揮できる基本条件で、東洋医学の治療は、この協調性を壊さないよう丹念に工夫されており、人体の抵抗力を発揮させることを治療の要とすれば、副作用の危険性は少なくなります（漢方薬は天然のものであり、副作用が無いとしばしば誤解されていますが、体質や五臓六腑の気血、陰陽のバランスを見極めないと重大な副作用が現れる恐れがあります）。

人によっては、東洋医学の「陰陽」や「五行」、「五臓六腑」、「気血水（津）」などという漢字を見ただけで、何やらわかりにくそうなイメージを抱き、敬遠してしまわれるかもしれません。しかし、これは古代の人が自然や自分自身をよく観察した結果を要点をしぼってまとめ、呼び方を決めたもので、例えば、カゼをひいたとき実際にウイルスの姿を見られなくても何らかの体に悪い影響があるものの存在を見出し、これを「邪」と名付けました。そして体の抵抗により引き起こされた症状の違いにより、「邪」の種類をおおまかに区分して「寒邪」、「熱邪」、「風邪」、「湿邪」、「燥邪」、「暑邪」、「火邪」とそれぞれ名付けました。このように「陰陽」や「邪」などの呼び方は決して占いなどにのみに用いられる怪しいものではありません。そして、一般に考えられているほど、東洋医学は難しくありません。以下に東洋医学の要点を分かり易い範囲で一つずつ説明していきます。

## 陰陽とは？

昼があれば夜があり、夏があれば冬があり、表があれば裏があるというように、自然は常に二つの側面で構成されています。古代の人々は、このような自然現象をよく観察した上で、すべての自然が二つの側面の組み合わせから成り、その現象を「陰」と「陽」と呼び、独自の宇宙観を作り出しました。自然を「陰」と「陽」に分類すると、表1のようになり、「陰」と「陽」はちょうど反対の性質を持ちます。

| 陰 | 陽 |
|---|---|
| 地 | 天 |
| 寒 | 熱 |
| 水 | 火 |
| 下 | 上 |
| 右 | 左 |
| 腹 | 背 |
| 下半身 | 上半身 |
| 裏 | 表 |
| 内 | 外 |
| 夜 | 昼 |
| 月 | 日 |
| 血（血液） | 気（パワー） |

**表1　自然界の陰陽分類**

「陰」と「陽」の分類は以上に述べたような厳しい自然の法則に従って相対的に行われるものです。しかし、一つの物でも見る角度によりいろいろな分け方ができます。例えば、肉体は「気」に対して「陰」に属しますが、肉体の中でも背部

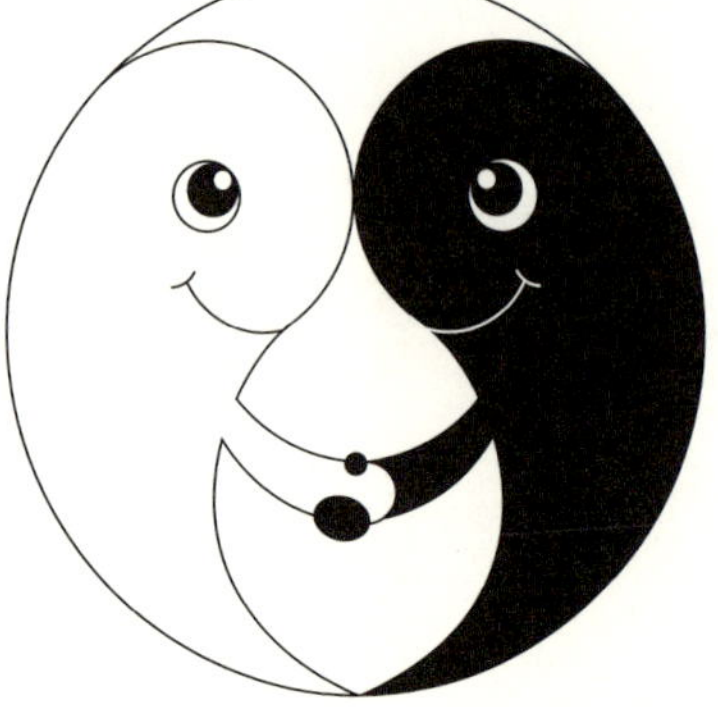

陰陽は正反対の特徴を持ち、
互いに依存協力してバランスをとる。

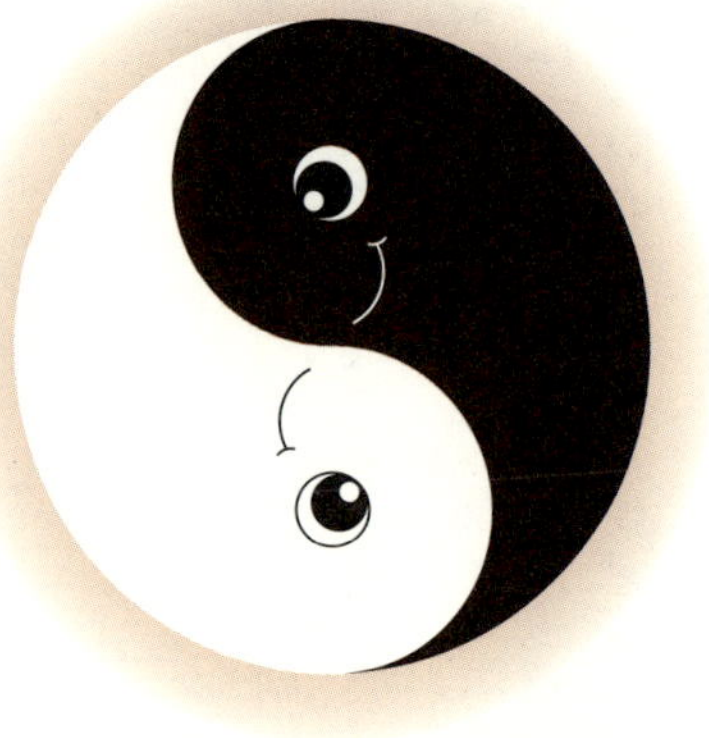

小宇宙のように陰陽は絶えず動いている。

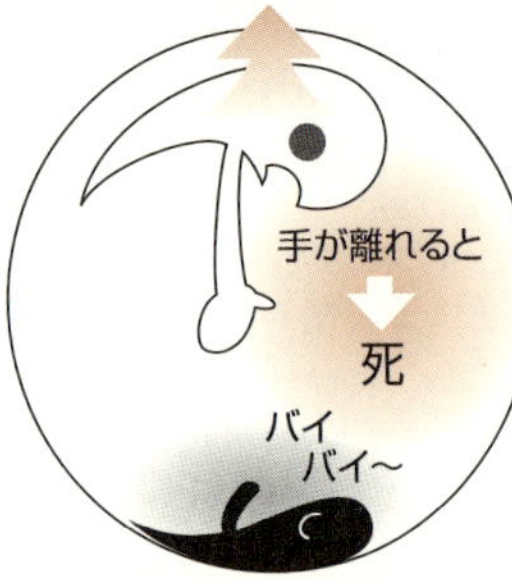


「陰」または「陽」の一方だけが極端に虚弱になると「陰」と「陽」を結ぶ力がなくなり、「残陽」が体から離れて人は死に至る。

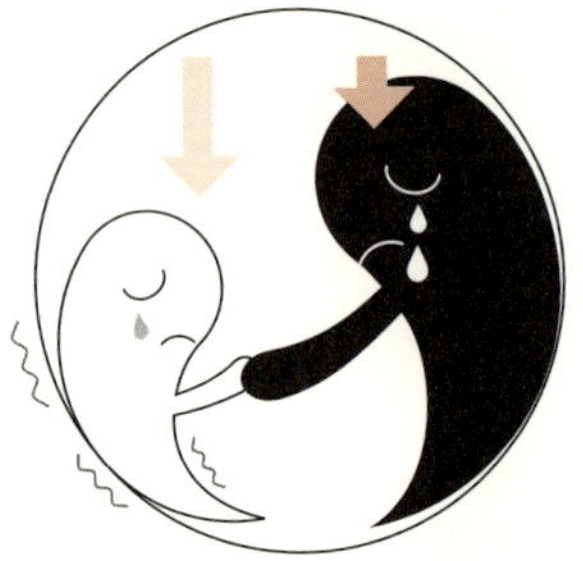

過汗・不摂生などの理由で「陽」が虚弱になると「陽虚」といい、体が冷えてくる。

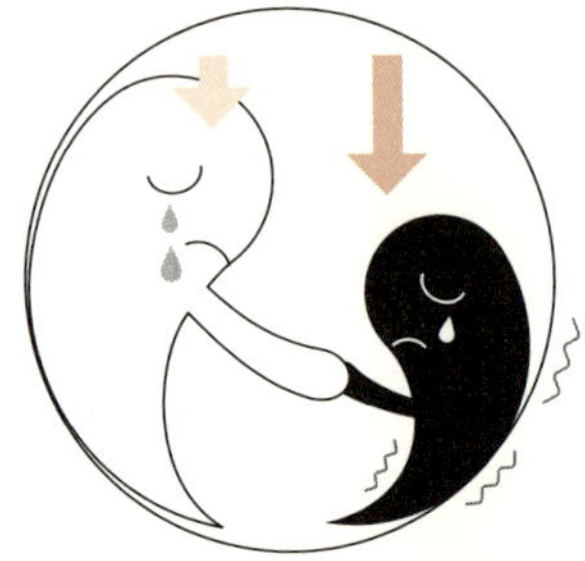

過汗・出血・不摂生などの理由で「陰」が虚弱になると、「陽」の力で回復は可能だが、長期になると「陽」も虚弱になり、「陰」の回復が難しくなってバランスが崩れ、これを「陰虚」という。肌が荒れ、目が乾く。

は腹部に対して「陽」に属します。反対に腹部は「陰」に属します。内臓は体表に対して「陰」に属しますが、内臓の中でも胸部（上部）の臓器の肺や心臓は腹部の臓器に対して「陽」に属します。腹部（下部）の臓器は「陰」に属します。このように比較する対象に従ってそれぞれ具体的な「陰」「陽」の属性を示します。こういった多方向からの「陰陽」の区分の結果、「陰」の中に「陽」があり、「陽」の中に「陰」があるという考え方は自然に起こります。これは文字の遊びではなく、以上に述べた法則により分類を行った結果で、体を一つの生命体として扱う方法の理論的な基礎になり、複雑な生命体をピンポイントのとらえ方ではなく、正しく解明するために役立ちます。臨床上いかに役立つかは実際に一線に立った人にはわかるでしょう。

東洋医学の中にも「陰陽」の考え方は深く浸透しています。例えば、「陰」は物質的な意味を持ち、体自体やその滋養成分を意味する言葉です。「陽」は機能的な意味を持ち、臓器の働きや動く能力など

20%
60%
20%
アレ!?
体調悪いのに
検査値は正常…?
陰陽のバランスが崩れる
発病
健康（陰陽調和）
不調（未病）
病人
陰陽のバランスが回復
治癒

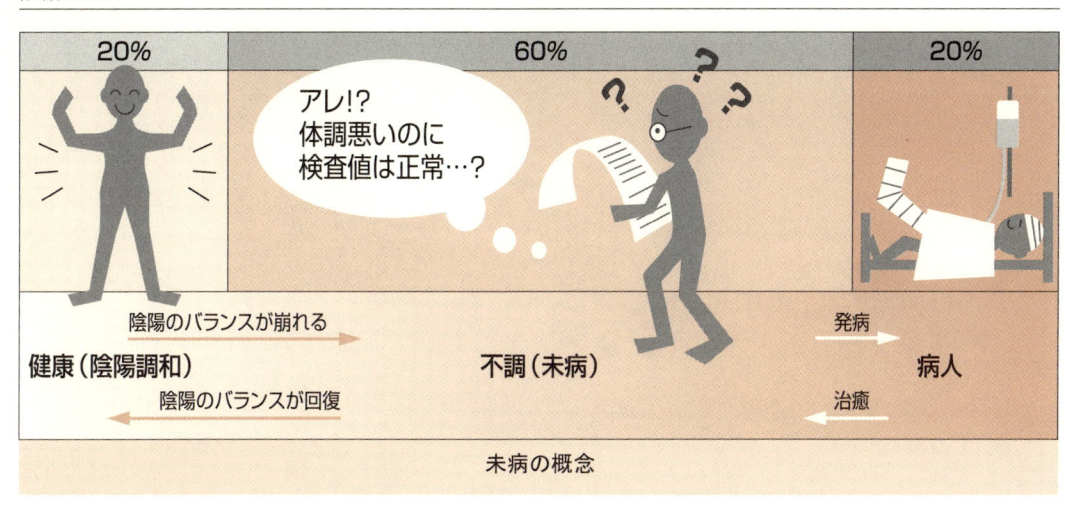

未病の概念

（東洋医学ではこれを「気」と言います）を意味する言葉です。

体の各機能を正常に動かすために、滋養成分や各臓器がありますが、これだけがあっても「気」がなければ、各臓器は動きません。このように「陰」と「陽」は密接に関係しあい、お互いに欠かせないもので、体の「陰」を滋養し一定の規律で動かすためには「陽」が必要で、「陽」を正しく活動させるためには「陰」が必要です。また、体の「陰」と「陽」のバランス状態は常にくずれており、バランスがくずれても薬などに頼らず自ら回復することができれば、健康であると言えます。そのバランスが崩れて回復できなければ、「未《ミ》病《ビョウ》」（発病する前の体調不良などの状態をいう）になり、進めば「病気」になります。体（陰）から気（陽）が離れてしまうと死に至り、「陰」と「陽」はお互いにしっかりと結ばれていなければなりません。

病状を「陰」と「陽」に例えると、表2のようになります。

このため、病気が「陰」性であるか、「陽」性であるかを知ることができれば、それと反対の性質を持つ食べ物や薬を服用してそのバランスを取り戻すのが東洋医学の基礎的な考え方です。

| 陰 | 陽 |
|---|---|
| 寒け、蒼白くて難治性の皮膚潰瘍（陰性疽）、分泌液が清らかでサラサラ | 熱っぽい、発赤を伴った炎症、分泌液が粘って黄色い |

表2　病状の陰陽

詳しい陰陽理論を、ここでいっぺんに全て理解していただくことは難しいかもしれませんが、大切なことはこのように体には「陰」と「陽」の両側面がある事実を知り、日頃から絶えず変化している「陰」と「陽」を正しい生活習慣でそのバランスを回復できるように努力することです。しかし、そのバランスを正常化するためにもし「陽」が不足していれば「陽」のものだけをたくさん摂ればいいのかと言うとそうではありません。食事や薬を摂るときも「陰と陽のバランス」を考え、一方ばかりに行きすぎないようにしないと、逆に体を壊してしまう場合もたびたびあるのです。例えば、体が冷えているからといって体を温める作用がある「辛味」のある食物ばかり続けて摂ると、逆に体に熱がこもり、目の充血や咽が乾くなどの症状(体に熱がこもっている症状)を生じる恐れがあります。

　各臓腑にはそれぞれの「陰」と「陽」の両側面があり、その「陰」と「陽」のバランスを考えると同時に、全体の「陰」と「陽」のバランスを考え、偏りすぎず行きすぎずにすることが、漢方の「陰陽論」の根本で大切な考え方なのです。

**陰陽バランスの平衡**

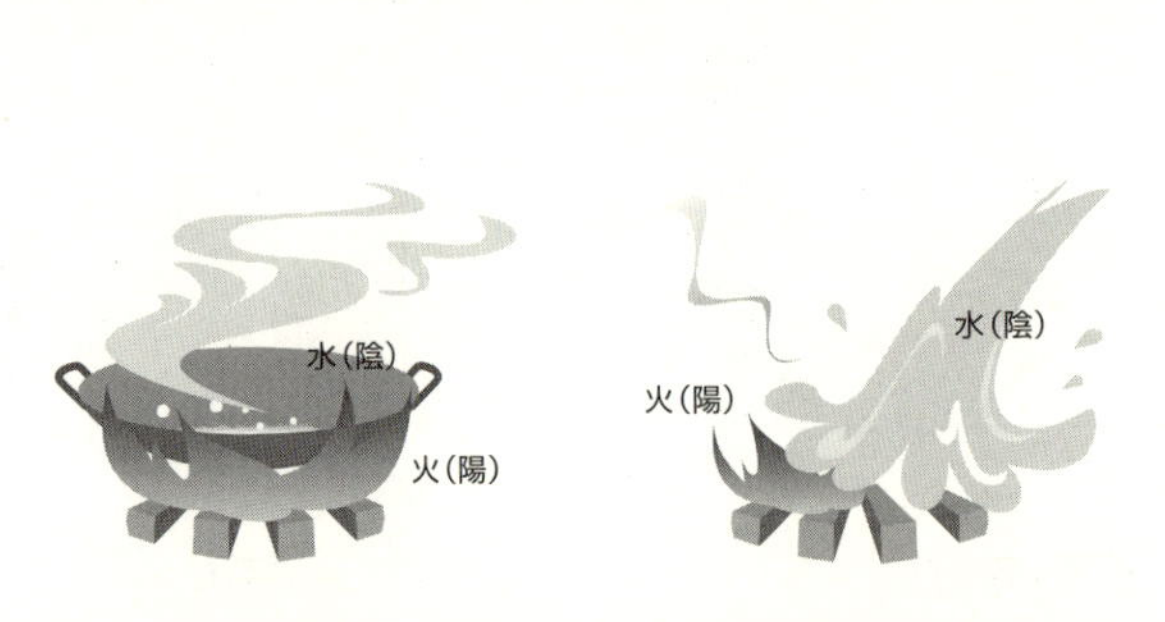


火(陽)が強すぎると
水(陰)が損なわれる
(蒸発してしまう恐れがある)

水(陰)が強すぎると
火(陽)が衰弱する
(消えてしまう恐れがある)

## 五行説の漢方医学への影響

　「陰陽」に次ぎ、東洋医学で重要な説は「五行」です。古代中国人は万物が五つの要素(木、火、土、金、水)の運動変化により成り立っていて、五つすべてが欠けてはいけない基本物質であると考えました。例えると、

**木**

　「木」というのは、発芽・伸びる・発達するなど、木のような性質のあるすべての物を言います。

**火**

　「火」というのは、温熱・炎のように上昇するなど、火のような性質を持つすべての物を言います。

**土**

　「土」というのは、万物の生長の源、万物は土に帰るなど、大地のような性質を持つすべての物を言います。

**金**

　「金」は変革・降る・沈む・統合するなどの、金属のような性質を持つすべての物を言います。

**水**

　「水」は滋養・潤す・下の方向に流れる・冷たいなどの、水のような性質を持つすべての物を言います。

　五つの要素には、互いに生みだし(「相生関係」)、互いに抑制しあう(「相克関係」)という関係があります。

　漢方医学理論も「五行説」と深く関連づけられます。特に臓腑(五臓六腑)と五行説との関係が重要で、生命体は大まかに五つのシステムからなり、上述のような働きで、互いに生みだし(相生)、互いに抑制しあう(相克)ことにより、各システムは高まりすぎず、抑制しすぎずバランスをとって正常に機能を保ちます。この五つのシステムは中心的に関わる臓の名がつけられていますが、その働きの範囲はその臓をはるかに超えています。

　例えると、黒い食材や塩味が「腎」のシステムに欠かせない物で、「腎」は水と関連するシステム、「心」は赤・苦味が必要で火(パワー)のように体を温めさせるなどに関連するシステム、「肝」は緑・酸味が欠かせず、木のように自分のペースで伸びるのが大好きで、思い通りにならないとイライラしてしまうシステム、「肺」は白・辛味が欠かせず金、「脾」(胃・腸・膵など消化吸収と関わるもの)は黄・甘味が欠かせず、様々な飲食を受け入れ

消化吸収することが大地のような特徴なので土と比喩されています(「五臓」の働きについては後で詳しく説明します)。

五臓の「相生」の角度から見れば、土から金が得られるというのは、腸・膵(脾土)の消化吸収がうまくできれば肺気(金)の補充も得られる(「土生金」と言う)ということを意味します。また、五臓の「相克」の角度から見れば、怒りを司る「肝」(「木」とされている)が高まりすぎると「脾」(「土」とされている)に悪影響を与えること、例えば、激しく怒った(「肝」のシステムの機能)時、食欲(「脾」のシステムの機能)がなくなります。こういった現象は木が土を崩すことに比喩されます(「木克土」と言う)。

しかし、その五つのシステムのバランスも配慮しなければうまくいきません。一つの例で説明しましょう。腎のシステムに対して、塩味はそのパワーに欠かせない物ですが、少量であれば充分で、スムーズに機能します。摂りすぎると心のシステムをはじめ(高血圧、心臓の負担になる)、脾(大量の水分を受けなければならず、膵の機能が低下して糖尿病の恐れがある)などの他のシステムのバランスが崩れ、進めば大量の水分を排泄するため、腎の負担になり、血糖などの成分が高まって糸球体の血管に与えるダメージが大きくなるということです。

「五行」の「相生」、「相克」関係

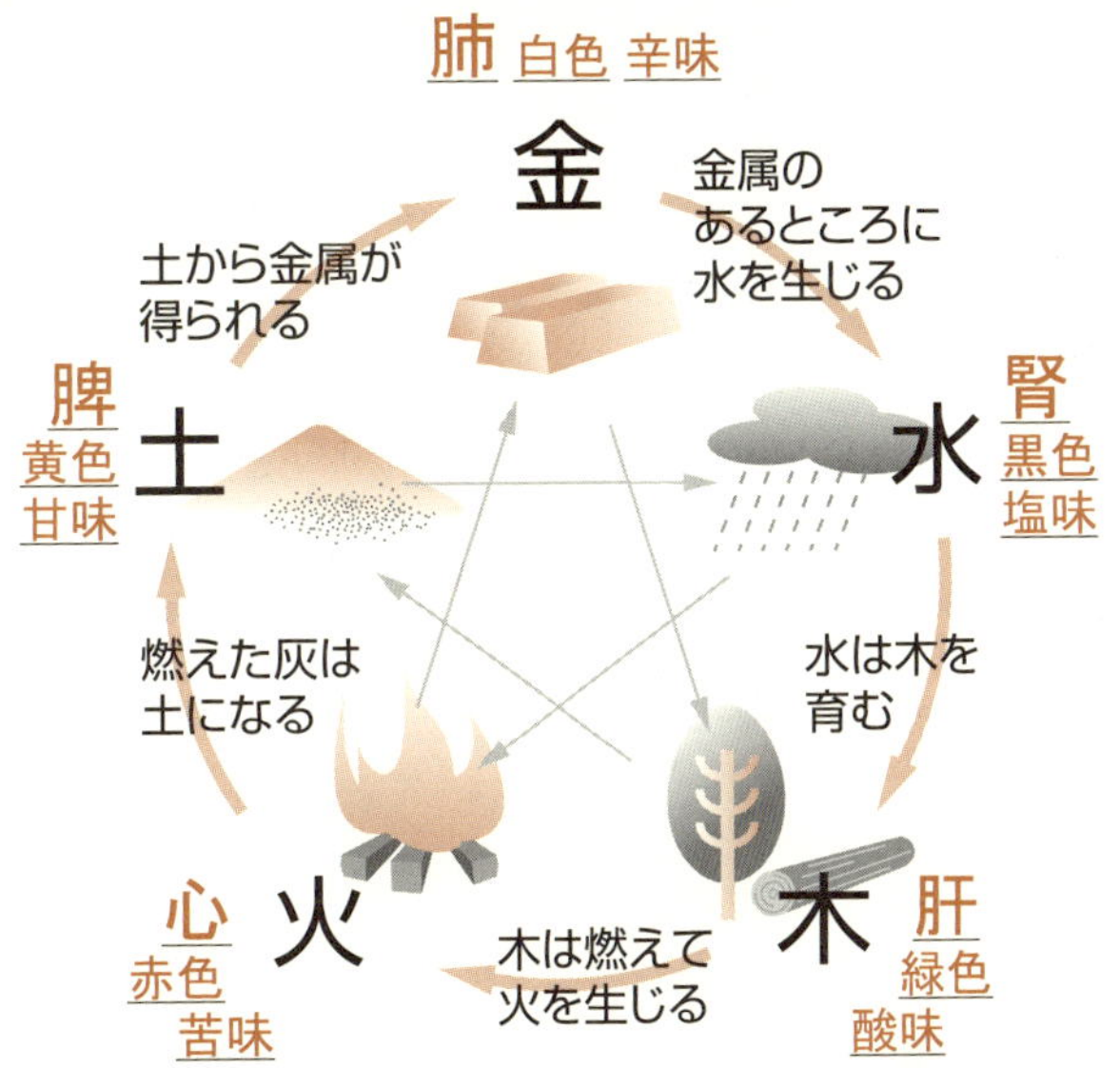


「相生」関係

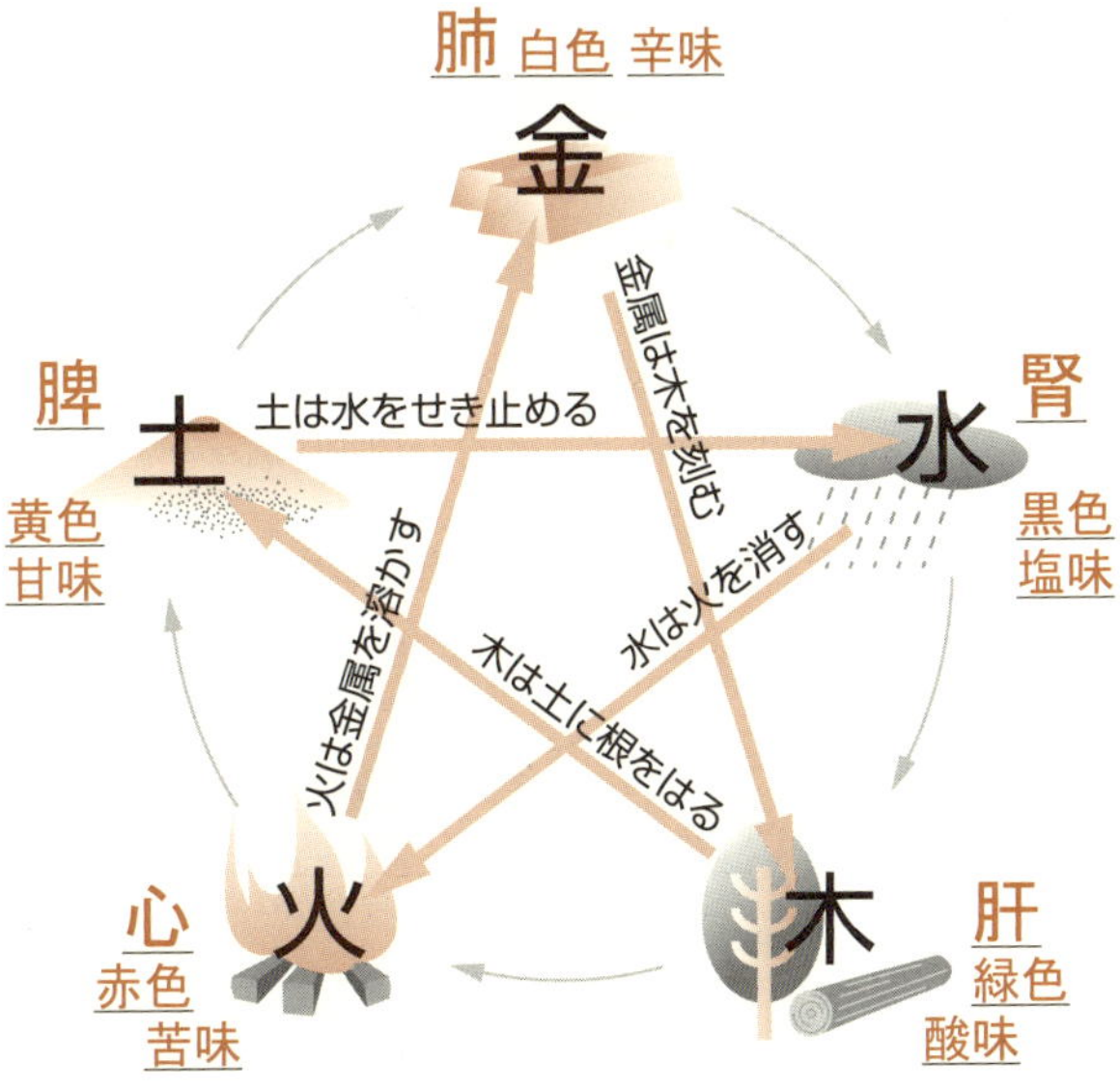


「相克」関係

# 「気」や「血」、「津液」とは？

気、血、津液とは東洋医学の考え方で、これらは絶えず全身を巡り、機能を維持、活性化させ、五臓六腑の機能が互いに調和した状態を保つために欠かせないものと考えられています。

## 気

気は「陽」に属し、絶えず決められた経路、一定のペースで体を巡り、体や臓腑の機能を司ります。体を温め、血液、体液を巡らせ、そのことにより五臓六腑に栄養を与え、免疫力を保つなどの働きを持ち、五臓六腑の正常な活動を維持します。気がスムーズに体を巡ると心身ともにのびのびとした気持ちになります。

ところが、気の巡りに何らかの問題があれば、五臓六腑に悪影響をおよぼしてしまいます。例えば、気が昇り上に集まりすぎて熱が上半身にこもると「肝陽《カンヨウ》上亢《ジョウコウ》」という状態になってしまいます。これは主に過労や激怒によって引き起こされ、高血圧などの症状も起こります。気の巡りが滞れば「気滞《キタイ》」という状態になり、気づまりして胸と脇が苦しい感じになったり、イライラしたり、お腹が張ったりします。これは、主に怒り、うつ、くよくよ、運動不足などによって引き起こされます。

気が不足すれば「気虚《キキョ》」という状態になり、少し動くと息切れし、疲れやすくなります。これは、主に運動不足や胃腸

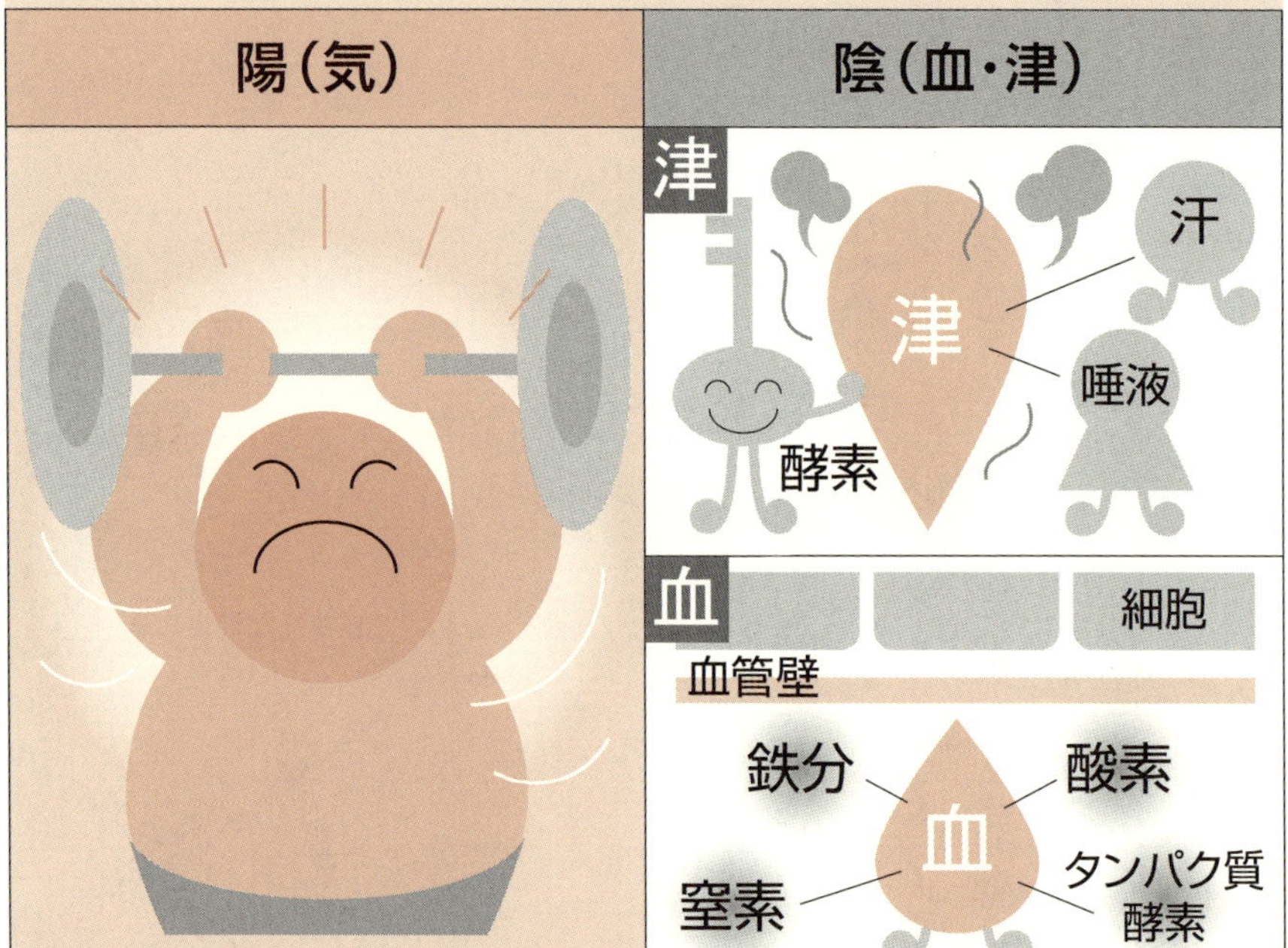


陰陽は具体的には「気」、「血」、「津」という特徴のある要素に区分される

が弱いために栄養分の吸収障害が起き、気（パワー）が弱くなったり、過労によって気が損われたりするなどが原因です。

　気は体を温める機能があり、この機能を担う部分を「陽気《ヨウキ》」と呼び、「陽気」が不足すると全身の冷えやしびれ、重い痛みなどの症状が出てきます。これは「陽虚《ヨウキョ》」という状態です。

　また、暴飲暴食により気の巡りを阻滞させてしまう場合もあります。それが原因で様々な機能低下を起こします。例えば、膵の働きの低下や性機能低下などを起こしやすいといったものです。つまり糖尿病やインポテンツなどの病気にかかりやすくなります。

## 血

　血は陰に属し、血液のことを指します。血はサラサラで、体の隅々まで巡るのが良く、各組織を活性化させる働きがあります。血が不足すると「血虚《ケツキョ》」とよばれ、貧血やめまいが起こりやすく、とり目になることもあります。「血虚」の状態が長く続くと気にも悪影響をおよぼし「気虚」にもなります。これを「気血両虚《キケツリョウキョ》」といいます。

　血の巡りは気の巡りにリードされます。気の巡りが滞ると血の循環も悪くなり、これを「気滞《キタイ》うっ血」と言います。こうなると、体のあちらこちらに刺すような痛みを感じ、血の巡りが悪いため、各臓器の働きも弱くなり、消化吸収の機能も低下し、気と血の生成にまで悪影響を与えてしまいます。更に、うっ血状態が気の巡りにも悪い影響を与える悪循環が起こります。

　他に、生活習慣病といった病気では、生活リズムの乱れや暴飲暴食、ストレスなどによって、老廃物が体内に蓄積し、気の巡りが悪くなります。さらに血行が悪くなったり、血液に熱がこもったりすると、瀕脈や動悸、若年白髪、不眠などの症状を引き起こしやすくなります。

## 津液

　「津液」は「陰」に属し、血以外の内、外分泌液や体液など（例えば、汗、唾液、涙、鼻水や関節の滑液や脳内の液などの液）を「津液」と呼びます。「津液」は血管を流れる血液と絶えず交換しあっています。

　体液の巡りが悪くなったり、体内の水を処理しきれなくなったりすると、水が体の細胞や細胞間、軟部組織などにたまり、浮腫や糖尿病、腎炎、アレルギー症状などを引き起こす一因となるため、「湿《シツ》邪《ジャ》」とよびます。

　大汗や大出血などにより津液が不足すると乾燥状態になり、乾燥肌、目の乾燥、口の渇き、空咳などの症状が出やすくなり、体の機能に悪影響を及ぼします。

## 五臓六腑とは解剖学の概念を越えたもの

　東洋医学でいう「五臓」とは、体は心、肝、脾、肺、腎という五つの機能的系統からなり、それぞれ西洋医学的な臓器の役割だけでなく、機能的な意味も含まれ、その臓の機能に関わりのあるあらゆることの総称とも言えます。簡単に言うと、東洋医学で指す五臓とは、西洋医学で言う臓器より広い意味を含んでいます。また、小腸、胆、胃、大腸、膀胱、心包（三焦）は合わせて「六腑」と呼ばれ、「五臓」と裏と表のような密接な関係があるため、一般に「五臓六腑」と言います。以下、それぞれの「臓」の説明を行います。

### 心

「心」とは全身の血脈を司り、血液の循環を制御することがその主な役目です。「心」の状態は舌、血や脈に現れます。漢方理論によると、舌の先は「心」のシステムに属すとされています。熱が「心」のシステムにこもると舌の先が真っ赤になります。反対に舌の色を見て「心」のシステムの状態を読むことができます。また、喜びは「心」の働きの一部で、喜びすぎると「心」が傷み病気になると考えられています。

### 肝

「肝」は全身の気と血の巡りをスムーズにすることを指揮するシステムとされています。また、「肝」には血液が豊富で、血の倉庫とも比喩され、血液の貯蔵や調節を行い、気血の巡りを促進し、外からの有毒物質やストレスにより生み出された老廃物を分解または排泄して防御することが主な役目です。「肝」の状態は、関節や靭帯、爪の甲、眼などに現れます。例えば、怒りは「肝」のシステムの働きの一部で、激怒すると白目が赤くなるという現象が起こります。反対に目の色を見て「肝」のシステムの状態を読むことができます。怒りすぎると「肝」が傷み病気になると考えられています。

### 脾

「脾」は栄養物を受け取る倉庫番のようにみなされ、腸や膵など消化吸収に関わる機能も含まれています。食べ物を消化吸収し、栄養を全身に巡らせ、また血液を血管の外に漏らさないようにすることも主な役目です。「脾」の状態は、唇や四肢、筋肉などに現れ、そこから「脾」の状態を読みとることができます。また、考えることは「脾」の働きの一部で、考えすぎや憂うつが続くと、「脾」が傷み、病気になると考えられています。

### 肺

「肺」は「気」を司り、体の各器官が正常な働きをするように各器官が消耗する「気」というエネルギーをバランスよく供給し巡らせ、気を吸い込んで酸素を供給する管理者のような働きをします。また、「気」の生産や「気」によって促される血液の循環にも関わります。「肺」の状態は、鼻や肌などに現れ、例えば、カゼをひ

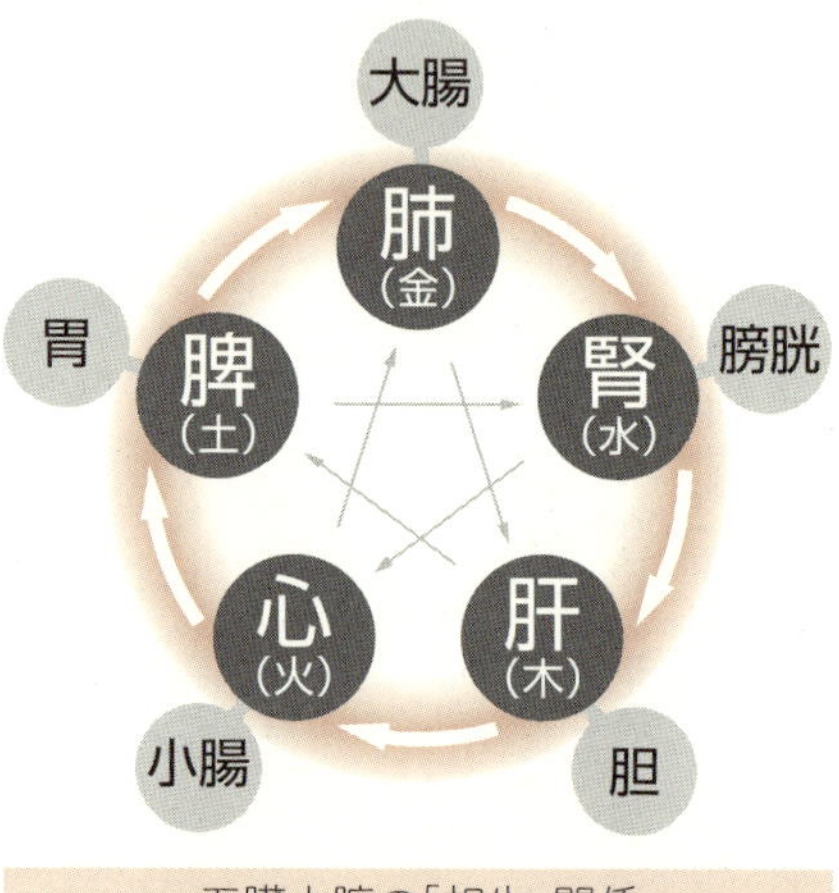


五臓六腑の「相生」関係

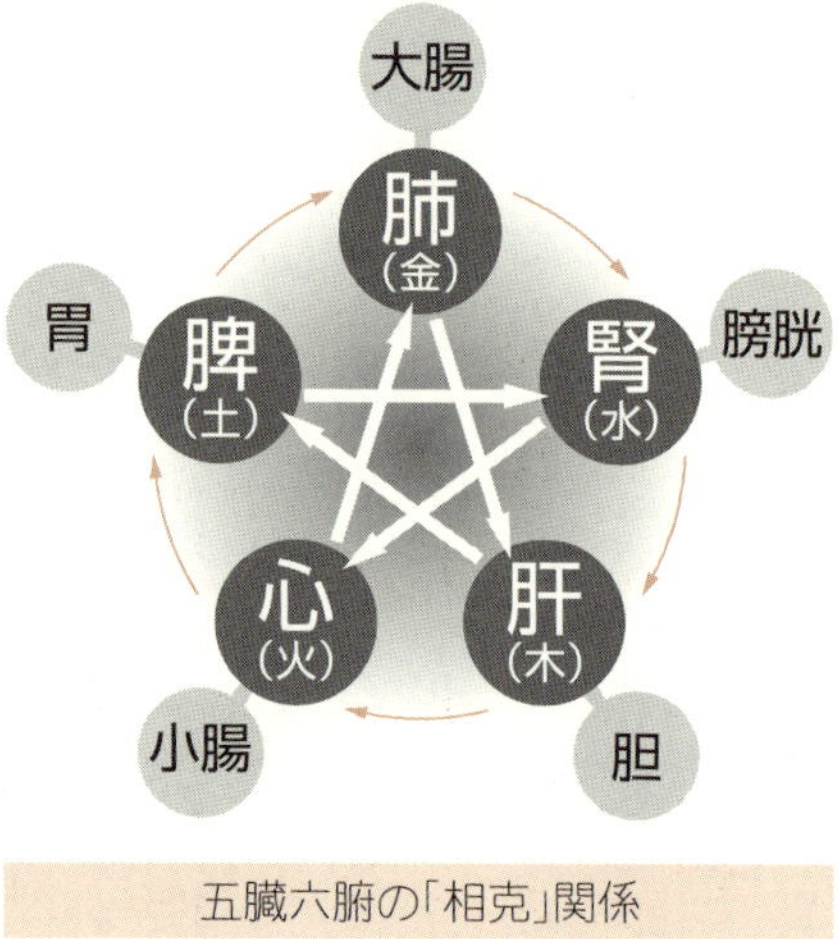


五臓六腑の「相克」関係

くと鼻がつまり、こじれると肺炎になります。反対に鼻の状態をみて、鼻がつまると肺の気が順調に巡っていないということがわかります。同様に鼻水の色や粘りをみて「肺」のシステムの状態を読むことができます。また、悲しみは「肺」の働きの一部で、悲しみすぎると「肺」が傷み、病気になると考えられています。

### 腎

「腎」は力の源で、生殖や労働などは「腎」のパワーと関わるとされています。東洋医学の「腎」には西洋医学の「泌尿フィルター」といった以上の意味があります。例えば精気を蓄え、生育と関わり、骨の機能を維持し、生まれもったパワーを蓄え、大便、尿の機能を正常にすることを司るといった役目があります。さらに、「腎」は生後の成長も支配します。「腎」の状態は、骨や耳、体液などに現れ、特に髪の毛の様子から「腎」の状態を読みとることができます。また、恐怖は「腎」の働きの一部で、ひどい恐怖は「腎」を傷め病気になると考えられています。

一方、「六腑」は「五臓」と表と裏のように密接に機能する関係にあります。この表と裏のような関係は次の表3のように分類されています(六腑のそれぞれの機能はここでは省略します)。

| 表 | 裏 |
|---|---|
| 小腸 | 心 |
| 胆 | 肝 |
| 胃 | 脾 |
| 大腸 | 肺 |
| 膀胱 | 腎 |
| (三焦) | (心包) |

表3

これらの関係は一見すると、全く何の関連性もなさそうに見えますが、これは長い年月の観察によって生まれてきた結論で、臨床上非常に実用性の高いものです。例えば、肺炎と同時に便秘があれば、非常に治りにくく、便秘が解消されれば肺炎も治りやすいという臨床現象があります。これは経験のある漢方医なら誰もが知る事実です。肺炎(「肺」の熱)は、「裏」の熱とされ、便秘(「大腸」にこもった熱)は「表」の熱とされます。「表」の熱を解消しない(便通がよくならない)限り、絶えずその熱の悪影響を受け、肺炎(「裏」の熱)は収まらないと考えられます。このような現象を「裏」と「表」のような関係という言葉でその密接さを表現しています。

以上、「五臓」と「六腑」の系統は右の図のように絶えず助け合うと同時に抑制し合う関係を保ちながら、調和しています。もし、一つの系統に問題があれば、その系統の回復ばかり考えるとよいかというとそうではありません。なぜなら、一つシステムのみ治療(ピンポイントのような考え方による治療法)をすれば治療効果を現すと同時に他の臓器に悪影響をもたらす恐れがあります(それは副作用といいます)。体の五臓六腑はお互いにつながり、前に説明した助け(相生)と抑制(相克)の法則でバランスをとります。一システムだけを高めすぎたり下げすぎたりすると必ず他系統にも悪い影響が起き、時間の経過に伴い全体がゆがんでしまいます。そのため、体の一部の病の治療をする時も、他の系統のゆがみの可能性を考慮しながら全身のバランスを考え、早いうちに全体のゆがみを正すということが病気を予防し、治療するために最も重要なことであると、東洋医学では古くから考えられています。

# 「自然属性」部分の用語説明

## 寒熱《カンネツ》（四気《シキ》）

もともと漢方基礎知識である薬や食材の「四性《シセイ》」（熱《ネツ》・温《オン》・（平《ヘイ》）・涼《リョウ》・寒《カン》）であり、わかりやすくするため本書は「寒熱」と言います。

食材にはそれぞれ体を温める性質を持つものがあれば、体を冷やす性質を持つものもあり、古代からの長年の経験により分類されています。一般に香辛料は「温」の性質を持つことが多く、夏野菜は冷やす性質を持つことが多いのです。

この本では、この性質を「熱」、「温」、「平」、「涼」、「寒」に分けています。そして、やや温なのは「微温《ビオン》」、やや寒なのは「微寒《ビカン》」としています。温める性質も冷やす性質も無いのが「平」で、これを基準として、「熱」に向かうほど温める性質が強くなり、「寒」に向かうほど冷やす性質が強くなります。ちなみに、冷やす性質は「陰」に属し、温める性質は「陽」に属します。

食材の寒熱（陰陽属性）

| 自然属性 | 寒性 | 涼性 | 平性 | 温性 | 熱性 |
|---|---|---|---|---|---|
| 例 | 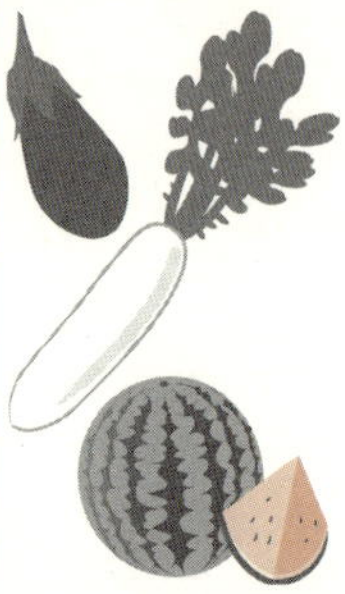 | 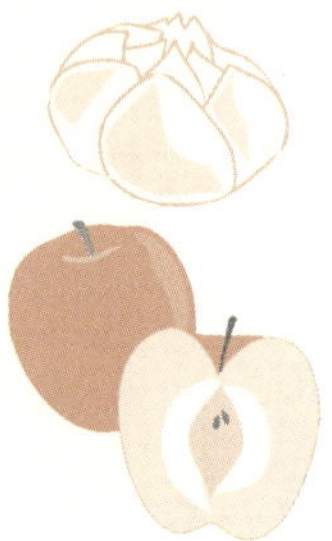 | 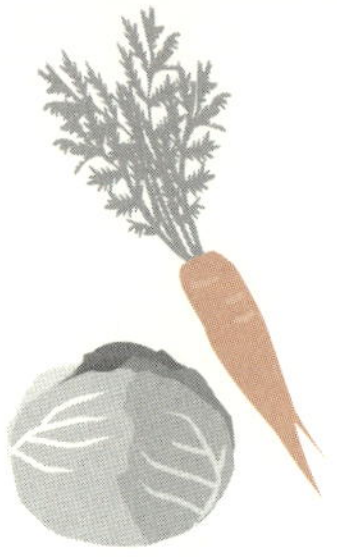 | 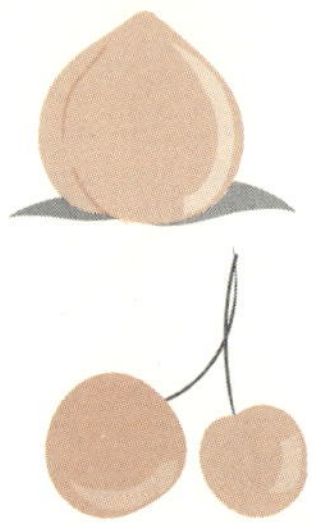 | 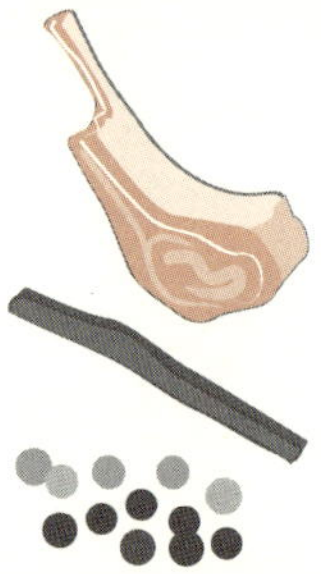 |
| 効能 | 体を冷やす | | | | 体を温める |
| 陰陽属性 | 陰性食材 | | | | 陽性食材 |

体の冷えた症状に効果のある食物が「温性」、「熱性」であり、食べると体の冷えを収め、その症状を解消します。その反対に、体の熱っぽい症状に効果のある食物は「涼性」、「寒性」であり、その熱を収めます。それぞれの症状に合わせてバランスよく食べることが健康のコツです。古籍などには、食材の「寒熱性」について異なる意見があります。本書に載せたものは著者の数十年の臨床体験で試した結果です。詳細は後の「食材―体質相性の解説」で説明します。

## 昇降《ショウコウ》・収散《シュウサン》・潤燥《ジュンソウ》

「昇降」、「収散」、「潤燥」とは食材が影響する気の動きの方向性や、体を乾燥させるか潤わせるかということを指します。「昇《ショウ》」は気を昇らせ、「降《コウ》」は気を降ろし、「収《シュウ》」は気や汗などを体内に収め、「散《サン》」は寒気あるいは他の病原菌を外に追い払うことを言い、様々な食材はこれらの効能を持ちます（持ってない食材もあります）。たまに「燥《ソウ》」や「潤《ジュン》」などの言葉が出てきます。「潤」とは、潤す性質であることを表し、血管や粘膜を潤して、丈夫に

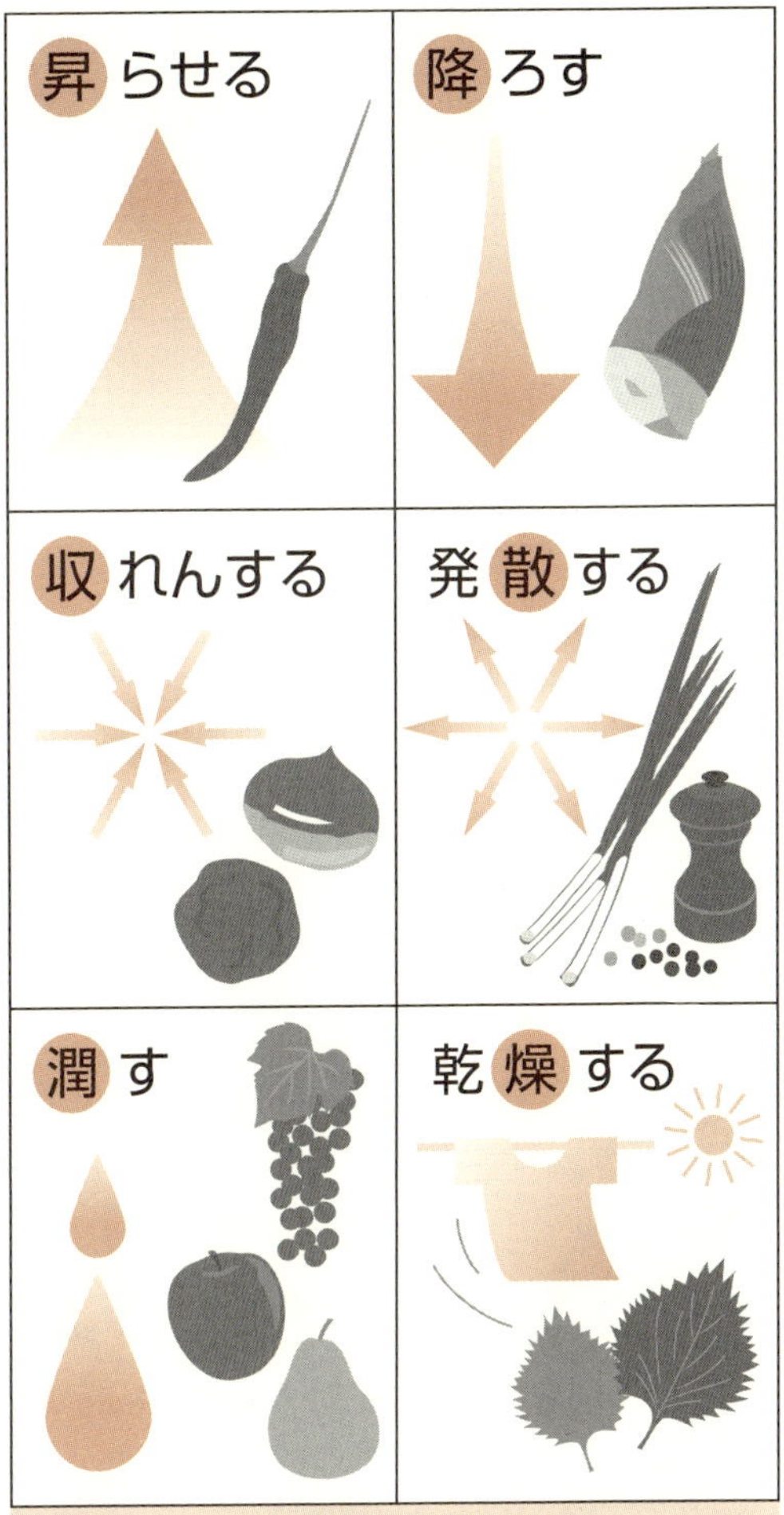
昇らせる
降ろす
収れんする
発散する
潤す
乾燥する
食材の昇降・収散・潤燥

し、「陰」を養い、乾燥肌やのどの渇きを改善するという長所があれば、反対に潤いの性質を持つ食品を食べ過ぎると、体に余分な水分が溜まりやすく、むくみなどの回復に不利になる恐れもあります。「燥」とは、苦味などにより体の余分な水分を排泄する性質を表し、体内の余分な水を除いて臓器の機能を回復させせますが、このような性質を持つ薬や食材・調味料は、ピリ辛い物が多く、体の「陰」を傷つけやすいため、肌が荒れ、目がコロコロ乾く、咽が乾く、こむらかえりなどを発症する恐れがあるので、余分な水があっても過ぎてはよくないでしょう。

「昇」・「散」の食材は、気を昇らせる作用を持ち、発汗させ寒気(邪気)を追い払うことなどに役立ちます。「降」・「収」の食材は、のぼせや高血圧、めまいなどの症状(気が昇っている)を回復させる作用を持ち、汗を止めるなどに役立ちます。カサカサ肌の方は、潤す性質の食材を摂ると肌の回復に役立ちます。むくみや水太りのように、体内の局部または全体に処理しきれない余分の水があれば、辛いあるいは苦い「燥」性を持つ利尿作用のある食材を摂るとそのむくみを解消するための一つの方法となります。

しかし、「気」がのぼったり、体に熱がこもり過ぎるときに、「昇」の性質を持つ食材を摂ると、ますます気やこもった熱を上げる恐れがあるため適しません。「邪」が体表にある時は「昇」・「散」の食材を用いて発汗をして邪気を追い払うべきですが、その時、間違って「降」・「収」の性質を持つ食材を摂ると「邪気」が体内に留まり病気がこじれます。下痢などの時は「降」・「潤」の食材はさらに下痢を促すので避けたほうがよいでしょう。梅雨の季節になると水太りの方には「潤性」がある牛乳やトマトなどの食材は、その余分な水を排泄することに不利なので避けたほうがよいでしょう。

## 五味

食べ物の味は、それが体にどんな影響を与えるかを知る上で重要です。古代の人々は、長年の経験からどの味が、体にどのような影響があるかを体験的に知り、大きく五つに分類しました。味は五種類に限らないのですが、習慣的に「五味」といいます。それが「辛」、「甘」、「酸」、「苦」、「鹹《カン》」(塩味)です。他に、「淡」、「渋」、「芳香」、「鮮味(旨みの程度)」、「焦味(こおばしい)」、「コク」などがあります。

原則としては、辛味は「肺」に、甘味は「脾」に、酸味は「肝」に、苦味は「心」に、鹹味(塩味)は「腎」に働きます。

五味については以下のように考えられています。

**辛味**▼ピリ辛い味で、発汗(「散」という)させ、気を巡らせる作用があります。また、体の「陰」を傷つけ、「陰虚」などの体質の方に合わないとされています。しょうがや大根、ネギなどが当てはまります。

**甘味**▼甘い味で、補い滋養する作用があり、また、体に熱がこもりやすく、余分な水がたまりやすくなります。カボチャやサツマイモなどが当てはまります。

**酸味**▼酸っぱい味で、気や汗に対し「収」の働きがあり、免疫力を高める作用があります。また、酸味は骨(「腎」のシステムに属する)を傷つけ、酸味を摂りすぎると胃腸の負担になり、体が無力になります。酢やレモンなどが当てはまります。

**苦味**▼苦い味で、気を降ろす(漢方は「降」と言う)働きがあり、体の余分な水分を排泄する(「燥湿《ソウシツ》」と言う)作用があります。また、苦味は体の「陰」を傷つけやすく、「陰虚」などの体質の方に合わないとされています。ニガウリやごぼうなどが当てはまります。

**鹹味**▼塩味で、堅いものを柔らかくする作用があります。また、鹹味は血圧を高くし、血圧が高くなるとインシュリンが下がり血糖も高くなります。摂りすぎると「腎」の負担になります。塩や昆布などが当てはまります。

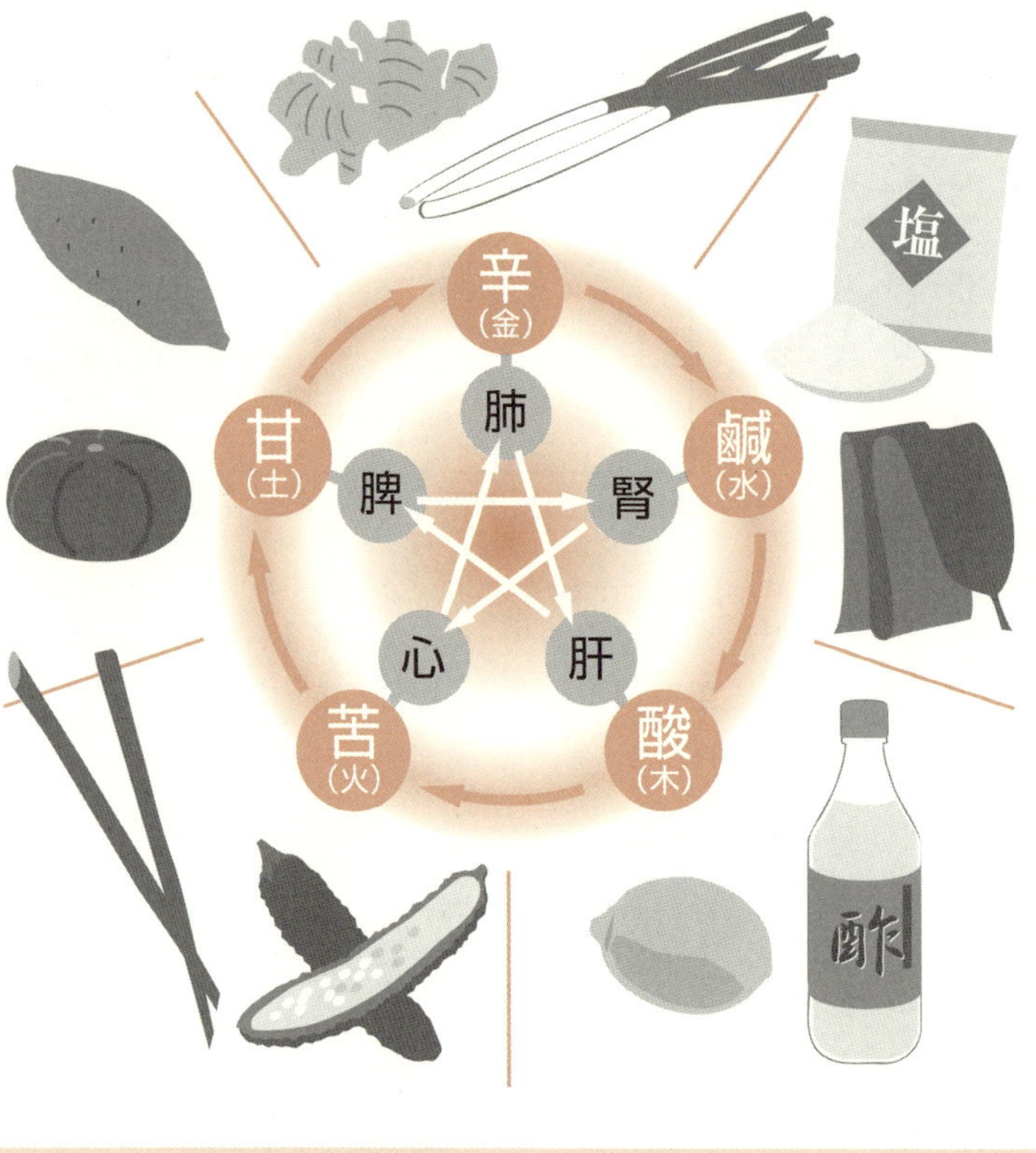


五味の「相生」・「相克」関係

**淡味**▼淡い味で、余分な水分を排泄する作用があります。山の芋などが当てはまります。

**渋味**▼渋い味で、「収れん」の働きがあり、固める作用があります。便秘や血の巡りに悪影響があります。ホウレン草、渋柿やギンナンなどが当てはまります。

**芳香**▼香りで、臭みをけし、精神の安定作用と消化を促す作用があります。しその葉、シャンツァイなどが当てはまります。体に刺激があり、香りの強い香辛料は熱を生じやすく、気を昇らせる恐れがあります。

**旨味**▼肉や魚などに含まれるアミノ酸が多く、補養の効能や利尿作用がありますが、消化しにくい物です。

**コク**▼「コク」のある料理は味に深みがあり、おいしいですが痰を生じやすく太りやすいという面もあります。

「辛」、「甘」、「淡」の味は「陽の味」とされ、「酸」、「苦」、「鹹」は「陰の味」とされます。

例えば弱った脾を丈夫にしたい場合、五行に従って甘味の物を食べればよいのですが、しかし甘味のものばかり食べるとよいというわけではなく、甘味の摂りすぎは逆に胃腸の負担になり食欲不振になったり、気分をいらつかせるという神経不安定の悪影響を体に及ぼします。大切なのは五味のバランスを保ちながら味をつけることで、一味だけに偏った食事を摂ることは正しい食事療法ではないと言えます。

## 臓腑（入経）

東洋医学では正式には「入経《ニュウケイ》」（帰経《キケイ》）と言い、食べ物が五臓六腑（心、肺、肝、脾、腎、小腸、大腸、胆、胃、膀胱、心包《シンポウ》、三焦《サンショウ》）のどの部位に作用するかを長年の観察の結果に基づいて表わしたものです。食材や生薬は、一ヵ所の特定の臓腑に作用する場合があれば、多数の臓腑に効果がある場合もあります。例えば、「甘草《カンゾウ》」という生薬は五臓六腑・各経絡に効果があります。咳を止める作用と便通を促す作用を持つ「杏仁《キョウニン》」という生薬は、肺と大腸になんらかの作用を持つと推定されます。これらの現象から食材や生薬が臓腑に関連があることがわかります。それぞれの食材や生薬はどんな臓腑に効果があるかという観察結果から見出したきまりを「帰経」といいます。本書は分かりやすいように「帰経」ではなく「臓腑」として表記しています。食材の特質をより深く理解するために必要な知識です。

## 四季（旬）

四季とは食べ物の「旬」の季節を表わします。旬の意味は二つあります。一つは食材が「旬」の季節になると栄養分が増え、一番おいしくなります。もう一つは、「旬」の季節に合わせて摂ると健康によいとされています。

日本の水や土が日本人を養い、四季がある日本では、季節の変化に従って人間のバイオリズムは変わり、病気の原因も違ってきます。夏バテの時は夏野菜で暑熱を冷やし、冬には発汗作用を持つ野菜がカゼの予防に役立ち、旬の野菜はそれぞれの季節に応じて、私たちの体を助けてくれる働きを持ちます。これは裏返すと、旬でない野菜を不適切な季節に食べることは、体に合わない場合もあるということを意味します。「季節に応じた野菜を食べる」ことが健康を保つ秘訣のよ

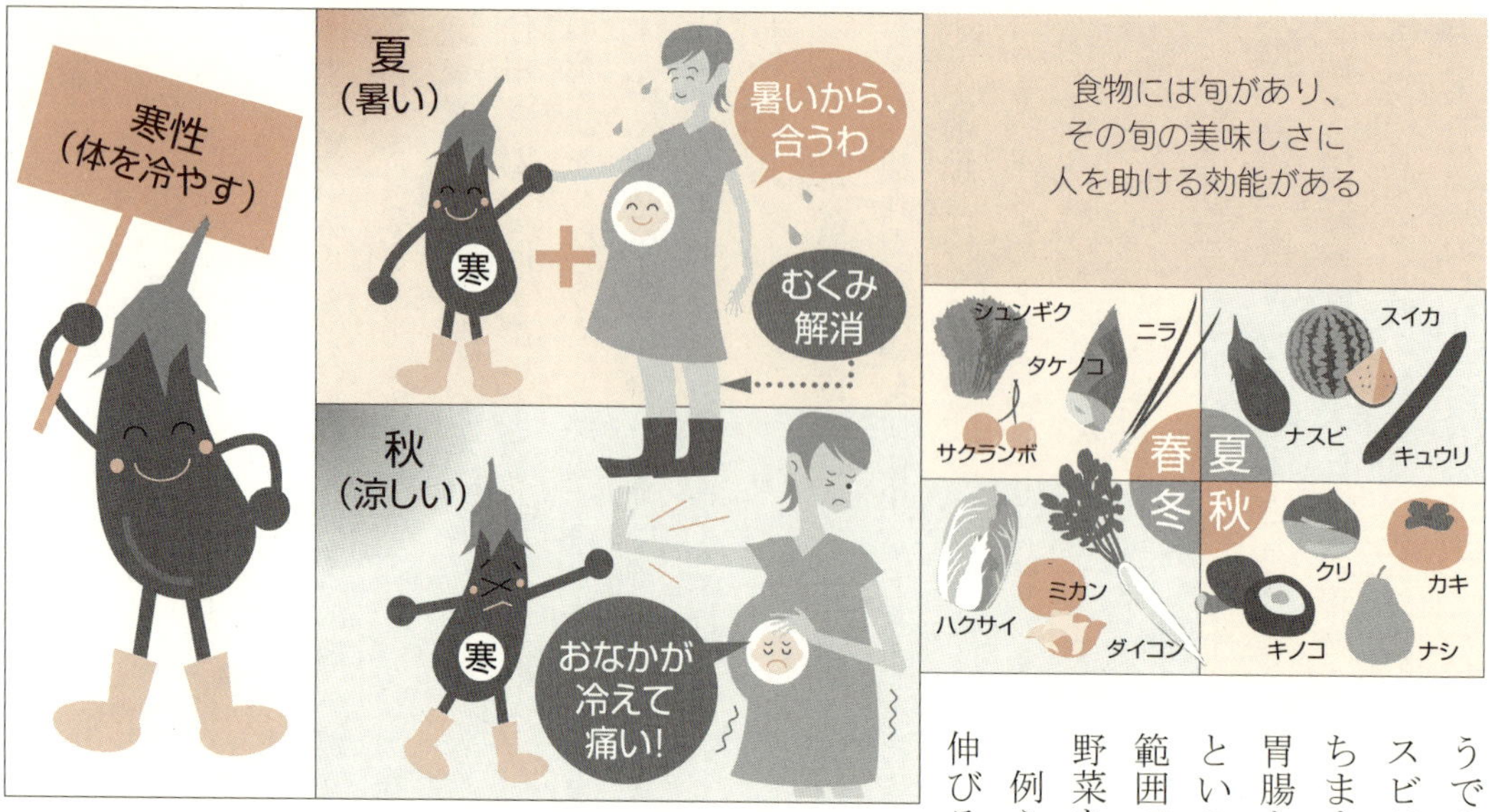


うです。例えると、夏季の暑熱に対しナスビがその熱を収めるのに非常に役立ちますが、秋になると胃腸の弱い方には胃腸を冷やし、腹痛や下痢の原因になるということが起こります。一応、可能な範囲で旬の物を摂り、できるだけ新鮮な野菜を食べることをお薦めします。

例えると、春になると万物が発芽し、伸びるのと同じく、人体も「気」（パワー）を活発にさせるはずですが、何らかの原因でそのパワーがうまく伸ばせず、「気」が季節に応じないと、「うつ」になりやすくなります。そのために「気」を昇らせて発散させる効能を持つ、「辛」味を含む七草を使った七草粥を旧正月に食べると言うことは、理にかなった習慣です。

反対に、酸味は肝の「陰血」に欠かせないもので、春になると肝気（肝陽）が高くなりやすくのぼせがちな高血圧・糖尿病の方は、酸味を摂るとそれらの病気の回復に効果があります。ところが、春に「うつ」や眠気が起こる場合は、「酸」味を摂りすぎると、「酸」味が持つ「収斂《シュウレン》」の性質がこの季節の自然のルールである「気」を高めて活発にするということに反してしまうので、逆効果になります。春に気を高めにくくなると五月病のような春の「うつ」になります。

これらの例のように、旬の食材や四季の養生の知識を身に付けることは役に立つでしょう。

## 毒性

古代の人々は、食材を捜すためにあらゆるものを、食べることができるかどうかを自ら試食し、判断しました。その体験から、それらの毒性をその作用の強さと併せて、「大毒《タイドク》」、「中毒《チュウドク》」、「小毒《ショウドク》」、「無毒《ムドク》」の四段階に分けました。中国の古い文献『神農本草経《シンノウホンソウキョウ》』では、長く食べ続けても毒性のない「無毒」のものを「上品《ジョウボン》」とし、一般論としてこの「上品」の食材を用いた食事を薦め、長期に服用できる薬としては「上品」のみを用いることと勧告しています。植物の中で、「小毒」の毒性があっても、加熱することで、その毒性を収めることができ、少量なら食べても大丈夫と識別された食材もあり、健康を維持する上でありがたい食べ物となったわけです。

「中毒」、「大毒」は使用量に厳密に注意しなければなりません。

「大毒」は特定の病気を治すためにのみ使います。その毒性をおさめることができる他の生薬を同時に使う場合もあります。「大毒」は食用より薬用としてのみ使います。

| 種別 | 大毒 | 小毒 | 無毒 |
|---|---|---|---|
| 例 | 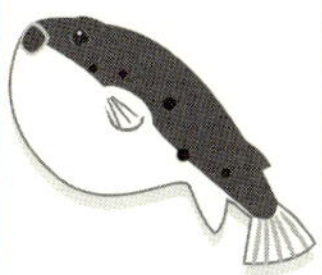 | 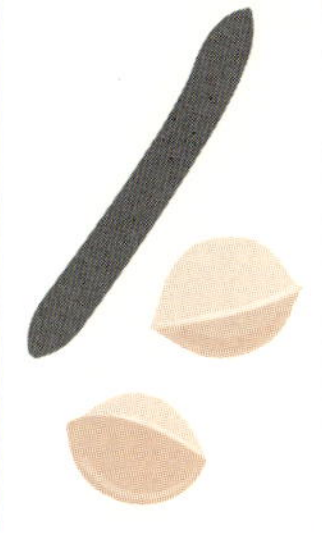 | 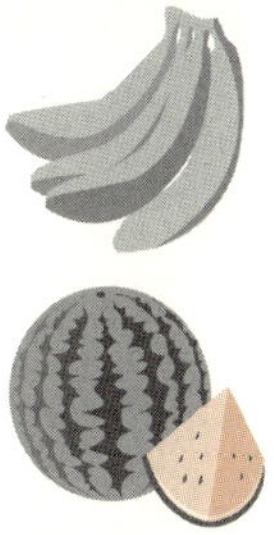 |
| 作用 | 人を死に至らせる | 加熱すると毒性が減り、少食可 | 常食してもOK |

## 「邪」について

あまり聞き慣れない言葉ですが、東洋医学では、体の「陰陽」、「気血津」や「五臓六腑」のバランスの崩れ以外の発病の原因を「邪《ジャ》」と考えてきました。現代医学のインフルエンザウイルスやカゼウイルス、病原菌なども外の「邪」の一種です。

「邪」には「風邪《フウジャ》」、「寒邪《カンジャ》」、「熱邪《ネツジャ》」、「暑邪《ショジャ》」、「湿邪《シツジャ》」、「燥邪《ソウジャ》」の六種類があり、これらは組み合わさることもあります。「邪」も陰陽に分かれ、「風邪」や「燥邪」、「熱邪」、「暑邪」などは「陽邪」とされ、「寒邪」と「湿邪」は「陰邪」とされています。陰性の「邪」は体の「陽」を傷つけ、陽性の「邪」は「陰」を傷つけるという特徴があります。

### 風邪（風の邪）

一見カゼと同じ文字ですが、これにはカゼも含まれており、カゼよりも広い意味があります。風のように変化しやすい特徴のある「邪」で、他の「邪」と一緒になることが多く、特に「風寒《フウカン》の邪」「風熱《フウネツ》の邪」が多く見られます。「風邪」という外部の「邪」に侵されると、急性のアレルギー性の病気、じんま疹、風疹、遊走性関節痛、急な頭痛などの症状が現れます。

「風邪」は「陽邪《ヨウジャ》」とされています。

### 寒邪

「寒邪」（外部の「邪」で「外寒《ガイカン》」ともいう）に侵されると、ぞくぞくする寒けがします。また、頭痛を引き起こし、関節痛、筋肉痛も起こります。この「邪」は「辛温《シンオン》」の生薬や食べ物（例えば、ネギ、生姜）を用いて発汗により追い出すことができます。「寒邪」は「陰邪《インジャ》」とされています。

### 熱邪と火邪

この「邪」（外部の「邪」で「風熱の邪」とも言う）に侵されると体、特に上半身が熱っぽくなります。皮膚の炎症やカゼのウイルスなど、体に熱を持たせるものを「熱邪」といいます。熱は激しくなると「火邪《カジャ》」になり、熱くて痒い症状（例えば、じんま疹…「風熱」と言う）を起こします。「熱邪」も「火邪」も「陽邪」とされています。

### 暑邪

夏によく見られる「邪」です。「暑邪」に

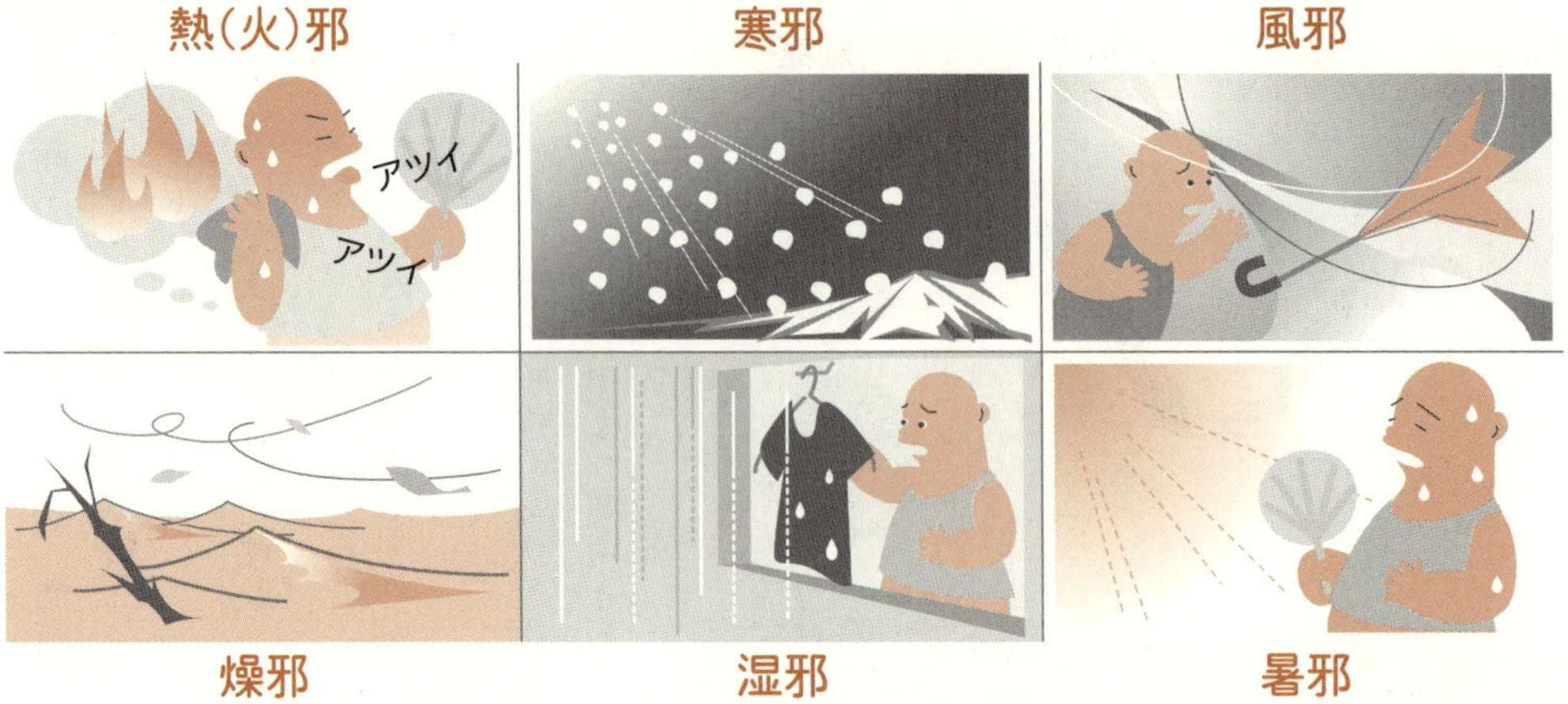


六種類の「邪」

侵されると、ほてり、口が渇く、食欲不振などの症状が見られます。むかつき、嘔吐などの胃腸が弱る症状が見られます。「暑邪」は「陽邪」とされています。

### 湿邪

湿度の高いところに長期間いると、体が重く、頭がぼーっとして働きにくくなりますが、これは「湿邪」によるものと考えられます。日本は湿度が高いためか、「湿邪」に侵された人が多く見られます。また、健康な人では、食事で得た水分は体をスムーズに巡り、汗や尿として排出されますが、様々な原因で胃腸などの機能がうまく働かず、体内に水がたまってしまい、気、血、臓腑の働きの邪魔になった物も「湿邪」とされています。「湿邪」は「陰邪」とされています。

「湿邪」は他の「邪」と一緒になりやすく、例えば、「熱邪」や「暑邪」など陽性の「邪」と一緒になると、「陽」の性質を持つ「湿熱《シツネツ》の邪」となり(例えば、アトピー性皮膚炎)、「風邪」と一緒になると、「風湿《フウシツ》の邪」となります(例えば、関節リウマチ)。「寒邪」と一緒になると「陰」の性質を持つ「寒湿《カンシツ》の邪」となります(例えば、ネフローゼの末期)。病気は「湿邪」と絡むとしつこくて取り除きにくく、治療が難しくなります。また、「湿熱」の場合は「陰」と「陽」両面からみなければならず、「湿邪」と「熱邪」と較べて「湿邪」が主になるか「熱邪」が主になるか、あるいは半々の状態かによりそれぞれ異なる治療方針があるので、分けて治療することに注意が必要です。

### 燥邪

乾燥しているという特徴を持つ「邪」です。この「邪」に侵されると、空咳、目鼻が赤くなる、唇が荒れる、尿量が減る、便秘などの症状が出ます。秋や春は気候が乾燥するため、「燥邪」に侵された人が多く見られます。「燥邪」には「涼燥《リョウソウ》」(主に秋)と「温燥《ウンソウ》」(主に春)があります。「燥邪」は「陽邪」とされています。

## その他の専門用語の解説

弁証というのは表4のような大別があり、実際の臨床では複雑に兼ねている

| 証 | | | |
|---|---|---|---|
| 表 | | 裏 | |
| 表寒 | 表熱 | 裏寒 | 裏熱 |
| 実—表実寒（陰証）<br>虚—表虚寒（陰証） | 実—表実熱（陽証）<br>虚—表虚熱（陽証） | 実—裏実寒（陰証）<br>虚—裏虚寒（陰証） | 実—裏実熱（陽証）<br>虚—裏虚熱（陽証） |

**表4　弁証の大別**

場合が多く、表裏同病、寒熱兼雑、虚実兼雑などの例が少なくありません。

## 表証・裏証・半表半裏証

漢方理論では症状のことを「症」と言います。

複数の関連する症状の総称は「証」と言います。西洋医学の症候群と似たもので、漢方医学では病気は様々な「証」に見分けられ、治療法を決めます。この過程を「弁証論治」と呼びます。例えば、口が苦く、めまい、咽が乾く、胸と脇部が苦しく張って食欲が低下、寒かったり熱かったりする一連の症状は、往々にして一緒に現れるので、「証」と呼ばれ、「小柴胡湯《ショウサイコトウ》」がこの「証」によく効くため、この一連の症状は「小柴胡湯証《ショウサイコトウショウ》」と命名されます。

また、漢方理論では、人体を体表「表《ヒョウ》」と内臓「裏《リ》」とに分ける見方があります。発病の部位とその一連の症状は大別して「表証《ヒョウショウ》」、「裏証《リショウ》」、「半表半裏証《ハンピョウハンリショウ》」と三つに分類されています。

「表」は体の表面のことです。「表証」は体の肌の病状やウイルスや病原菌、寒さにさらされたなどの原因で発病したカゼ(こじれていないカゼなど)の一連の症状です。「表証」といってもゾクゾクと寒くなる症例もあれば、熱っぽくて口が乾く、咽が痛むなどの症状を伴う症例もあります。寒けのある前者のカゼは「表寒《ヒョウカン》」といい、熱っぽい後者のカゼは「表熱《ヒョウネツ》」といいます。他に、寒冷で湿気の多いところに長くいて、その寒気と湿気を受け、体全体が重くなるという症状を伴った症例を「表湿《ヒョウシツ》」といいます。

「裏」は体内のことです。「裏証」とは、内臓の病(例えば胃の病気や心臓、腎臓など)の一連の症状を総合していいます。「裏証」は各臓器の外部からの損傷(例えばカゼをこじらせた肺炎)や、内臓の機能障害(例えば食べ過ぎからの胃炎)、臓腑と臓腑の間の悪影響によりバランスを崩した病気、各種の炎症、ガン、不摂生による体の各臓器の機能亢進や低下、衰弱なども含みます。

「半表半裏」は「表」と「裏」の間のことで、「半表半裏証」は外来のウイルスと体がともに強くない場合、「邪」(例えばウイルス)が体の表面から襲ったが、ウイ

| | 表証 | 裏証 | 半表半裏証 |
|---|---|---|---|
| 病名 | カゼ<br>インフルエンザ<br>皮膚病 | 心臓病、肺炎、<br>腎炎、肝炎 | マラリア、咽喉炎<br>早期肝炎 |
| イメージ | 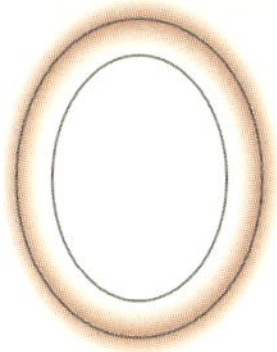 | 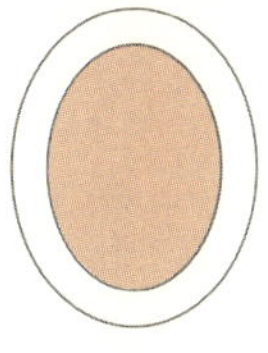 | 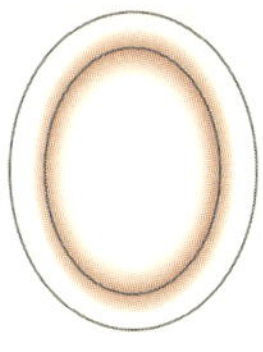 |
| 治療方法 | 発汗療法など。<br>体表から病原菌を<br>追い払う。 | 清熱剤で熱を収め、<br>下剤を使い、固い便<br>を排泄させる。 | 体の抵抗力を高め、<br>体表から病原菌を<br>追い払う。 |
| 代表処方 | 葛根湯 | 大承気湯 | 小柴胡湯 |

ルスが強くないため内臓に至らず、しかし体の抵抗力も弱いためウイルスを外に追い払うことが出来ずに、「邪」が「半表半裏」にある状態を指します。先に紹介した「小柴胡湯」は「半表半裏」とされており、前述の一連の症状が現れます。漢方薬の「小柴胡湯」のエキス剤を飲めば、体がすぐによくなるわけです（二週間連続服用しても症状が改善できないのは診断に問題があるケースが多い）。「表裏同病」もあり、この場合、表裏双解法を用いて治します。

## 熱証・寒証

漢方理論では体の病を「寒《カン》」と「熱《ネツ》」とに分ける見方もあります。同じ咳、カゼでも違ったタイプであることが分かります。大まかに分けると、「熱証《ネッショウ》」、「寒証《カンショウ》」という「証」に分けられます。

「寒証」とは、寒いという特徴のある病気の総称で、「表寒《ヒョウカン》」と「裏寒《リカン》」に分けられ、「表寒」はおおむねウイルスやひどい寒さなど、外からきた「邪」により発病するものです。「寒邪」は「陽気」を傷つけやすく、発病すると、さむけや頭痛、関節が冷えて痛い、シビレなどが現れます。「裏寒」は体内の代謝産物が「陽気」の機能を阻害した結果、あるいは「陽虚」のため体を温める機能が低下した結果発病するものです。発病すると、全身に冷え症が現れます。

「熱証」とは、熱いという特徴のある病気の総称で、「表熱《ヒョウネツ》」と「裏熱《リネツ》」に分けられ、「表熱」は外からきた「邪」（おおむねウイルスやひどい暑さなど）により、発病するものです。「邪」は「火邪」、「熱邪」、「暑邪」などに分類されます。これらの「邪」で発病すると、「表熱証」となり、発熱、扁桃腺炎、咽の痛みや腫れ、じんま疹などが引き起こされます。「裏熱」は何らかの不調で、気の巡りが異常な状態になり、潤いが少なくなったり、気が局所に詰って気の巡りが悪く、その局所に余分な熱がこもっていることにより発病するものです。初めは局部的ですが、徐々に全身に広がっていくと考えられています。

「火邪」、「熱邪」、「暑邪」は、「熱証」を引き起こしやすく、「陽邪」とされ、「気」と「陰」を傷つけやすいという特徴があります。「寒熱兼雑証」もあります。

| | 寒証 | 熱証 |
|---|---|---|
| 病症（証） | 冷え症<br>温めるとよくなる | 発熱<br>発熱がなくても<br>体が熱っぽい |
| 陰陽属性 | 「陰」証 | 「陽」証 |
| 治療方法 | 寒なる者は<br>之を熱す | 熱なる者は<br>之を寒す |

## 実証・虚証・虚実兼雑証

漢方理論ではもう一つ区別する見方があります。その見方により、同じ「熱」といっても違ったタイプがあることが分かります。大まかに分けると「実証《ジッショウ》」、「虚証《キョショウ》」「虚実兼雑証《キョジツケンザツショウ》」です。

「実証」とは「邪」と「正気」の戦いが起こり、それによって生じる一連の症状のことです。「邪」が強く、「正気」が強いあるいは弱い場合に起こります。「実証」は「寒」と「熱」に分けられ、それぞれ「実寒《ジッカン》証《ショウ》」、「実熱証《ジツネツショウ》」といいます。

「寒邪」は、激しい頭痛や関節痛、腹痛

などの症状を伴い、発熱の有無に関わらず、寒けが激しいなどの症状を引き起こします。これらの一連の症状を「実寒証」と呼びます。その反対に「熱邪」は高熱で激しく口が乾き、水をよく飲み、便秘、舌の苔が黄色くなるなどの症状を引き起こします。これらの一連の症状を「実熱証」と言います。また、内臓の炎症や食べ過ぎにより熱がこもっている(体は発熱がなくても)場合もあります。それらの熱は体の「裏」(内臓など)の「裏実熱証《リジツネツショウ》」といいます。

他に長期的に冷たい物を摂りすぎることによって内臓が冷えてしまい、お腹が冷え、腹痛が激しく、下痢っぽいなどの症状を引き起こします。これらの一連の症状を「裏実寒証《リジツカンショウ》」と呼びます。

「虚《キョ》」とは、不足していることを意味します。体の抵抗力・免疫力の不足により起きた様々な症状を「虚証」と呼びます。「虚証」は大まかに分けると「虚寒《キョカン》」と「虚《キョ》熱《ネツ》」とに分けられます。

体の陰分不足(虚)により陽が相対的に過剰になると熱を生じてこもりやすくなります。陰陽のアンバランスで生じる熱です。この熱の特徴は、微熱があり、手足が熱くなり、不眠や不安、動悸、肌の乾燥などがあげられます。これらの症状を「虚熱」といいます。

また、気が不足(虚)して体温調節がうまくいかずに熱を生じる場合もあります(三十八℃以下の微熱であることが多い)。坂を上ると息がきれて、体がだるい、下痢っぽいなどの症状を伴い、寒がるなどの一連の症状を「虚寒」と呼びます。

| | 実証 | 虚証 | 虚実兼雑証 |
|---|---|---|---|
| 病症(証) | 大葉性肺炎<br>A 型肝炎<br>高血圧<br>(肝陽上亢タイプ) | 肺結核<br>胃下垂 | 老人性肺炎<br>体力不足のガン |
| 治療方法 | 熱を収める<br>泄法<br>発汗法<br>老廃物を除く | 補法を主に<br>兼熱を収める | 邪を攻めながら<br>体力・免疫力を<br>高める |

「虚証」で体の抵抗力が低下した状態では、「外邪」(ウイルスなど)に襲われやすくなります。「外邪」に侵入されてこじれ、「虚証」であるにも関わらず「実証」がみられることがあります。「正気」が弱くなり、ガンの勢いが強くなる場合もあります。また、ガンの場合、体が消耗され、これを「虚実兼雑証」といいます。

以上の「陰陽」(「表裏」、「寒熱」、「虚実」)などに分けて、体を四つの視点、八つに分けて見る方法を「八綱弁証《ハッコウベンショウ》」といいます。これにより、臓器や器官にとらわれず、体全体を切り離すことなく一つとして扱うことができます。これは臨床で病を見分けるために非常に役立つ分類法で、これによって正しく治療法を選ぶことができ、治療効果を上げることができます。

### 痰

漢方医学の「痰《タン》」の概念は、単に咳痰を指すものでなく、体内の一種の老廃物などのより広い意味をもちます。痰は、体のバランスの崩れ、抵抗力の低下や、肺・

脾の機能の低下により、体内で発生するものです。この状態が長びくと、他の病気(高脂血症、リウマチ、ガン、腫瘍などの疾患)の一因にもなります。「湿邪」が「痰」の生成に関わるので、まとめて、「痰《タン》湿《シツ》」という言葉がよく使われます。

## 食材―体質相性の解説

### 体質について

人間は遺伝子上はほぼ同じで、西洋医学の見方では全ての成人をほぼ同じようなマニュアルどおりに治療しているのが現状です。しかし、それでよいのでしょうか？なぜ同じ病名なのに、薬が効く人と効かない人がいるのでしょう？当たり前のことですが、これは人間が先祖代々記録された遺伝子の配列に個人差があり、同じ家庭に育ったといっても、社会環境から生活環境、地理的環境、気候環境に至るまで、個人により体質や健康状態に違いがあるからです。そのため、個人差が生じ、それを見分けて治療すれば効果を高めるのではないかという考えから、体質を分類することが肝要になります。

西洋医学にも「背が低く太っている型」、「やせ型」、「中間型」などの分類がありますが、あまりに曖昧すぎて、臨床ではなかなか使うことができません。東洋医学では数千年の先祖代々の体験により、古代の人が得た二十五の型の分類があります。この分類法は綿密で、臨床にも応用できるのですが、一般の人には複雑すぎて、容易に理解できるものではありません。しかし、食事の範囲ならばそれほど綿密な分類は必要ありません。

そこで、私は数十年の西洋医学、東洋医学両面からの臨床体験の中で、多くの患者を診、特に東洋医学の視点から患者の体のゆがみを観察してきました。そして人間を典型的な六種類の体の状態に分け、さらに特殊な体質の老人、小児、妊婦に分類することが、臨床上、充分に役立ち、簡潔な分類法と考えました。

現代の医学ではたとえ体の不調を訴えて病院に行っても、検査されて数値が正常値の範囲内であれば、何の問題もないということで、特に処置もせず帰されてしまいます。しかし、東洋医学の目で見れば、その患者は陰陽のバランスが崩れ、明らかな失調状態にあることがしばしばです。このように、はっきり病気として現れていなくても失調状態にあることを東洋医学では「未病《ミビョウ》」といい、この状態にある人を発症させずにケアすることが東洋医学で重視される部分で、「未病」を把握できてケアできる医者は「上医《ジョウイ》」(レベルの高い医者)とされています。本書はどのような体質の方にも、病気になる前に、自分で自分の体質を把握し、食事療法・薬膳を利用して体のバランスのずれを修正してもらえるようにアドバイスしています。

そのための各体質タイプ(「気血両虚《キケツリョウキョ》」、「食積痰湿《ショクセキタンシツ》」、「肝陽亢盛《カンヨウコウセイ》」、「気滞《キタイ》うっ血」、「陰虚《インキョ》」、「陽虚《ヨウキョ》」、「老人」、「小児」、「妊婦」)についての見分け方と解説を次項より説明していきます。

### 注意事項

❶体質名は、東洋医学名で付けられています。こうすることによって、もしこじ

れて病気になった時でも、これら六つの体質によってそれぞれ発病の傾向も異なりますので、治療の参考になります。また、どうしても自分の体質が分からないときは、近くの漢方医に相談して教えてもらうとよいでしょう。

❷体質は一人につき、一つのタイプとは限りません。複数に該当することがしばしばあります。例えば、気血両虚の方は長期的に不愉快で、「気滞うっ血」の症状が同時に現れる場合もあります。まず、自分の最もメインとなる体質をさがし、それを軸に調整すると良いでしょう。次項の最後（p.32）に、よく見られる体質の組み合わせを例として載せますので、参考にしてください。

❸体質は常に一定ですが、手術やなんらかの影響で変わることがあります。その時々の自分の体質を見極めて、臨機応変に対応するようにしてください。

❹散歩は人体のバイオリズムを高め、自分で体のゆがみを調整する機能を目覚めさせるため、どのタイプの方にも効果のある健康法です。

## 食材—体質「相性表」の見方

体質相性の表に示した体質名の隣にある症状は、その体質の方によく見られる症状で、この表は主にその症状に当てはまる方に対して、相性のマークを付けてあります。

◎…これはその食材の体のゆがみを直す効果が明確なことを意味するマークです。日頃、常食すればよいので、マークをつけたままで、食べてすぐに効果がでるという訳ではなく、少しずつ食べているうちに効果が見えてくるものです。いくら◎でも、食べ過ぎないように注意しましょう。

○…このマークの体質の方はその食材を普通に食べてください。

△…このマークには二つ意味があり、一つは体質に対する相性が悪いという意味と、もう一つは食べ過ぎると何らかの害が出るという意味です。いずれにしても控え目に食べましょう。

×…これは全く体質に合わない、もしくは食べない方がよいことを意味するマークです。

**(例) バナナと体質別の相性表**

| 体質・症状 | 相性 |
|---|---|
| 気血両虚・下痢気味 | △ |
| 食積痰湿・消化不良 | △ |
| 肝陽亢盛・高血圧 | ◎ |
| 気滞うっ血・血行悪い | ○ |
| 陰虚・微熱 | ○ |
| 陽虚・下痢 | × |
| 老人・便秘 | ◎ |
| 小児 | ○ |
| 妊婦 | ○ |

**(例) なすと体質別の相性表**

| 体質・症状 | 相性 |
|---|---|
| 気血両虚・胃腸弱い | △ |
| 食積痰湿・消化不良 | △ |
| 肝陽亢盛・高血圧 | ◎ |
| 気滞うっ血・血行悪い | △ |
| 陰虚・微熱 | ○ |
| 陽虚・全身冷え | × |
| 老人 | △ |
| 小児 | △ |
| 妊婦 | × |

# 体質別特性の解説

## 「気血両虚」タイプ

「気血両虚《キケツリョウキョ》」とは、気(陽)と血(陰)の両方が不足し、体弱な人を指します。気の不足(気虚《キキョ》)は、疲れやすい、少しの運動で息が切れたり胸苦しい感じがし、胃下垂や慢性胃腸炎などの症状を引き起こしやすいです。血の不足(血虚《ケッキョ》)は、疲れやすい、少しの運動で息切れや胸苦しい感じ、とり目、めまい、月経量が少ないなどの症状を引き起こします。

気と血はお互いに密接に関連したものですから、単なる気虚や血虚も症状が進むと「気血両虚」となりやすいので、本書では一つのタイプにします。

### 対処法

このタイプは消化力が弱く、高カロリーや繊維質が多い食材などは消化吸収しきれず胃腸の負担になるので、栄養価は高くても消化しにくいものは控え目に摂りましょう。肉を少なくし、冷たい飲み物や食べ物は控え目にすることが理想的な食養生でしょう。また、牛乳にはカルシウムの吸収を助ける乳糖を含み、日本人の大多数はその乳糖の消化酵素の活性が低い(騎馬民族の末裔なら問題はありません)ので、牛乳を飲んだ後、むかつきや下痢、水太りなどの症状を引き起こしやすいですから控え目にしましょう。他に胃腸に過度の刺激を与える香辛料も控え目に摂りましょう。不足した「気」を補うために朝の散歩がお薦めで、「陰血」を補うためには夜は早く(遅くても十一時)には寝るようにしましょう。長風呂は汗をかきやすく、もともと足りないパワー(気)を汗(陰)とともに奪ってしまうので、よくありません。

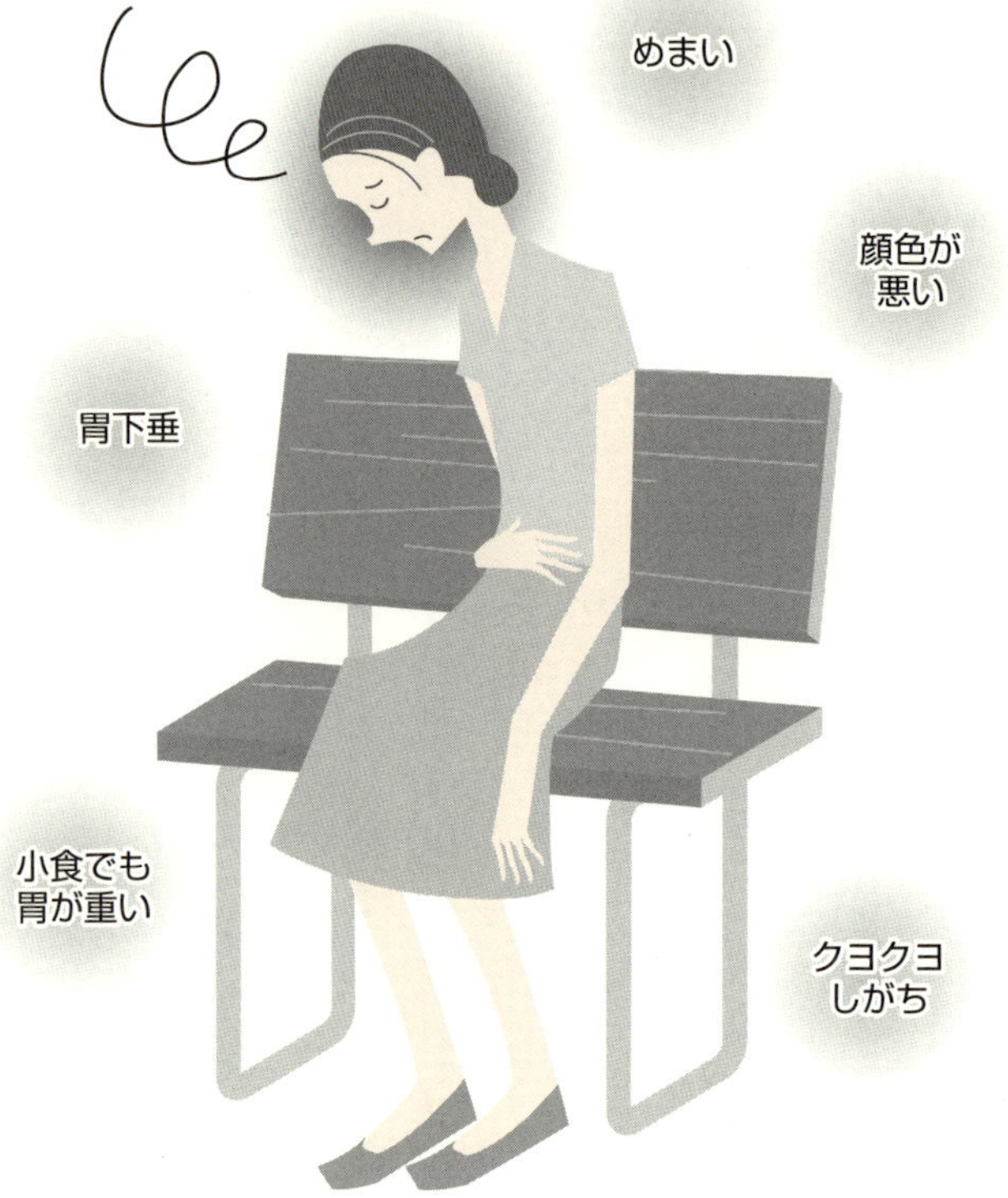
めまい
顔色が悪い
胃下垂
小食でも胃が重い
クヨクヨしがち

## 「食積痰湿」タイプ

暴飲暴食や、日頃の食べ過ぎ、飲み過ぎにより、胃腸に消化不良(漢方の専門用語では「食滞食積《ショクタイショクセキ》」と言う)があり、「痰」や余分な水分(湿)などの老廃物が体内に溜まった状態を、本書では「食積《ショクセキ》痰湿《タンシツ》」タイプといいます。この両方が体内に溜まって、気血の巡りを阻害します。この場合の「痰」とは単に咳をするときに出てくる痰だけでなく、暴飲暴食などによって体調が崩れ、うまく処理できなくなった体内の余分な水分が「湿邪」と呼ばれ、濃くて粘性のあるものは「痰邪《タンジャ》」と呼ばれ、薄くてサラサラしたものは「飲邪《インジャ》」と呼ばれます。これらの「邪」は様々な疾病の一因となります。この体質の方は、体液の循環が悪く、熱を生じやすく、胃もたれ、お腹が張って痛い、便秘になりがちで便が粘ばっこいなどの症状が現れやすくなります。悪化すると前頭部や眼の奥が痛み、粘っこい痰が多く、糖尿病、動脈硬化性の高血圧、脳卒中などにかかる方が多く、肥満の方が多いです。

### 対処法

このタイプは栄養素の補強よりも体内の老廃物質や余分な水分(湿邪)・痰などを取り除き、体を「大掃除」したほうがよいと考えて、毎日消化しやすい食事を少量摂るようにしましょう。理想は精進料理です。このタイプの方は体に余分な熱がこもりやすいので、体を温める香辛料などは食べないほうがよいでしょう。また、甘い物や牛乳は腸に余分な水分が溜まりやすいので控え目に。生ものや冷たいものを摂ると腸の働きを弱め、消化不良や余分な水を処理するのに不利なので控えましょう。牛乳からカルシウムを摂りたい方は、牛乳の変わりに煮干のような小魚を。牛乳よりカルシウムが多く含まれ、吸収率も高いのでお薦めします。散歩は消化吸収を促進することができるのでお薦めです。

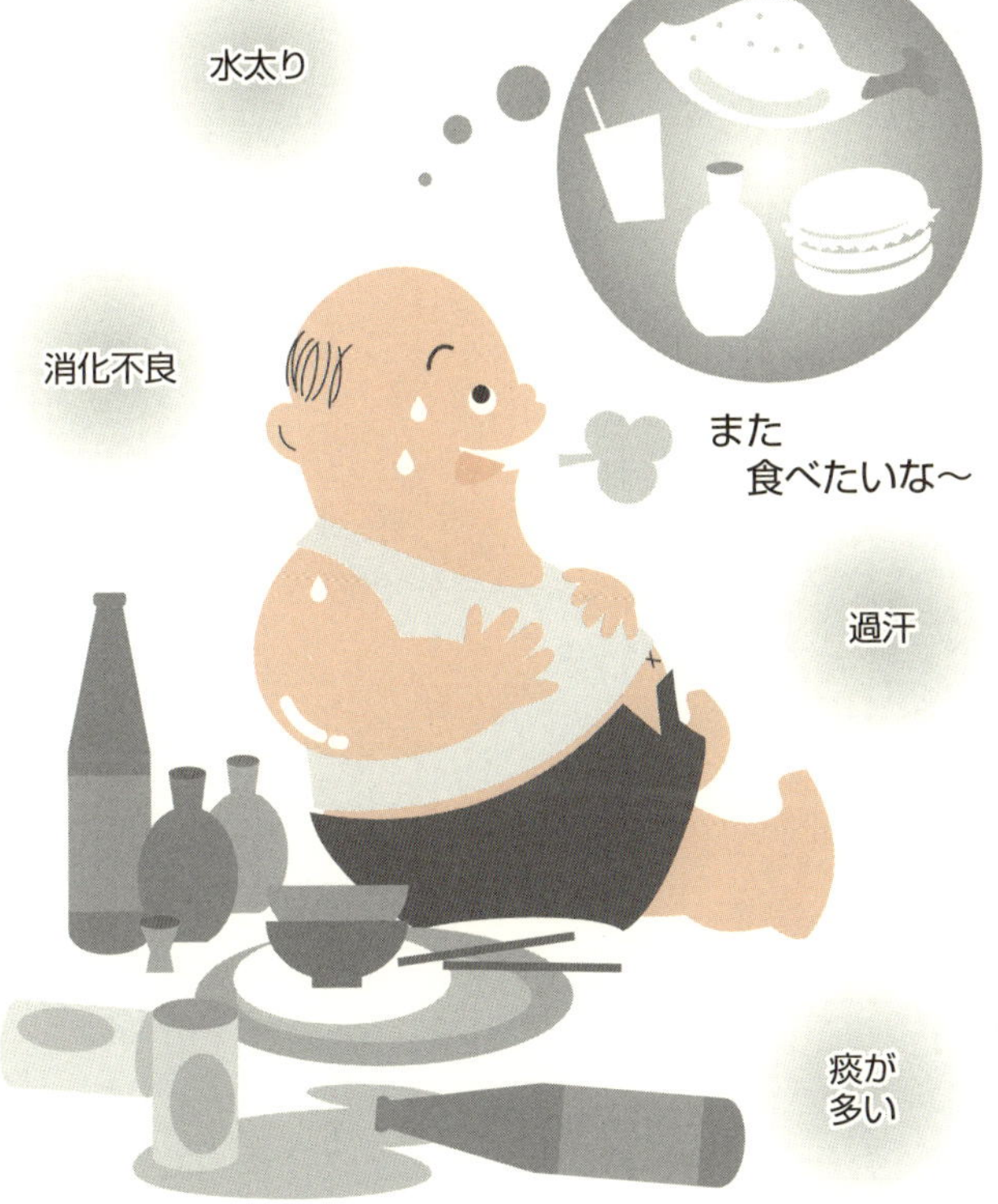
水太り
消化不良
また
食べたいな～
過汗
痰が
多い

### 「肝陽亢盛」タイプ

漢方医学の理論によれば、通常、気が上に昇ったり、下に降りたりして、体中を巡っていると正常な体の機能が発揮されます。この気の巡りを調整するのが「肝」ですが、過労やストレス、怒りすぎは、肝に余分な熱がこもりやすく、肝熱《カンネツ》が異常に盛んな「盛」という状態になります。気の動きを調整する機能がうまく働かなくなり、気が上に昇りやすくなってしまいます。「盛」が高じると「亢奮」の状態になります。教科書では気が昇りすぎることを「肝陽上亢《カンヨウジョウコウ》」と表現します。本書は肝にこもった異常な熱のある方も合わせて「肝陽亢盛《カンヨウコウセイ》」とします。「肝陽亢盛」の方は顔に赤味があり、頑健もしくは肥満の体型が多く、いつもイライラし、怒りっぽい傾向にあります。高血圧や肝炎、脳卒中、めまい、頭痛、寝付きにくいという症状がよく見られます。

#### 対処法

散歩してリラックスするようにしましょう。怒るとさらに体の中にこもった余分な熱が高まり、体を傷つけてしまうので、怒らず平静心を保つようにしましょう。高カロリーで、栄養価の高いものはその熱を一層高める恐れがあるので控え目に。精進料理や少食で小魚を中心とした食事がお薦めです。体を冷やす「涼寒性《リョウカンセイ》」の野菜をよく摂ることがお薦めで、体を温める香辛料は食べない方が良いでしょう。酸味の食べ物は、このタイプの気の回復によく、また、血中脂質によりどろどろしている血液をサラサラにして血行を良くする効果があるので、この体質の方に向いています。

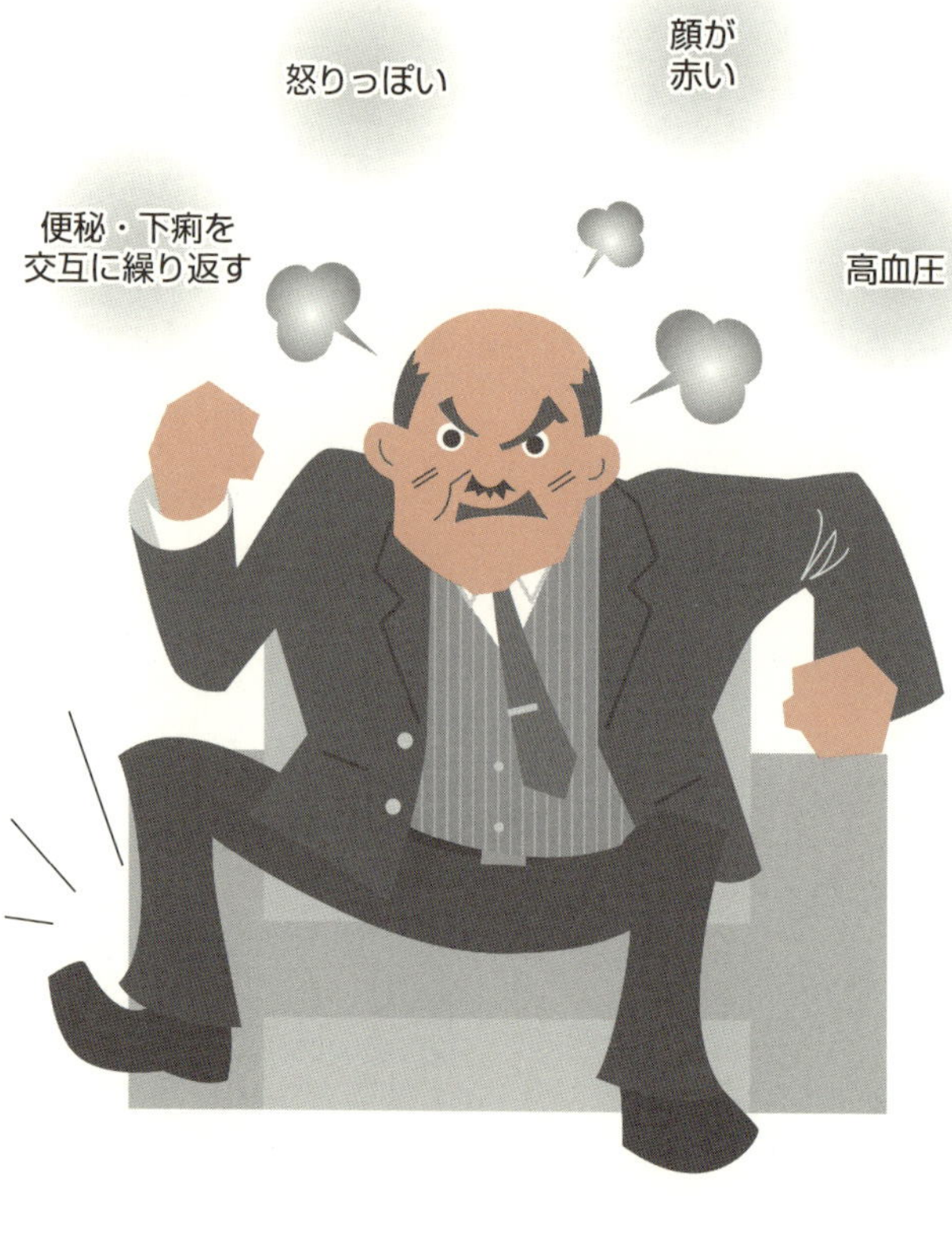
怒りっぽい
顔が赤い
便秘・下痢を交互に繰り返す
高血圧

## ◎「気滞うっ血」タイプ

「気滞《キタイ》うっ血」は気の巡りが悪く、血行が良くない方を指します。このような方は繊細で神経質で、神経がいつも不安定で、クヨクヨ、イライラし、怒りがお腹にたまってしまうことがよく見られます。気が滞ると、血の流れも滞り、血が滞ると、気の流れもさらに阻まれ、単なる「気滞」、「うっ血」の方も、そのまま体のゆがみが進むと、「気滞うっ血」となりますので本書は一緒に一つのタイプにします。

気の滞り（気滞）は、イライラ、胸や脇の張り、胸苦しい感じ、腹痛や食欲不振、胸やけ、片頭痛などの症状を引き起こします。血行の悪い「うっ血」は、血液が脂によりドロドロになるタイプではなく、血の巡りに障害があり、あちこちに針を刺すような痛みがある、肌や爪が荒れる、生理不順、生理痛などの症状を引き起こします。

また、「気滞うっ血」の方は毛細血管の血行が悪く、四肢の冷えとともに、お腹に違和感があり、お腹が張りやすいなどの特徴があります。

## 対処法

一般論でいえば、血液が中性脂肪によりドロドロになり、血行の悪さを改善するためにはクエン酸などの酸性食品を摂ればよいのですが、しかし、血行が悪いといっても二つのタイプがあり、一つは中性脂肪が高く血液がドロドロで肥満気味のタイプ（本書でいう「食積痰湿」タイプ）、もう一つは上記のような症状のある「気滞うっ血」のタイプです。前者は一般論でいうとおり、酸性食品で改善されますが、後者の血行不良はうっ血によるもので、収斂《シュウレン》作用がある酸性や渋味のある食品が血行の悪さを更に悪化させる恐れがあるためお薦めしません。

「気滞うっ血」タイプの血行の悪さに対しては、適切な生薬や食物を摂り血行を良くすること、散歩して血行を良くすることをお薦めします。ストレスがたまるとさらに血行が悪くなってしまうため、くよくよせず、ストレスをためないよう平常心を保ち、気の巡りをよくすると血

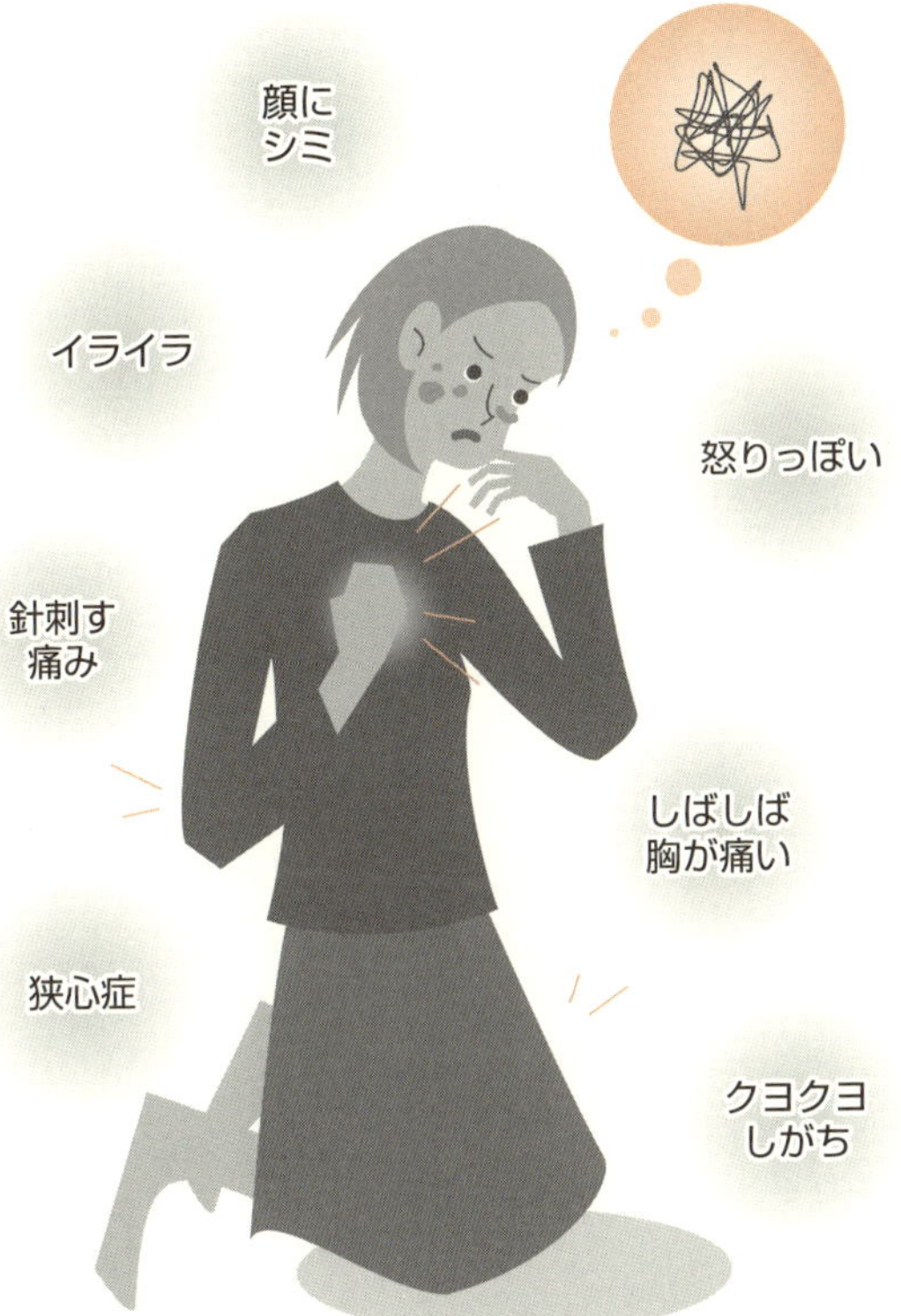
顔に
シミ
イライラ
怒りっぽい
針刺す
痛み
しばしば
胸が痛い
狭心症
クヨクヨ
しがち

行もよくなるはずです。また、「気滞うっ血」の方は「肝」に余分な熱がこもりやすいため、イライラしています。香辛料をたくさん摂ると更にイライラするようになるため控え目にしましょう。他に生ものや冷たいものは体質の改善に不利ですので控え目にしたほうがよいでしょう。少しの酒や風呂は血行をよくするためよいでしょう。

ここで再び強調したいのは、血行が悪いといってもこのタイプは血液がドロドロのタイプ（食積痰湿）とは違うタイプですので、区別して養生法を間違えないようにしましょう。

## 「陰虚」タイプ

人体は「陰」と「陽」からなり、本来「陰」と「陽」は変化しながら相対的にバランスを保っているのです。しかし、汗のかきすぎや大出血、長期的睡眠不足、心労、セックスのしすぎなどは、「陰」を不足させやすく（漢方では「陰虚《インキョ》」状態と言います）、「陰」が不足すると「陰陽」のバランスが崩れ、相対的に陽が過剰となります。その結果、体の潤す働きが弱くなり、口が渇き、微熱が出やすく、精神不安・よくしゃべる・イライラ・皮膚がカサカサなどの症状が起こります。一般に、異常に痩せたタイプにこの「陰虚」の人が多く見られます。また、空咳やめまい、便秘と下痢が交互に訪れる、不眠、眠りが浅いなどの症状や、悲観的になり、マイナス思考が多いという特徴があります。

### 対処法

前向きに考え、平常心を保ち、悲しみに沈んでしまわないようにしましょう。この体質の方は胃腸の粘膜も潤わず、丈夫ではないので、香辛料などの温性のものや消化しにくいものは控え目に摂りましょう。睡眠は陰を養うのに大変重要です。日頃は「陰」を滋養する涼性で潤い

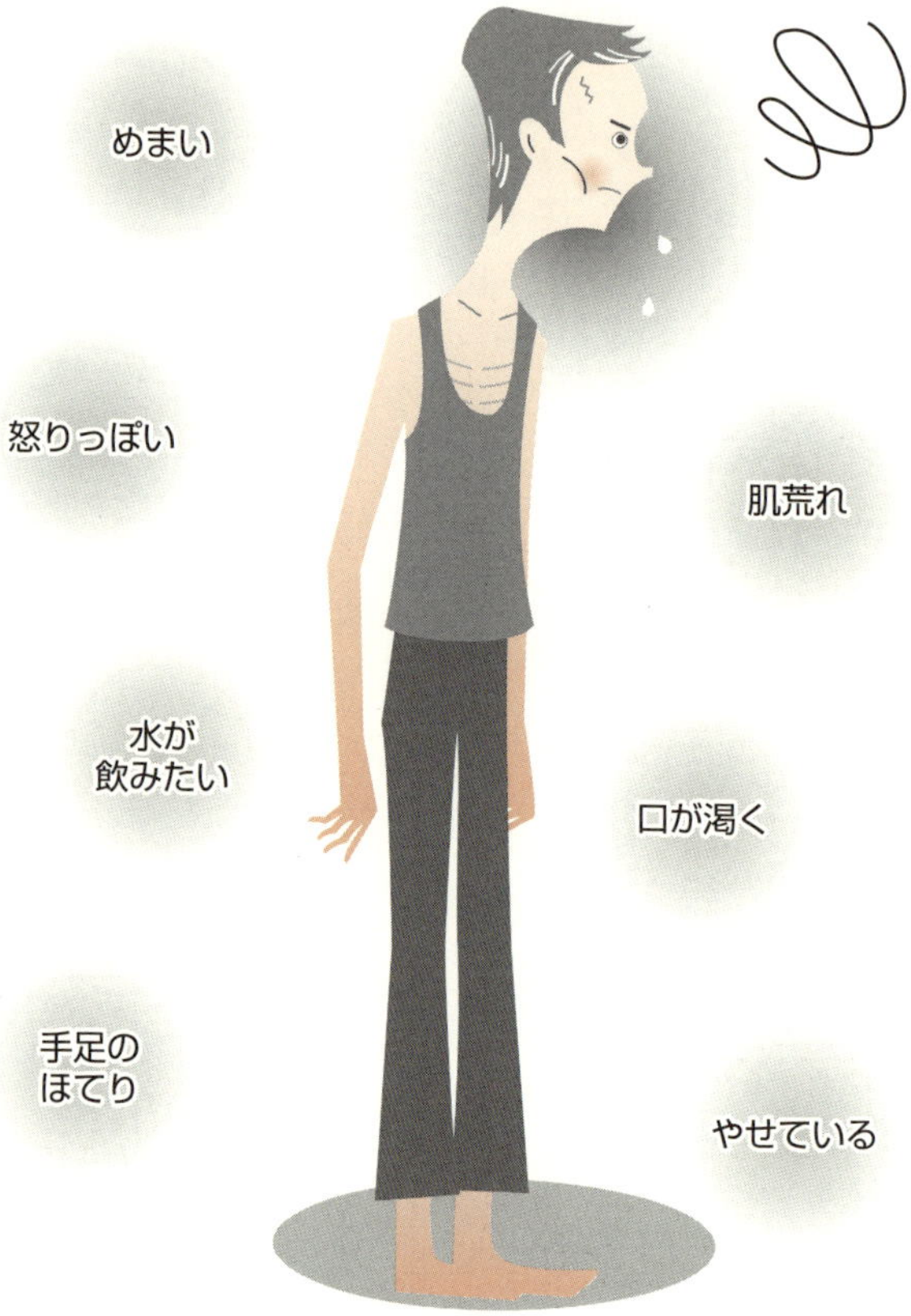
めまい
怒りっぽい
水が飲みたい
手足のほてり
肌荒れ
口が渇く
やせている

の性質を持つ生薬や野菜・果物などを少量ずつ食べると良いでしょう。夜は十時前に寝て、朝六時に起きるという生活をすると良いでしょう。「陰」を養うのには時間がかかるので、あせらず、あきらめず規律正しく余裕のある日常を送ることが大切です。

### 「陽虚」タイプ

「陽虚《ヨウキョ》」タイプは体を温める力が不足している方のことを指します。体を温める「陽気」の不足により、全身の冷え症や下痢がよく見られます。冬になると気候が寒冷となって、病気が悪化するという特徴もあります。また、午後になると体調が悪くなる方が多いです。舌が真っ白になり、体のあちこちが冷えて重く痛む、浮腫になりやすい、腎炎、タンパク尿、排尿困難、やる気が出ない、声に力がなくあまりしゃべらない、食欲がない、気力がないなどの症状がよく現れます。

#### 対処法

このタイプは散歩することによって陽気が高まり、血行が良くなるので散歩することをお薦めします。冷え症であることが多いので、胃腸を冷やす生ものや冷たいものと、消化しにくい高カロリーのものは食べないようにしましょう。温性の生薬や食物（例えば、シナモン・ショウガなど）は体を温めるので良いでしょう。短時間の風呂で温まるのはよいのですが、高温での長風呂は汗と共に「陽気」がさらに失われてしまうのでお薦めしません。風呂は体を温める目的で、十～十五分くらいがよいでしょう。また、「陽虚」には腎の機能の弱い方が多く、腎機能が悪くなるとタンパク質や利尿効果のある食事を摂らないほうがよいです。

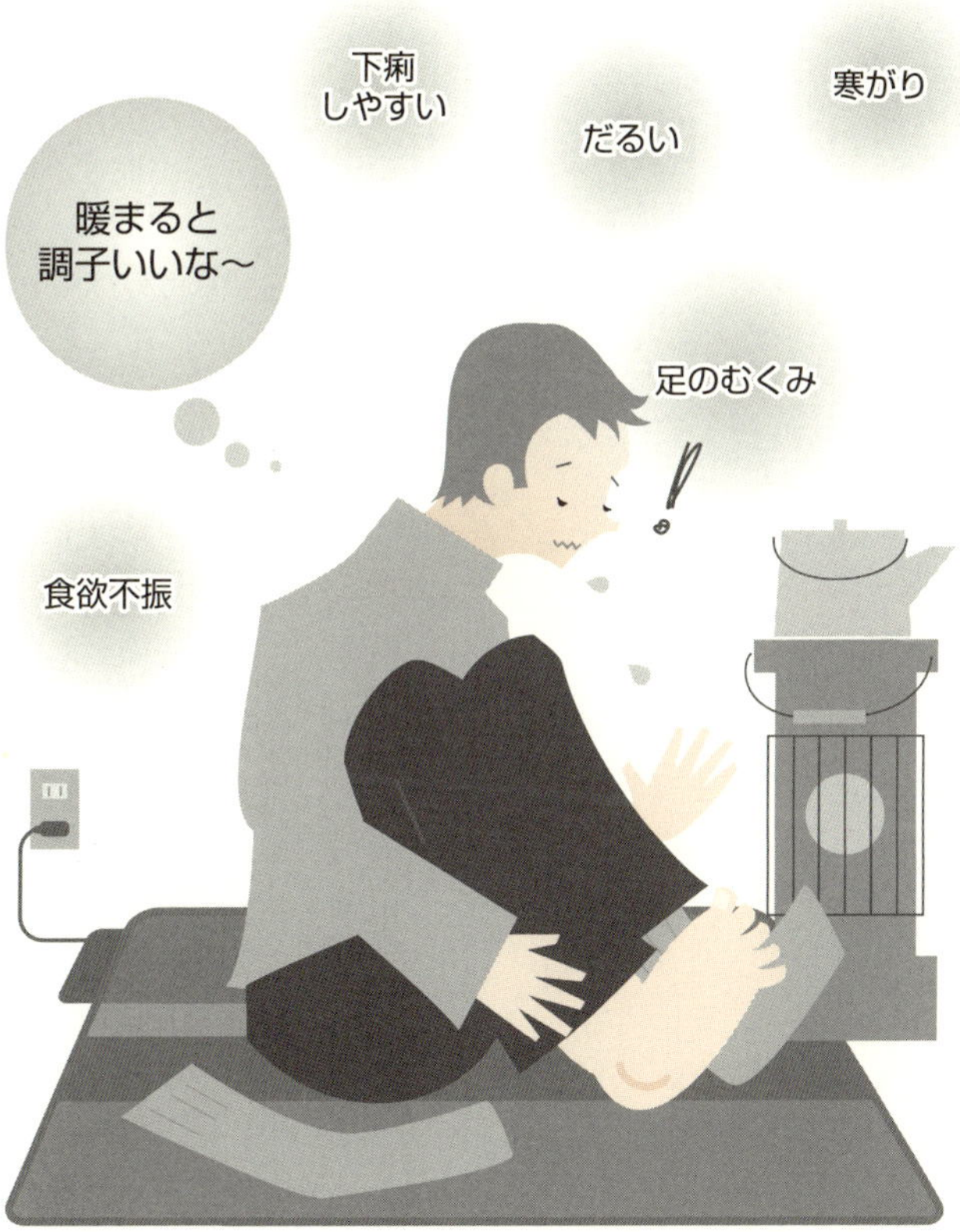

### 「老人」

人間は年をとると各臓器の機能が低下し、体力も低下します。このため、消化力の低下、食欲減退、物忘れ、集中力低下、めまい、のぼせ、動くのがおっくう、骨粗鬆症、頻尿、尿失禁などの症状が出てきます。

#### 注意点

胃腸が弱く、生ものや冷たいものと消化しにくいものは消化吸収に不利なので控え目に摂りましょう。のぼせやすいので、気を昇らせる香辛料は控え目にしましょう。散歩は元気を付けるのでお薦めします。長風呂はパワーを奪われてしまうので、控え目にしましょう。高カロリーの食事や粗い食物繊維(例えばゴボウ、ソバなど)を摂りすぎることも胃腸の負担になるので、控え目に。特にゴボウやソバなど粗い繊維を含むものは弱くなった老人の胃腸の粘膜を傷つけやすいので控え目にしましょう。いずれも一度に多く摂らずに、自分の胃腸の反応をよくみて、反応が良くなかったらやめましょう。

### 「小児」

小児にとって、胃腸は成長・発育のための栄養を得るのにとても大事です。胃腸を冷やしたり傷めたりすると、成長・発育に良くなく、さらに全体の免疫力が低下して、カゼをひきやすい体質になります。小児によく見られる病状は、胃腸の不調、カゼ、アトピー、心身症などです。その原因は、ストレスや食べ過ぎ、病原菌であることがほとんどです。

#### 注意点

胃腸が冷えたり傷んだりすると、吸収力が低下し、成長・発育を遅らせ、良くありません。また、栄養過剰でも胃腸は対処できず、逆に胃腸の負担になってしまうことになるため、適度に栄養を摂りましょう。甘いものを摂りすぎると、食欲不振になり、他の栄養素の吸収に悪影響があります。また、糖分をエネルギーに転化するためにはビタミン$B_1$が大量に消耗され、$B_1$が不足すると、集中しにくく、落ち着きがない、いたずらの多いキレやすい子供になりやすいので、甘いものは控え目に。散歩して、規律正しい生活をするように心がけると良いでしょう。香辛料は小児の胃腸の負担になるため控え目に。たばこやお酒は当然禁止。ミネラルウォーターにはミネラルが多く含まれ、小児に長期的に飲ませるとその鉱物成分が小児の発育・成長を遅くさせるため控え目に。また、お茶に含まれるカテキンやシュウ酸などの成分も小児の胃腸粘膜を刺激して、消化吸収の障害を引き起こしやすいので、小児にはお茶を飲ませないようにしましょう。小児の健康に一番よいのは白湯です。また、ジュースは作りたての果物ジュースなら糖分を加えずに適量飲ませるとよいでしょう。

### 「妊婦」

お腹が大きくなっているために気や血が巡りにくい体です。胎児の成長のためにも、自分の健康を守るためにも、食生活には注意しなければなりません。お腹の張りと痛みやツワリ、腰痛、足浮腫、血圧上昇、タンパク尿などの症状が出る場合があり、ひどくなれば妊娠中毒症となります。

**注意点**

胎児のために体を冷やさないようにして、「寒性」の食べ物は控え目にしましょう。また、「降」の性質をもつ食べ物も流産を引き起こしやすいので不向きです。特に、溶血の傾向を持つ食材（例えば、空豆、にがうり、ハッカなど）やアレルギーの恐れのある食材（例えば青背魚やシャンツァイなど）は胎児にとっては不利で、控え目に摂りましょう。生や冷たい食べ物も胎児の発育には良くないので、控え目に。また、様々な薬やタバコと酒も胎児の障害を引き起こす恐れがあるので、母として自覚することです。

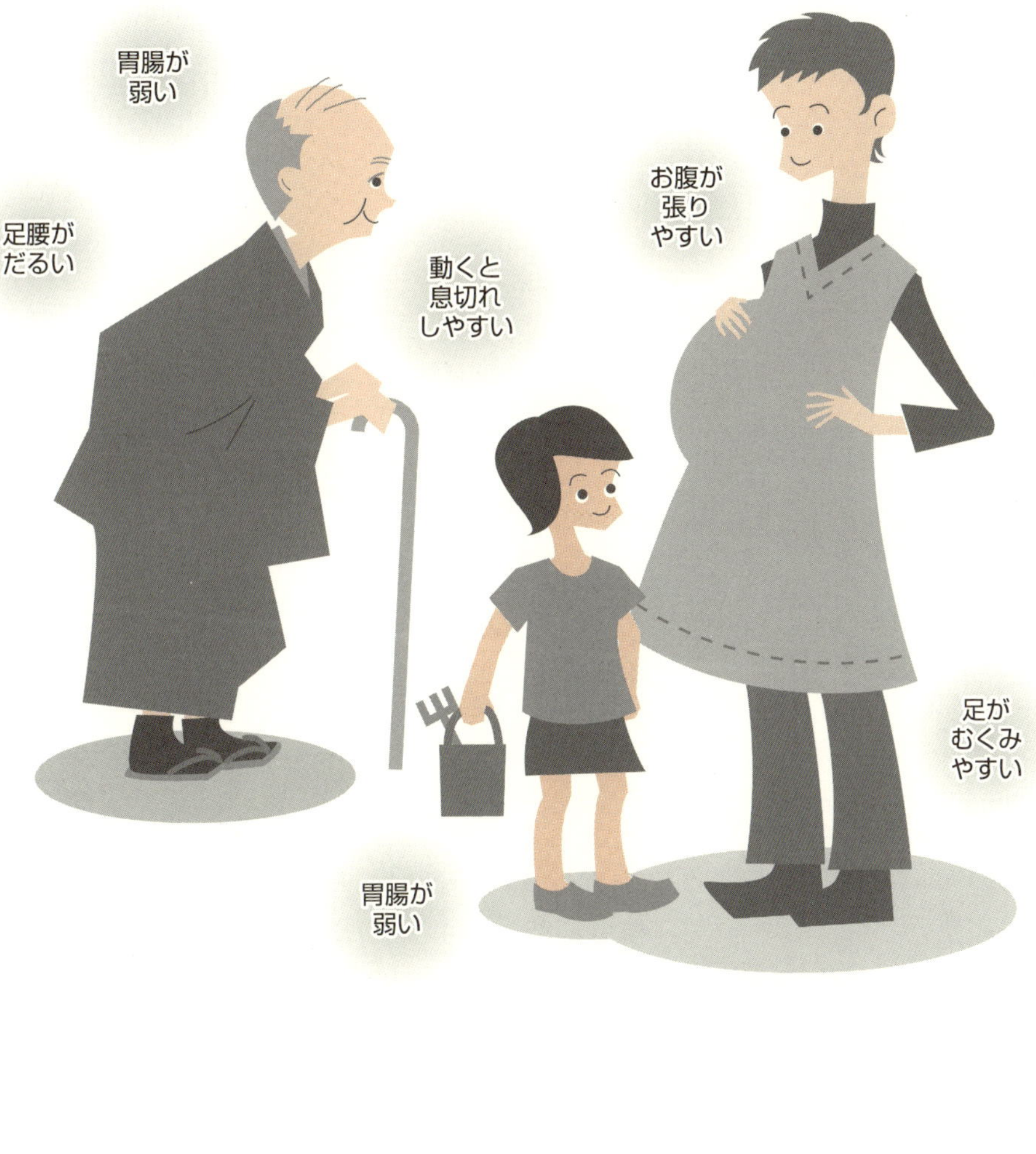
胃腸が弱い
足腰がだるい
動くと息切れしやすい
お腹が張りやすい
足がむくみやすい
胃腸が弱い

## よく見られる体質の組み合わせ

| 体質名 | 気血両虚 | 食積痰湿 | 肝陽亢盛 | 気滞うっ血 | 陰虚 | 陽虚 |
|---|---|---|---|---|---|---|
| 気血両虚 | — | ○ | × | ◎ | ○ | ○ |
| 食積痰湿 | ○ | — | ◎ | ◎ | ○ | △ |
| 肝陽亢盛 | × | ◎ | — | △ | ○ | × |
| 気滞うっ血 | ◎ | ◎ | △ | — | ◎ | ○ |
| 陰虚 | ○ | ○ | ○ | ◎ | — | △ |
| 陽虚 | ○ | △（寒湿） | × | ○ | △ | — |
| 老人 | ○ | ○ | ○ | ○ | ◎ | ○ |
| 小児 | ○ | ◎（痰熱） | △（稀に） | △（気滞） | △（稀に） | △ |
| 妊婦 | ○ | ○ | ○ | ○ | ○ | ○ |

◎：よく見られる、○：ある、△：まれにある、×：ほとんどない

## 「医食同源」の意味

「医食同源」という言葉がありますが、なぜ「医（薬）」と「食」が「同じ源を持つ」と言われるのでしょうか？

これは、食べ物はもともと生薬（草や動物、石など漢方薬の材料）と同じ自然の中で育ち、得られているものだからです。そのため、本来は食べ物と薬は区別できないものでした。古代の人は、様々な体験からあらゆる物に自然の性質を見い出し、その中で、病気の治療に役立つものを生薬として、普通に食べられるものを食べ物として分類しました。

昔から、実生活の中で食べ物が薬に、もしくは薬が食べ物になることがよくありました。一例をあげると、古代の医学書『傷寒論《ショウカンロン》』の名処方「桂枝湯《ケイシトウ》」は、初期のカゼなどの治療によく使われる薬ですが、その材料はしょうがやシナモン、なつめなどほとんど台所でよく使われる調味料で、昔の大陸では寒い時期によく食べられていた家庭的なスープです。このような薬の処方や料理は私たちの

祖先が長い時間をかけてその効能や安全性を確認した上で残っている貴重な知恵なのです。

近年、栄養学の分野に新しい潮流が生まれています。やはり食べ物には人間の健康を維持する働きがあることが、現代科学による研究からも分かってきたのです。最近、よく言われている「生活習慣病」も、悪い食生活によることが大きいのです。もう一度古くからの知恵を見直し、食と健康の関係を真摯に考えていくことが、「医食同源」の考え方なのです。そこで、健康ブームにのってさまざまなサプリメントが生み出されています。これは体によいと考えられています。しかし、いくらよいといっても本当の食事の代替とすることはできません。「食」という字は人の下に良いと書きます。それは食べることは人によいという意味ですが、「飲」という字は食に欠けると書きます。これは「飲む事」が「食べる事」より欠けているということを意味します。

分かりやすくいえば、健康づくりのための食事の極意は「色」、「味」、「香り」のあるバランスのよい食事をすることです。「色、味、香り」が揃う食事は我々の五官を刺激して幸福感をもたらします。日頃、この幸福感は健康づくりのために非常に重要な部分で、サプリメントでは得られません。また、胃腸の消化吸収力が体の健康づくりの第一関門で、食物をよく噛むと、様々な消化腺の分泌機能を高め、消化吸収するための消化液や酵素などを用意します。このような刺激もサプリメントでは起こりません。

更に、様々な色はまず、目を通じて体の異なる臓器に働きます。その機能を高めたり、抑えたりします。同時に様々な香りも我々の食欲を促進し、やる気を高め、ストレスを収めたりするなどの効能があります。これらの効能もサプリメントの錠剤ではできないところでしょう。

そのほか、食べるという動作は歯を用いてゆっくりかみ砕きます。そのため脳をはじめ、筋肉や骨を刺激して、発達させます。同時に食物を口の中で唾液と混ぜると、様々な酵素が働き、物質を生かすことができるので、これも飲むだけのサプリメントでは代替できないことでしょう。

結論から言えば、栄養素は体によくても多く摂ればとるほど体調が早くよくなるというものではありません。特別「欠乏症」でない限り、摂りすぎると逆に体に害をもたらす恐れがあるということも事実でしょう。普通に食事のバランスに注意すれば充分なのに、わざわざサプリメントを飲む必要があるでしょうか。手ぬきのためにサプリメントに頼りすぎることは、本当の健康づくりの道とはいえません。ライフスタイルは様々ですが、本当に健康を願うなら、自然な食材で体調と体質に合わせ、バランスよく料理して食べることです。そして五官を通じて、心から楽しみを感じることではないかと考えます。

ところで、自分の体質はどんな体質？　どういうふうに組み合わせればバランスが良いのでしょうか？

様々な疑問には、本書p.377〜379にある「体質判断シート」などが参考になるでしょう。

第2章

# 果　物

穀肉果菜、食養尽之、無使過之、傷其正也。

（穀肉果菜、食養之を尽すは、之を過ぎせしむる無かれ、その正を傷るなり）

（穀物、肉、果物、野菜の食養の要は、摂りすぎない事で、過剰摂取はかえって体を損なうの意）


―『黄帝内経素問』―

# さくらんぼ

## 美肌に効果がある「春一番」の果物

**原産地と別名**

バラ科
学　名　Prunus Pseudocerasus Lindl.
英語名　Cherry
中国名　櫻桃（インタオ）
原産地　東アジア系、ヨーロッパ系

| 体質・症状 | 相性 |
|---|---|
| 気血両虚・胃腸弱い | ◎ |
| 食積痰湿・消化不良 | ○ |
| 肝陽亢盛・高血圧 | △ |
| 気滞うっ血・血行悪い | ○ |
| 陰虚・微熱 | △ |
| 陽虚・全身冷え | ◎ |
| 老人 | ○ |
| 小児 | ○ |
| 妊婦 | ○ |

| 自然の属性 | |
|---|---|
| 寒熱 | 熱 |
| 昇降<br>収散<br>潤燥 | 潤、収 |
| 臓腑 | 胃、脾 |
| 季節 | 春、初夏 |
| 五味 | 甘、渋 |
| 毒性 | 無毒 |

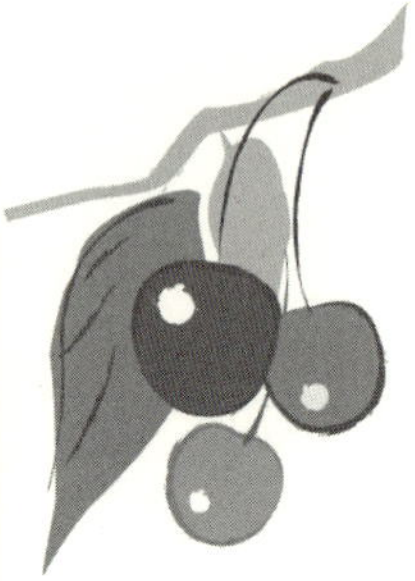

**ルーツ**

世界各地で栽培され、ヨーロッパでは紀元前から栽培されていましたが、日本に伝わったのは十九世紀。現在市販されている佐藤錦などは主にカンカオウトウで、アメリカから大量に輸入されている赤黒いのはビング（bing）というサクランボです。

**豆知識**

サクランボは旧暦の三月末～四月初めに実ります。その時期は「正陽《ショウヨウ》の気」を受け入れ、他の露地の果物より一歩早く熟すので、その寒熱性は「熱性」だという説があります。「熱性」が生まれた原因として、サクランボの育った環境、天候の関与は否定できません。しかし、「サクランボが熱性である」とするのは、実際に食べると体が熱っぽくなるという事実から決められたことです。サクランボの種にはシアン酸（青酸）が含まれているので、食べてはいけません。子供に渡す前に種を取り除くよう気をつけましょう。

**話題の栄養素**

**クエン酸**▼レモンやオレンジに多い成分で、サクランボにも含まれます。食欲を回復させ、TCAサイクル（疲労を回復させる回路）を活発にし、血液中に乳酸が溜まらないようにして、疲労回復や老化防止に役立ちます。また、カルシウムや鉄分の吸収を高めて血行をよくすることや骨を強化する働きもあります。

**東洋医学的効能**

**益脾調中止痢《エキヒチョウチュウシリ》**▼胃腸の機能を回復して消化吸収能力を高め、下痢を止める

**美顔《ビガン》**▼顔色をよくする

**蛇傷《ジャショウ》（葉）**▼蛇の毒を解消する

**駆虫《クチュウ》（根）**▼寄生虫を駆除する

**現代の研究より**

**疲労回復作用**▼サクランボにはクエン酸が含まれているため、疲労回復や老化防止に役立つ。

**骨の強化作用**▼サクランボにはカルシウムが少し含まれ、その吸収を高めるクエン酸や骨の成分である銅も含まれているため、骨を強化する働きもある。

**コラム**

サクランボは胃腸の機能を高めることや美顔、下痢止めなどの効能がありますが、その葉は蛇の毒の解消に。根には駆虫作用があり、血行をよくする作用もあります。枝は美顔に。花はシミに。

2 果物

## ◎体質相性の解説

サクランボは「熱性」で胃腸の機能を高める効能があるため、胃腸が弱い「気血両虚」の方や、冷え症のある「陽虚」の方に非常に良いのですが、熱っぽい「肝陽亢盛」で高血圧の方や、微熱のある「陰虚」の方には良くないので控え目に。また、舌苔が黄色く粘りがあり、熱っぽい感じの「食積痰湿」で消化不良のある方には合わないでしょう。食べ過ぎると咽が痛くなる恐れがあるので、いずれも食べ過ぎないようにしましょう。

## ◎家庭療法への応用

**トリコモナス膣炎**▼綿を小さなボールにして、糸で繋いでタンポンを作り、サクラの葉五〇〇gを煎じて少し取り、綿のボールを漬しておき、残りの煎じ液で座浴する。そのあと、綿のボールを膣に入れておく。毎日一回入れ替え、十五日間続ける。

**蛇にかまれた傷**▼サクラの葉をすり潰し、汁はコップ半分ぐらい取って飲み、残りのすり潰した葉は患部に貼り付ける。

**しもやけ**▼サクランボ酒を毎日数回、患部に塗る（この方法は痒みや赤みがあり、傷のない凍瘡初期の方に適用）。

**はしか予防**▼新鮮なサクランボ一五〇〇gを綺麗に洗って、缶に入れて密封したあと、地下に埋めておく。一カ月後に掘り出し、缶内のサクランボの種を取り除いておく。はしか流行時子供に毎日一杯ぐらいを数回に分けて飲ませると予防効果がある。

**あせも**▼新鮮なサクランボ数十個をすり潰してその汁を患部に数回塗る。

**駆虫**▼桜の根一〇〜二〇gを煎じて飲む（回虫、蟯虫に）。

## ◎栄養素の上手な摂り方

サクランボは甘くて美味しい果物で、新鮮なものを食べると栄養素をバランスよく取れます。しかし、保存しにくいため、サクランボジャムや酒などに利用されています。加熱しすぎるとクエン酸やビタミンCなど熱に弱い成分が減ります。また、ジャムは保存のために大量の砂糖を使いますから、糖尿病の方や子供は控え目に。

## ◎論評

**サクランボ酒**▼五月下旬、酸味のあるサクランボ一kg、焼酎一・八ℓ、砂糖一五〇gを用意します。軸つきのままのサクランボを洗い、水分を綺麗に拭いて用意したビンに焼酎と砂糖と一緒にいれて冷暗所で三〜六カ月置きます。使用時はサクランボを取り出し、毎日二〇〜三〇mℓぐらい飲みます。効能は疲労回復や虚弱体質の改善です。

熱性のサクランボと熱性を持つ焼酎と熱を生じやすい砂糖を組み合わせた酒は、かなり熱性に偏っているので高血圧や心臓病、肝炎など熱性の病症には合いません。しかし、冷え症や虚弱体質などの方に適します。

**古典より**

「サクランボは無毒だが、熱に偏る性質により、食べ過ぎると、体が熱っぽくなり、嘔吐、筋骨を傷つけ、気血を損うので、慢性病（例えば熱っぽい感じのある喘息の方や肺炎など）の方は食べてはいけない。また、根を採集するとき必ず東へ伸びる根を取ること」という勧告が『本草綱目』に記載されている。

# いちご(苺)

## ビタミンCが豊富で、抵抗力を高め、美肌、風邪や老化の防止に

### 原産地と別名

バラ科
学　名　Fragaria XmagnaThuill.
　　　　(Fragaria Xananassa Duch)
英語名　Strawberry
中国名　草莓(ツァオメイ)
原産地　南アメリカ

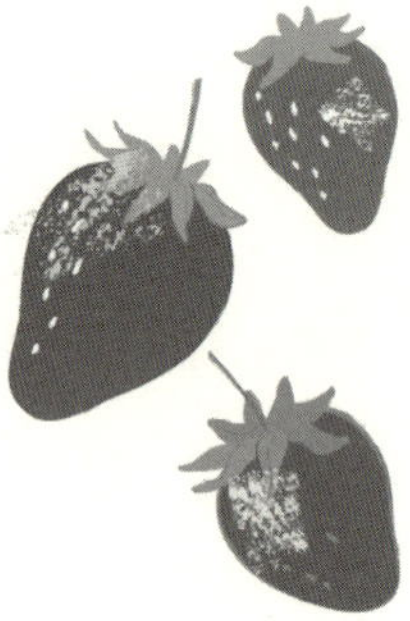

| 体質・症状 | 相性 |
|---|---|
| 気血両虚・胃腸弱い | ○ |
| 食積痰湿・消化不良 | △ |
| 肝陽亢盛・高血圧 | ◎ |
| 気滞うっ血・血行悪い | ○ |
| 陰虚・微熱 | ◎ |
| 陽虚・冷え症 | × |
| 老人 | ○ |
| 小児 | ○ |
| 妊婦 | ○ |

| 自然の属性 | |
|---|---|
| 寒熱 | 寒 |
| 昇降<br>収散<br>潤燥 | 潤、降 |
| 臓腑 | 肺、胃、肝 |
| 季節 | 春 |
| 五味 | 甘、酸 |
| 毒性 | 無毒 |

### ルーツ

イチゴの原産地は南アメリカのチリとされ、現在のイチゴは十八世紀中頃、オランダで野生していた種とバージニアイチゴが交配してできた新種ですが、日本には十九世紀オランダから初めて伝わり、オランダイチゴと名付けられました。現在のように普及して栽培されたのは、西ヨーロッパの良種を導入した明治以後のことです。

### 東洋医学的効能

**生津止渇**《セイシンシカツ》▼唾液(津液の一種)の分泌を促進してのどの渇きを解消する

**清肝熱除煩**《セイカンネツジョハン》▼肝にこもった余分な熱を収めてストレスを解消する

**利尿**《リニョウ》▼利尿する

### 現代の研究より

**鎮痛作用**▼イチゴの酸味に含まれているメチルサリチル酸という成分は、頭痛や神経痛などの痛みを鎮める効能があると判明した。

**新陳代謝の促進作用**▼イチゴには豊富なビタミンCや葉酸が含まれ、細胞の再生や細胞膜を丈夫にするなどの働きにより、新陳代謝を活発にさせる。

**造血の促進作用**▼イチゴの葉酸はヘモグロビンの生成に関わり、造血を促進する効能がある。

### コラム

食用とするイチゴは実ではなく、「花托」という部分が太ったもので、その表面の黒い粒が実です。現在の市販されているイチゴの主な産地と品種は、九州や四国の「とよの香」と関東地方の「女峰」です。イチゴの収穫量がもっとも多いのは栃木県です。

### 話題の栄養素

**ビタミンC**▼一〇〇gのイチゴには六九(緑白部分)~一一四mg(赤色部分)のビタミンCが含まれますが、全体を平均するとピーマンほどは含まれていません。ビタミンCは壊血病の研究でレモンから発見されたビタミンで、血管と粘膜を丈夫にするために欠かせない成分であるコラーゲンの生成と維持に役立ちます。また、近年、ビタミンCはカゼウイルスを攻撃するインターフェロンの生成を促進したり、発ガン物質を抑制する作用が判明し、その重要性は一層高まりました。しかし、体内に蓄積されず食後二~三時間で排泄されるので、三食でしっかり摂ることが重要です。一日の成人の必要量は一〇〇mgだけで、一時に

## 体質相性の解説

イチゴは甘酸っぱく「寒性」で熱を収める効能があるため、咽からのカゼ（咽が痛く寒気が無く、口が乾き水が欲しいなどの症状を伴ったカゼ）で発熱している方や、熱っぽい「肝陽亢盛」で高血圧の方、微熱のある「陰虚」の方には非常によいですが、冷え症のある「陽虚」の方には合わないので控え目に。また、イチゴの繊維は体に水を溜めやすいため、整腸によく、胃腸が弱い「気血両虚」の方や「老人」、「小児」、「妊婦」の方は胃腸が冷えると、むかつきを起こしやすいものの、少量なら食べても問題ないでしょう。「食積痰湿」の方は体内の水分を処理する能力が低下しているので、それ以上に水分が溜まると、体調が悪くなります。控え目に。

## 栄養素の上手な摂り方

「寒性」のイチゴをたくさん食べると胃腸を冷やしてしまいます。ビタミンCなどの栄養素を摂るためには、大きなイチゴなら六個で一日の必要量に達します。ほかの野菜と合わせるとそれほど多い量は必要ありません。一日三回に分けて少しずつ食べたら充分でしょう。

## 論評

成人が一日にトータルで必要なビタミンCの量は一〇〇mgです。各メディアの宣伝のようにビタミンCを一種類の食材だけから摂ろうとすると、大変な量に思われます。しかし、ビタミンCは様々な食材に含まれています。一〇〇g中にピーマンには七五mg、赤ピーマンには一七〇mg、ブロッコリーには一二〇mgなどがあり、ケールの八九mgを上回る量が含まれています。それとともにケールと同じくミネラルなども豊富でバランスよく、食べやすく、ケールほど胃に負担はありません。毎日ビタミンCの豊富な各種の濃緑野菜や果物を、三食で普通に食べていると問題にならないのに、わざわざ大量にビタミンC薬や健康食品などから摂る必要はありません（超多忙な方は例外です）。ただし、壊血病の方は医師の指導に従ったほうがよいでしょう。以上のことから、一種類の食材にこだわらず、各種の食材から少しずつ摂るのがベストだといえます。

**家庭菜園**▼農薬を使わず安心して食べられ、観賞にもよいため、近年家庭菜園はブームになりました。これに向くのは宝交早生《ホウコウワセ》で、果肉は甘味が強く軟らかく、イチゴによくみられるウドンコ病にも強いのです。十月に苗を定植すると翌年三～五月に開花、旬は春ですが、ひなたで適度な湿度と肥沃な土だと一年中栽培が可能です。多年生です。

ビタミン剤を大量に服用すると逆にバランスを崩してしまい、下痢や嘔吐を引き起こす恐れがあります。気をつけましょう。

**カリウム**▼利尿しながら余分な塩分を排除して血圧を降下させる作用を発揮します。

**葉酸**▼ビタミンB族の一員で、$B_{12}$と共にヘモグロビン（赤血球の欠かせない成分）の生成に関わり、造血に働きます。赤血球の寿命は四カ月で、絶えず新しい物を作らなければ貧血になり、新しい細胞を作るためには葉酸は欠かせないビタミンです。普通の食生活なら不足の恐れはないので心配はありませんが、飲酒習慣のある方やアスピリン系薬を服薬中の方は葉酸不足の可能性があるので、レバーなどの葉酸の多い食物を摂る必要があります。

# すもも

## 貧血と便秘に効く

### 原産地と別名

バラ科
学　名　Prunus Salicina L.
英語名　Japanese plum
中国名　李子（リーツ）
原産地　中国

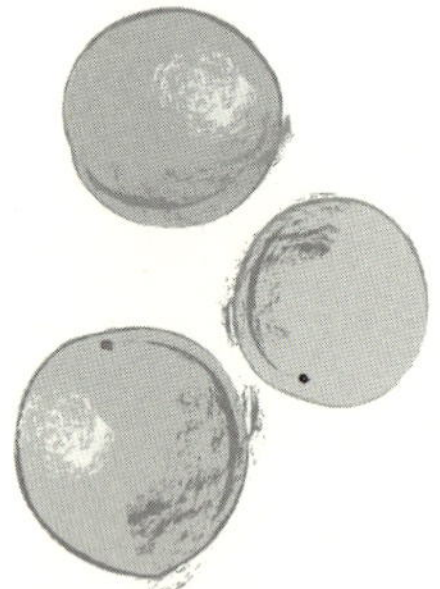

| 体質・症状 | 相性 |
| --- | --- |
| 気血両虚・胃腸弱い | △ |
| 食積痰湿・痰が多い | △ |
| 肝陽亢盛・高血圧 | ◎ |
| 気滞うっ血・血行悪い | ○ |
| 陰虚・微熱 | ○ |
| 陽虚・冷え症 | △ |
| 老人 | △ |
| 小児 | ○ |
| 妊婦 | △ |

| 自然の属性 | |
| --- | --- |
| 寒熱 | 平 |
| 昇降<br>収散<br>潤燥 | 潤、降 |
| 臓腑 | 肝、腎 |
| 季節 | 夏 |
| 五味 | 甘、酸 |
| 毒性 | 無毒 |

### ルーツ

日本では「古事記」の時代から「酸っぱい桃」と呼ばれ、あまり食用にはされませんでした。明治時代の頃、アメリカで改良され、品種が多くなり、現在人気のあるプルーンはセイヨウスモモ（Pranus Domestica L.）という種類です。原産地はカフカス山脈とされています。山村では「命の果実」と呼ばれ、欧米では「ミラクルフルーツ」（驚異の果実）とも呼ばれています。干しプルーンには便通を促す働きがあります。

### 東洋医学的効能

**清肝熱《セイカンネツ》**▼肝にこもった熱を収める
**生津《セイシン》**▼唾液（津液）の分泌を促進する
**利尿《リニョウ》**▼利尿作用がある

### 現代の研究より

**貧血の予防作用**▼スモモには鉄分やリンなどのミネラルが含まれ、貧血の予防に役立つと考えられている。
**利尿作用**▼一〇〇gのスモモには二二〇mgのカリウムが含まれ、これはリンゴのカリウムの二倍にあたり、利尿効果があることが分かった。
**通便作用**▼水溶性食物繊維のペクチンという成分が含まれ、それは便通作用があると認められた。

### ワンポイント

中国では紀元前七世紀頃出版された『黄《コウ》帝内経素問《テイダイケイソモン》』に「李（スモモ）は味酸、肝に働き、東方の果である」という記載があります。紀元前から「五行」（万物は金、木、水、火、土という五類に分けられている）説が流行しているため、五果（李、桃、杏、棗、栗）で木に属するスモモは李（木の果実「子」）と名付けられました。

### 豆知識

スモモの根を利用するときの古くからのルールでは、必ず東の方向に伸びている根を採集して、木の芯と粗い外皮を除きます。

### 話題の栄養素

**食物繊維**▼かつて食物繊維は体に無用な成分として扱われていましたが、一九七一年に発表された報告には、食物繊維の少ない食事は発ガンの危険があるという仮説があったため注目され、「第六栄養素」とされています。食物繊維は不溶性食物繊維と水溶性食物繊維に分けられ、スモモには水溶性食物繊維のペクチンが含まれています。その効能は便通をはじめ、コレステロール値の降下作用、腸内でビタミンB族の合成を促進する作用などが挙げられます。

## 体質相性の解説

スモモは甘酸味で滋養作用があり、痰が多い方には適しませんが、「平性」で便通作用と利尿作用を持つため、便秘しやすい「食積」の方には良く、普通に食べられます。また、肝にこもった余分な熱を収めるため、体が熱っぽい「肝陽亢盛」の方にもよいです。体の弱い方や長期間病気にかかっている方、「気血両虚」の方、「陽虚」の方、「老人」の方は、食べ過ぎると胃腸に負担になり、気(パワー)が更に弱くなる恐れがあるので控え目に。

### 古典より

スモモは鳥肉や蜂蜜、鶏卵、青魚と一緒に食べないよう気を付けるように、という勧告が古い書籍に記載されている。そのメカニズムはまだ解明されていないが、やはり過去になんらかのトラブルが起きていた事実があったので、注意すること。昔から中国の民間には、「桃飽人、杏傷人、李子樹下埋死人」〝モモを多く食べるとおなかが一杯になり、杏(あんず)を食べ過ぎると体を傷つけ、スモモ(李子)を食べ過ぎるとその木の下に埋まる〟という話がある。スモモを食べ過ぎると杏より危ないという警告である。

## 家庭療法への応用

**シミ**▼スモモの種の中身の皮を剥いて細かい粉末にし、卵白を混ぜ、これを患部に塗り付けて、翌日洗い、白粉を塗っておく。六日間続け、その間は風と太陽光が顔に当たらないように外出の時は注意すること。

**便秘**▼干しプルーン四つを毎日二回に分けて食べる。

**歯茎出血**▼スモモ二つを毎日食べる。

**湿疹痒み**▼スモモ二五〇～五〇〇gをすり潰して煎じ、その煎じた汁で患部を毎日数回洗う。

**肝硬変**▼新鮮なスモモを常食する(これは肝硬変の早期に適応し、一回に食べ過ぎないように)。

**打撲傷**▼外皮と内皮を剥いたスモモの種九gをすり潰して、純米酒三〇㎖に入れてよく混ぜる。その酒を飲み、残りをうっ血のある患部に塗り付ける。

## 栄養素の上手な摂り方

スモモは便秘の方にはよいですが、下痢傾向にある胃腸の弱い方には合わないので、食べ過ぎないようにしましょう。

初秋、新鮮なスモモを利用して、ワインやお菓子、ジャムなどが作れます。一般にはドライタイプで市販されています。賞味期限をきちんと見て新しい物を選びましょう。

### コラム

日本で消費されるスモモは中国種ですがそのほかにも百種類もあります。大きいのは鶏卵ぐらい、小さいのはサクランボぐらいで、味は甘、酸、苦、渋など数種で、色は青、緑、紫、赤など十種以上。だいたい成分は似ています。根、花、葉、樹液ともに薬効があります。核は無毒で、味は苦く寒熱性は「平性」で、効能は美顔、むくみ、婦人の腹痛に。根の白い皮は「寒涼」無毒で、糖尿病、歯痛、下痢、おりものに。花は苦くて無毒、美顔に。樹液は鎮痛、むくみに。

**果実のペクチンと酸の割合**

| 果実 | 酸(%) | ペクチン(%) |
|---|---|---|
| オレンジ、すもも りんご、レモン | 0.8～1.2 | 1 |
| いちじく、桃 バナナ | 0.1 | 1 |
| あんず、いちご | 1.0 | 0.5 |
| びわ、ぶどう 熟したりんご | 0.4 | 0.7 |
| 柿、梨 熟した桃 | 0.1 | 0.5以下 |

※同文書院『調理と理論』より

2 果物

# もも(桃)

## 「長生果」と呼ばれているバランスよい果物

### 原産地と別名

バラ科
学　名　Amygdalus Persica L.（Prunus Persica）
英語名　Peach
中国名　桃(タオ)
原産地　中国黄河流域

### 自然の属性

| | |
|---|---|
| 寒熱 | 温 |
| 昇降<br>収散<br>潤燥 | 潤、降 |
| 臓腑 | 肺、脾、肝 |
| 季節 | 夏 |
| 五味 | 甘、酸 |
| 毒性 | 無毒 |

| 体質・症状 | 相性 |
|---|---|
| 気血両虚・胃腸弱い | ◎ |
| 食積痰湿・消化不良 | △ |
| 肝陽亢盛・高血圧 | △ |
| 気滞うっ血・血行悪い | ○ |
| 陰虚・微熱 | △ |
| 陽虚・全身冷え | ◎ |
| 老人 | ○ |
| 小児 | ○ |
| 妊婦 | ○ |

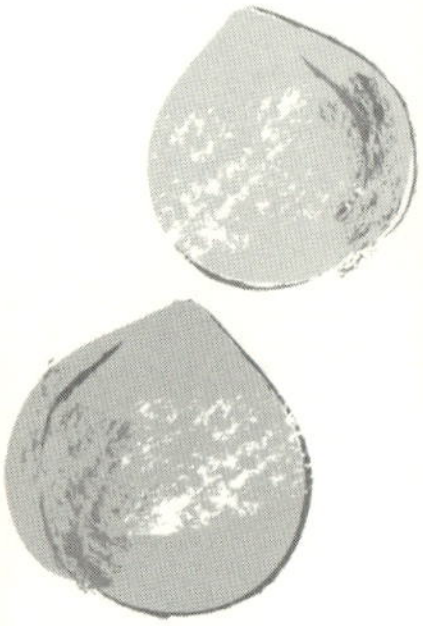

### ルーツ

原産地は中国の黄河流域で、三千年も前から栽培されていたとされています。古代中国ではモモは長寿に効果があると考えられ、「長生果」や「仙桃」とも呼ばれていました。日本にも古くから伝わっていたという説があります。

### 東洋医学的効能

**生津潤腸《セイシンジュンチョウ》**▼体や腸を潤わせ整腸機能を助ける

**補脾活血《ホヒカッケツ》**▼胃腸の機能を良くし、血の巡りを促進する

**消積《ショウセキ》**▼体内の老廃物を体外へ排出する

### 現代の研究より

**整腸作用**▼モモには水溶性食物繊維のペクチンが豊富に含まれている。胃腸に優しい整腸作用がある。

**血中コレステロール値の降下作用**▼モモの食物繊維の働きでコレステロール値を下げると考えられている。

**鎮痛作用**▼モモの木の葉にはグリコシドという成分が含まれ鎮静作用があり、頭痛や神経痛などを緩和させる。

**利尿作用**▼モモの花にはケンフェロールという成分が含まれ、利尿作用が認められた。

### 豆知識

モモにはブドウ糖、果糖など糖分が多く、ホルモン剤を服用中の方には糖尿病を誘発する恐れがあるので、医師の指示通りにしましょう。また、アスピリン類の薬物の吸収にも影響があるので気をつけましょう。桃の種にはシアン化物(劇毒)が少し含まれ、煎じると大部分が分解されますが、薬用する量を厳守し、生で食べないで下さい。また、血行を促進する効能が強いので、出血傾向のある方や妊婦は食べないようにしましょう。

### 古典より

モモはスッポンと一緒に食べると、胸痛などの症状を誘発する恐れがあるので、一緒に食べないようにという勧告が、古い書籍に記載されている。モモとスッポンは同じ季節の物ではないが、現代の健康機能食品の中にスッポンの成分が含まれていることがあるので、一緒に食べないほうがよい。

## 体質相性の解説

モモは夏の果物の中で数少ない「温性」を持つ果物で、八七%は水分ですが、水分を補充しても胃腸を冷やさない長所があり、胃腸が弱い「気血両虚」の方や「小児」、「妊婦」にも美味しく食べられます。「陽虚」の方にも良いですが、熱っぽい「肝陽亢盛」の方には「温性」のモモがその熱を収めるのに不利ですので、モモより「寒涼性」をもつスイカのほうがよいでしょう。どんな体質の方でもモモを食べ過ぎると腹が張り、余分な熱を生じるので、食べ過ぎないようにしましょう。

## 家庭療法への応用

**寝汗**▼桃奴《トウド》一五gに適当に水を加え、三〇〇mlまで煎じて、毎日二回に分けて飲む。飲むときは少し砂糖を入れて味をつける。

**便秘**▼桃仁《トウニン》(漢方薬)九gをすり潰して少量の水を加え、煎じた後、三〇gのハチミツを加え、毎日三回に分けて飲む。

**早漏**▼熱したフライパンに桃奴《トウド》三〇gを入れ、表面が焦げるまで乾いりして、すぐに水を加え、三〇gのナツメ(棗)を入れ、一緒に一〇〇～一五〇mlまで煎じて毎晩飲む。

**皮膚の痒み**▼モモの葉を適当に煎じて毎日二回患部に貼り付ける。

**生理痛**▼桃仁《トウニン》十八gを三〇〇mlまで煎じたものを毎日二回に分け、六gの延胡索《エンゴサク》(漢方薬)をすり潰した粉末とともに飲む。

## 栄養素の上手な摂り方

モモは青色では小毒があり、青い生モモを食べるのは控え目に。熟すとその毒性は少なくなり、完熟すると果肉は軟らかくなり毒はなく健康的な効能も増えます。モモの皮には毛があり、剥きにくく、困る方もいます。モモをお湯にくぐらせ、氷水で冷やすと、皮が簡単に剥けます。皮を剥いたモモをそのまま置いておくと、茶色に変色します。これは酸化の現象で、防止するためには、レモン汁を少しかけ、冷凍庫で保存します。夏が旬ですが、保存期間四～五日で腐りやすい果物です。昔の長寿の仙人の絵で仙人の手に持ったものはももです。ももを食べると長寿になると思われます。

### コラム

モモは、木の実なので「木」へんに、実が多いので「兆」をつけ、「桃」と名付けられました。いろいろ種類がありますが、昔は冬に収穫されたモモは皮も果肉も紫赤色で「西王母桃(セイオウボトウ)」、「昆崙桃(コンロントウ)」ともいわれました。非常に甘くて美味しいです。

モモの種、花、葉、樹脂などにそれぞれの効能があるという記載が『本草綱目』に載せられています。

**桃奴(トウド)**▼これはモモが木の上で乾燥し、冬になっても落ちない物です。正月に採集され、漢方薬として使われています。その寒熱性は「微温性」で、味は苦く、小毒があります。効能は妊娠出血、寝汗、遺精に。

**桃核(桃仁…トウニン)**▼モモの種を乾燥させたもので有名な漢方薬です。その寒熱性は「平性」で、味は甘苦で、効能は血行を回復させ、生理痛を解消します。また、腸を潤し、便秘を解消します。

**桃花(トウカ)**▼モモの花を旧暦の三月三日に採集して、絹の袋に入れて日陰に掛けて乾燥させます。その寒熱性は「平性」で、苦味で無毒です。効能は顔色をよくする、または利尿してむくみを解消します。他に便通をよくします。

**桃葉(トウヨウ)**▼若葉のほうが効能が強いとされ、その寒熱性は「平性」で、味は苦く無毒です。効能は皮膚病、痔、口内炎に。

# メロン

## 夏バテに即効性のあるスタミナ源

### 原産地と別名

ウリ科

学　名　Cucumis Melo L.

英語名　Melons

中国名　哈蜜瓜（ハーミーグア）

原産地　アフリカ原産（中央アジア説もある）

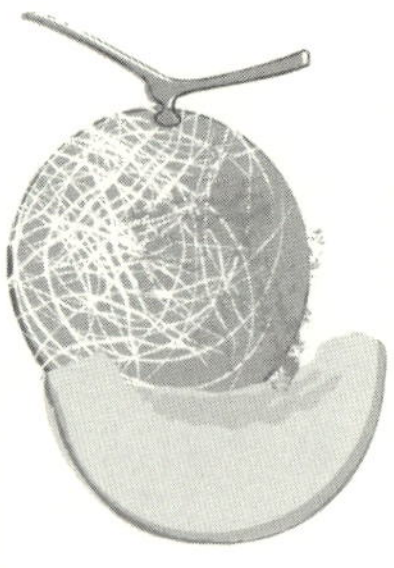

| 体質・症状 | 相性 |
|---|---|
| 気血両虚・胃腸弱い | △ |
| 食積痰湿・消化不良 | △ |
| 肝陽亢盛・高血圧 | ○ |
| 気滞うっ血・血行悪い | ○ |
| 陰虚・微熱 | ○ |
| 陽虚・全身冷え | △ |
| 老人・冷え | △ |
| 小児・下痢 | △ |
| 妊婦 | ○ |

| 自然の属性 | |
|---|---|
| 寒熱 | 寒 |
| 昇降<br>収散<br>潤燥 | 潤、滑、降 |
| 臓腑 | 脾、胃、肺 |
| 季節 | 夏 |
| 五味 | 甘 |
| 毒性 | 無毒 |

### ルーツ

原産地はアフリカで、日本では明治中頃にヨーロッパから温室メロンが導入され、大正にかけて普及しました。温室メロンと露地メロンがあり、露地メロンにはカリウムとビタミンC、カロチンがより多いですが、大きい差はありません。香りは温室メロンのほうが強いです。

### 東洋医学的効能

**止渇除煩《シカツジョハン》**▼のどの渇きを収め、イライラを解消する

**利尿解暑《リニョウゲショ》**▼利尿して暑気当たりを解消

**清肺潤腸《セイハイジュンチョウ》（種）**▼肺にこもった熱を収め、腸の粘膜を潤して、便通をよくする

**補脾和中《ホヒワチュウ》（種）**▼胃腸を丈夫にして、胃腸の機能を高める

**利水消腫《リスイショウシュ》（蒂）**▼利尿作用があり、むくみを解消する

**和胃止嘔《ワイシオウ》（蒂）**▼胃の機能を回復して嘔吐を止める

### 現代の研究より

**血圧の降下作用**▼メロンはカリウムが豊富で、血圧を降下させる効果がある。

**更年期障害の改善作用**▼メロンにはγ-アミノ酪酸が含まれ、更年期障害や老年精神障害に対する改善効果があり、血圧の降下作用もあると報告されている。

### コラム

メロンは円形、長形、楕円形があり、また、ネット系、ノーネット系などの様々な種類に分けられますが、その効能は似ています。ほかにメロンの種や花、葉、ツル、ヘタともにそれぞれの効能があります。種は、味は甘味で、寒熱性は「寒性」で、無毒。効能は口臭や腰膝の痛み、下腹部の痛み、便秘に。ヘタは、味は苦で、寒熱性は「寒性」で、少し毒（無毒の説もある）があり、効能は全身浮腫や咳痰、頭痛、てんかん、黄疸に。花は胸の痛みや咳に。メロンの葉は脱毛や打撲に。ツルは閉経に。

### 話題の栄養素

**カリウム**▼一〇〇gのメロンには三二〇mgのカリウムが含まれ、浸透圧や酸・アルカリ度、水分のバランスを調整し、心筋など筋肉の収縮をスムーズにします。利尿作用により、体内の塩分を排除してむくみを解消する効果があり、血圧を降下させる効果もあります。

**ビタミンC**▼一〇〇gのメロンには四〇mgのビタミンCが含まれ、疲労回復作用や抵抗力を高める作用、抗老化作用などがあります。

**カロチン**▼近年、カルチノイド系の成分には抗ガン作用などの効果があるという報告がさ

2●果物

## 体質相性の解説

メロンは「寒性」で気を降ろす効能があるため、熱っぽい「肝陽亢盛」で高血圧の方にはよいのですが、冷え症のある「陽虚」の方には合わないため、おいしさを少し味わう程度にして、冷えの回復のためには逆効果と心がけましょう。また、食べ過ぎると「寒性」のメロンは胃腸を冷やしやすいので、胃腸が弱い「気血両虚」の方や下痢しやすい「老人」は控え目に。「食積痰湿」で消化不良のある方は体内の水分の処理能力が低下していることが多いので、体内に水分を取り込みやすい「寒性」で甘いメロンは控え目に。メロンは普通冷蔵庫で冷やして食べますが、「小児」は胃腸が冷えると、成長・発育に不利になります。また、「妊婦」は冷えると胎児の発育に不利ですので、あまり冷やさないように、室温に戻したあと控え目に食べましょう。

## 家庭療法への応用

**高血圧**▼メロンを毎日食後適当に食べる(この方法は、気がのぼり、顔色が赤い方の高血圧に適するが、顔色が赤くない末梢血管の循環の悪い高血圧の方には適さない)。

れ、カロチンが注目されていますが、メロンのカロチンは普通は捨てられるわたの部分に多いのです。

**暑気当たり**▼メロンを適当に食べる。

**口臭**▼メロンの種をすり潰した粉末を蜂蜜で丸薬状にして保存。毎朝歯を磨いて一丸を口に含む(歯に貼付けるも可)。

**腰膝のだるい痛み**▼十日間焼酎に漬けておいたメロンの種九〇gを粉末にして、毎日九gを食前酒で流し込む(三日間続ける)。

**臭覚異常**▼中身が緑色のメロンのへたを粉末にし、少量の麝香《ジャコウ》(漢方薬、ワシントン条約で禁止された)、細辛《サイシン》(漢方薬)の粉末を合わせて鼻に少し吹き込む。

**脱毛**▼メロンの葉をすり潰して汁を取って患部に塗る。

## 栄養素の上手な摂り方

メロンの保存期間は一週間ぐらいですが、日時が示されていない場合、メロンの底の部分を押して、少しへこむようなら美味しく食べられる時期で、かたいときは暫く室温に置いて追熟させます。熟しすぎると味は落ちるので、食べられる時期になると、冷蔵庫に保存して早めに食べましょう。胃腸が弱い方や子供にはメロンをあまり冷やさないようにしましょう。メロンは中身が緑色のほうが味がよいのですが、保存しにくいので早めに食べましょう。中身の黄赤色のメロンは、緑色のメロンに比べて味が落ちる代わりに秋から翌年の二月まで保存できるので、冬メロンともいいます。

### 古典より

メロンを食べ過ぎると、黄疸を引き起こしやすく、病の回復期に食べるとむかつき、外陰部湿疹などの症状を引き起こしやすい。また、旧暦五月に獲れたメロンを水に入れてみて、もし沈んだら、そのメロンを食べると、治りにくい冷え症にかかる恐れがあるので食べないように。九月の霜の被害にあったメロンを食べると、冬に熱病に罹りやすい。メロンの食べ過ぎによって、お腹が張るのは塩で改善させることができるが、塩より麝香や酒のほうが改善させるパワーがあるなどの勧告が古い書籍に記載されている。それぞれ気をつけること。

# アボカド

## 肌の潤いを保つビタミンEや植物脂肪が豊富

### 原産地と別名

クスノキ科
学　名　*Persea americana*
英語名　*Avocado*
中国名　油梨（ヨウリー）
原産地　中南アメリカ

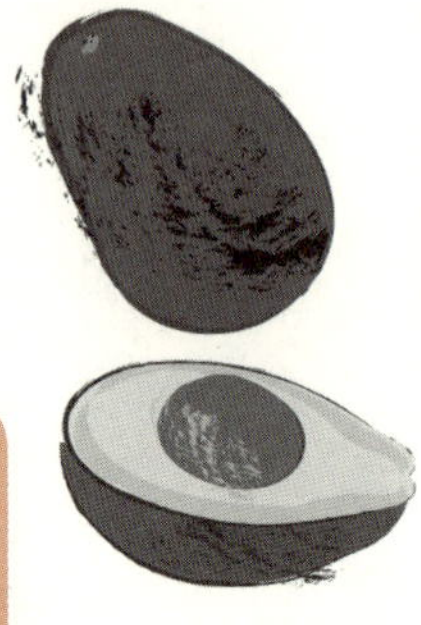

| 体質・症状 | 相性 |
|---|---|
| 気血両虚・胃腸弱い | △ |
| 食積痰湿・消化不良 | △ |
| 肝陽亢盛・高血圧 | ○ |
| 気滞うっ血・血行悪い | ○ |
| 陰虚・微熱 | ○ |
| 陽虚・冷え症 | △ |
| 老人・下痢 | △ |
| 小児 | ○ |
| 妊婦 | ○ |

| 自然の属性 | |
|---|---|
| 寒熱 | 平 |
| 昇降<br>収散<br>潤燥 | 潤、降 |
| 臓腑 | 胃、腸、肺 |
| 季節 | 夏 |
| 五味 | 甘 |
| 毒性 | 無毒 |

### ルーツ

原産地は中南アメリカで、古代アステカ時代から栽培されていたといわれています。十九世紀の末に、スペイン人の神父がアメリカに持ち込んで以来、世界的に広く利用されるようになりました。主な消費国はアメリカ、メキシコですが、日本ではメキシコ料理と共に伝来しました。リノール酸、ビタミンEなどの栄養素が注目され、よく知られるようになったのは、最近のことです。

### コラム

アボカドの皮は黄色、緑色、黒っぽい紫色などで、ワニの皮に似ているためワニナシともよばれ、果肉の脂質は十八・七％と非常に多いので、中国語で「油梨」と呼ばれ「森のパワー」ともよばれています。

### 話題の栄養素

**カリウム▼**一〇〇gのアボガドの中には、七二〇mgのカリウムが含まれ、強い利尿作用とともに塩分（ナトリウム）が排除され、血圧の降下作用もあります。

**ビタミンE▼**一〇〇gのアボカドには卵黄と同じレベルの三・四mgのビタミンEが含まれます。強い抗酸化効果のある脂溶性ビタミンで、一九二二年に発見され、一九三六年にその化学構造が確認されました。不飽和脂肪酸の酸化の防止作用や細胞膜の保護作用を有し、正常な成長・発育に欠かせない成分です。精製していない植物油にも多く含まれ、普通の食生活で充分に摂れれば、不足の心配はありません。更年期障害の治療薬としてビタミンEを用いることがありますが、人工合成されたビタミンEは、天然の植物油に含まれる多様なビタミンEのうちの一種にすぎないので、摂りすぎるとかえって健康に有害だという報告もあります。

### 東洋医学的効能

**潤腸通便《ジュンチョウツウベン》▼**腸の粘膜を潤わせて、便通をよくする

**補中益気《ホチュウエッキ》▼**適量を食べると、胃腸を補養し肺の機能も助ける

**美顔《ビガン》▼**顔色をよくする

### 現代の研究より

**血圧の降下作用▼**アボカドには利尿作用のあるカリウムが非常に多いので、血圧を降下させる働きがある。

**美容作用▼**アボカドには血管の若さを保つビタミンEを始め、脂質の消化を促進するビタミンB$_2$、整腸作用を持つ食物繊維が含まれ、ともに老化の防止作用を発揮する。

**動脈硬化の予防作用▼**アボカドの脂質の八〇％はリノール酸やリノレン酸で、動脈硬化を防止する働きがある。

## 体質相性の解説

アボカドは脂質の含有量が非常に高く消化しにくいため、もともと消化不良のある「食積痰湿」の方はもちろん、胃腸が弱い「気血両虚」の方、「陽虚」の方、また、消化力の低下した「老人」にもよくないので、控え目に。胃腸の弱い方に栄養を補充するためには、その方の消化吸収力を考えてあげないといけません。体の虚弱な方は栄養満点の食事をたくさん摂るより、消化吸収されやすい食事を摂ることが正解です。

## 栄養素の上手な摂り方

アボカドにはトリプトファン、リジンなどの良質なアミノ酸が豊富で、ビタミンEをはじめ、十一種類のビタミンを含み、$B_2$、$B_6$、葉酸やB族と同じく新陳代謝に関わるナイアシン、$B_6$と協調して働くパントテン酸も豊富で、十四種類のミネラルをバランスよく含有しています。そのため、消化力の正常な方が強い体を作る場合にお薦めします。ほかには食物繊維も豊富で整腸、便通作用があります。

**ビタミン$B_2$**▼一〇〇gのアボカドには〇・二一mgのビタミン$B_2$が含まれ、野菜、果物類の中ではトップクラスです。ビタミン$B_2$は米ぬかから発見されたビタミンで、熱に強くて、体内に蓄積できず、不足すると、口内炎や口角炎、目の充血など粘膜障害を引き起こしやすいので、毎日摂るべきです。

アボカドを切り潰して置くと色が黒っぽく変わります。これは酸化された物質の色で、そのまま放置すると更に酸化が進み過酸化となり、健康に良くありません。そんなときはレモンの汁をかけると酸化を防止できます。また、レモンのビタミンCがアボカドの脂肪の分解を助け、風味も一層よくなります。残ったら、ラップに包んで冷蔵庫で三〜四日ぐらい保存できますが、できるだけ早く食べるようにしましょう。

## 論評

**ビタミンEの老化防止法**▼更年期障害を克服するために薬として医者の指導に従い、服用することはよいですが、それでも多く摂るほうがよいとは言えず、成人の一日の必要量は一〇mgにすぎません。若さを保とうとするため、女性ホルモンやビタミンEを大量に長期服用した方は、普通に食事をしている方より、乳腺の発ガン率が非常に高いという報告があります。アメリカの研究グループにより、成人が毎日三〇〇mgのビタミンEを三カ月間服用すると、抵抗力を担う白血球の殺菌力を低下させ、また、それは血栓性静脈炎や高血圧、乳腺ガン、めまい、頭痛、むかつき、下痢、子宮出血などの出血症状（出血を防ぐ働きのあるビタミンKの機能をビタミンEが抑制するため）も引き起こしやすいということが分かりました。

近年のアメリカでの大規模な統計結果は、複合ビタミン剤を毎日服用しているグループより、服用しないグループのほうが、血中コレステロール値や中性脂肪値が低いという皮肉なものでした。これはビタミンを乱用している方によい警告ではないでしょうか。特にビタミンE欠乏の症状がなければ、ビタミンEをわざと摂る必要はないでしょう。

# びわ（枇杷）

## 気管を潤し、風邪による咳を鎮める

**原産地と別名**

バラ科
学名　*Eriobotrya japonica*
英語名　Loquat
中国名　枇杷（ピーパー）
原産地　中国

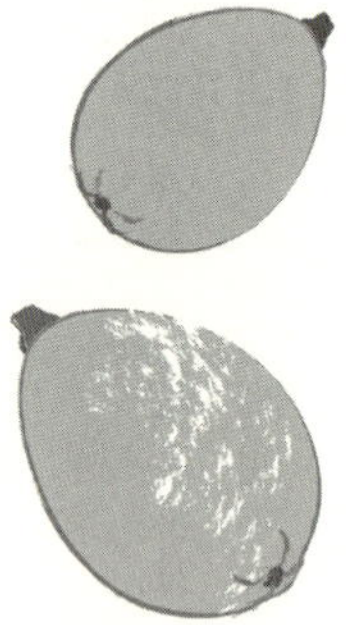

| 体質・症状 | 相性 |
|---|---|
| 気血両虚・胃腸弱い | ○ |
| 食積痰湿・消化不良 | ○ |
| 肝陽亢盛・高血圧 | ◎ |
| 気滞うっ血・血行悪い | ○ |
| 陰虚・微熱 | ◎ |
| 陽虚・冷え症 | △ |
| 老人・咳痰 | ○ |
| 小児 | ○ |
| 妊婦 | ○ |

| 自然の属性 | |
|---|---|
| 寒熱 | 平、微涼 |
| 昇降<br>収散<br>潤燥 | 潤、降 |
| 臓腑 | 肺、脾、肝 |
| 季節 | 夏 |
| 五味 | 甘、酸 |
| 毒性 | 無毒 |

### ルーツ

原産地は中国で、その葉の形が楽器の「琵琶」（ピパ）に似ているので、その名がついたそうです。日本では奈良時代、"びわの葉療法"として仏教と一緒に中国から伝わり、光明皇后が「施薬院」で行ったという伝承があります。江戸時代には「琵琶葉湯」という清涼飲料水があり、庶民の間で愛用されていました。栽培されたのは明治以降とされています。

### 話題の栄養素

**β-カロチン▼**ビワのオレンジ色の色素にはβ-カロチンが含まれ、体内で徐々にビタミンAに変わり、目の網膜の機能を保ち、粘膜の乾燥を防ぎ、疲労や視力の回復に役立ちます。同時に体の酸化を防ぐことによって、動脈硬化や老化を防止する効能もあります。また、体内で免疫細胞のT細胞を増加させ、抵抗力を高めます。さらに、喫煙者はβ-カロチンを少量摂ることにより、肺ガンの発生率が低くなったという報告があります。その抗ガン効果に注目し、大量に摂ればもっと効果があるのではないかと考え、大規模な実験が行われましたが、中断されました。というのは、大量に摂れば逆に発ガン性を示すという結果となったからです。

**タンニン▼**ビワの渋みにはポリフェノール類のタンニンという成分が含まれ、抗酸化作用や抗老化作用があり、慢性病の回復にも役立ちます。

### 東洋医学的効能

**清暑止渇《セイショシカツ》▼**暑気を収め、のどの渇きを解消する

**降気止咳《コウキシガイ》▼**肺の機能を回復して咳を止める

**潤肺止咳《ジュンパイシガイ》（葉）▼**肺を潤し、咳を鎮める

**和胃止嘔《ワイシオウ》（葉）▼**胃の機能を回復して嘔吐を止める

### 現代の研究より

**抗菌作用▼**五％のビワ葉液体製剤はブドウ球菌を抑制する作用を持つという報告がある。

**抗酸化作用▼**ビワにはβ-カロチンが含まれ、抗酸化作用や抗老化作用などがある。

**血糖値の降下作用▼**ビワ葉のアルコール製剤は血糖値の降下作用があり、インシュリンの分泌を促進する働きがあると考えられている。

**咳止め作用▼**ビワの葉と核にはアミグダリンが含まれ、それは咳止め作用のあることが認められ、その加水分解の働きの効果ではないかと考えられている。

2 果物

## 体質相性の解説

ビワは皮膚や粘膜を潤し、暑気あたりを解消する果物で、微熱やほてりのある「陰虚」の方に非常に合います。ビワは「涼性」でかつ気を降ろす働きがあるため、熱っぽい「肝陽亢盛」の方にも良いです。しかし、もともと冷え症で水分の処理が悪い「陽虚」の方には良くないので控え目に。「気血両虚」の方や「小児」などは、適当に食べても問題にならないでしょう。

## 家庭療法への応用

**インフルエンザの予防**▼ビワ葉十五gを煎じて、三〇〇mlを二回に分けて三日間続けて飲む。

**声がれ**▼新鮮なビワ葉三〇g、淡竹葉《タンチクヨウ》(漢方薬)十五gを煎じて二〇〇mlをお茶の感覚で少しずつ飲む(この方法は暑気あたりにも適する)。

**咳痰**▼ビワ葉(裏面にある毛を刷毛で払い落とすあるいは布で別包にする)三〇g、竹筎《チクジョ》(漢方薬)十五g、陳皮《チンピ》六gを三〇〇mlまで煎じて少量のハチミツを加えて毎日二回に分けて飲む(これは体が熱っぽくて粘い黄色痰がある、いわゆる熱性の咳痰のタイプの方に適するが、寒けがあって咳痰がサラサラしている寒性の咳痰には合わない)。

**急・慢性咽頭炎**▼皮を剥いた(種も入れる)ビワ九〇g、氷砂糖十五gを十五分ぐらい三〇〇mlまで煎じて毎日二回に分けて飲む。

**暑気あたり**▼ビワ二五〇gを毎日二回に分けて症状が改善するまで食べる(この方法はのどが渇き、尿が少なく尿の色が濃いなどの症状がある暑気当たりの軽症に適する。重症の方は早急に病院で手当するほうがよい)。

## 栄養素の上手な摂り方

ビワのβ-カロチンやタンニンなどの成分は抗酸化作用がありながら、酸化しやすく、保存しにくいため、新鮮なうちに食べましょう。ジャムを作る時、レモン汁を振りかけると、酸化を防止し、味もさわやかになります。また、ビワには果酸が含まれ、食物中のカルシウムやタンパク質と結合して沈澱しやすく栄養成分の消化吸収に影響するため、カルシウムやタンパク質を摂るためにはビワを一緒に食べないようにしましょう。

### コラム

ビワは夏の果物で、口当たりよくさわやかな香りで愛されています。その花も葉も木の皮もそれぞれの効能があります。

**ビワの花**▼味は苦く、寒熱性は「平性」で頭痛や鼻水に。

**ビワの木の白い皮**▼嘔吐に。

**ビワの核**▼毒があり、生では食べられないのですが、痰切りと咳止めのために漢方薬として使用する場合、煎じて汁を飲むと大丈夫です。

**ビワ葉**▼有名な漢方薬で、味は苦く、寒熱性は「微涼性」で咳痰や嘔吐、暑気あたり、疲労回復に。塗り薬として外用したときは皮膚の炎症の改善や痒み止めに効果があります。しかし、葉の裏面に細かい毛があり、そのまま煎じて毛が浮き出た汁を飲むと、のどに刺激を与えて、かえって咳がひどくなります。咳痰の場合には、乾燥した葉の裏にある毛を刷毛で除き、ハチミツで炒めてから他の漢方薬と一緒に使います。嘔吐の場合にはハチミツを混ぜずに毛を除いたら布で別包にして使います。江戸時代の川柳に「枇杷と桃葉ばかりながら(憚りながら)暑気払い」という句が残っていますが、ビワ(枇杷)の葉は暑気を払う効能があることを示しており、庶民の間でも愛用されていたのです。

# すいか(西瓜)

## 咽の渇きを収めながら利尿して暑熱を解消

### 原産地と別名

ウリ科
学名　Citrullus vulgaris
英語名　Watermelon
中国名　西瓜(シーグア)
原産地　アフリカ中部のサハラ砂漠地域

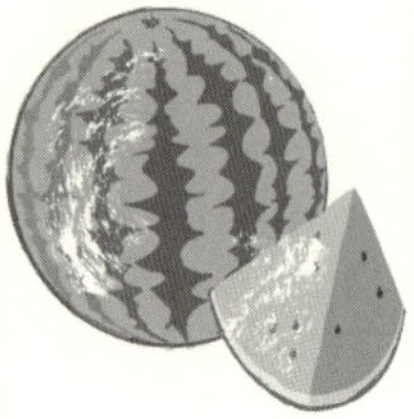

### ルーツ

アフリカ中部のサハラ砂漠原産。中国では、このウリは西域を経由して来たことから「西瓜」と呼ばれています。日本には十四世紀に隠元禅師によって中国からスイカの種が持ち込まれたと言われています。十七世紀にヨーロッパから伝来したという説もあります。十四世紀説のほうが有力と思われます。

### 東洋医学的効能

**清熱解暑《セイネツゲショ》**▼暑気でこもった熱を収める
**除煩止渇《ジョハンシカツ》**▼イライラと咽の渇きを改善
**利尿《リニョウ》**▼強い利尿作用をもつ

### 現代の研究より

**抗酸化作用**▼スイカに含まれている色素リコピンは強い抗酸化の働きがあると注目され、抗老化、抗ガン作用も期待されている。

**利尿作用**▼スイカには利尿作用のあるカリウムやシトルリンが含まれ、強い利尿作用が認められる。

**血圧の降下作用**▼スイカに含まれているカリウムが尿と一緒に余分なナトリウムを排除して血圧の降下や動脈硬化に有効と考えられている。

| 体質・症状 | 相性 |
|---|---|
| 気血両虚・胃腸弱い | △ |
| 食積痰湿・消化不良 | ○ |
| 肝陽亢盛・高血圧 | ◎ |
| 気滞うっ血・血行悪い | ○ |
| 陰虚・微熱 | ○ |
| 陽虚・冷えてむくむ | × |
| 老人・胃腸弱い | △ |
| 小児 | △ |
| 妊婦 | △ |

| 自然の属性 | |
|---|---|
| 寒熱 | 寒 |
| 昇降<br>収散<br>潤燥 | 潤、降 |
| 臓腑 | 心、胃、膀胱、腎 |
| 季節 | 夏 |
| 五味 | 甘 |
| 毒性 | 無毒 |

### 豆知識

スイカは捨てる所がない宝物です。スイカの赤身は古くから暑気の熱を収め、利尿などの作用がよく知られ、自然から生まれた「白虎湯《ビャッコトウ》」(夏期の熱症を解消する特効性を持つ漢方処方)と賞賛されています。スイカの皮は昔から「西瓜翠衣《セイカスイイ》」という漢方薬で、強い利尿作用を持ったシトルリンが皮のほうに多く含まれているので、日干しして保存すれば季節をとわず強い利尿効能や熱を収めるなど効能を発揮できます。それを焼いてできた粉末は口内炎に有効で、スイカと「芒硝《ボウショウ》」(漢方薬)から作られた「西瓜霜《スイカソウ》」という漢方薬もあり、熱を収め、毒の解消に働きます。種は肺と胃腸の機能をよくし、通便作用もあります。

### 話題の栄養素

**シトルリン**▼ウリ科に含まれているアミノ酸で、含有量は微量ですがその活性が高いと言われています。そのメカニズムは肝内に尿素の形成を促進して利尿作用を発揮します。

**リコピン**▼スイカやトマトにはリコピンというカロチノイド系の赤い色素が含まれ、熟するほど含有量が高まります。β-カロチンより強い抗酸化作用を持つリコピンは抗老化や抗ガンなどの効果が注目されています。

## 体質相性の解説

スイカの自然属性は「寒性」で気を降ろし、気の上った顔が赤い「肝陽亢盛」の高血圧のある方にはとても良いのですが、胃腸を冷やしやすいので、胃腸の弱い「気血両虚」や「老人」の方は控え目に。「小児」の場合は体を冷やすと成長・発育に良くないので少な目に。特に冷蔵庫で冷えたスイカは一層冷たくなるので気をつけましょう。スイカの「寒性」と強い利尿効能は腎炎に良いと昔から知られています。これは腎炎の初期で、炎症により熱っぽくて、むくみのある症例にはよいですが、重篤な腎不全で冷え症の方や尿の少ない方にはスイカの「寒性」と強い利尿作用が、弱い腎の負担にしかならないので摂らないほうがよいでしょう。同様に、スイカは「陽虚」で腎機能が悪い方にはよくないので食べないほうがよいでしょう。

## 家庭療法への応用

**糖尿病**▼スイカ十五g、トウガン十五g、天花粉《テンカフン》（漢方薬のカロウコン）十二gを水六〇〇mℓで半分ぐらいまで煎じ、毎日二回に分けて飲む。

**口内炎**▼スイカの皮二〇～三〇gを煎じて毎日二回に分けて飲む。

**アルコール中毒**▼スイカの汁三〇〇mℓを毎日三回に分けて飲む。

**老年性便秘**▼スイカの種の皮を取り除いて十五gをすり潰し、蜂蜜十五mℓと水を加えて三十分程煎じて毎日一回飲む。

**高血圧**▼日陰で通風のよい所で乾燥させたスイカの皮三〇g、草決明《ソウケツメイ》（漢方薬）十五gを煎じて六〇〇mℓの汁を取り、お茶代わりに数回に分けて飲む。

## 栄養素の上手な摂り方

スイカの九〇%は水分ですが、残りの一〇%には果糖、ブドウ糖のほか、シトルリンなど数種類のアミノ酸、リコピン色素成分、リン、鉄などのミネラル、少量のビタミンC、Bなどが含まれています。夏の大自然の恵みです。暑気の解消に良いといってもたくさん食べるのは胃腸によくありません。特に冷え症の方は食べないほうがよいでしょう。また、黄色のスイカより赤色のほうがリコピンが八〇倍多く含まれるので抗酸化や抗老化のためなら赤いスイカを選びましょう。利尿の効果を期待するなら、スイカの皮の浅漬けや炒めものなどをお薦めします。スイカに含まれる果糖は七～十五℃で甘みを増すので、スイカを少し冷やすと美味しく食べられます。昔のように井戸や川に置いて十℃位まで冷やす代わりに、冷蔵庫で四℃位に冷やすのが主流になり、子供の胃腸を冷やしてしまい、美味しさも減ります。食べる前に冷蔵庫から出して、室温に戻してから食べましょう。

### すいかの皮の炒めもの

すいかの皮の硬い外皮をとり、トマトのざく切り・ネギと塩で炒め、中火にしてふたをし、少し煮込んで、塩・コショウ・三温糖で味を調えてできあがり。

### すいかの皮の浅漬け

すいかの皮の硬い外皮と残った赤身を切り除いて、短冊切りにして、塩を少々、干し唐辛子一つを半分に折り切ったものを一緒にビニール袋に入れ、よく揉んで冷蔵庫に一晩置くとできあがり。

# 濃い甘味を持つ「果物の女王」
# マンゴー

**原産地と別名**

ウルシ科
学　名　Mangifera indica L
英語名　Mango
中国名　芒果(マングオ)
原産地　インド、ビルマ地域



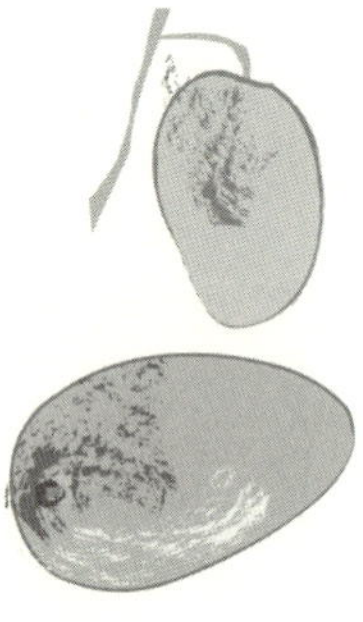

| 自然の属性 | |
|---|---|
| 寒熱 | 涼 |
| 昇降<br>収散<br>潤燥 | 潤、降 |
| 臓腑 | 肺、胃、腎 |
| 季節 | 夏 |
| 五味 | 甘、酸 |
| 毒性 | 無毒 |

| 体質・症状 | 相性 |
|---|---|
| 気血両虚・胃腸弱い | △ |
| 食積痰湿・消化不良 | ○ |
| 肝陽亢盛・高血圧 | ◎ |
| 気滞うっ血・血行悪い | ○ |
| 陰虚・微熱 | ○ |
| 陽虚・冷え症 | △ |
| 老人・下痢 | △ |
| 小児 | ○ |
| 妊婦 | △ |

**ルーツ**

原産地はインド、ビルマ地域で、四〇〇〇年前の古くからインドを中心として栽培されています。日本で販売されているのはすべて輸入品です。黄色はフィリピン産のカラバオマンゴーで、赤いのはメキシコ産のアップルマンゴーです。

**東洋医学的効能**

**益胃止嘔**《エキイシオウ》▼胃の機能を回復して嘔吐を止める

**清暑止渇**《セイショシカツ》▼暑熱を収め、のどの渇きを解消する

**利尿**《リニョウ》▼利尿作用がある

**現代の研究より**

**抗菌作用**▼マンゴーの未熟な果実や、木の皮と茎には抗菌作用があるという報告がある。

**美肌作用**▼マンゴーにはビタミンCをはじめ、さまざまな抗酸化作用のある成分が含まれ、肌の老化を防ぐ効果がある。

**コラム**

マンゴーは咳痰や嘔吐、歯茎の出血、利尿などに効きます。果皮は利尿や便秘に。木の皮と葉は黄色の染料に。種の核は食滞、腸ヘルニアに。

**話題の栄養素**

**ビタミンA**▼ビタミンAの主な生理作用は目の網膜色素《モウマクシキソ》の生成を促進し、目や胃、気管支の粘膜を正常に保ち、肌の潤いに関わるなどの作用があります。ビタミンAにはレチノールとβ-カロチンの二種類があります。レチノールは動物性食物、例えばレバーに豊富に含まれ、脂溶性ビタミンで吸収率は九〇%以上で、最初からビタミンAの形をとります。β-カロチンはビタミンA効力が高く体内で徐々にビタミンAに変わり、プロビタミンAとも呼ばれ、脂溶性ですが、吸収率は低いです。ともに体内に蓄積性《チクセキセイ》があるため、毎日摂らなくても支障はありません。近年、β-カロチンの抗酸化作用や抗ガン作用なども注目され、β-カロチンを少量摂ることにより、肺ガンの抑制効果があるという報告がある一方で、大量に摂ると、逆に発ガンの恐れがあるという報告もあるので、ガンなどの予防のためにも少しずつ適当に摂るのがポイントではないかと考えられています。また、レチノールを摂りすぎると頭痛、吐き気、発疹などの恐れがあります。

## 体質相性の解説

マンゴーは「涼性」で気を降ろす効能があるため、熱っぽい「肝陽亢盛」で高血圧の方には非常に良いですが、「陽虚」の方、特に腎機能の悪い方には良くないので控え目に。食べ過ぎると腎臓が傷つきやすいため、むくみや尿タンパクなどの症状を引き起こします。「老人」は腎の働きが弱く、胃腸の働きも衰えて下痢っぽくなりますので、個性のある「涼性」のマンゴーは適しません。また、むくみ、タンパク尿になりがちな「妊婦」の方も控え目に。ほかの体質の方はマンゴーの有機酸類が胃腸に刺激を与えることがあるものの、少々食べても大丈夫でしょう。

## 家庭療法への応用

**咳痰**▼種を除いたマンゴーを皮のまま三回に分けて食べる(これは息苦しく、粘りのある痰の多い咳に適応)。

**消化不良**▼種を除いたマンゴーを皮のまま二回に分けて食べる(特に息苦しく腹の張りなどの症状がある方に適応)。

**歯茎の出血**▼毎日二個マンゴーを皮のままで数回に分けて食べる。

**湿疹痒み**▼マンゴーの皮一五〇gを煎じて毎日三回患部に貼り付ける。

**むくみ**▼マンゴーの皮十五g、種子三〇gを一〇〇mℓまで煎じて飲む。

**切り傷**▼マンゴーの葉適量を煎じて患部を洗う。あるいはその葉をすり潰して患部に貼り付ける(ナイフなどの金属による傷に適応)。

**豆知識**

マンゴーを大量に食べた後に腎炎を引き起こしたとの報告があるので、腎機能が弱い方は食べないほうがよいでしょう。健康な方も控え目にしましょう。

## 栄養素の上手な摂り方

マンゴーにはカロチンやビタミンC、ビタミンE、クエン酸などの抗酸化作用をもつ成分が含まれています。マンゴー一〇〇gにはカロチンが六一〇mg、ビタミンCが二〇mg、ビタミンEが一・八mg含まれ、ほかにクエン酸などの抗酸化作用を持つ成分も含まれますが、酸化しやすいので、皮を剥いた後は早目に食べるほうがよいでしょう。市販のマンゴーの固いものは軟らかくなるまで室温に置いて、果皮に少ししわが出来たら食べごろです。

**トロピカルフルーツ**▼パパイアやパイナップルは、マンゴーとともに日本人の味覚に合うトロピカルフルーツの代表です。それぞれ非常に個性的な風味があり、薬効も栄養価も注目されています。

〜〜肌荒れに〜〜

### マンゴーゼリー

【材料】

マンゴー……一個
粉寒天……四g
水……一・五カップ
砂糖……大さじ三
レモン汁……大さじ一
ミントの葉(飾り用)……小二枚

【作り方】

❶マンゴーの皮と種を除き、小さく切って小グラスに適量を入れておく。
❷水と粉寒天を中火で三分煮て溶かす。
❸❷に砂糖を加え、混ぜながら弱火で二分温め、少し置いて荒熱を取りレモン汁を入れて❶のグラスに流し入れ、冷蔵庫で冷やし固めます。ミントの葉を添えてできあがり。

# うめ（梅）

## クエン酸が豊富で代謝促進、疲労回復に

### 原産地と別名

バラ科
学名 *Prunus mume*
英語名 Ume (Japanese apricot)
中国名 烏梅（ウーメイ）
原産地 中国四川省から湖北省

| 体質・症状 | 相性 |
| --- | --- |
| 気血両虚・胃腸弱い | △ |
| 食積痰湿・消化不良 | ○ |
| 肝陽亢盛・高血圧 | ◎ |
| 気滞うっ血・血行悪い | △ |
| 陰虚・微熱 | ○ |
| 陽虚・胃腸弱い | △ |
| 老人 | ○ |
| 小児 | △ |
| 妊婦 | ○ |

| 自然の属性 | |
| --- | --- |
| 寒熱 | 平 |
| 昇降<br>収散<br>潤燥 | 降、収斂 |
| 臓腑 | 肝、脾、肺、大腸 |
| 季節 | 初夏 |
| 五味 | 渋、酸 |
| 毒性 | 無毒 |

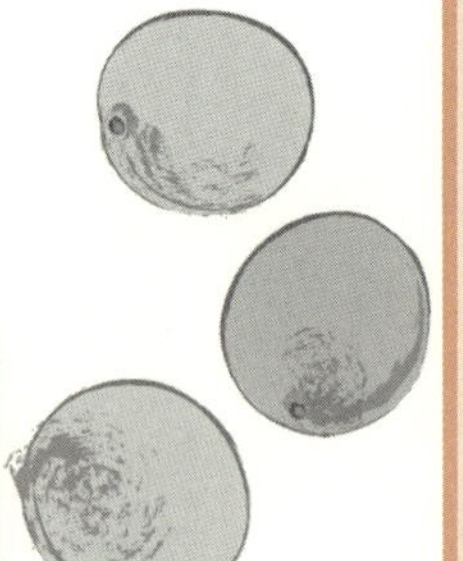

### ルーツ

ウメ干しは最初中国の発明だとされていますが、いま中国では別の形で塩などで漬け、乾燥させたものが一般に食べられています。日本では「日本書紀」、「古事記」、「万葉集」などにも広くみられ、かなり古くから栽培されていました。

### コラム

ウメはカゼによいといっても誰にでもよいわけではありません。寒気を伴った、節々の痛みのあるカゼの時は、汗をかいて治すのが基本ですが、汗をかきにくい方はウメを食べると、ウメの酸味の収斂作用によりよけいに汗の出が悪くなり、邪気を追い出しにくくなります。その時はウメよりもすりショウガや長ネギを食べたほうが良いでしょう。ウメの種子部（胚）にある成分は酵素ブルナーゼによりベンズアルデヒドと青酸を生じます。そのため、胚部を食べると中毒を起こす恐れがあるので、気をつけましょう。ウメを炭にしてすり潰すと、様々な止血作用が見られると古文献に記載されています。

### 話題の栄養素

**クエン酸**▼レモンなどにも含まれる有機酸の一つです。エネルギーの代謝に関わり、筋肉痛の原因となる乳酸の蓄積を抑え、痛みを解消する栄養素です。

### 東洋医学的効能

**生津止渇**《セイシンシカツ》▼唾液などの分泌を促進し、口の渇きを収める

**斂肺止咳**《レンパイシガイ》▼肺の機能を回復させて、空咳を止める

**渋腸止瀉**《ジュウチョウシシャ》▼腸の機能を回復させて、下痢を止める

**安蛔**《アンカイ》▼回虫を弱らせ、腹痛を緩和する

### 現代の研究より

**駆虫作用**▼虫は酸味に弱いので、ウメは胆道炎、回虫症などに効果がある。

**抗菌作用**▼広範囲の抗菌作用が確認されているが、インフルエンザウイルス、サルモネラ菌には効果が認められない。

**疲労回復・老化防止作用**▼ウメのクエン酸が血液中の乳酸などの老廃物を分解し、水分と二酸化炭素にして排出する。

**抗ガン作用**▼ウメが体外の実験で子宮腟部ガンを抑制することが判明した。

**胆のうを収縮させる作用**▼ウメには胆のうを収縮させる作用がある。

**白血病を抑制する作用**▼ウメには前骨髄球白血病細胞の増殖を抑制する作用があるという報告がある。

### ◎体質相性の解説

ウメは酸味で、「収斂」の性質がありますので、もともと体内にこもった余分な熱のある「肝陽亢盛」の方と、血液がドロドロで高脂血症の方には非常に良いのですが、気の巡りが悪い原因で血行の悪い「気滞うっ血」の方は気滞の改善を優先すべきで、苦味のウコンはよいですが、酸味は逆効果ですので控え目に。また、ウメは胃腸への刺激が強い食材で、「気血両虚」や「陽虚」の方、「小児」は控え目に。一度に十個ウメボシを食べた後、胃のけいれんを起こした症例もありました。一般の方も一日二〜三個以上摂らないようにしましょう。

### ◎家庭療法への応用

**空咳**▼毎日二回、生のウメを一個ずつ食べる。

**皮膚の難治傷**▼ウメを焼いて炭にし、すり潰して粉にして、患部に貼り付ける。なかなか治らない傷口の回復に適応。

**ウオノメ**▼生のウメを種子や皮を除いて、ドロドロになるまで煮て濃縮し、軟膏のようにしておく。使うときに少し塩と米酢を加えて、患部に毎日一回塗る。

**夏バテ・嘔吐・下痢**▼青ウメ二五〇gを焼酎をかぶるぐらい入れて、一カ月間漬けておく。大さじ一杯を一日二回飲む(夏バテによる方に適するが、食当たりの方には適さない)。

**髪の美容**▼生のウメ五〇個を潰して、ゴマ油五〇〇gに一カ月漬ける。髪を洗った後、少量を髪につける。常用すると、ツヤが出、白髪が黒くなる。

### ◎栄養素の上手な摂り方

ウメの抗菌作用を期待するならば、生ではなく梅肉エキスや梅酒、梅干しを使用するようにしましょう。ウメ酒を外用湿布で使うと、神経痛や関節リウマチ、腫れ物の痛みなどによく効くでしょう。ウメ干しに用いられる赤シソはシソニンという赤い色素成分を含み、酸化防止作用を持ちます。また、塩分も酸化酵素の働きを抑える役割を持ちます。このため、ウメ干しは優秀な保存食です。しかし、塩分が多いので、高血圧の方は一日二個以上食べないように心がけましょう。

### ◎料理論評

**ウメとシソの手巻き寿司**▼シソのペリルアルデヒドが防腐作用を発揮し、またシソは魚の毒素を消す作用があります。ウメにも抗菌作用があり、生魚を多食するお寿司では合理的な組み合わせです。

〜〜高血圧・動脈硬化によい〜〜

#### イワシの梅肉焼き

【材　料】イワシ……………二尾
うめ干し……………四個
【調味料】塩・コショウ……各少々
【作り方】
❶イワシを開き、布で拭いて水気をよく切る。ウメ干しは潰して梅肉にしておく。
❷❶のイワシに塩、コショウで味を調え、開いた中に梅肉を塗り、小麦粉を全体にまぶす。
❸フライパンを油で熱し、イワシを焼いて出来上がり。

ウメのクエン酸とイワシのタウリンとを組み合わせて、コレステロールの降下作用や抗老化作用、血圧降下作用などの働きを発揮させ、ウメが青魚の臭みを消し、食欲を高める一品です。

# グレープフルーツ

## ビタミンC、クエン酸が豊富で、強い抗酸化作用がある

### 原産地と別名

ミカン科

学　名　Citrus paradisi Macf.

英語名　Grapefruit

中国名　西柚（シーヨウ）

原産地　西インド諸島

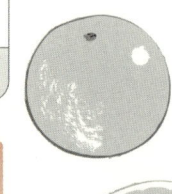

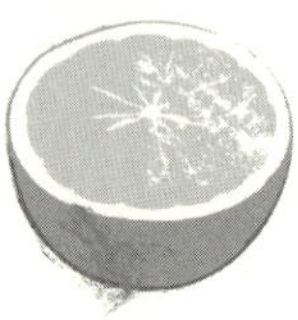

### ルーツ

グレープフルーツはその果実がブドウの房状に成るのでこの名で呼ばれ、西インド諸島のバルバドス島で発見されれ、原産とされています。十九世紀にアメリカに伝わりました。日本で市販されるもののほとんどがアメリカからの輸入品です。

| 体質・症状 | 相性 |
|---|---|
| 気血両虚・胃腸弱い | △ |
| 食積痰湿・消化不良 | ○ |
| 肝陽亢盛・高血圧 | ◎ |
| 気滞うっ血・血行悪い | ○ |
| 陰虚・微熱 | ○ |
| 陽虚・冷え症 | × |
| 老人・下痢 | △ |
| 小児 | △ |
| 妊婦 | △ |

| 自然の属性 | |
|---|---|
| 寒熱 | 寒 |
| 昇降<br>収散<br>潤燥 | 潤、降 |
| 臓腑 | 肺、肝、脾 |
| 季節 | 春 |
| 五味 | 甘、酸 |
| 毒性 | 無毒 |

### 東洋医学的効能

**行気和胃**《コウキワイ》（**果肉**）▼気の巡りをよくして胃の機能を回復する

**解毒**《ゲドク》（**果肉**）▼酒の分解を促進して、二日酔いを解消する

**化痰**《ケタン》（**皮**）▼痰を除く

**下気消食**《ゲキショウショク》（**皮**）▼気の巡りを回復して消化を助ける

### 現代の研究より

**抗酸化作用**▼グレープフルーツには豊富なビタミンCやクエン酸が含まれ、これらの栄養素が協力しあい抗酸化作用を発揮する。

**ガンの予防作用**▼グレープフルーツの苦みに含まれている成分リモニンは発ガン物質の体外への排出を促進することが認められている。

**動脈硬化の予防作用**▼グレープフルーツにはイノシトールという成分が含まれ、それは動脈硬化の予防や肝機能の強化などの働きがあると判明している。

**脂肪肝の予防作用**▼グレープフルーツのイノシトールは、脂肪が肝臓に蓄積されないようにする働きがある「抗脂肪肝ビタミン」と言われている。

### コラム

グレープフルーツには果肉の色が白色のものと赤色のものがありますが、赤色の色素はリコピンとβ-カロチンという成分です。白色のグレープフルーツには含まれていません。グレープフルーツの皮や木の葉、花にもそれぞれの効能があります。皮の味は甘辛（ぴりから）で、その寒熱性は平性で、その効能は下気消食（気の巡りを回復して消化を助ける）、化痰（痰を除く）などの効能があります。葉は頭痛の解消に。花は美肌に。

## 体質相性の解説

グレープフルーツは「寒性」で、体を潤し、気を降ろすなどの性質を持つため、熱っぽく気がのぼっている「肝陽亢盛」で高血圧の方には良いのですが、「陽虚」で冷え症のある方、特に腎機能が悪い方には良くないので控え目に。胃腸が弱い「気血両虚」の方や「老人」は、食べ過ぎると胃腸が冷えて働きが低下する恐れがあるので控え目に。「小児」や「妊婦」の方は、冷えると子供や胎児の成長・発育によくないので気をつけましょう。

## 家庭療法への応用

**二日酔い**▼グレープフルーツ一個を食べる。

**消化不良**▼グレープフルーツの皮一〇g、鶏内金《ケイナイキン》(漢方薬)一〇g、山楂肉《サンザニク》(漢方薬)一〇g、砂仁《シャニン》(漢方薬)六gを一緒に煎じて三〇〇㎖を三回に分けて食後に飲む(皮に防腐剤の残りがあるものを使わないように注意)。

**しもやけ**▼グレープフルーツの木の葉三〇g、乾生姜《カンショウキョウ》一〇gを煎じてその汁に毎日二回、約三〇分間、患部を浸ける。

**頭痛**▼グレープフルーツの木の葉と同分量のネギをすり潰して患部に貼り付けると痛みが和らぐ。

### 話題の栄養素

**リモニン**▼グレープフルーツの苦みにはリモニンが含まれ、それは発ガン物質を解毒する酵素の働きを活性化する作用を持ち、また、発ガン物質を体外に排出する働きもあります。

**イノシトール**▼グレープフルーツのイノシトールは水溶性で、ビタミン様の物質、ビタミンB族の仲間として働きます。細胞の膜にあるリン脂質の重要な成分で、特に神経細胞に多く、神経の機能を正常に維持するためには欠かせない成分です。また、脂肪が肝臓に蓄積されないようにする働きがあり、脂肪とコレステロールの流れをよくする作用もあり、動脈硬化の予防にも効果的で、「抗脂肪肝のビタミン」とも呼ばれています。

**ビタミンC**▼一〇〇gのグレープフルーツには三六㎎のビタミンCが含まれ、抗酸化作用、美肌効能、抗老化の働きがあります。

## 栄養素の上手な摂り方

冷蔵庫で保存するとグレープフルーツの酸味が強くなり、美味しくありません。ジュースを作る場合は少量のハチミツとお湯を加えると一層美味しくなりますが、ハチミツも胃腸を冷やす働きがあり、胃腸が弱い方はスリ生姜を少し入れるとよいでしょう。脂肪肝を予防する効果があるイノシトールは果肉より皮に多く含まれます。皮をすり潰してマーマレードをつくるのが一番です。

## 論評

市販のグレープフルーツのほとんどはアメリカからの輸入品で、カビを抑制するための防腐剤を添加してあります。六月に買ったものを室温で置いておいたのですが、翌年六月の時点でも外観が買った時のままカビも生えてきません。これは、防腐剤でコーティングされている証拠ではないでしょうか。安全だと言い切れないと思われますので、皮は使わないようにしましょう。グレープフルーツ同様、市販のオレンジの皮を使った製品(ケーキ・デザートなど)の原料に、アメリカ産の安価な輸入品が使われていれば、安全性が懸念されます。輸入元を表示すべきではないでしょうか。安価な輸入オレンジを購入して、その防腐剤の効果を自分で確めてみましょう。

## ビタミンCが豊富で香りがよく、疲労回復に

# オレンジ（ネーブルオレンジ）

### 原産地と別名

ミカン科
学　名　Citrus sinensis
英語名　Orange
中国名　橙子（チョンツ）
原産地　インド

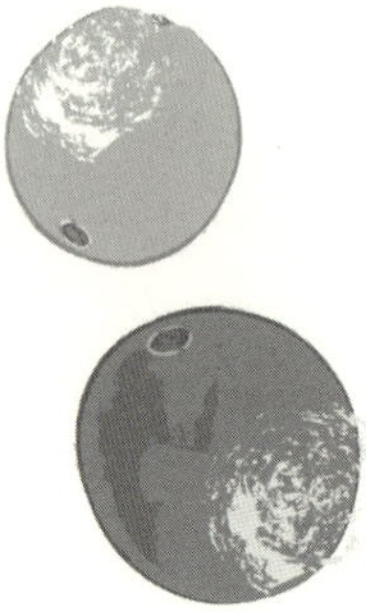

### ルーツ

原産地はインドで、十五世紀後半ヨーロッパに伝わり、世界各地に広がりました。日本へは明治時代に渡来しましたが、現在、市販のものの多くはアメリカからの輸入品です。

| 体質・症状 | 相性 |
|---|---|
| 気血両虚・胃腸弱い | △ |
| 食積痰湿・痰多い | △ |
| 肝陽亢盛・高血圧 | ○ |
| 気滞うっ血・血行悪い | ○ |
| 陰虚・微熱 | ○ |
| 陽虚・冷え症 | × |
| 老人・痰多い | △ |
| 小児 | △ |
| 妊婦 | △ |

| 自然の属性 | |
|---|---|
| 寒熱 | 寒 |
| 昇降<br>収散<br>潤燥 | 潤、降 |
| 臓腑 | 肺、脾 |
| 季節 | 冬、春 |
| 五味 | 甘、酸 |
| 毒性 | 無毒 |

### 東洋医学的効能

**清熱止渇《セイネツシカツ》**▼体にこもった余分な熱を収め、のどの渇きを解消する

**行気解毒《コウキゲドク》**▼気の巡りを促進し、食毒を解消する

**降気止嘔《コウキシオウ》**▼気を降下して嘔吐を止める

### 現代の研究より

**抗酸化作用**▼オレンジにはビタミンCが豊富で抗酸化作用がある。また、食物繊維がビタミンCを安定させる働きを強化して、一層抗酸化作用を高める。

**中性脂肪の分解作用**▼オレンジの食物繊維は血中の中性脂肪を分解する効能がある。

**血中コレステロール値の降下作用**▼オレンジの袋にあるペクチンという食物繊維は、整腸や血中コレステロール値の降下作用などの効能がある。

**汚れの除去作用**▼オレンジの成分を含む洗剤は強い洗浄力をもつ。

### コラム

オレンジにはたくさんの品種があり、日本産ではネーブルオレンジが多く、その果頂部にヘソ（navel）を生じるので、この名で呼ばれています。そのオレンジは果汁が豊富で甘味が強く、特に芳香が強いという特徴で有名ですが、その芳香性のある物質は食欲を促進し、心臓の機能を高め、心筋梗塞や脂肪肝などの有効な治療薬として使われています。市販のオレンジの多くはアメリカからの輸入品で、安価かつ一年中提供されていて便利に思えます。しかし、それは船便で日本に輸入したもので、その鮮度を保つためには強い防カビ剤OPPやTBZを使っています。どちらも人体にはよくない化学物質です。室温のまま八カ月間置いても腐らないので保存面ではよいのですが、それはその皮に防腐剤がきっちりと浸透している証拠ではないでしょうか。食べる前に皮をよく洗って取り除くほうがよいでしょう。そのようなオレンジでマーマレードを作ることや皮のままでデザートや料理に使うことなどは大丈夫かどうか懸念します。

## 体質相性の解説

オレンジは甘酸っぱく、汁が多くて香りがよい果物ですが、その寒熱性は「寒性」です。熱っぽい「肝陽亢盛」で高血圧の方には良く、また、「陰虚」の方は不足した体液を補充し、その微熱を収める働きがあるので、少し摂るほうがよいです。しかし、冷え症がある「陽虚」の方には適さないので、冷え症を改善するために摂らない方がよいでしょう。また、胃腸が弱い「気血両虚」や「老人」や「小児」、「妊婦」の方は、胃腸を冷やさないために、控え目に。食べ過ぎると痰を生じたり、下痢をする恐れもありますので、痰が多く、下痢っぽい「食積痰湿」の方にもよくないでしょう。

## 家庭療法への応用

**二日酔い**▼オレンジを食べると酒酔いを解消する（食べる量は適当に）。

**痔**▼オレンジを日陰干しして一年置く。一つをバケツに入れて、煙りが立つようにくすぶらせ、そのバケツの上に座る。毎日二回。痔の腫れ痛みに効く。

**皮膚炎**▼オレンジの葉をすり潰して患部に貼り付けるとよくなる。

**むかつき**▼オレンジを薄切りにして、その汁を少し除いて、塩、ハチミツを少量加え、一緒に煎じておく。これを食べるとむかつきを解消する。

### 話題の栄養素

**ビタミンC**▼一〇〇gのオレンジには六〇mgものビタミンCが含まれ、二つのオレンジを摂れば成人の一日に必要な量を満足に摂ることができます。それは粘膜や毛細血管を丈夫にして抵抗力を高める働きや解毒作用や抗ガン作用などの効果があります。

**ヘスペリジン**▼オレンジの袋や筋に多く含まれている食物繊維の一種で、ビタミンCを安定させる働きがあります。また、血中の中性脂肪を分解する効能があり、生活習慣病の予防に役立ちます。

## 栄養素の上手な摂り方

オレンジにはビタミンCが豊富でジュースは定番の飲料で健康によいと思われます。しかし、飲み過ぎるといろいろなトラブルを引き起こす恐れがあります。一つの症例で説明しましょう。肥満に困っているある女性患者は、肥満しやすい肉や炭水化物などの食品をやめ、果物や野菜を中心とした食生活にして、宣伝に従って毎日大量のオレンジジュースを飲みました。数週間後、唇や口内が腫れて痒く、痛みもあり、何らかの原因でアレルギー反応を引き起こしました。西洋薬はもちろん、漢方薬にもアレルギー反応を示しています。その患者にお粥と塩味を摂らせて、ビタミン$B_1$、$B_2$、$B_6$を服用させたところ、アレルギー症状がなくなりました。これは偏食によるジュースの砂糖を消化するため、大量のビタミン$B_1$を消耗して$B_2$、$B_6$も不足になり、アレルギー反応を引き起こしてしまった症例です。果物や野菜ばかりを摂る、偏った食生活をしないようにしましょう。干したものを除いて、オレンジはカビやすく、一週間ぐらいは鮮度を保つことができますが、それ以上に長くもつものは何らかの防腐剤が効いていると考えられるので、皮を使わないようにしましょう。

### 古典より

オレンジは寒性で、食べ過ぎると肝に傷がつく恐れもあるという勧告が、古い書籍に記載されている。

# みかん(蜜柑)

風邪の予防に、血管の老化を防止する効能にも注目

**原産地と別名**

ミカン科
学　名　Citrus Unshiu Marc
英語名　Wenzhou migan, Satsuma mandarine
中国名　桔子（ジュイツ）
原産地　中国

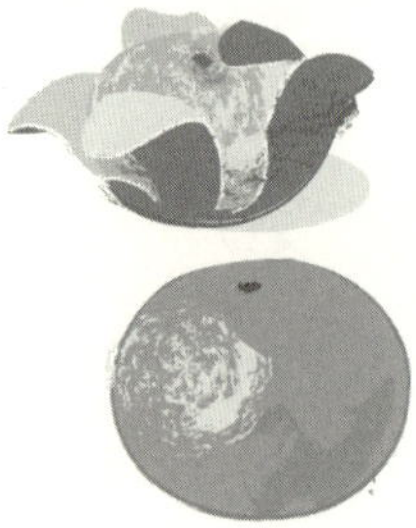

| 体質・症状 | 相性 |
|---|---|
| 気血両虚・胃腸弱い | ○ |
| 食積痰湿・消化不良 | △ |
| 肝陽亢盛・高血圧 | △ |
| 気滞うっ血・血行悪い | ○ |
| 陰虚・微熱 | ○ |
| 陽虚・冷え症 | ○ |
| 老人・便秘 | ○ |
| 小児 | ○ |
| 妊婦 | ○ |

| 自然の属性 | |
|---|---|
| 寒熱 | 微温 |
| 昇降<br>収散<br>潤燥 | 潤、昇 |
| 臓腑 | 肺、脾 |
| 季節 | 初夏〜冬 |
| 五味 | 甘、酸 |
| 毒性 | 無毒 |

## ルーツ

ミカンは日本には五〇〇年ほど前に伝わって来ました。これは温州(ウンシュウ)ミカンとよばれ、日本で改良されたミカンは甘味を増やし、酸味を減らして口当たりがよくなりましたが、その自然の属性も変わってしまいました。ここに紹介するミカンは原種の温州ミカンです。ミカンの木の多くは接木によってつくられたものですが、種から成長した木のミカンは香りや味が濃いということが古い書籍に記載されています。

## 古典より

明時代の薬物学書『本草綱目』には、陳皮《チンピ》(漢方薬で、ミカンの皮を干したもの)の苦味は湿邪を除き、辛味は気の巡りをよくする効能があり、「温性」で胃腸の働きを助けるもので百病にも効くが、その効能は組み合わせた薬によって変わる。例えば、補薬と合わせると補薬の働きを発揮し、去痰剤と組み合わせると痰邪を除き、下剤と一緒に使うと降下のパワーを発揮して、昇性のある薬と合わせると上昇の力になるという特徴がある。ところが、ミカンを食べ過ぎると痰を生じやすく、ミカンをカニと一緒に食べると感染症を引き起こしやすいなどの勧告が記載されている。

## 東洋医学的効能

**開胃《カイイ》**▼食欲を促進する

**止渇潤肺《シカツジュンパイ》**▼のどの渇きを解消し、肺の粘膜を潤す

**理気健脾《リキケンピ》(皮)**▼気の巡りをよくして消化吸収を促進する

**燥湿化痰《ソウシツケタン》(皮)**▼余分な水分(湿邪)を除き、痰を収める

## 現代の研究より

**ガンの予防作用**▼ミカンのオレンジ色素はβ-クリプトキサンチンという成分で、抗ガン作用を持つという報告がある。

**毛細血管の強化作用**▼ミカンの袋と筋にヘスペリジンが多く含まれ、それは毛細血管を強化する効能がある。

**抗酸化作用**▼ミカンのビタミンCやクエン酸は抗酸化作用があり、疲労を解消する。

**痰や喘息の抑制作用**▼ミカンの皮からの抽出物質は気管支の痙攣を抑制する効能があり、その皮にある揮発油は痰を除く効能がある。

## 体質相性の解説

ミカンの寒熱性は「微温性」で、性質は「潤」で、いろいろな体質の方に合うのですが、熱っぽくてのぼせ気味の「肝陽亢盛」で高血圧の方にはよくありません。特に日本で改良されたミカンは甘すぎ、甘みが体をほてらせ、体内で処理しきれない余分な水分を溜らせる恐れがあるので控え目に。また、ミカンは食べすぎるとのどが痛くなりやすく、痰を生じやすいので、どんな体質の方も特に咳痰の多い「食積痰湿」の方は控え目にしたほうがよいでしょう。しかしミカンの皮は、果肉と異なる成分を含んでいるので、その性質と効能が異なり、消化を促進し、痰湿を除くので、「食積痰湿」の方に良いでしょう。また、「気滞うっ血」の方は、ミカンの果肉より、気血の巡りに非常によいミカンの皮を利用するほうがよいでしょう。ただし、皮に防腐剤がついていないことを確認した上で利用しましょう。

## 家庭療法への応用

**慢性気管支炎**▼日干ししたミカンの皮二〇gをお湯に浸けて毎日お茶の感覚で数回飲む。

**食欲不振**▼新鮮なミカンの皮十g、ナツメ十個をフライパンで少し焦げるまで乾いりしてお湯に十分ぐらい浸けておく。食事前に飲むと食欲を促進し、食事のあとで飲めば消化によい。

**尿の出の悪い時**▼桔紅《キッコウ》（漢方薬。コラム参照）の粉末十八gを毎日三回に分けて酒で飲む（これは出産後、尿の出が悪い方に適するが、腎機能が悪くて尿の出の悪い方や、前立腺肥大により尿の出の悪い方には適さない）。

**急性乳腺炎**▼丸ごとのミカン九〇g、甘草《カンゾウ》（漢方薬）十八gを水六〇〇mℓに十分ぐらい浸けて、半分ぐらいまで煎じて毎日三回に分けて飲む（急性乳腺炎の初期に特に効果がある）。

**口臭**▼ミカンの皮をお湯に浸けてお茶の感覚で毎日少しずつ飲む。

**痛み止め**▼桔葉《キツヨウ》（ミカンの葉）を一つかみすり潰して患部に貼り付けると痛みを和らげる（これは乳腺腫に適応する）。

## 栄養素の上手な摂り方

ミカンにはビタミンCが豊富で、ミカン三つで一日に必要なビタミンCを満足に摂ることができますが、その抗酸化作用などの効能は二～三時間位しか続きませんので、毎日三度の食事でいろいろな食物からビタミンCを摂るほうがよいでしょう。

ミカンは腐りやすいですが、加熱して保存もできます。抗ガン作用を持つミカンの色素は熱に強く季節を越えてもジャムや缶詰のミカンなどからも摂る

### 話題の栄養素

**β-クリプトキサンチン**▼ミカンのオレンジ色の色素はβ-クリオウトキサンチンという成分で、それにはβ-カロチンの五倍ものガンを予防する効能があり、脂肪肝の予防の効果もあります。それは皮に多く含まれます。

**ヘスペリジン**▼これはミカンの袋と筋に多く含まれ、毛細血管を強化したり、血圧の上昇を抑えたり、血中の中性脂肪を減らしたりする働きがあります。

**ビタミンC**▼一〇〇gのミカンには三六mgのビタミンCが含まれ、ヘスペリジンと協力して毛細血管を丈夫にする働きや抗酸化作用、また抗老化作用などの効能が知られています。

ことができます。しかし、添加物の恐れを考えるなら旬の物を摂ったほうがよいでしょう。

　ミカンの薬味の多くは皮にあるので食事療法や薬膳によく利用されていますが、日本のミカンの栽培方法は化学肥料を使用するため、効能は変わったのではないでしょうか。そして、殺虫剤のついた皮をそのまま利用することに問題がないかなどの疑問があります。

## 論評

　大規模な工場でジュースを作るためにはさまざまな添加物質を加え、また、大量の砂糖を入れなければ商品になりにくいので、体によいと言いにくくなります。特に子供達がそのようなジュースを飲み過ぎるとその糖分により食欲を低下させ、糖分を分解するために、精神の発育に欠かせないビタミン$B_1$を大量に消耗するので、長期に飲用すれば子供の神経などの成長・発育によくありません。更に冷蔵庫に保存していると、子供たちが外から帰宅してすぐに冷たいまま飲んで、胃腸を冷やしてしまうので、長期になると子供の抵抗力を低下させ、背が伸びにくくなり、特に脳神経の発育・成長にもよくありません。お手数ですが、新鮮な果物で作りたてのジュースを飲ませることをお薦めします。少なくともジュースを早めに冷蔵庫から出して置きましょう。室温に戻してから少しだけ飲ませるのは子供の健康のためによいでしょう。

### コラム

　『本草綱目』では、あらゆる食（薬）物の人体に対する良さを上、中、下の三つのランクに分けています。ミカンは「上品《ジョウホン》」の食物とされ、果肉にはさまざまな効能があると記載され、また、その皮、筋、葉、種にもそれぞれの効能があるという記載もあります。

**陳皮《チンピ》**▼古い皮の意味。ミカンの皮を日干しして皮が赤茶色に変わったもの。有名な漢方薬です。寒熱性は「温性」で味は苦くて辛（ぴりから）味で、主に効果のある臓腑は肺と脾、無毒です。その効能は胃腸の機能を助け、気の巡りをよくする、痰湿を除くなどがありますが、良いとはいっても長期、大量に服用すると気を損う恐れがあるので気をつけましょう。

**桔紅《キッコウ》**▼これも漢方薬で、ミカンの皮の白い部分を取り除き、日干ししたもの。寒熱性は「温性」で、味は苦辛で、主に効果のある臓腑は肺と脾、その効能は、その辛温の性質で寒い邪気を発散して体を温める、大量の痰を伴った咳を収めるなどがありますが、痰が粘っこく出の悪い方や「陰虚」の方には適応しません。

**青皮《セイヒ》**▼これも漢方薬で、未熟なミカンの皮です。寒熱性は「温性」で、味は苦辛で、主に効果のある臓腑は肝・胆・脾・胃、その効能は肝の機能を助け、気滞を解消する、痰や食滞などの阻害を除き、気の巡りをよくするなどがありますが、薬性が強くて、気虚の方には適応しません。

**桔核《キッカク》**▼ミカンの種。寒熱性は「温性」で、味は苦く、主に効果のある臓腑は肝と腎、その効能は気の巡りをよくして、気の詰まりを解消することにより、痛みを止めるなどがあります。桔核は睾丸の冷え痛みに効きます。

**桔絡《キッラク》**▼これは皮と果肉の間の白い筋膜のことです。その寒熱性は「平性」で、味は甘苦で、主に効果のある臓腑は肺と脾、その効能は胃腸の機能をよくして湿邪を除くなどがあります。

**桔葉《キッヨウ》**▼ミカンの木の葉。寒熱性は「平性」で、味は苦辛で主に効果のある臓腑は肝と胃、その効能は肝の機能を良くする、気の巡りをよくして結節を解消するなどがあります。

# セキ止めとぜんそく発作に即効
# かりん（花梨）

### 原産地と別名

バラ科
学名　Chaenomeles sinensis
英語名　Chinese flowering quince
中国名　花梨（ホアリー）　古名　榠樝（ミンザ）
原産地　中国

| 体質・症状 | 相性 |
| --- | --- |
| 気血両虚・胃腸弱い | △ |
| 食積痰湿・消化不良 | ○ |
| 肝陽亢盛・高血圧 | ○ |
| 気滞うっ血・血行悪い | ○ |
| 陰虚・微熱 | △ |
| 陽虚・冷え症 | ○ |
| 老人・下痢 | ○ |
| 小児 | ○ |
| 妊婦 | ○ |

| 自然の属性 | |
| --- | --- |
| 寒熱 | 平 |
| 昇降<br>収散<br>潤燥 | 潤、収 |
| 臓腑 | 肺、胃、肝 |
| 季節 | 秋 |
| 五味 | 酸、渋 |
| 毒性 | 無毒 |

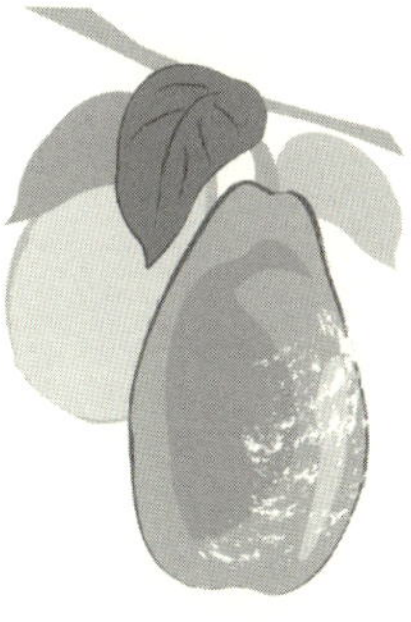

### 東洋医学的効能

**去痰止咳《キョタンシガイ》**▼痰を除き咳を収める
**和胃止嘔《ワイシオウ》**▼胃の機能を回復させて、むかつきや嘔吐を止める
**止痢解痙《シリカイケイ》**▼下痢をとめ、激しい下痢による足の痙攣を解消する
**解酒《ゲシュ》**▼二日酔いを解する

### 現代の研究より

**抗酸化作用**▼カリンには抗酸化作用のあるビタミンCやタンニン、サポニンなどの成分が含まれているため、抗酸化作用を発揮する。
**咳止め作用**▼カリンの種にはアミグダリンという配糖体が含まれ、煎じると咳止め作用のある成分に変わるという報告があった。

### ◎体質相性の解説

カリンは、酸っぱくて渋みがあり、寒熱性は「平性」で、収斂作用があり古くから咳止めの効能で知られ、民間療法として盛んに使われています。抗ガン作用があるといわれていてもカリンだけでガンが治るということは言えず、恐らくその抗酸化作用が発ガンを予防するという意味で、日頃から様々な抗酸化食材を少しずつ摂ればガンの予防によいでしょう。酸っぱくて渋いため、食べすぎることはありませんが、普通の量を取ればよいでしょう。煮汁の苦味は胃腸を丈夫にする働きがありますが、苦すぎると、胃腸の負担になるので、胃腸が弱い「気血両虚」の方や「陰虚」の方は控え目に。

### ◎家庭療法への応用

**精神安定**▼生カリンをすり潰し、その汁を取り、甘松《カンショウ》（漢方薬）の粉末、同量の玄参《ゲンジン》（漢方薬）の粉末とを混ぜて「湿香」というお香をつくる。傍に置くと、その香りで爽やかな気分になる。
**下痢**▼カリンをよく洗い、輪切りにして弱火でゆっくり煎じて飲む。
**虫よけ**▼カリンを穴をあけた小さな紙箱に入れると虫よけになる。

### ◎栄養素の上手な摂り方

カリンは生のままでは酸っぱくて渋く堅いですが、加熱すれば軟らかくなります。

# なし（梨）

## 熱を収めて、のどの渇きを解消する

### 原産地と別名

バラ科
学　名　Pyrus spp.
英語名　Pear
中国名　梨（リー）
原産地　東アジア（中国、日本）
　　　　ヨーロッパ

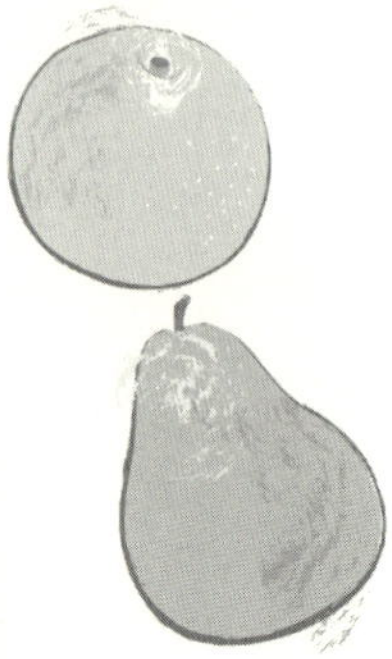

| 体質・症状 | 相性 |
|---|---|
| 気血両虚・胃腸弱い | △ |
| 食積痰湿・消化不良 | ○ |
| 肝陽亢盛・咽が渇いて痛い | ◎ |
| 気滞うっ血・血行悪い | ○ |
| 陰虚・空咳 | ◎ |
| 陽虚・腹部冷えて痛い | × |
| 老人・痰が多く粘い | ○ |
| 小児・胃腸弱い | △ |
| 妊婦 | ○ |

| 自然の属性 | |
|---|---|
| 寒熱 | 寒 |
| 昇降<br>収散<br>潤燥 | 潤、降 |
| 臓腑 | 肺、胃 |
| 季節 | 秋、初冬 |
| 五味 | 甘、微酸 |
| 毒性 | 無毒 |

### ルーツ

ナシは主に日本ナシ、西洋ナシに分けられていますが、日本の赤ナシ系ナシと青ナシ系ナシは中国のある種のナシに非常に似ているので、原種は同じ種ではないかと考えられています。しかし、日本でよく改良が加えられて、現在の大きくて水分も含糖量も高い日本ナシになりました。

### コラム

明時代の著名な薬物学者・李時珍は『本草綱目』にこう述べました。〃衣食住の不足した時代、人々は「傷寒《ショウカン》」（流行性の寒けを伴う風邪）に悩まされていたので、肉桂《ニッケイ》（漢方薬）や生姜などの体を温める食材を薬味としてよく使っていましたが、ナシのような寒性の果物は薬味にならず、「快楽果」という楽しい気持ちをもたらす果物でした。しかし、文明の発展につれてライフスタイルは大いに変化しました。今日、八割の病は熱症（体が熱っぽくなる症状を持つ病気、例えば、高血圧、糖尿病）になり、寒性のあるナシの効能はついに認められました。〃

ナシの花は顔のシミ取りの効能に。
ナシの葉は嘔吐と下痢止めや小児の冷え症を伴う腹痛などに。
ナシの木皮は咳や嘔吐などに。

### 東洋医学的効能

**生津潤燥《セイシンジュンソウ》**▼唾液の生成を促進し、乾燥した体を潤す

**清熱化痰《セイネツケタン》**▼毛細血管の循環障害を改善

**除消渇《ジョショウカツ》**▼糖尿病の症状を改善する

### 現代の研究より

**血圧の降下作用**▼ナシはカリウムが豊富で利尿作用により血圧が降下する。

**抗疲労作用**▼ナシにはアスパラギン酸が含まれ、それは体力の増強や疲労を解消する効果がある。

**消化の促進作用**▼ナシの蛋白質の消化酵素は蛋白質の消化を助けることができる。

**抗酸化作用**▼ナシのサポニンは、体内の脂質の過酸化を抑制し、代謝を促進する。

### 古典より

ナシをカニと一緒に食べないようにという勧告が古い書籍に記載されている。一緒に食べると胃腸を傷つけ、嘔吐したり、腹痛を起こしたり、下痢をしたりするので、気を付けること。寒性のナシと寒性のカニの組み合わせが胃腸を冷やし、これらの症状を引き起こした要因であると考えられる。

## ◎体質相性の解説

ナシは「寒性」で、水分が多く、「陰虚」で体の水分が不足し、微熱のある方には非常によいのでお薦めしますが、「陽虚」で普段に冷え症があり、よく腹痛のある方には合わないので、食べないようにしましょう。「肝陽亢盛」で高血圧のある方は、ナシの「寒性」でその熱を収め、血圧を降下させるのでお薦めします。胃腸の弱い「気血両虚」や「小児」の場合は食べ過ぎないように心がけましょう。粘りのある痰が多い「老人」には毎日少しずつナシを食べることをお薦めします。

## ◎家庭療法への応用

**黄疸**▼ナシ一個をうすく切り、酢に漬けて毎日食べる。

**慢性気管支炎**▼ナシの芯をくりぬいて、氷砂糖あるいはハチミツをその穴に入れて蒸したものを五日間続けて食べ、できた汁を飲む(この方法は空咳で痰が少なく、咽が渇く、舌が赤く、便秘のある方に適応)。

**口内炎**▼毎日少しずつナシを食べる。

**やけど**▼生ナシを薄切りにして患部に貼り付けると痛みを緩和できる。

**糖尿病**▼ナシ二個を青い大根二五〇gと緑豆二〇〇gと一緒に煮て時々食べる。

**腹痛**▼ナシを食べ過ぎてお腹が痛くなった場合は、ナシの木の葉を煎じて、できた汁を飲むと緩和する(ナシを食べ過ぎた時のみ適応)。

**空咳・鼻血**▼ナシ一個、山の芋二〇gを軽く煮て、溶いた葛粉を少々入れ、少しとろみをつけ、少しずつ食べる。

## ◎栄養素の上手な摂り方

ナシは生で食べると熱を収める効能がありますが、ナシをよく煮ると体の陰を補う(滋陰)の効能となります。普通に食べる量は一日一個以下でよいのですが、熱病なら毎日より多く食べましょう。老人の場合は生食よりよく煮たナシのほうが胃腸によいでしょう。ナシにある石のようなものは消化できない石細胞です。普通捨てるものですが、煮込むとき果肉と一緒に煮るほうがよいでしょう。ナシは冷蔵庫で一週間保存できますが、昔からナシを大根と一緒に保存すれば長持ちすると言われています。

## ◎論評

日本でナシ八個を一度に食べた方がありました。翌日その方は激しい腹痛に襲われ、鼻血まで出していました。美味しいものや体に良いと言われるものでも、食べ過ぎると様々な悪い効果が現れます。一種類の食品を食べ過ぎないように心掛けるのが大事ではないでしょうか。食事療法や薬膳をする前に、食材の基本知識をまず身につけましょう。

### 話題の栄養素

**アスパラギン酸**▼アスパラギン酸は毛細血管を拡張する働きがあり、血行をよくして血圧を下げます。また、アンモニアを排除して疲労回復や内臓強化、そして美肌の維持などの作用もあります。この酸はアスパラガスに多く含まれ、ナシにも含まれています。

**サポニン**▼ナシにはサポニンという活性のある配糖体が含まれ、それは体内の脂質の過酸化を防止したり、血行をよくしたり、葡萄糖が中性脂肪に変化することを抑制したり、脂肪肝やほかの肝障害を防止したりする働きがあります。これは伝統医学の臨床体験でできた知識を裏付けるものです。

# りんご(林檎)

## 整腸や利尿と共に疲労回復の効能に注目

### 原産地と別名

バラ科
学名 Malus pumila
英語名 Apple
中国名 苹果(古名 檎果)(ピングオ)
原産地 中央アジア

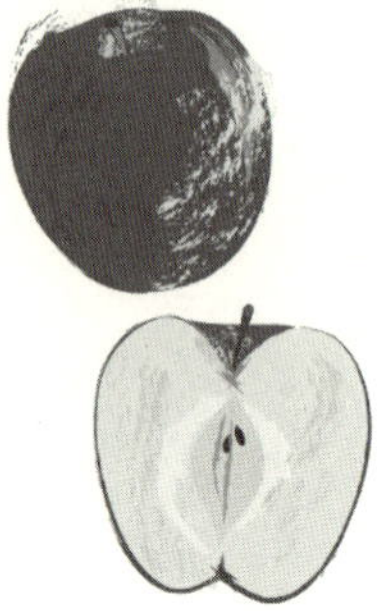

| 体質・症状 | 相性 |
|---|---|
| 気血両虚・胃腸弱い | △ |
| 食積痰湿・消化不良 | ◎ |
| 肝陽亢盛・高血圧 | ◎ |
| 気滞うっ血・血行悪い | ○ |
| 陰虚・微熱 | ○ |
| 陽虚・冷え症・下痢 | △ |
| 老人 | ○ |
| 小児 | ○ |
| 妊婦 | ○ |

| 自然の属性 | |
|---|---|
| 寒熱 | 平(涼) |
| 昇降<br>収散<br>潤燥 | 潤、降 |
| 臓腑 | 五臓六腑 |
| 季節 | 秋 |
| 五味 | 甘、酸 |
| 毒性 | 無毒 |

### ルーツ

リンゴの原産地は中央アジアで、四千年前からヨーロッパに伝わり、十世紀の江戸時代に中国を経て日本に伝えられました。現在のリンゴのもとになったのは明治五年頃に西洋種が入り、改良して栽培されたものです。現在世界に数千種のリンゴがありますが、サン富士リンゴが一番の人気となりました。

### 東洋医学的効能

**生津潤肺**《セイシンジュンパイ》▼津(唾液など)の分泌を促進し、肺を養い機能を回復する

**清熱除煩**《セイネツジョハン》▼熱を収め、イライラを解消

**開胃醒酒**《カイイセイシュ》▼食欲を促し、二日酔いを解消

### 現代の研究より

**コレステロール値の降下作用**▼臨床実験では、リンゴの食物繊維は血中のコレステロール値を降下させる効果がある。

**整腸作用**▼リンゴの繊維は水分を包有する効能があり、便の柔らかさを保ち、便の出がよくなる。

**利尿作用**▼ペクチンを除いたリンゴの液はブドウ糖より二~三倍上回る利尿効果がある。また、ブドウ糖より強く血糖値を高める効果も見られる。

### 話題の栄養素

**クエン酸**▼リンゴの酸味にはクエン酸・リンゴ酸・酒石酸などが含まれ、疲労の回復やカゼに対する抵抗力を高める働きがあります。

**ペクチン**▼リンゴの食物繊維は水に溶けやすく、水分を含むとゼリーのような団塊状になります。それは腸内のビフィズス菌という善玉菌のえさになり、善玉菌が悪玉菌を抑制して整腸作用を発揮します。また、ペクチンは腸内の老廃物質を取り込んで体外に排出します。その整腸作用に伴ってコレステロール値を降下させて、血行もよくするため、高脂血症や高血圧、心臓病などによい効果があります。ペクチンは皮に多く含まれます。

**エピカテキン**▼リンゴのポリフェノールはエピカテキンという成分で、お茶のカテキンより抗酸化作用が強く、水と熱に強い特徴があります。いろいろな調理をしてもリンゴの効能が変わらず発揮されます。エピカテキンも皮に多く含まれます。しかし、農薬の恐れがあるため皮は剥いた方がよく、そうすると、エピカテキンも大部分を捨ててしまうことになります。近年、無農薬や減農薬のものを求める方がどんどん増えています。

## ◎体質相性の解説

リンゴの寒熱性は「平性」(涼性説もある)で、甘酸っぱく潤いの性質をもち、「陰虚」で微熱のある方に非常に良いのですが、毎日二個のリンゴを食べ続けると、大量のリンゴ酸などの刺激によって胃腸の弱い人は胃腸の粘膜を傷つける恐れがあるので、胃腸の弱い「気血両虚」の方は控え目に。「陽虚」の方も控え目にしましょう。リンゴの整腸作用は消化不良のある「食積痰湿」の方の下痢や便秘のどちらにも良く、「肝陽亢盛」で高血圧の方にも良いでしょう。

## ◎家庭療法への応用

**下痢**▼リンゴを乾燥させてすり潰した粉三〇gを毎日二回に分けて空腹時に温水で飲む(これは慢性下痢に適す)。

**慢性便秘**▼毎日朝晩二回リンゴ一個を食べる(胃腸の調子により量を調整)。

**高血圧**▼リンゴの皮を剥いて、すり潰し取った汁三〇〇mlを毎日三回に分けて飲む。

**咳痰**▼リンゴとナシ各一個の皮を剥き、芯を除いてみじん切りにし、陳皮《チンピ》(漢方薬)と氷砂糖少々を入れて、毎日煎じて汁を飲む。

**口内炎**▼焼きリンゴを常食する。

**二日酔い**▼リンゴ酢一〇〇mlにハチミツ少々を入れて飲む。

## ◎栄養素の上手な摂り方

リンゴには普通果物によくあるビタミンCはごく少なく(一〇〇g中三mg)、その代わりにペクチンという食物繊維やタンニン、ポリフェノール(エピカテキン)、カリウム、鉄分、リンゴ酸、クエン酸など、体によい成分がバランスよく含まれています。リンゴの保存によい温度は〇度前後、湿度は八五%で四～五カ月間保存できます。リンゴの蜜には通便によく、甘度が高いソルビトールを含み、これが新鮮度のしるしです。リンゴの皮を剥いて放置すると茶色に変化します。それは鉄分やポリフェノールが酸化したもので、塩水につけるあるいはレモンの汁をかけると変色しません。

## ◎料理論評

**リンゴ健康法**▼毎日二つリンゴを食べ続けると体に良いという主張をする人がいます。しかし、それはリンゴの長所しか考えていないようです。毎日食べる量が多いので長期的に実行できない方が多く、冷え症のある方や胃腸の弱い方に利用できる健康法と言えないかもしれません。

### コラム

リンゴは昔、「百果ノ王様」と賛美され、その味は甘酸っぱく、体を養い、色も味も香りもよい、陰陽バランスの取れた果物です。リンゴは様々な調理法により、その効能を発揮します。

**焼きリンゴ**▼和紙を何層も重ねてリンゴを包み、それを弱火でゆっくり焼いて軟らかくなったリンゴが焼きりんごで、口内炎に効果があります。

**すりリンゴ**▼すりリンゴは子供の軽度の下痢に効果があります。リンゴをそのまま食べるより、糖分が血糖にあまり影響しないため、糖尿病にもよいです。

**リンゴまるごと**▼毎日、皮を剥かずよく噛んで食べると体の弱い老人の便秘によいです。ただし、リンゴの皮に農薬が残っていないかを確認すること。

リンゴの有効成分は加熱に強く、その特徴を利用してさまざまな調理法があります。例えば焼きリンゴのほかにアップルパイ、ジャム、ゼリー、シロップ、リンゴ酢、リンゴ酒などがあります。

# キウイフルーツ

## 抗酸化作用を持ちビタミンC含有量は抜群

### 原産地と別名

マタタビ科
学　名　*Actinidia chinensis Planch*
英語名　*Kiwifruit*
中国名　猕猴桃（ミーホウタオ）
原産地　中国揚子江沿岸

| 体質・症状 | 相性 |
|---|---|
| 気血両虚・胃腸弱い | △ |
| 食積痰湿・消化不良 | ○ |
| 肝陽亢盛・高血圧 | ◎ |
| 気滞うっ血・血行悪い | ○ |
| 陰虚・微熱 | △ |
| 陽虚・冷え症 | × |
| 老人・胃腸弱い | △ |
| 小児 | ○ |
| 妊婦 | ○ |

| 自然の属性 | |
|---|---|
| 寒熱 | 寒 |
| 昇降<br>収散<br>潤燥 | 収、潤 |
| 臓腑 | 胃、腎 |
| 季節 | 秋、冬 |
| 五味 | 酸、甘 |
| 毒性 | 無毒 |

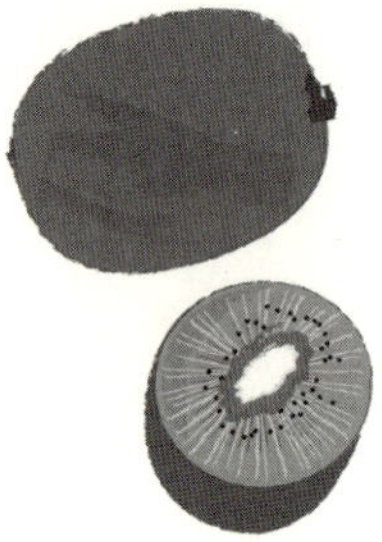

### ルーツ

原産地は中国の揚子江沿岸ですが、中国からニュージーランドに伝わって、改良され、世界中で広く栽培されるようになりました。ニュージーランドの国鳥キウイによく似ているのでこの名で呼ばれています。

### コラム

キウイの中国名は猕猴桃で、雌雄異株の植物で、それは形が桃に似て皮に毛があり、猕猴の大好物ですので、猕猴桃と呼ばれています。キウイのツルは寒性で甘くて気を降ろす働きがあり、げっぷ、胸焼け、むかつきなどの胃の症状を解消します。また、その枝や葉は殺虫作用をもちます。

### 東洋医学的効能

**清熱除煩《セイネツジョハン》**▼体内の余分な熱を収め、ストレスを解消する

**利尿通淋《リニョウツウリン》**▼利尿して泌尿器結石の排除を助ける

**催乳《サイニュウ》**▼体を丈夫にして出産後の方の乳汁分泌を促進する

### 現代の研究より

**抗菌作用**▼キウイの多糖という成分は免疫調節作用を持ち、細菌の感染に強い抵抗力を示すなどの効能がある。

**抗ガン作用**▼キウイには豊富なビタミンCが含まれ、それは発ガン物質の毒性を抑制する作用をもち、体内でインターフェロンの産生を促進して間接的に抗ガン作用を発揮することが解明された。

**抗ウイルス作用**▼キウイ多糖は、ウイルスに対する抑制作用を持つことが確認された。

**肝臓の保護作用**▼キウイの汁は肝臓に対する薬物毒性を抑制する作用が認められた。

**血中コレステロール値の降下作用**▼キウイの汁は血中のコレステロール値を降下させる作用が認められた。

**高血圧の降下作用**▼キウイのカリウムの利尿作用と食物繊維のコレステロール値を降下する作用などの働きにより、高血圧の降圧作用を発揮する。

2 ● 果物

## 体質相性の解説

キウイは「寒性」で熱を収め、乾燥した体を潤し、利尿作用があるので、熱っぽい「肝陽亢盛」で高血圧の方に非常によいですが、「陽虚」で冷え症の方は、冷えの回復に不利になる恐れがあり特に控え目に。胃腸の弱い「気血両虚」の方や「老人」は、キウイの「寒性」と強い酸味の刺激に耐えられないので控え目に。微熱のある「陰虚」の方は、その熱を収め、不足した水分（陰分）を潤す点ではよいですが、その胃の粘膜が非常に弱く、キウイの強い酸性で胃が荒れることがあるので控え目に。「小児」や「妊婦」と胎児には、キウイの「寒性」が小児の成長・発育に不利なので、胃腸を冷やさないよう控え目にしましょう。

## 家庭療法への応用

**食欲不振**▼干しキウイ六〇gを煎じて少し飲む。

**むかつき**▼新鮮なキウイ九〇g、生姜九gを一緒にすり潰して汁を飲む。毎日朝夕に作って、すぐに飲むこと（これはむかつきに伴って胸やけ、げっぷなどの症状がある方に適応しますが、胃腸が弱くて冷え症の方には適しません）。

**乳腺炎**▼新鮮なキウイの葉一つかみを洗って少量の酒と黒砂糖を加え、すり潰した後、少し加熱して毎日二回患部に貼り付ける。

**産後母乳の出が悪い**▼キウイの根六〇gを煎じて砂糖を少し加え毎日飲む。

**尿路結石**▼キウイあるいはキウイの煮汁を常に食用する。

**肝脾腫大**▼皮を除いた新鮮なキウイ五個をすり潰し、汁をとって常飲する。

## 栄養素の上手な摂り方

ビタミンCの分解酵素が含まれているキュウリやニンジン、動物の肝臓と一緒に摂ると、キウイの豊富なビタミンCを破壊してしまいます。しかし、新鮮なキウイを肉料理に組み合わせるのはよいでしょう。ビタミンCは熱に弱いですが、一～二分ぐらい煮ても大部分のビタミンCが残るので、胃腸の弱い方や長期的に摂りたい方にはキウイの煮汁や生キウイの汁に少しお湯を加えて温めて飲むなどの摂り方をお薦めします。ビタミンCは毎日数回に分けて摂るのがコツですが、成人一日に必要な量は一〇〇mgです。一種類の食材にこだわらず、様々な食材から摂るとバランスがとりやすく、胃の負担にもなりにくいのでお薦めします。利尿作用を利用するなら、煮てその汁を飲むのが良いでしょう。キウイを摂りすぎると胃腸が冷え、下痢をする恐れがあるので気をつけましょう。硬いキウイを追熟させるには、リンゴと一緒にポリ袋に入れて、室温に置くと早く熟します。

### 話題の栄養素

**ビタミンC**▼壊血病にレモンが効果があるという研究によって、ビタミンCが発見されました（発見者はノーベル賞を受賞）。ビタミンCは水溶性で、体内に蓄積されず、二～三時間で排出されるので、毎日数回に分けて少しずつ摂らなければならない栄養素です。一〇〇gのキウイには六九mgものビタミンCを含み、人が一日に必要な量の大部分が満足に摂取できます。血管や粘膜を丈夫にするコラーゲンの生成と維持に欠かせない物質は、ビタミンCです。また、その抗酸化作用や抗老化作用または抗ガン作用などの効能が期待されています。

**アクチニジン**▼タンパク質の分解酵素で、タンパク質の消化を促進します。

# いちじく(無花果)

健胃・整腸、痔に著効。古くから利用してきた

### 原産地と別名

クワ科
学名　Ficus carica
英語名　Fig
中国名　無花果(ウーホアグオ)
原産地　アラビア南部

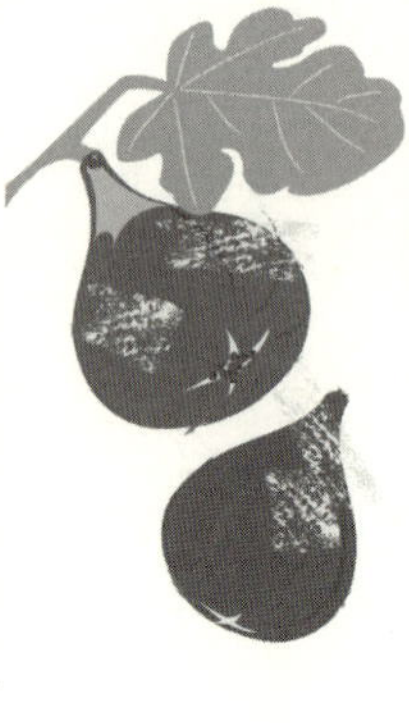

### ルーツ

イチジクの原産地はアラビア南部で、聖書にも記載されています。日本へは十七世紀に伝わったとされています。世界には数百もの品種があります。日本で最も多く生産されているのは桝井《マスイ》ドーフィンという夏・秋果兼用の品種です。

| 体質・症状 | 相性 |
|---|---|
| 気血両虚・胃腸弱い | ○ |
| 食積痰湿・消化不良 | ○ |
| 肝陽亢盛・高血圧 | ◎ |
| 気滞うっ血・血行悪い | ○ |
| 陰虚・微熱 | ○ |
| 陽虚・冷え症 | ○ |
| 老人・下痢 | ○ |
| 小児 | ○ |
| 妊婦 | ○ |

| 自然の属性 | |
|---|---|
| 寒熱 | 平 |
| 昇降<br>収散<br>潤燥 | 潤 |
| 臓腑 | 肺、脾、胃、大腸 |
| 季節 | 秋 |
| 五味 | 甘 |
| 毒性 | 無毒 |

### 話題の栄養素

**フィシン▼**イチジクの果実、茎、葉からでる乳液にはタンパク質分解酵素フィシンが含まれており、タンパク質の消化を促進する効能があります。

**食物繊維▼**食物繊維は昔は重視されていませんでしたが、その整腸作用はガンの予防によいという報告の後、注目されています。食物繊維は、不溶性食物繊維と水溶性食物繊維に分けられます。イチジクにはペクチンという水溶性食物繊維が豊富で、整腸して便通をよくする働きがあります。

**アントシアニン▼**イチジクの果肉の赤色はアントシアニン系の色素で、視神経の働きを支えるロドプシンという色素の再合成を促進して、視力の向上に効果があります。また、靭帯や腱の強化にも働きます。近年、抗酸化作用も注目されています。

### 東洋医学的効能

**健脾益胃《ケンピエキイ》▼**胃腸を丈夫にする
**潤肺止咳《ジュンパイシガイ》▼**肺を潤し咳を鎮める
**解毒消腫《ゲドクショウシュ》▼**炎症を収めて炎症によるむくみを解消する

### 現代の研究より

**血糖値の降下作用▼**イチジクには血糖値を降下させる作用があるが、インシュリンの分泌促進ではなく、抑制する作用を示しながら血糖値の降下作用がある。この実験結果をみればイチジクにはインシュリン以外の活性物質が存在すると推測される。

**降血圧作用▼**イチジクには血管拡張の効能を持つ成分が含まれ、末梢血管の拡張により血圧を降下させる作用がある。

**抗ガン作用▼**イチジクの水溶性成分は各種類の肉腫を抑制する作用がある。

**免疫力を高める作用▼**イチジクにはイチジク多糖が含まれ、病原菌を貪食するマクロファージの活性を高め、免疫力を強化する効能がある。

2 果物

## 体質相性の解説

イチジクは「平性」で潤いの性質を持ち、「肝陽亢盛」で高血圧の方や糖尿病の方には非常に良く、もともと粘膜や肌が乾燥し、目が疲れやすく、口が乾く「陰虚」の方には潤いの性質を持つイチジクは適する果物なのでお薦めします。ほかの体質の方にとっても、少し食べるとよい果実です。

## 家庭療法への応用

**痔▼**イチジク二〇gを食べる。あるいは干したイチジクの葉三〇～六〇gを煎じて毎晩洗面器に入れて温かい間に座浴する（二週間続け、この間、酒、香辛料、酸味を控え目に、便秘、脱肛にも効く）。

**帯状疱疹▼**イチジクの葉数枚を洗って拭き、水気をとってすり潰し、適量の米酢を加え、患部に貼り付け、乾いたら交換する。約一～二日で効果が現れる。

**白斑病▼**生イチジクの白い汁を毎日数回患部に塗る（イボにも効く）。

**胃潰瘍▼**乾かしたイチジクを粉末にして十五gを二回に分けて飲む。

**頸部リンパ結核▼**新鮮なイチジクの根三〇gを煎じて三〇〇㎖を毎日二回に分けて飲む。

**駆虫▼**イチジクの葉六〇gを一五〇㎖まで煎じて朝の空腹時に一回飲む（回虫など寄生虫に）。

**魚、カニ中毒（腹痛、嘔吐）▼**新鮮なイチジクの葉をきれいに洗ってすり潰して汁を取る。約半カップをお湯で少し薄めて温かいうちに飲む。

### コラム

イチジクの名は、一日に一つずつ実が成熟すること（一熟）からつけられました。また、イチジクはクワ科で、その果実の中に花があり外から見えないため「無花果」と名づけられています。夏に熟する夏果と秋に熟する秋果とがあります。また、西洋種、東洋種があり、それぞれに多くの品種がありますが、成分は大体同じです。

## 栄養素の上手な摂り方

イチジクには食物繊維をはじめ、ビタミン$B_1$、$B_2$、Cなどビタミン類や鉄分、カルシウムなどをバランスよく含んでいます。イチジクの果実は甘くて、鮮度が落ちやすく、完熟後、二日以内に食べたほうが良いでしょう。果実の頭部が少し割れたものを選び、白ワインと少量の砂糖で煮込み、冷凍保存します。イチジク酒やジャムにも美味しく仕上がります。また、タンパク質の消化酵素が含まれ、肉料理と一緒に口内でよく噛んでまざりあうと、肉の消化が促進されるので、お薦めします。胃に入ると強い胃酸でその活性を失ってしまうので、気をつけましょう。

それから、抗ガン作用があるといっても実験室の細胞レベルの結果ですので、それはイチジクを大量に食べると体のガンが治るというわけでなく、適当に食べるとガンの予防を促すということです。食べ過ぎないようにしましょう。

イチジクは鉄分が豊富で食べ過ぎると胃の負担になり、カルシウムとのバランスが崩れ、大事なカルシウムを排除してしまう恐れがあるので、程々に。

### 古典より

イチジクの葉は寒熱性は「平性」で、甘くて少し辛く、小毒があるが、その毒性は外用では問題はなく、加熱すると毒性が解消される。小毒には抗ガン作用もある。

# ざくろ(石榴)

血行をよくする女性愛用の果物

## 原産地と別名

ザクロ科
学名　*Punica granatum*
英語名　Pomegranate
中国名　石榴(シーリュー)
原産地　ペルシャからインド北西部にかけて

| 体質・症状 | 相性 |
|---|---|
| 気血両虚・胃腸弱い | △ |
| 食積痰湿・消化不良 | ○ |
| 肝陽亢盛・高血圧 | ○ |
| 気滞うっ血・血行悪い | ◎ |
| 陰虚・微熱 | △ |
| 陽虚・冷え症 | △ |
| 老人・下痢 | ○ |
| 小児 | △ |
| 妊婦 | ○ |

| 自然の属性 | |
|---|---|
| 寒熱 | 温 |
| 昇降<br>収散<br>潤燥 | 潤、収 |
| 臓腑 | 肺、胃、大腸 |
| 季節 | 秋 |
| 五味 | 甘、微酸渋 |
| 毒性 | 無毒 |

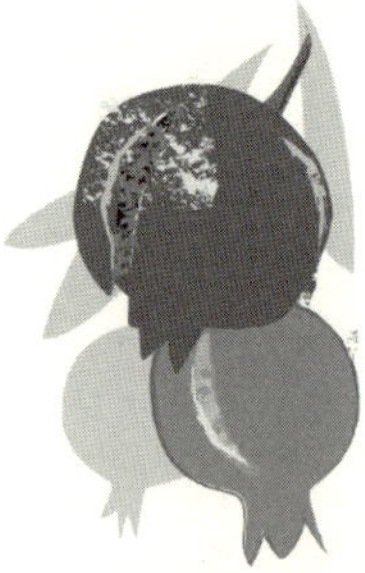

2 果物

## ルーツ

ペルシャからインド北西部にかけてが原産地とされ、中国では紀元前・西漢時代の張騫《チョウケン》が西域から種を持ってきましたが、日本に伝わったのは平安時代と言われています。

## 東洋医学的効能

**生津止渇《セイシンシカツ》**▼唾液の分泌を促進してのどの渇きを解消する

**渋腸止瀉《ジュウチョウシシャ》**▼大腸の機能をよくして下痢を収める

**殺虫《サッチュウ》(根・皮)**▼体内の寄生虫を殺滅する

## 現代の研究より

**抗菌作用**▼四〇〇種の漢方薬のテストによると、ザクロの皮はチフス菌を抑制する効果が一番強力であるという報告があり、抗真菌作用もある。

**殺虫作用**▼ザクロの皮には条虫を駆虫する作用があるアルカロイドが含まれ、寄生虫の筋肉を痙攣させる効能により駆虫する効果があると考えられている。

**抗酸化作用**▼ザクロにはポリフェノール類色素が含まれ、それは抗酸化作用や抗老化、美肌、抗ガン作用があると近年、認められている。

## 古典より

明時代の薬物学者李時珍は、『本草綱目』に甘いザクロを過食すると、肺気を損い、歯が黒くなり、痰を生じやすいなどの勧告を記載している。数千年に亘る先祖代々の遺訓を耳を澄ませて聞くこと。

## コラム

ザクロは甘味ザクロと酸味ザクロの二種類があり、古くから甘いザクロが食用とされ、酸味のザクロは薬として使われ、その根や皮、葉、花も薬とされています。

**ザクロの実**▼味は甘酸っぱく渋みがあり、寒熱性は「温性」で無毒。主な効能はのどの渇きの解消です。酸味ザクロは酸っぱく渋みがあり、寒熱性は「温性」で無毒。効能は下痢、おりもの、遺尿に。

**ザクロの花**▼白髪、鼻血、吐血に。根は酸っぱく渋みがあり、「温性」で有毒。駆虫、下痢、おりもの、生理不順に。

**ザクロの皮**▼味は酸っぱく渋みがあり、寒熱性は「温性」。主に効果のある臓腑は肝、胃、大腸で、効能は下痢、おりもの、脱肛、便血、遺精、腰膝痛に。

注意すべきは、皮や根、葉を採集するとき鉄製の道具を使わないこと。また、薬として使う前には、新鮮な物・日干しした物を問わず必ず水で一晩浸けて置くこと。水が墨のように黒くなりますが、その水には毒性があるので使わず捨てること。

## 体質相性の解説

ザクロは「温性」で潤いの性質を持つため、血行をよくする効能があり、「気滞うっ血」の方に非常に適します。しかし、その酸味と渋みが胃腸を刺激するので、胃が弱い「気血両虚」の方や「陰虚」、「陽虚」の方は控え目に。また、その渋みの主成分であるタンニンは、子供の成長・発育に不利ですので控え目に。どんな体質の方も食べ過ぎないようにしましょう。

## 家庭療法への応用

**下痢**▼酸ザクロ一個をすり潰して取った汁に少量の茶葉と生姜を入れ、煎じて毎日飲む(この方法は治りにくい慢性下痢に適応)。

**脱肛**▼ザクロの皮三〇gを細かく切って豚肉の赤身三〇gと一緒に三〇〇mℓまで弱火で煎じて毎日二〜三回に分けて飲む。肉は食べる。

**駆虫**▼ザクロの皮十五g、檳榔子《ビンロウジ》(漢方薬)九gを毎日煎じて飲む。

**外傷出血**▼ザクロの花を瓦のような道具を使って弱火で乾燥させ、細かい粉末にして六gを三回に分けて水で飲む。外用の場合は患部に塗る。鼻血の場合はその粉末を鼻に吹き込む。

**とびひ**▼ザクロの皮三〇gを煎じてできた汁を冷やし、それで患部を洗う。

## 栄養素の上手な摂り方

薬効の高いザクロの皮や根は成分が複雑で毒があるため、使う時、必ずその手順に従って、用量を厳守してください。ザクロにはタンニンが豊富なのでカルシウム豊富な食物タンパク質と結合すると消化しにくい物質になり、胃腸に悪い刺激を与えて腹痛やむかつき、嘔吐などの症状を引き起こしやすくなります。また、タンパク質の消化吸収率も低下しますので、海鮮などカルシウムの高いタンパク質と一緒に食べないほうがよいでしょう。下痢の初期や急性炎症、発熱などの方には適しませんので、分からない場合は漢方専門医に相談したほうがよいでしょう。便秘傾向にある方はザクロ、煎茶などタンニンの豊富な飲食はしないほうがよいでしょう。

## 論評

**ザクロジュース**▼ポリフェノールには抗ガン作用があると報告された後、タンニンが多くて薬性の高いザクロも注目され、マスコミがとりあげ、食べにくいザクロがジュースになり飲みやすくなりました。毎日少しずつ飲めば血行によく、若くて生理が停止する方の場合にはよいのですが、どなたでも宣伝のように飲料水の感覚で飲むとどうなるでしょう。長期的に見れば、抗ガン効果が現れるより胃腸機能の失調が先に現われるのではないかと懸念します。

### 話題の栄養素

**タンニン**▼ザクロの渋みの主な成分はタンニンです。それは近年、脚光を浴びている色素のポリフェノール類で、抗癌作用や抗菌作用が認められたうえ、ほかに便を固まらせる作用により、下痢にもよいです。しかし、抗癌作用を求めて大量に摂ればとるほどよいとはいえません。大量のタンニンが胃腸の機能を失調させ、便秘や不整脈を引き起こしやすいという報告もあります。

**カリウム**▼ザクロには利尿作用があり、それはカリウムの働きと考えられています。

# かき(柿)

## 豊富なビタミンCとβ-カロチンを含み強い抗酸化作用を持つ

**原産地と別名**

カキノキ科
学　名　*Diospyros kaki*
英語名　Kaki
中国名　柿子(シーツ)
原産地　東アジア(中国、日本、朝鮮)

| 自然の属性 | |
|---|---|
| 寒熱 | 寒 |
| 昇降<br>収散<br>潤燥 | 潤、収、降 |
| 臓腑 | 心、肺、大腸 |
| 季節 | 秋 |
| 五味 | 甘、渋 |
| 毒性 | 無毒 |

| 体質・症状 | 相性 |
|---|---|
| 気血両虚・胃腸弱い | △ |
| 食積痰湿・消化不良 | △ |
| 肝陽亢盛・高血圧 | ◎ |
| 気滞うっ血・血行悪い | ○ |
| 陰虚・微熱 | ◎ |
| 陽虚・全身冷え | × |
| 老人 | △ |
| 小児 | △ |
| 妊婦 | ○ |

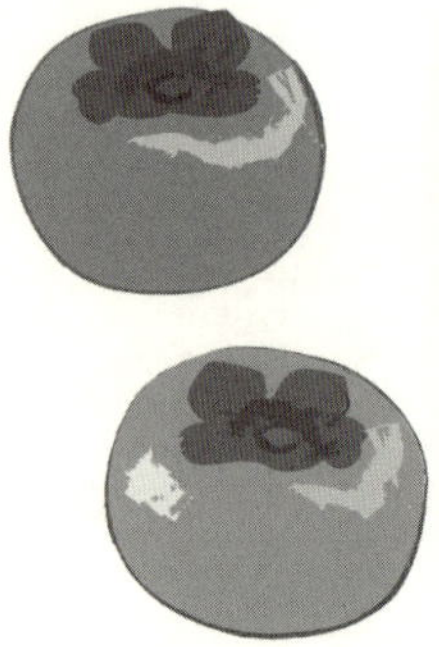

**ルーツ**

カキの原種は古代に中国大陸から渡来したと伝えられていますが、日本でよく改良が加えられて、現在の柿の形になりました。初めて葉を薬として利用したのは日本です。中国、朝鮮、日本など各地で原産という説もあり、昔、日本と朝鮮と中国大陸は一つにつながっていたことからみれば、東アジア地域のどこが原産といってもいいのではと考えられます。

**古典より**

カキには七つの長所があると古い書籍に記されている。その一、長寿。その二、陰を養う。その三、カキの木に鳥の巣はなし。その四、木から落ちる虫がなし(カブト虫がある)。その五、霜後紅葉は目の保養に。その六、カキをお客のもてなしに。その七、その落葉に落書できる。

**タンニン**▼タンニンの抗酸化や抗老化などの作用は注目されています。渋く青い柿と柿の葉に多く含まれている渋み成分がタンニン物質で、シブオールといったものです。これはタンニン細胞に含まれています。この細胞は破れやすく、シブ

### 東洋医学的効能

**清熱止渇《セイネツシカツ》**▼熱を収め、咽の渇きを解消

**潤肺止咳血《ジュンパイシガイケツ》**▼肺を潤し、咳を伴った呼吸器系の出血を収める(柿霜)

**渋腸和胃《ジュウチョウワイ》・涼血止血《リョウケツシケツ》**▼胃腸を丈夫にして下痢を伴った下血を解消する(干し柿)

**解酒毒《ゲシュドク》**▼アルコールの分解を促して、二日酔いを解消する

### 現代の研究より

**血圧の降下作用**▼体内には血管を緊張させ、収縮させる酵素があるが、カキに含まれているタンニンは、その酵素の活性を抑制することによって血圧の降下作用を発揮する。

**抗酸化作用**▼カキのタンニンやβ-カロチンなどの栄養成分の抗酸化作用や抗老化作用が注目されている。

**アルコールの分解を促進する作用**▼カキのアルコールデヒドロゲナーゼという酵素にはアルコールを分解する働きがあり、臨床実験ではカキを二日酔いの人に食べさせたところ、カキの血中アルコールの分解を促進する効果が確認された。

## 体質相性の解説

カキは「寒性」で咽を潤す効能があります。顔が赤くいつも熱っぽい「肝陽亢盛」で高血圧の方や、「陰虚」で微熱のある方にはとても良いのでお薦めしますが、「陽虚」で冷え症の方には良くないので控え目に。冷え症で腎機能の悪い方は摂らないほうがよいでしょう。胃腸の弱い「気血両虚」や「老人」、「小児」は胃腸を冷やしてはいけないので、「寒性」をもつカキは控え目に。「食積痰湿」の方は、もともと体内の処理しきれない溜まった水分がしつこくて取り除きにくいのですが、甘くて寒性のカキを摂ると一層取り除きにくくなるので控え目に。寒性のカキは胃腸を冷しやすく、含まれるタンニン物質のシブオールは胃に結石を作りやすいなどで、どの体質の方も食べ過ぎるとよくありません。

## 家庭療法への応用

甲状腺腫▼熟していない青いカキをすり潰して汁を取る。その汁を水で薄めて飲む(単純性甲状腺腫に適応)。

高血圧▼柿漆《シシツ》(コラム参照)小さじ六をミルクやおもゆで薄めて毎日三回に分けて飲む(これは顔色が赤く熱っぽい高血圧には適しますが、足が冷えて循環の悪い高血圧には適しません)。

夜尿症▼柿へた十二gを煎じて三日間続けて寝る前に飲む。

小児下痢▼干し柿をすり潰し、粉にしてその粉をできあがったお粥に適当に加え、もう少し煮込んで食べる(これは胃腸が弱くて下痢っぽい子供には適応しますが、O-157のような感染による下痢には適しません)。

咳痰▼干し柿三個に水四〇〇mlを加え、一五〇mlまで煎じてハチミツ少々を混ぜて食べる(体が弱く慢性の咳のある方に適応しますが、カゼの咳や急性の咳には適しません)。

## 栄養素の上手な摂り方

タンニンは酸と鉄分とカルシウムと結合して沈殿しやすいので、胃酸が多い空腹時には食べないようにしましょう。芋類、特にさつまいもは胃酸を生じやすいのでカキと一緒に食べないように。貧血の方の食事には鉄分、鉄剤などが多いので、カキと同時に食べないように。ほかに、カキをカニなどカルシウムの豊富な海鮮と一緒に食べると腹痛や激しい下痢の恐れがあるという勧告が古い書籍に記載されています。その原因はカニ

### 話題の栄養素

オールは水に溶けやすいので、青い柿を噛むと渋く感じます。渋くて食べられないので、人工脱渋するためにさまざまな方法を使っています。しかし、追熟する過程で生成した物質がタンニンと結合すると水に不溶性になり、渋みは感じなくなります。その代わりに、もともと吸収率がわずかしかないタンニンを吸収しにくくなるので、その効能も低くなってしまいます。

ビタミンC▼ビタミンCは抗酸化作用や抗老化作用や粘膜細胞を丈夫にして抵抗力を高める作用のほかに、コレステロールを減少して高血圧、糖尿病などに効果もある大事な栄養素で、カキや柿葉に多く含まれています。一〇〇gのカキに七〇mgのビタミンCを含み、キウイの六九mgを上回る含有量です。また、柿葉もビタミンCの含有量がトップクラスで、それは破壊されにくいプロビタミンC(体内で徐々にビタミンCに変わる成分)で、効率よく摂取することができます。しかし、柿葉は苦くて渋い物ですので、食用とするのは難しいと思われます。薬として昔から使用されています。

はカキとともに強い寒性なので、下痢の主な原因ではないかと考えられます。

## 料理論評

**二日酔い防止のため、飲酒のときにカキを食べる**▼カキが二日酔いに効くという事実から酒を飲むときにカキを食べると主張している方もいます。二日酔いの防止によく役立つのは木の上で熟したカキです。しかし、市販の甘柿は追熟された物が多く、アルコール脱渋で追熟したカキは酵素が破壊されているので、その効能は薄くなるでしょう。二日酔いの症状がある場合、自然に熟した柿を入手しにくいときは代わりに「リンゴ酢」やコーヒー、焼酎など利尿作用のある飲料を飲むと症状が軽減します。

**かきなます**▼カキと大根と人参の酢漬けは、生人参がビタミンCの分解酵素を含み、一緒に食べると大根やカキのビタミンCを分解してしまいます。酢をすぐに加えると酵素の働きが中止され、ビタミンCは戻りますが、放置すればビタミンCが更に分解され、戻りません。人参を酢に漬けるとそのβ-カロチンが破壊されてしまいます。ビタミンCとβ-カロチンの面からは良い組み合わせではないのですが、食物繊維とクエン酸による抗酸化作用、整腸作用、コレステロール降下作用などのためにはよいでしょう。β-カロチンは水では崩れにくい六角形の細胞に囲まれ、油で調理しないと利用しにくいものです。

### コラム

カキは「寒性」で、様々な加工法によりその性質は変わり、それぞれ異なる効能があります。

**生柿**▼青いまま収穫して追熟したカキ（赤くなるまで容器に置く方法や十日間石灰水に漬けるなどの方法で渋味がぬけて甘くなったもの）には強い効能は期待できませんが、木の上で赤くなるまで熟した柿は二日酔いの解消や熱を収める効能があります。

**干し柿**▼中国では柿の皮を除いて押して平たくし、日干ししたものをそのまま一晩露天に置いたあと、容器に入れて霜がでるまで置く。日本では串にさして風通しの良いところで干します。味は甘くて渋い、寒熱性は「平性」から「やや涼性」、無毒。その効能は、胃腸を丈夫に、また、腸の機能を回復して下痢を止め、熱を収め、止血します（熱っぽくて出血のある症例、特に下血に適応）。

**柿霜《シソウ》**▼ころ柿の表面の白粉で、これは主にブドウ糖と少量の果糖などの成分です。その味は甘く、寒熱性は「涼性」です。その効能は「清熱潤燥化痰《セイネツジュンソウケタン》」（咽の渇きを収め、痰を消す）。外用では口内炎などに粉を塗ります。

**柿漆《シシツ》**▼青くて渋い柿をすり潰して適当な水を加え撹拌しておき、二十日後にできた粘りのある液が柿漆です。味は苦くて渋く、寒熱性は「寒性」です。その効能は脳卒中の防止や高血圧の降下などです。

**柿蒂《シテイ》**▼（へた）味は苦くて渋いもので、無毒。吐き気止め、げっぷやしゃっくり止めなどの効果があります。

**烏柿《ウシ》**▼（火で乾かした色が黒いもの）その味は甘で、寒熱性は「温性」、無毒。その効能は殺虫、筋肉と皮膚の再生促進、痛みをとめ、下痢を止めるなどの効能があります。そのほか薬を飲むとむかつくときに、少し食べるとよくなります。

**柿葉《シヨウ》**▼（若葉を日陰干しし、蒸して乾燥させ、刻んで作るもの）その味は苦くて甘く少し渋く、寒熱性は「寒性」、無毒。血圧の降下作用や血糖値の降下作用、血行をよくすること、二日酔いの解消などの効能があります。

# ぶどう(葡萄)

## 葡萄糖が豊富、すばやく利用できるエネルギー源

### 原産地と別名

ブドウ科
学　名　Vitis Vinifera
　　　　Vitis labrusca など
英語名　Grape
中国名　葡萄(プータオ)
原産地　西アジアのカスピ海地域

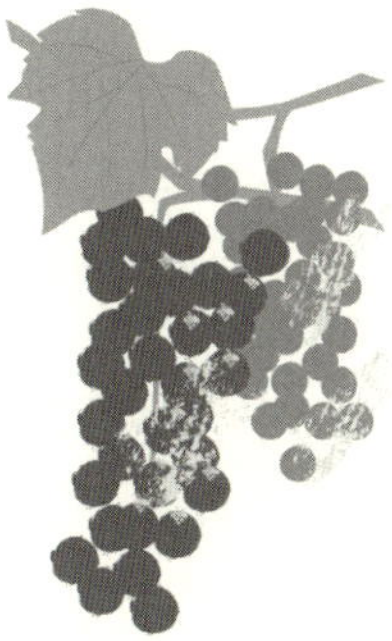

### ルーツ

ブドウの原産地は西アジアで、中国で最初にブドウの効能が記載された古籍は一~二世紀の『神農本草経《シンノウホンゾウキョウ》』です。日本へは十二世紀ごろ中国から伝わったとされています。明治以後、アメリカ種やヨーロッパ種も導入され、日本のブドウの多くはその改良種です。

### 東洋医学的効能

**止渇除煩《シカツジョハン》**▼のどの渇きを緩和し、イライラを解消する
**益気養血《エッキヨウケツ》**▼気と血を補う
**滋補肝腎《ジホカンジン》**▼肝と腎を潤し養う
**利尿《リニョウ》**▼利尿作用がある
**安胎《アンタイ》**▼胎児を安定させる

### 現代の研究より

**胃酸の抑制作用**▼ブドウにビタミンPという活性物質が含まれ、それは胃酸を抑制する効能がある。

**胆汁排出の促進作用**▼ブドウの種の油は胆汁の排出を促進する効能があり、コレステロールの降下作用が期待されている。

| 体質・症状 | 相性 |
| --- | --- |
| 気血両虚・胃腸弱い | ○ |
| 食積痰湿・消化不良 | ○ |
| 肝陽亢盛・高血圧 | 鮮○<br>干△ |
| 気滞うっ血・血行悪い | ○ |
| 陰虚・微熱 | ○ |
| 陽虚・全身冷え | ○ |
| 老人 | ○ |
| 小児 | ○ |
| 妊婦 | ○ |

| 自然の属性 | |
| --- | --- |
| 寒熱 | 平 |
| 昇降<br>収散<br>潤燥 | 潤 |
| 臓腑 | 肺、脾、肝、腎 |
| 季節 | 秋 |
| 五味 | 甘、酸 |
| 毒性 | 無毒 |

### 古典より

目に良いと言われているブドウを食べ過ぎると体に熱がこもり、目に悪いと古籍に記載されている。これは先祖代々の臨床体験なので、気をつけましょう。

### 話題の栄養素

**ビタミンP**▼ビタミンPはフラボノイド化合物で、柑橘類(フラボン)やソバ(ルチン)によく含まれている水溶性のビタミン様物質です。それはビタミンCの働きを助け、コラーゲンの合成を促進して毛細血管を丈夫にします。また、毛細血管の適度な透過性を維持する効能もあります。ビタミンPが不足すると、出血しやすくなったり、血液中のタンパク質が滲み出したり、細菌が侵入しやすくなります。その他、ビタミンPは毛細血管の収縮作用や血圧降下作用があります。臨床上では、止血剤としても利用されています。

**ポリフェノール**▼ポリフェノールは、抗酸化作用や抗老化作用などの効能があり、ブドウの種や皮に多く含まれています。ワインを造るとき、ブドウの皮と種を一緒に潰しているので、ブドウの果肉よりワインのほうがポリフェノール(主にケセルチンの量が多く、またアントシアニンには心疾患の予防や視力向上などの効果がある)が多く含まれています。

## 体質相性の解説

ブドウは寒熱の偏性はありません。水分が多く、ブドウ糖が豊富な果物ですが、干しブドウは糖分が多く、食べ過ぎると体が熱っぽくなりやすいため、もともと熱っぽい「肝陽亢盛」で高血圧の方にはよくないので控え目にしましょう。しかし、「陰虚」の方はいつも微熱があり、それにもかかわらず新鮮なブドウか干しブドウかを問わず、普通に食べられます。なぜなら、「陰虚」の方の熱は体液(陰分)の不足により生まれた熱で、「虚熱」とも言いますが、潤いの性質を持つブドウでその陰分を補充することにより、その虚熱が収まるので、食べてもよいのです。どんな体質の方も食べ過ぎないようにしましょう。

## 家庭療法への応用

**慢性胃炎**▼食事前に干しブドウ六~九gをよく噛んで食べる。

**嘔吐**▼生ブドウの汁五〇㎖に生姜汁少々をよく混ぜて飲む(この方法は胃が弱く、空腹時に胃の調子が悪くなるなどの症状がある方に適するが、食べ過ぎの消化不良による嘔吐には適さない)。

**黄疸**▼新鮮なブドウの根三〇gに水六〇〇㎖を加えて、三〇〇㎖まで煎じて、毎日三回に分けて飲む(この方法は黄疸の症状がある肝炎のある方に適応)。

**高血圧**▼新鮮なブドウの汁三〇〇㎖を新鮮なセロリの汁三〇〇㎖と混ぜて毎日二回に分けて十五日間連続して飲む(この方法は熱っぽく、顔面発赤の高血圧の方に適応)。

**胸焼け**▼ブドウの種の油十五㎖を頓服すると胃酸を抑制できる。

## 栄養素の上手な摂り方

ブドウにはブドウ糖が多く含まれ、ビタミン$B_1$を消耗せず素早くエネルギーに変えるので、疲労回復に効果があり、特に干しブドウは高カロリー食品で、老人や病気の回復に非常によい食品です。干しブドウ約十八gを毎日三回に分けて食べることをお薦めします。ポリフェノール類は酸化しやすく、体内で酸素を素早く奪い、体の酸化を抑制しますが、いくら摂ってもその効能は数時間ぐらいしか続きません。しかし、体の酸化は二四時間進んでいるので、一種類の食材にこだわらず異なる時間に、さまざまな食料品から抗酸化作用のある栄養素を摂ることをお薦めします。

## ブドウと薬との相性

利尿剤などのカリウム剤を服薬する方はカリウムの豊富なブドウと一緒に食べると胃痙攣や腹の張り、下痢、心動悸などの症状を引き起こしやすいので気をつけましょう。また、酸と結晶しやすい薬と果酸の豊富なブドウとを一緒に食べると、腎結石などの原因になり、一緒に食べないほうがよいでしょう。ブ

### 豆知識

**ブドウと一緒に食べてはいけない食品**

▼カニやエビなど海鮮類と一緒に食べないように。ブドウには果酸が多いので、魚類のタンパク質の栄養価を低下させ、カルシウムと結合して消化できず、嘔吐や下痢などの症状を起こしますので、心掛けましょう。

▼大根と一緒に食べないように。大根と植物色素の多いブドウとを一緒に食べると、腸内で甲状腺を抑制する物質を造り、甲状腺腫を誘発しやすいので、一緒に食べないようにしましょう。

ドウなど、カリウムと果酸の豊富な果実を食べる場合、それぞれ薬は時間をずらして飲みましょう。

**コラム**

ブドウの皮にはタンニンと酒石酸が含まれ、タンニンはポリフェノール類の一種で、抗酸化作用や抗菌作用などの効能があります。酒石酸は防腐の効能が知られています。ブドウの種はプロアンチシアニジンという成分が含まれ、これはビタミンCの二〇倍、ビタミンEの五〇倍の強い抗酸化作用を持ちます。心臓病、動脈硬化などに効果があり、強い利尿作用もあります。ブドウの実より、皮ごと潰した汁やぶどう酒にその成分が多く含まれています。ブドウの根、つる、葉は足腰の痛みを和らげ、利尿を促進してむくみを解消します。

**ワンポイント**

ブドウは日本では生食が主流です。ブドウの主成分は糖質で、その含有量は果物の中でトップクラスですが、その内容はブドウ糖や果糖がほとんどです。収穫時の糖度は、デラウエア(アメリカ産)が二十%、キャンベルアーリー(アメリカ産)が十八%、巨峰(アメリカ産)が十七%、ネオマスカット(ヨーロッパ産)が十九%です。ブドウ糖が多いネオマスカットは胃への負担がより少ないため、胃腸が弱い方にお薦めします。

<table>
<tr><th>分類</th><th colspan="2">名称</th><th colspan="2">特徴</th><th>効能</th></tr>
<tr><td rowspan="2">単糖(還原糖)</td><td colspan="2">ブドウ糖</td><td colspan="2">①分解できない。<br>②肝臓の解毒を助ける。<br>③$B_1$を消耗しない。<br>④血糖を高めるのが早い。</td><td rowspan="2">エネルギーとして直接吸収して利用できる。</td></tr>
<tr><td colspan="2">果糖</td><td colspan="2">一番甘く、体内でブドウ糖に転換できる。吸収率が低くデンプンより血液中脂質を高めるため、血糖への影響が少ない。</td></tr>
<tr><td rowspan="3">双糖</td><td colspan="2">乳糖</td><td>人乳や牛乳に含まれる。</td><td rowspan="3">$B_1$を消耗する。消化しにくく、腹脹、下痢を引き起こす。</td><td rowspan="3">最後にはブドウ糖になり、エネルギー源となる。</td></tr>
<tr><td colspan="2">麦芽糖</td><td>血糖への影響が早く、甘い、水に溶け、インシュリンを高める働きがある。</td></tr>
<tr><td colspan="2">ショ糖</td><td></td></tr>
<tr><td>糖アルコール(ブドウ糖の還元によって生成される)</td><td colspan="2">ソルビトール<br>マルチトール<br>(還元麦芽糖)</td><td colspan="2">植物の葉の部分で合成され、果実内に移行して貯蔵される。熟すとブドウ糖や果糖に変換する。低カロリーで甘味が強い。</td><td>たくさん食べると便通がよくなる。</td></tr>
<tr><td rowspan="3">多糖(十個から数万個の単糖が結合した糖分で、自然界には何百種とあり、消化後単糖になる)</td><td>炭水化物</td><td>アミロース<br>アミロペクチン</td><td>穀物の主成分で大部分はデンプン</td><td>血糖への影響が早く、甘い。水に溶け、インシュリンを高める働きがある。消化できる。$B_1$を消耗する。</td><td>消化され最後はブドウ糖になる。エネルギー源として重要である。</td></tr>
<tr><td rowspan="2">食物繊維</td><td>真菌多糖(糖タンパク質)<br>β-グルガン</td><td colspan="2" rowspan="2">①水に溶解しない。<br>②甘くない。<br>③消化できる。<br>④粘る。</td><td rowspan="2">免疫力を高める。<br>抗ガン作用。<br>肝機能を回復する。<br>血圧降下作用。</td></tr>
<tr><td>植物多糖</td></tr>
<tr><td rowspan="2">砂糖の誘導体(3~10個程度が結合、低甘度)</td><td colspan="2">オリゴ糖</td><td colspan="2">分解、消化吸収しにくい。腸内ビフィズス菌の増殖を促す。</td><td>低カロリーで甘味料として使用され、肥満にならない。ビフィズス菌の増殖を助ける。食物繊維に似た効能がある。</td></tr>
<tr><td colspan="2">パラキン糖</td><td colspan="2">胃の中で消化してしまい、腸にまで至らない。</td><td>虫歯の予防。</td></tr>
</table>

# バナナ

## 高血圧、疲労回復、便秘に効くスタミナ源

### 原産地と別名

学　名　*Musa Acuminata Colla*
バショウ科
英語名　Banana
中国名　香蕉（シァンジアオ）
原産地　東南アジアマライ地域

| 体質・症状 | 相性 |
|---|---|
| 気血両虚・下痢気味 | △ |
| 食積痰湿・消化不良 | △ |
| 肝陽亢盛・高血圧 | ◎ |
| 気滞うっ血・血行悪い | ○ |
| 陰虚・微熱 | ○ |
| 陽虚・下痢 | × |
| 老人・便秘 | ◎ |
| 小児 | ○ |
| 妊婦 | ○ |

| 自然の属性 | |
|---|---|
| 寒熱 | 寒 |
| 昇降<br>収散<br>潤燥 | 潤、降 |
| 臓腑 | 肺、脾 |
| 季節 | 通年 |
| 五味 | 甘 |
| 毒性 | 無毒 |

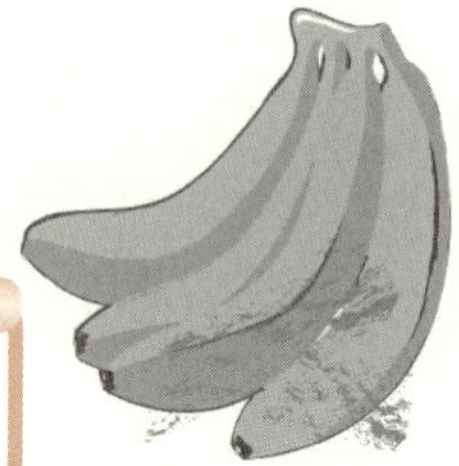

### ルーツ

バナナの栽培の起源は東南アジアマライ地域で、日本への伝来は、一六世紀の中期にポルトガル伝教師ルイスが織田信長にバナナを献上したときとされています（明治時代説もある）。最初、沖縄、九州南部で栽培されていました。しかし現在、日本で市販されているバナナはほとんどフィリピンや台湾からの輸入品です。

### 東洋医学的効能

**清熱潤肺《セイネツジュンパイ》**▼体内にこもった余分な熱を収め、肺を潤す

**潤腸通便《ジュンチョウツウベン》**▼腸を潤し、便通をよくする

**解毒《ゲドク》**▼酒毒を解する

### 現代の研究より

**抗菌作用**▼バナナのアルコール抽出物には抗菌作用や抗真菌作用がある。

**抗潰瘍作用**▼未熟なバナナにはストレスにより誘発された胃潰瘍を保護する作用がイギリスのルイス教授の研究により確認され、それはバナナのセロトニンという成分が胃酸を抑制するためと考えられている。

**免疫力を高める作用**▼バナナには血液の白血球をふやし、免疫力を高める作用が確認されている。

**疲労を回復する作用**▼バナナにはクエン酸や少量のビタミンB族などの成分が含まれ、これらに乳酸やビルビン酸を分解する効能があり、疲労回復に役立つ。

### 話題の栄養素

**プロメリン**▼タンパク質の消化酵素であり、六〇℃以上の熱に弱く、強い酸やアルコールにも弱いです。タンパク質の消化を促進し、消炎作用やむくみの解消などの効能もあります。バナナやパイナップルには多く含まれています。

**セロトニン**▼バナナに含まれるこの成分は脳をリラックスさせる作用があり、イラだちを解消したり、胃酸を抑制したりする効能があります。

**オリゴ糖**▼バナナの消化吸収しやすい糖分の一つ。数個の単糖がつながったもので低甘調味料として使われています。また、オリゴ糖は腸内の善玉菌、ビフィズス菌の大好物で整腸作用があり、免疫機能の向上にも役立ちます。ほかにコレステロール低下作用もあります。

**ペクチン**▼バナナは食物繊維が豊富ですが、これはペクチンという水溶性食物繊維で、腸壁を保護し、老廃物をとり入れて体外へ排出する整腸効能があります。

## 体質相性の解説

バナナは「寒潤性」で便通を促す作用があり、下痢傾向のある「気血両虚」の方や「陽虚」などの方は、一層下痢する恐れがあるので控え目に。熱っぽい「肝陽亢盛」で高血圧の方や、便が硬く便秘がちの「老人」には良いでしょう。また、バナナの水溶性食物繊維は水をたっぷり取り込んでいるので、「食積」で便が硬い方には良いですが、しかし、体内の余分な水分（湿邪）が溜まっている方には一層負担になるので、控え目に。

## 家庭療法への応用

**高血圧▼**バナナ六本を毎日三回に分けて食べる。続けて食べると血圧が治まる。

また、バナナの皮六〇gを煎じて毎日少しずつ飲むのも有効（これらの方法は顔が赤く熱っぽく便秘のある高血圧に適応するが、末梢血管の循環が悪い高血圧の方、下痢傾向の方、糖尿病を伴った方には適さない）。

**胃潰瘍▼**バナナ四本を毎日二回に分けて食べる（糖尿病の方には不向き）。

**子宮下垂▼**バナナの根六〇gを煎じて毎日飲む（飲む量は患者の胃腸状態に合わせて適当に調整）。

**できもの▼**バナナの花二輪を少し煎じて飲む（小児の皮膚に有効）。

**やけど▼**皮を剥いたバナナをすり潰して取った汁を毎日二回患部に塗る。

**皮膚の化膿疹▼**葉を適量すり潰して患部に毎日二回貼り付ける。

### コラム

バナナは高カロリーの果物でさまざまな作用があり、その皮、根、茎、葉ともにそれぞれの効果もあるということが古い書籍に記載されています。バナナの皮は便秘を伴った高血圧に、根は子宮下垂に、花は小児のでき物に、茎や葉は皮膚の炎症に効きます。バナナの汁は美肌に。

## 栄養素の上手な摂り方

バナナは、デンプンも多く含まれ、他の多種類の糖類も含み、吸収しやすく、持久力と競技レベルを高めます。その反面、糖尿病に不利なので食べない方がよいでしょう。バナナを室温に置くと、皮に小さな黒い斑点があらわれます。これはバナナの一番美味しい時期で、免疫機能を高める作用も高まります。バナナは脳を活性化させ、気持ちを愉快にさせるセロトニンの合成を助けます。

## 論評

バナナは食べやすいですが、いくつかの注意点があります。まず、一〇〇gのバナナには三二四mgのカリウムが含まれているので、カリウム剤を服用している方は食べないほうが安全でしょう。

バナナにはチラミンが豊富ですが、チラミンと抗生物質などの薬物とを一緒に摂取すると高血圧を誘発します。医師の指導に従いましょう。しかし、バナナを食べても血圧は上がりません。

更に、一〇〇gのバナナには三三一mgのマグネシウムを含み、空腹で大量に食べると動悸などの症状を誘発する恐れがあります。また、バナナにはエリスロマイシン類の抗生物質の治療効果を低下させる恐れがあるので控え目に。

バナナは高カロリーでデンプンやショ糖・果糖・ブドウ糖を含み、食べるとすぐに血糖が上昇し、二時間後でも下がりきらないという特徴があるので、糖尿病の方は摂らないようにしましょう。

# パイナップル

## 消化を助け、利尿効果があり、二日酔いに効く

### 原産地と別名

バショウ科
学　名　Ananas comosus (L.) Merr
英語名　Pineapple
中国名　菠蘿（ボールオ）
原産地　南アメリカ

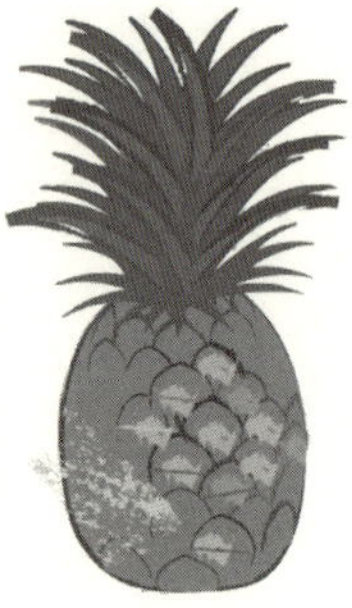

### ルーツ

原産地は南アメリカで、日本には十九世紀の初め頃に伝わってきました。現在日本で市販されているものの三二％は沖縄、南九州産で、そのほかは台湾、フィリピン、ハワイ産です。

### 東洋医学的効能

**生津止渇《セイシンシカツ》**▼唾液の分泌を促進してのどの渇きを解消する

**健脾消食《ケンピショウショク》**▼胃腸の機能をよくし、消化を助ける

**利尿除湿《リニョウジョシツ》**▼利尿効果があり、余分な水分（湿邪）を除く

### 現代の研究より

**疲労回復作用**▼パイナップルにはクエン酸が含まれているため、抗酸化作用があり、ビタミンCと協力し合い、疲労回復作用を発揮する。

**消化の促進作用**▼パイナップルにはプロメリンというタンパク質を消化する酵素が含まれ、クエン酸とともに消化を促進する。

| 体質・症状 | 相性 |
|---|---|
| 気血両虚・胃腸弱い | △ |
| 食積痰湿・消化不良 | ○ |
| 肝陽亢盛・高血圧 | ○ |
| 気滞うっ血・血行悪い | ○ |
| 陰虚・微熱 | ○ |
| 陽虚・冷え症 | △ |
| 老人・下痢 | ○ |
| 小児 | ○ |
| 妊婦 | △ |

| 自然の属性 | |
|---|---|
| 寒熱 | 平 |
| 昇降<br>収散<br>潤燥 | 潤、収 |
| 臓腑 | 肺、脾、腎 |
| 季節 | 通年 |
| 五味 | 甘、酸 |
| 毒性 | 無毒 |

### ワンポイント

**栄養素と薬物**▼パイナップルにはより多く果酸が含まれ、それを牛乳と一緒に食べると消化しにくい固まった結合物質になり、牛乳の栄養素の消化吸収に悪影響を及ぼすので、よい組み合わせとはいえないでしょう。また、大根と一緒に食べるとチロキシンの働きを高める物質を抑制して、甲状腺腫を誘発するおそれがあるので気をつけましょう。抗生物質（スルホンアミド類やエリスロマイシン類）と一緒に食べると治療効果に悪影響を及ぼすので、その類の抗生物質を服用する間、パイナップルを摂取することには気をつけましょう。

### 話題の栄養素

**プロメリン**▼タンパク質の消化酵素であり、六〇℃以上の熱に弱く、強い酸やアルコールにも弱いです。タンパク質の消化を促進し、消炎作用やむくみの解消などの効能もあります。バナナやパイナップルには多く含まれています。

**クエン酸**▼パイナップルの有機酸の八五％はクエン酸で、それは乳酸の蓄積を抑制して疲労回復に役立ちます。また、その抗酸化作用により美肌効能も発揮し、さらに、クエン酸はカルシウムの吸収を促進し、骨粗鬆症の防止にも役立ちます。

## 体質相性の解説

パイナップルは潤いの性質を持ち、消化を促進する効能があり、腸内の有害物質の分解作用もあります。消化不良のある「食積痰湿」の方には非常に良いですが、その酸味などの刺激によって胃腸が不調になりやすいので、胃腸が弱い「気血両虚」の方や「陽虚」の方は控え目に。また、利尿作用があり、腎炎にも効くと言われていますが、おそらく、腎炎初期には良いのですが、「陽虚」で腎不全の方には適しません。ほかに、パイナップルを食べるとアレルギー反応を引き起こしやすいので、胎児の安全のために「妊婦」は気をつけたほうがよいでしょう。

## 家庭療法への応用

**慢性気管支炎**▼パイナップル一二〇g、ハチミツ三〇gに少量の水を加えて煎じて飲む。

**下痢**▼パイナップルの葉三〇gを煎じて飲む。

**消化不良**▼パイナップル一個をすり潰して汁を取る。毎日食後一〇〇㎖程飲む。

**腎炎**▼パイナップル六〇g、新鮮な茅根《ボウコン》(漢方薬)三〇gを二〇〇㎖まで煎じて毎日二回に分けて飲む(この方法は腎炎の初期に適応する)。

**暑気当たり**▼パイナップルの汁を水で薄めて飲む。

### コラム

パイナップルの色素はカロチノイドですがビタミンAとしての効能は少ないとされています。一〇〇gのパイナップルに二五㎎のビタミンCが含まれ、また十五%の糖分を含みます。熟せば大部分の糖分はショ糖に変わり、甘味は一層増えます。

## 栄養素の上手な摂り方

パイナップルにはアレルギーを引き起こす水溶性の成分が含まれているので、食べるとき小さなかたまりに切り分けて、薄い塩水に漬けておくとその成分の大部分が水に溶け、より安全になり、塩と合わさることで酸味が減り、甘味を増してまろやかになります。

タンパク質の消化酵素は熱や酸、酒に弱いので、調理はできるだけ高温でせず、デザートやフルーツサラダのようにして、肉食時、生のまま肉と一緒に口の中でよくかんで食べるほうが、消化促進作用を発揮させるにはよいでしょう。また、肉料理の前に肉の上に二時間ほどパイナップルをのせておくと、肉が軟らかくなります。空腹時に食べる場合、胃液はパイナップルのタンパク質消化酵素を分解してしまうほか、アレルギー反応を起こして、嘔吐やむかつきなどの症状が現れることもあります。

## 論評

**パイナップルパイ**▼オーブンで高温で焼くと消化酵素をはじめ、ビタミンCも破壊されるので、消化酵素や抗酸化作用のためにはできるだけ高温や長時間の加熱を避けるようにしましょう。

**酢豚**▼酢豚は中華の定番メニューの一つで、パイナップルがよく使われています。調理方法で酢を使い、高温で炒めることにより消化酵素を破壊してしまい、プロメリンの効能が期待できないようです。缶詰めのパイナップルは加熱処理されているのでプロメリンの効果は失われています。その消化酵素を期待するなら新鮮なままで食べましょう。

ビタミンCとクエン酸
肌の美白効果

# レモン（檸檬）

**原産地と別名**

学　名　ミカン科　Citrus Limon (L.) Burm. f.
英語名　Lemon
中国名　檸檬（ニンメン）
原産地　インド

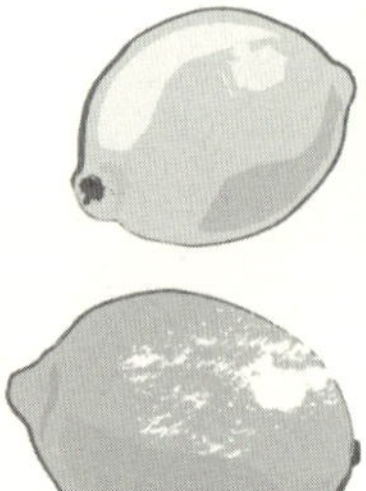

| 自然の属性 | |
|---|---|
| 寒熱 | 平 |
| 昇降<br>収散<br>潤燥 | 収斂 |
| 臓腑 | 胃 |
| 季節 | 通年 |
| 五味 | 酸、甘 |
| 毒性 | 無毒 |

| 体質・症状 | 相性 |
|---|---|
| 気血両虚・潰瘍 | △ |
| 食積痰湿・消化不良 | ○ |
| 肝陽亢盛・高血圧 | ○ |
| 気滞うっ血・胃酸多い | △ |
| 陰虚・微熱 | ○ |
| 陽虚・胃腸弱い | △ |
| 老人 | ○ |
| 小児 | ○ |
| 妊婦 | ○ |

**コラム**

肉や魚料理にレモン汁をかけると臭みを解消します。レモン汁には漂白作用があり、化粧品によく利用されます。ビタミンCはビタミンKと結合しやすく、Kの治療効果が減ります。出血でビタミンKを服用中の方は注意。また、ビタミンCは熱と酸素に弱いので、レモンは調理の最後に。

## 東洋医学的効能

**化痰止咳《ケタンシガイ》（皮）**▼痰を除き、咳を止める

**生津健脾《セイシンケンピ》**▼津液（唾液など）の分泌を促進して、胃腸の働きを増進させる

## 現代の研究より

**疲労回復作用**▼レモンの酸味成分であるクエン酸には乳酸の蓄積を抑制し、筋肉痛の回復、肌の美容などの効果がある。

## 体質相性の解説

レモンの酸味がきつく、胃腸の弱い「陽虚」の方や「気血両虚」で胃・十二指腸潰瘍の方は控え目に。また、「気滞うっ血」の方はもともと肝の気血の巡りが悪く、胃酸過多の傾向があるので「発散」する効果のあるアルカリ性の食物が必要ですが、「収斂」作用を持つ酸性のレモンは逆効果で適しません。「食積痰湿」の方にはお薦めします。

## 家庭療法への応用

**咽の渇き**▼レモン一個の外皮を除き、すり潰してお湯をかけて飲む。

**体部白癬**▼レモン一個を皮のまますり潰して汁を取り、毎日四回患部に塗る。

**小児百日咳**▼レモン一個に氷砂糖少々を加え、蒸して毎日二回に分けて食べる。

## 話題の栄養素

**クエン酸**▼レモンの酸味にはクエン酸が豊富で、果物の中でトップクラスです。クエン酸はドロドロの脂肪をサラサラにする働きがあり、タンパク質の分解・消化を促進して血行をよくし、体の機能を回復させる作用が注目されています。また、クエン酸の働きによりCTサイクル（疲労を回復させる回路）を円滑にして疲労回復にも役立ちます。

**ビタミンC**▼ビタミン$B_1$の吸収力を高め、ともに細胞膜を丈夫にして抵抗力を高めるよう働きます。レモンのビタミンCの含有量は一〇〇gの果汁に五〇mgです。そもそもビタミンCの発見は、壊血病の兵士にレモンを食べさせると壊血病が治ったということがきっかけでした。

| 体質と果物相性表 | 気血両虚 | 食積痰湿 | 肝陽亢盛 | 気滞うっ血 | 陰虚 | 陽虚 | 老人 | 小児 | 妊婦 |
|---|---|---|---|---|---|---|---|---|---|
| さくらんぼ | ◎ | ○ | △ | ○ | △ | ◎ | ○ | ○ | ○ |
| いちご(苺) | ○ | △ | ◎ | ○ | ◎ | × | ○ | ○ | ○ |
| すもも | △ | △ | ◎ | ○ | ○ | △ | △ | ○ | △ |
| もも(桃) | ◎ | △ | △ | ○ | △ | ◎ | ○ | ○ | ○ |
| メロン | △ | △ | ○ | ○ | ○ | △ | △ | △ | ○ |
| アボカド | △ | △ | ○ | ○ | ○ | △ | △ | ○ | ○ |
| びわ(枇杷) | ○ | ○ | ◎ | ○ | ◎ | △ | ○ | ○ | ○ |
| すいか(西瓜) | △ | ○ | ◎ | ○ | ○ | × | △ | △ | △ |
| マンゴー | △ | ○ | ◎ | ○ | ○ | △ | △ | ○ | △ |
| うめ(梅) | △ | ○ | ◎ | △ | ○ | △ | ○ | △ | ○ |
| グレープフルーツ | △ | ○ | ◎ | ○ | ○ | × | △ | △ | △ |
| オレンジ(ネーブルオレンジ) | △ | △ | ○ | ○ | ○ | × | △ | △ | △ |
| みかん(蜜柑) | ○ | △ | △ | ○ | ○ | ○ | ○ | ○ | ○ |
| かりん(花梨) | △ | ○ | ○ | ○ | △ | ○ | ○ | ○ | ○ |
| なし(梨) | △ | ○ | ◎ | ○ | ◎ | × | ○ | △ | ○ |
| りんご(林檎) | △ | ◎ | ◎ | ○ | ○ | △ | ○ | ○ | ○ |
| キウイフルーツ | △ | ○ | ◎ | ○ | △ | × | △ | ○ | ○ |
| いちじく(無花果) | ○ | ○ | ◎ | ○ | ○ | ○ | ○ | ○ | ○ |
| ざくろ(石榴) | △ | ○ | ○ | ◎ | △ | △ | ○ | △ | ○ |
| かき(柿) | △ | △ | ◎ | ○ | ◎ | × | △ | △ | ○ |
| ぶどう(葡萄) | ○ | ○ | ○鮮 △干 | ○ | ○ | ○ | ○ | ○ | ○ |
| バナナ | △ | △ | ◎ | ○ | ○ | × | ◎ | ○ | ○ |
| パイナップル | △ | ○ | ○ | ○ | ○ | △ | ○ | ○ | △ |
| レモン(檸檬) | △ | ○ | ○ | △ | ○ | △ | ○ | ○ | ○ |

# 第3章

# 野　菜

「一方水土養一方人」
（一方の水土は一方の人を養う）
（その地域の水と特産物はその地域の人を補強するの意）

# にんじん（人参）

胃腸の働きを助け、各体質に合う野菜

### 原産地と別名

セリ科
学　名　Daucus carota L. var.
英語名　Carrot
中国名　胡蘿蔔（フールォポ）
原産地　インドの北部（アフガニスタン説も）

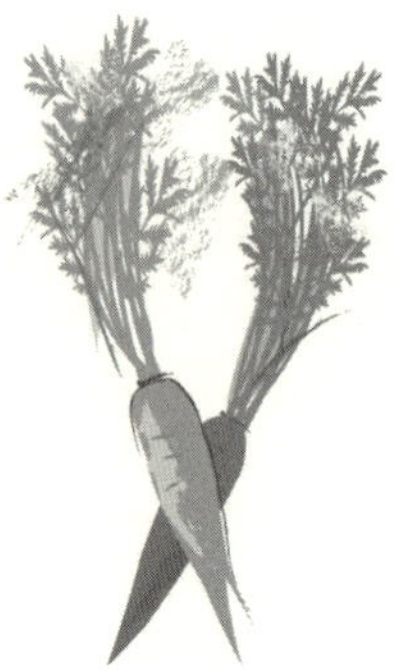

| 体質・症状 | 相性 |
| --- | --- |
| 気血両虚・胃腸弱い | ○ |
| 食積痰湿・消化不良 | ○ |
| 肝陽亢盛・高血圧 | ○ |
| 気滞うっ血・血行悪い | ○ |
| 陰虚・微熱 | ○ |
| 陽虚・全身冷え | ○ |
| 老人 | ○ |
| 小児 | ○ |
| 妊婦 | ○ |

| 自然の属性 | |
| --- | --- |
| 寒熱 | 微温 |
| 昇降<br>収散<br>潤燥 | 潤、降 |
| 臓腑 | 肺、脾、肝 |
| 季節 | 秋、冬 |
| 五味 | 甘、辛 |
| 毒性 | 無毒 |

### ルーツ

非常に品種の多い緑黄色野菜で、元の時代、十六世紀頃、中国経由で日本に伝えられた東洋系のものと、江戸後期にイラン経由でヨーロッパに伝えられた西洋系のものに大きく分類されます。現在、市販されているのは西洋系が主体です。

### 東洋医学的効能

**健脾化滞《ケンピケタイ》**▼胃腸の働きを活発にし、食滞を除く

**寛中下気《カンチュウゲキ》**▼胃腸の働きを高め、気の巡りを助ける

**利胸膈《リキョウカク》**▼胸が詰まって息苦しい感じを解消する

**安五臓《アンゴゾウ》**▼五臓を調和させる

### 現代の研究より

**血糖値の降下作用**▼生のニンジンには血糖値の降下作用をもつ成分が含まれていると認められている。

**老化防止作用**▼ニンジンのβ-カロチンは抗酸化作用、老化防止作用がある。

**抗ガン作用**▼ニンジンにはβ-カロチンが豊富で、少量のβ-カロチンの摂取には抗ガン作用があるという報告があるが、多量に摂取すると、逆にガンの発生率が高くなるという報告もある。

### コラム

ニンジンの主成分β-カロテンは細胞壁内にあり、その壁は消化しにくいですが油で溶かすことができるので、油で炒めるか煮物に油を入れるのがコツです。しかし、ニンジンは葉のほうにβ-カロチンが多く含まれており、カルシウムも根部の五倍、鉄分もより多く含みますので、それらの栄養素をとるために葉も食べましょう。金時ニンジンの色の成分はリコピンという色素で、抗ガン作用が注目されています。

### 話題の栄養素

**β-カロチン**▼ニンジンには多くのβ-カロチンが含まれることがよく知られています。β-カロチンは体内でビタミンAに変わり、目の働きに深く関わります。また、抗酸化作用があり皮膚と粘膜を潤す働きや肌をきれいにする働きもあります。油溶性で、ニンジンを油で炒めたときのβ-カロチンの吸収率は六〇%であるのに対して、生食での吸収率は八%しかありません。また、酢はβ-カロチンを破壊してしまいます。

## 体質相性の解説

ニンジンは人を害することのない野菜として知られます。しかし、ニンジンばかり多量に食べると膨満感をもたらし、胃の負担になりますので、適量をバランス良く食べましょう。

**豆知識**

ニンジンにはカリウムを排除する成分が含まれ、利尿剤を使用している方はニンジンを食べるとカリウム低下症（症状はだるい、不安、胃がむかつくなど）を引き起こしやすいので気をつけましょう。

## 家庭療法への応用

**とり目**▼ニンジン適量をゴマ油とともに煮て、常食する。

**貧血**▼ニンジン六〇gとナツメ七個を煎じて常食する。

**糖尿病**▼ニンジン適量を生食、あるいは煮て、常食する。

**高血圧**▼生のニンジンジュース九〇mlを毎日三回ずつ飲む。新鮮さを保つために飲む直前に作ること。

**老年性便秘**▼ニンジン二五gを煮て、蜂蜜と一緒に毎日二回食べる。

## 栄養素の上手な摂り方

β-カロチンをうまく摂るコツは、油で調理し、酢を用いないことです。ニンジンのβ-カロチンは皮に多く含まれるので、皮も利用しましょう。

## 料理論評

**なます**▼ビタミンCやβ-カロチンを摂るにはよい組み合わせとはいえません。この料理の効能は、食物繊維の整腸作用とクエン酸の抗酸化作用、血中コレステロールの降下作用などがあげられます。

## 上手な組み合わせ

ニンジンはレバーと一緒に炒めるか蒸して、ゴマ油をかけ、ご飯と一緒に食べると、とり目や角膜乾燥症の防止になります。ニンジンとお米を一緒にお粥にすると、胃腸の弱い方の消化不良によく効きます。レバーの臭みに弱い方には薄切りの生レバーを牛乳に一〇分くらい漬けてから料理をすればよいでしょう。

〜〜胃腸を丈夫にする〜〜

### ニンジンとレバーの炒め

【材料】
ニンジン……1/2本
タマネギ……1/2玉
ピーマン……1/2個
レバー……五〇g

【調味料】
油……大さじ二
片栗粉（水溶き片栗粉）少々
塩、料理酒、醤油、砂糖 各少々

【作り方】

❶ニンジンはイチョウ切り、ピーマンは角切りにして、タマネギはスライスし、レバーは薄切りにしておく。

❷薄切りレバーを水で軽く洗い、沸騰したお湯五〇〇mlにレバーを入れ、色が変わったら取り出して冷水で洗っておく。

❸厚手の鍋に油をしき、ニンジンを入れて、中火で油が少しオレンジ色になるまで炒める。

❹香りがしてきたら、タマネギを入れ手早く炒め、さらに❷のレバーを入れて軽く炒める。最後にピーマンを入れて少し炒める。

❺水溶き片栗粉に塩・しょう油・砂糖で調味し、❹にかけ、とろみが出るまで少し炒める。

❻最後にゴマ油をふりかけ味を調えて完成。

この料理は、ニンジンとレバーを先に加熱してアスコルビナーゼを破壊することで、ピーマンのビタミンCを生かし、β-カロチンも大量に溶出できます。タマネギのアリシンとレバーのビタミン$B_1$は熱に弱いので、火を通す時間をできるだけ短くしましょう。ビタミンCとタマネギのアリシンが、レバーのビタミン$B_1$の吸収を促し、ピーマンとレバーに豊富な$B_2$・$B_6$と一緒に粘膜の再生に役立ちます。各々の栄養素を活用し、胃腸を丈夫にする一品です。

## 消化を助けてくれる野菜
# だいこん(大根)

**原産地と別名**

アブラナ科
学　名　Raphanus sativus L. var.
英語名　Japanese radish
中国名　大蘿蔔(ダールォポ)
原産地　多源説

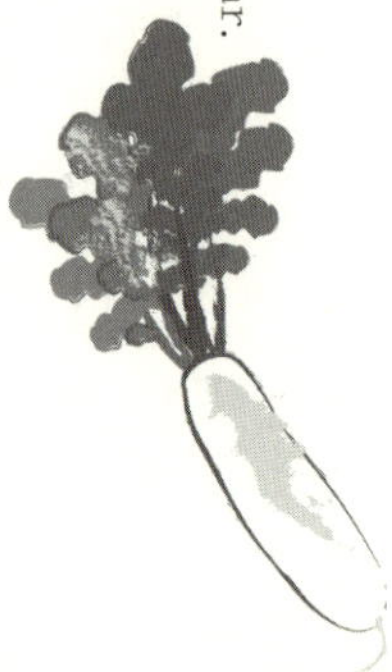

| 体質・症状 | 相性 |
|---|---|
| 気血両虚・胃腸弱い | △ |
| 食積痰湿・消化不良 | ◎ |
| 肝陽亢盛・高血圧 | ◎ |
| 気滞うっ血・血行悪い | ○ |
| 陰虚・微熱 | △ |
| 陽虚・全身冷え | △ |
| 老人 | △ |
| 小児 | △ |
| 妊婦 | △ |

| 自然の属性 | |
|---|---|
| 寒熱 | 涼(平) |
| 昇降<br>収散<br>潤燥 | 昇(生)<br>降(加熱食) |
| 臓腑 | 脾、胃、肺、三焦 |
| 季節 | 晩秋、冬 |
| 五味 | 辛(生)、甘(加熱) |
| 毒性 | 無毒 |

**豆知識**

ダイコンとミカンやパイナップルなどを一緒に食べるとチロキシンの働きを高める物質を抑制し、甲状腺腫を誘発する恐れがあるので気をつけましょう。カブは「平性」で刺激も軽く、カブの蒸し料理は冬のカゼ、特に老人のカゼに非常によいです。

**古典より**

古文献には「生食は気を上昇させるが、加熱食は気を降ろす」「ダイコンの食べ過ぎ、あるいは何首烏《カシュウ》、地黄《ジオウ》などの漢方薬と一緒に食べると白髪になる」「朝鮮人参とは作用が正反対のため、一緒に食してはいけない」などの記載がある。

**話題の栄養素**

**ジアスターゼ**▼ダイコンにはデンプンの消化酵素ジアスターゼをはじめ、さまざまな消化酵素が含まれており、消化を助け、胸やけを抑えて胃腸の働きを整えます。また、毒素を分解する作用も持ちます。酵素は皮に多いです。

**ビタミンC**▼ビタミンCは主にダイコンの葉に豊富で、抗酸化力があります。血管の粘膜を強化する働きもあります。

## 東洋医学的効能

**除風寒《ジョフウカン》**▼寒気からの風邪を回復させる

**寛胸利膈《カンキョウリカク》**▼胸苦しい感じを解消する

**下気和中《ゲキワチュウ》**▼気の巡りを促し、整腸して胃腸の働きを良くする

**化痰消食散結《ケタンショウショクサンケツ》**▼痰の出をよくし、消化を促す

**解毒《ゲドク》**▼体内の毒素を分解する

## 現代の研究より

**抗菌作用**▼ダイコンのアルコール抽出成分には、ブドウ球菌や真菌に対する抗菌作用がある。

**胆石形成の予防**▼生ダイコン汁には胆石形成を予防する効果がある。

**ガンの予防作用**▼ダイコンの食物繊維(リグニン)はマクロファージという免疫細胞の働きを高めたり、ガン細胞の発生を抑制したり、胃腸の働きを整える効果がある。これらの総合的な作用で免疫力を高める効果が発揮される。また、抗ガン作用を持つインターフェロンの誘発物質も含まれており、生ダイコンを薄く切って、よく噛んで唾液と混ぜて食べるのが、その抗ガン作用を引き出すコツ。

## 体質相性の解説

ダイコンは「涼性」(平性や温性説もある)で、消化不良を解消する力が強く、「食積痰湿」で消化不良の方や、「肝陽亢盛」で高血圧の方にも良いですが、便通を促すため、もともと下痢傾向で胃腸の弱い「気血両虚」の方には適しません。

## 家庭療法への応用

**カゼ、鼻水**▼ダイコンの薄輪切り数枚と適当に切った白ネギ一本をお湯に入れ、少し煮て飲む。

**咳痰**▼ダイコン1/3を輪切りにして、青ネギの根本の白い部分六本分とショウガ一〇gを入れて煮、茶碗一杯分を飲む。できるだけ全部食べる(寒けがあって、薄い透明な痰が多い咳には適用できるが、空咳には向かない)。

**しもやけ**▼ダイコンを輪切りにし、温めて皮膚の色が赤くなるまで毎晩患部に当てる。治るまで一日四回行う。

**やけど**▼ダイコンの汁を患部に塗る。お湯によるやけどに適応。

## 栄養素の上手な摂り方

ダイコンにはカルシウムの吸収を阻害するシュウ酸は含まれず、小魚などと煮物にすれば、カルシウムが吸収されやすく、骨粗鬆症に良いでしょう。ジアスターゼは熱に弱く損失も早いので、ダイコンおろしは食べる直前にするのがコツです。辛み成分アリルマスタード油は胃腸の消化を促す作用がありますが、アクを取りすぎると失われてしまいます。

**ワンポイント**

麺を食べた後にダイコンを食べると麺の「熱性」を抑え、胃をすっきりさせることができます。また、魚と一緒に煮ると魚の臭みを消すことができます。

## 料理論評

**ダイコンおろし**▼ダイコンおろしには焼き魚の焦げに含まれる発ガン物質を解消する成分が含まれ、焼きサンマにダイコンおろしを添えるのは非常に上手な組み合わせですが、ダイコンおろしの量をもっと増やしましょう。

~血中コレステロールを減らす~

### ダイコンとニンジンのあんかけ

【材料】
ダイコン……八〇g
ニンジン……三〇g
さやいんげん……一〇g
干しえび……二~三個
白ネギ(斜切り)……少々

【調味料】
砂糖……小さじ1/2
塩、片栗粉、ごま油…少々
水……1/4カップ

【作り方】
❶干しエビを少し軟らかくなるまでぬるま湯でもどす。
❷ダイコンとニンジンは小さい角切りにし、さやいんげんは筋を取っておく。
❸沸騰した鍋にダイコンとニンジンを入れ五分煮て、ザルにあげておく。同じ湯でさやいんげんを二分ほどゆで、取り出して冷水にさらしザルにあげておく。
❹油をいれて熱したフライパンで白ネギを軽く炒め、香りがたったら❸のダイコン・ニンジン・さやいんげんと❶のエビを入れて一分ほど炒める。
❺水溶き片栗粉に塩と砂糖を入れ味を調節して❹にかけ、とろみが出たらゴマ油を少しふりかけて出来上がり。

この料理はコレステロールの含有量はごく少ないですが、軟らかく口当たりがよく、食物繊維、β-カロチンやビタミンCが豊富で、血中コレステロールを減らします。老人にもやさしい一品です。

肌の「天然美容品」として注目される

# たまねぎ（玉葱）

**原産地と別名**

ユリ科
学　名　*Allium cepa L.*
英語名　Common onion
中国名　洋葱頭(ヤンツォントウ)
原産地　西アジア

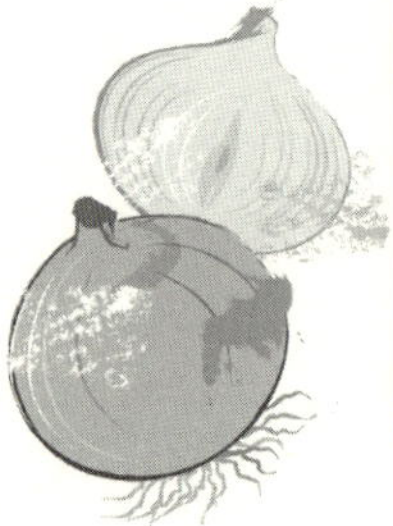

| 体質・症状 | 相性 |
|---|---|
| 気血両虚・胃腸弱い | ○ |
| 食積痰湿・消化不良 | ○ |
| 肝陽亢盛・高血圧 | △ |
| 気滞うっ血・血行悪い | ○ |
| 陰虚・微熱 | △ |
| 陽虚・全身冷え | ○ |
| 老人 | ○ |
| 小児 | ○ |
| 妊婦 | ○ |

| 自然の属性 | |
|---|---|
| 寒熱 | 温 |
| 昇降<br>収散<br>潤燥 | 昇 |
| 臓腑 | 肺、胃、肝 |
| 季節 | 春末 |
| 五味 | 辛(生)、甘(加熱) |
| 毒性 | 無毒 |

## 話題の栄養素

**カリウム**▼タマネギにはカリウムが豊富で、カリウムの利尿作用によりむくみを消す効果があります。

**アリシン**▼タマネギの辛味にはアリシンという成分が含まれます。アリシンはビタミン$B_1$の吸収を高め、新陳代謝を促進して体力をつける作用を持ちます。また、胃の消化を助け、食欲を増進させる作用もあります。さらに発汗作用もあり、皮膚の毛穴の老廃物を吹き出させ、肌の新陳代謝を促進します。そして最近、アリシンは発ガン物質を肝臓で分解する酵素の働きを助ける作用もあることが分かりました。加熱するとアホエンになります。

**ケルセチン**▼フラボノイド類で抗酸化作用があり、血圧降下の効果もありますが、タマネギのきつね色の皮に多いのでケルセチンを摂るなら皮も一緒に煮るほうがよいでしょう。

## ルーツ

インド原産で、中国では観賞用植物として栽培され、その後食用にされてきましたが、八世紀頃、中国から渡来しました。漬け物として盛んに利用されていたようです。日本の代表的野菜です。

## 東洋医学的効能

**温中理気《ウンチュウリキ》**▼胃腸を温め、気の巡りを改善

**消食《ショウショク》**▼消化を促進する

**利水消腫《リスイショウシュ》**▼利尿作用で、むくみを解消

**解毒駆虫《ゲドククチュウ》**▼毒素を解消し、寄生虫を駆除

**通陽《ツウヨウ》**▼気を巡らせ、体を温める

## 現代の研究より

**血栓溶解作用**▼タマネギの抽出成分に血栓を溶解する作用があることが分かり、適量を摂ると狭心症や脳卒中の予防効果が期待されている。

**コレステロール値の降下作用**▼タマネギの炒めものは血漿中のコレステロール値を降下させる作用がある。

**血圧降下作用**▼タマネギの黄色の皮にあるケルセチンが血圧の降下に優れた効果を持つと注目されている。

**血糖値の降下作用**▼タマネギは西洋薬により高くなった血糖値を下げる作用がある。

**抗菌、殺虫作用**▼タマネギの抽出物質は抗菌作用と滴虫(トリコモナス trichomonus)の治療作用があることが判明した。

## ◎体質相性の解説

タマネギはピリから味（辛）で体を温める作用と、気を昇らせる作用をもちます。生は軽く発汗させる作用や、肌の老廃物質を吹き出す作用があり、肌の美容に良いのですが、その性質により体に余分な熱がこもりやすいので、もともと熱っぽい「肝陽亢盛」や「陰虚」の方は控え目に。

## ◎家庭療法への応用

**ビタミンC欠乏症**▼沸騰したお湯でタマネギを軽く煮、塩を少々加えて食べる。

**不眠**▼タマネギの輪切りを枕元に置く。香りにより、寝付きが良くなる。

**高脂血症**▼毎日少量食べると血中の中性脂肪が減り、血栓を予防する。

**咽の痛み**▼タマネギの汁を同量の沸騰した酢と混ぜ、頓服する。

**フケ**▼ガーゼにタマネギの汁をつけ、軽く頭部に塗る。塗ったままで過ごし、隔日で頭を洗うとフケが減る。

**回虫**▼タマネギ半玉をすり潰して、その汁を飲む。一〇分後にゴマ油三十㎖を飲む。その後、下痢をすると治る。

### 古典より

古い文献には、四月にタマネギを食べると咳と心臓の動悸を引き起こすということや、季節を問わず食べ過ぎると、歯の症状や目の症状を再発させるといったことが記載されている。

## ◎栄養素の上手な摂り方

タマネギの辛味を軽減するために、塩漬けにしたり水につけたりして生で食べるのは一般的な方法ですが、そうするとアリシンは減ってしまいますので、あまり長く水につけないようにしましょう。アリシンを上手に取るためには炒め物の最後にタマネギを加えるとよいでしょう。タマネギは肌のシミによく、特に生のままで食べると効果的です。少量を常食するとよいでしょう。

## ◎料理論評

**イタリア料理**▼イタリア料理はタマネギを多く使い美味しいのですが、炒めすぎると、先ずアリシンがアホエンに変わり、次にビタミンCや$B_1$を失い、残るのは食物繊維や少量のカルシウム、リン、微量のビタミン$B_2$です。血行をよくする作用やコレステロール値の降下作用はありますが、抗酸化作用などを大部分失ってしまいます。

〜〜肌のシミに〜〜

### タマネギと豆腐のサラダ

【材料】
タマネギ……1/4
豆腐……一丁
干しシイタケ……一個
すりゴマ……適量

【調味料】
紹興酒、砂糖、醤油…各適量
ゴマ油……少々
塩……少々

【作り方】
❶戻した干しシイタケを、醤油、砂糖、紹興酒で煮て千切りにしておく。
❷豆腐をガーゼで包み、おもしをして水気を取る。これをすり潰して、ゴマ油と砂糖、醤油を混ぜ合わせる。
❸タマネギを薄切りにして、片栗粉をかけ、油で軽く揚げる。
❹❶❷❸を合わせてできあがり。
タマねぎの新陳代謝促進作用、豆腐の血液浄化作用、干しシイタケの血液の流れを良くする作用、すりゴマの抗酸化作用が合わさって、老化を防ぎ、美肌作用を与える一品です。

# 胃腸を丈夫にする野菜
# れんこん（蓮根）

### 原産地と別名

ハス科
学　名　Nelumbo rhizomatis
英語名　East indianlotus
(lotus root)
中国名　蓮藕（リエンオウ）
原産地　中国（インド説も）

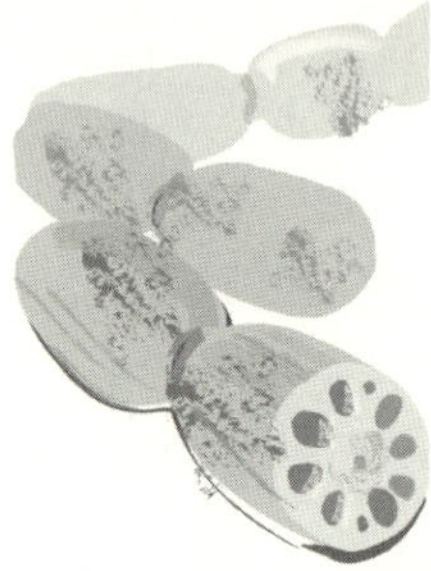

### ルーツ

原産は中国とされ、七世紀頃観賞用として日本に伝えられましたが、食材として伝えられたのは十六世紀以後とされています。

### 古典より

油を使わずに焦げるまで乾いりすると止血作用が高まる。しかし、煮物にするときに鉄器を用いると青紫色になり、食べてはいけないと古文献に記載されている。

### 豆知識

レンコンはあらゆる部分が薬として用いられます。花のメシベは強腎に、節は止血に、蓮の実は胃腸を丈夫にし安眠効果、果托は血の巡りに良く、茎は母乳の出を良くし、葉と花は暑気あたりの解消に、といった具合です。

| 体質・症状 | 相性 |
| --- | --- |
| 気血両虚・胃腸弱い | ◎ |
| 食積痰湿・消化不良 | ○ |
| 肝陽亢盛・高血圧 | ○ |
| 気滞うっ血・血行悪い | ◎ |
| 陰虚・微熱 | ◎ |
| 陽虚・全身冷え | ○ |
| 老人・下痢 | ◎ |
| 小児 | ◎ |
| 妊婦 | ○ |

| 自然の属性 | |
| --- | --- |
| 寒熱 | 平 |
| 昇降<br>収散<br>潤燥 | 収斂、潤 |
| 臓腑 | 心、肝、脾、胃 |
| 季節 | 秋末、冬 |
| 五味 | 渋、甘 |
| 毒性 | 無毒 |

### 話題の栄養素

**ムチン**▼新鮮なレンコンを割った時、糸を引くような粘着質がみられます。これはムチンという水溶性の糖タンパク質で、粘膜を潤して胃腸の粘膜を保護します。また、タンパク質や脂肪などの消化を促し、飲み過ぎ、食べ過ぎによる胃のもたれや胸焼けを軽減する効果があります。

**カリウム**▼利尿して血圧を下げる作用があります。

**ビタミンC**▼抗酸化作用と粘膜を丈夫にするコラーゲンの合成を助ける作用、血管壁を丈夫にする作用などがあります。

### 東洋医学的効能

**清熱解暑**《セイネツゲシヨ》（生）▼体にこもった余分な熱を収め、暑気当たりを解消する

**生津止渇**《セイシンシカツ》（生）▼のどを潤し、渇きを収める

**解酒毒**《ゲシユドク》（生）▼酒の毒を解消する

**健脾養胃**《ケンピヨウイ》▼胃腸を丈夫にする

**止痢**《シリ》（加熱）▼下痢を止める

**涼血散瘀**《リヨウケツサンオ》（加熱）▼血の中にこもった余分な熱を除き、血行をよくする

**止血**《シケツ》（炭）▼出血を止める

**養血**《ヨウケツ》▼血を養う

**安五臓**《アンゴゾウ》（加熱）▼五臓を整える

### 現代の研究より

**止血作用**▼レンコンのデンプンは止血作用を持ち、出血時間の短縮を認める。

**貧血の改善作用**▼レンコンに貧血の改善効果が認められた。

**胃潰瘍、痔など出血性の慢性疾患を改善する作用**▼レンコンはこれらに対して効果がある。



3 野菜

## ◎体質相性の解説

レンコンはどの体質の方にも、適度な量を摂るなら害のない良い食材ですが、消化しにくいため、食べ過ぎるとお腹が張りやすいので気をつけましょう。妊婦は産後、生ものや冷たいものは禁忌ですが、レンコンは例外です。というのは、生のレンコンは血を巡らせる作用を持つからです。

## ◎家庭療法への応用

**夏バテ**▼生の蓮の葉あるいは蓮の花を適量煎じて飲む。

**打撲傷**▼干したレンコンを粉にして二gを温かいお酒で服用、毎日二回。

**足のひびわれ**▼レンコンを蒸した後、砕いて足の患部に温湿布する。

**カニ中毒の下痢**▼レンコン汁に酒を少し加えて飲む。

**急性扁桃腺炎**▼塩で二週間漬けたレンコンを数分間、口に含む。毎日数回。

**嘔吐**▼生レンコン三〇g、生姜五gの絞り汁を三回に分けて飲む。

**乾燥肌**▼レンコン二cm、ナシ1／4、ユリネ半個、ヤマイモ二cmを小さく切るかすりおろし、少し水を加えて十〜十五分煮、毎日二回に分けて食べる。食べ続けるとよい。

## ◎栄養素の上手な摂り方

蓮根のビタミンCや胃腸の炎症を改善するタンニンなどの栄養素は酸化しやすく水に溶けやすいので、あく抜きやゆでるときは手早くするのがポイントです。食物繊維が豊富で、タウリンを多く含む魚介類と一緒に食べると、タウリンの吸収を促し、肝臓を強化し、コレステロール値を下げる効果があります。

## ◎料理論評

**レンコンなます**▼健胃作用があり、食べ過ぎ、飲み過ぎによる胃のもたれや胸やけをすっきりさせてくれます。正月料理の定番ですがこの効能によるものでしょう。胃腸の弱い方は控え目に。

---

～胃腸を丈夫に～

### レンコンと豚肉の煮物

【材料】
- 豚肉ブロック……四〇〇g
- レンコン……四〇〇g
- 昆布……一二〇g
- ショウガ……二切れ
- 花椒・八角（中華食材）少々
- 白ネギ……六cm三本

【調味料】
- 料理酒……大さじ一
- しょう油……大さじ二
- 塩、砂糖……小さじ一
- 胡椒……少々

【作り方】

❶レンコンをイチョウ切りにする。豚肉は小さい塊に切り、熱湯で少しゆで取り出す。冷水で洗い、脂を除く。昆布は水で十分に戻し、長さ二十cm、幅五cmの大きさに切り、結ぶ。花椒、八角はガーゼで包んでおく。

❷油大さじ三を鍋で熱して、斜めに切ったネギとショウガとゆでた豚肉を入れる。酒をふって少し炒め、水三〇〇mlを入れる。さらに花椒、八角を入れ、中火で三十分ほど煮込む。

❸レンコンと昆布を入れ、味を調整した後、再び二十分ぐらい煮る。ショウガ、花椒、八角を除いて出来上がり。

胃腸を丈夫にして下痢を止め、血をきれいにし、肌を滑らかにする効能があります。胃腸の弱い方にお薦めです。毎食時に少しずつ食べるのがよいでしょう。

# ごぼう(牛蒡)

コレステロールを減らし、整腸・便秘に

### 原産地と別名

キク科
学名 Arctium lappa L.
英語名 Edible burdock
Great burdock
中国名 牛蒡(ニュウバン)
原産地 ヨーロッパから中国の東北部にかけて

| 体質・症状 | 相性 |
|---|---|
| 気血両虚・胃腸弱い | △ |
| 食積痰湿・消化不良 | ◎ |
| 肝陽亢盛・高血圧 | ◎ |
| 気滞うっ血・血行悪い | ◎ |
| 陰虚・微熱 | △ |
| 陽虚・全身冷え | △ |
| 老人 | △ |
| 小児 | △ |
| 妊婦 | ○ |

| 自然の属性 | |
|---|---|
| 寒熱 | 寒 |
| 昇降<br>収散<br>潤燥 | 降、散 |
| 臓腑 | 肺、胃 |
| 季節 | 秋、冬 |
| 五味 | 苦、辛 |
| 毒性 | 無毒 |

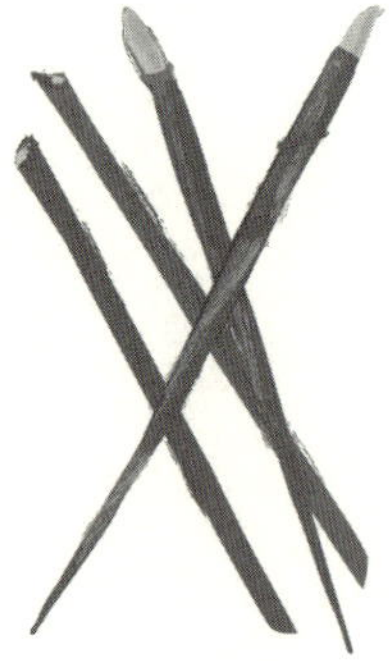

### ルーツ

野生のゴボウは広い地域で見られますが、野菜として栽培されるのは日本が主で、千年以上前からと推定されています。中国では古くから、特に種が薬として用いられています。野菜として食用する習慣は、明の時代まではあったのですが、現代ではなくなりました。福建省産のササガキゴボウが輸入されていますが、当地では食べないそうです。

### コラム

ゴボウは食物繊維を最も多く含む野菜です。ゴボウの種子は抗ガンや抗菌、血糖降下作用があり、ゴボウの茎と葉は幅広い抗菌作用を示し、特に炭疽菌の抑制作用を示します。

### 話題の栄養素

**食物繊維**▼食物繊維には水溶性の物と不溶性の物とがあります。ゴボウには人体の消化液で消化できない不溶性のセルロース、ヘミセルロース、リグニンなどが含まれています。食物繊維の摂取は便秘を解消するなどの効果があり、コレステロールの排泄を促進します。また、体内にある胆汁酸は、腸内で細菌などと作用しあって発ガン物質を作り出しますが、食物繊維にはその胆汁酸の分泌を抑制する働きがあると言われます。ただし、各種ミネラル(カルシウムなど)を取り込みやすく、ミネラルの吸収には不利になる恐れがあります。

### 東洋医学的効能

**疎散風熱透疹《ソサンフウネツトウシン》**▼のどから発症した風邪によく効き、はしかや風疹がこじれて肺炎になることを防ぐ

**解毒利咽《ゲドクリイン》**▼体内の毒素を除き、喉の腫れ、痛みを解消する

**通十二経《ツウジュウニケイ》・除五臓悪気《ジョゴゾウアッキ》**▼血行を良くして五臓六腑の老廃物を除く

### 現代の研究より

**整腸作用**▼ゴボウの食物繊維は腸の動きを活発にすると認められている。

**生理不順改善**▼ゴボウに含まれるアルギニンは女性ホルモンの分泌に役立つ。

**抗菌、抗真菌作用**▼ゴボウに含まれるポリエンの働きとして注目され、ブドウ球菌や溶血性連鎖球菌などに抑制効果があるが、インフルエンザウイルスに対する抑制効果はない。

## 体質相性の解説

ゴボウは体を温め、解熱、発汗、利尿の効果があると古くから知られています。「寒性」にもかかわらず体を温める理由は、ピリから味（辛）で発散の力があり、発汗作用が寒けを追い払い、また利尿作用が体内の余分な水分（湿邪）を除き気の巡りを促すことにより体が温まるのです。ゴボウの粗い食物繊維成分は消化しにくく、胃腸の負担になります。そのため「気血両虚」、「陰虚」、「陽虚」、「老人」、「小児」で胃腸が強くない方は控え目に。

## 家庭療法への応用

**急性中耳炎**▼生のゴボウをつぶして汁を取り、耳に数滴入れる。一日数回行う。

**胃痙攣の痛み**▼生ゴボウの汁を一〇〇ml取り、一日二～三回温めて飲む（食後の消化不良による痛みに良い）。

**老年性動脈硬化**▼ゴボウが適量入ったお粥を毎日食べる。

**更年期ののぼせ**▼生ゴボウの汁十五mlを一日三回に分けて、毎食後飲む。

**足のだるさ**▼ゴボウを鶏肉や豚肉とともに煮て、スープと肉を食べる。ゴボウは食べないこと（虚弱な方に適応）。

## 栄養素の上手な摂り方

体を温め、解熱・発汗・利尿作用を持つ薬効成分はゴボウの皮に多く含まれており、カゼを予防するためなら皮は剥かない方が良いでしょう。また、アク抜きをすると、薬効成分が抜け出てしまうのでほどほどに。少し辛い味は残した方がよく、水にさらしすぎたり煮すぎたりすると辛味が抜け、体を温める効果がなくなるので、薬効のため煮すぎないように注意しましょう。

ゴボウを切って放置すると茶色くなりますが、これはリグニンによる変色です。リグニンは腸の動きを活発にし、通便効果があります。米のとぎ汁に酢を少したらした湯でゆでると黒くならず白く仕上がりますが、リグニンも消えてしまうので、通便効果は少し減少します。

粗い繊維が多いためミネラルの吸収には不利になるので、ミネラルの多い野菜とはいっしょに食べないようにしましょう。また、女性ホルモンの分泌を促進する成分をもつので、乳ガンや卵巣ガンなどのホルモンと関わりのある病気を持っている方は、ゴボウを控え目にしたほうがよいでしょう。

～～胃腸の弱い方の便秘に～～

### キンピラごぼう

【材　料】
ゴボウ……………中一本
レンコン…………一〇〇g
ゴマ………………大さじ一

【調味料】
だし汁……………一カップ
砂糖………………大さじ一
しょうゆ…………大さじ一
みりん……………大さじ二

【作り方】
❶ゴボウをささがきに切っておく（栄養成分保持のため、水にはさらさない）。レンコンは薄いイチョウ切りにして、酢水に浸ける。
❷熱したフライパンに油をひき、❶のゴボウ、レンコンを焦がさないように炒め、調味料を加えて中火にして汁気がなくなるまで煮る。最後にゴマを振りかけて出来上がり。

ゴボウの通便作用に、レンコンの胃腸を丈夫にする作用も加わり、ゴマ油が便通によいので胃腸を保ちながら便秘を解消できるすばらしい一品です。

# ゆりね(百合根)

## 秋の乾燥から呼吸器の粘膜を守るのによい野菜

**原産地と別名**

ユリ科
学名 Lilium spp.
英語名 Greenish lily(Lily balb)
中国名 百合(バイホー)
原産地 中国

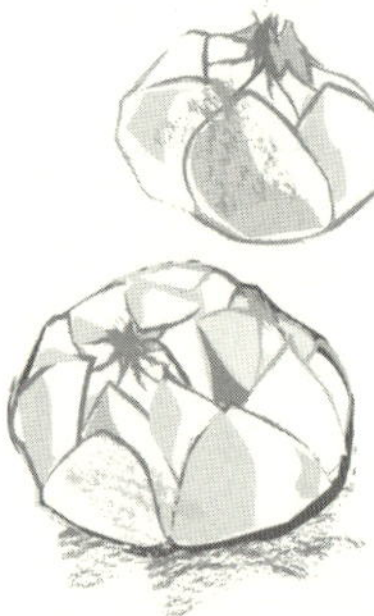

| 体質・症状 | 相性 |
|---|---|
| 気血両虚・胃腸弱い | ○ |
| 食積痰湿・痰多い | ○ |
| 肝陽亢盛・高血圧 | ◎ |
| 気滞うっ血・血行悪い | △ |
| 陰虚・微熱 | ◎ |
| 陽虚・全身冷え | △ |
| 老人 | ○ |
| 小児 | ○ |
| 妊婦 | ○ |

**自然の属性**

| | |
|---|---|
| 寒熱 | 微寒 |
| 昇降<br>収散<br>潤燥 | 潤 |
| 臓腑 | 肺、心 |
| 季節 | 早春、夏末 |
| 五味 | 甘、微苦 |
| 毒性 | 無毒 |

**コラム**

白い花のユリネは食べられますが、赤い花のユリネは毒があるので食べないようにと古文献に載っています。ところが、現在市販されているユリネは赤い花のものも多いそうです。

**話題の栄養素**

**ビタミンB₂**▼熱に強く、糖質や脂質、タンパク質の代謝に関わり、細胞の再生を促します。粘膜を丈夫にするので、口内炎に効果があります。また過酸化脂質の生成を抑える作用を持ち、動脈硬化、老化の予防に有効と考えられています。体内に蓄積できないため毎日摂取することが必要です。ビタミンB₂の欠乏症は日本人に多く、レバーや卵黄などに多く含まれていますが、野菜にはあまり含まれません。ユリネは野菜の中ではビタミンB₂を多く含みます。

**カルシウム・リン**▼カルシウムとリンは骨には欠かせない成分で、ユリネはカルシウムとリンの両方を含んでいます。

**東洋医学的効能**

**潤肺止咳**《ジュンパイシガイ》▼肺を潤し、咳を止める

**清心安神**《セイシンアンシン》▼ストレスを解消して、動悸を収め、精神を安定させる

**利尿通便**《リニョウツウベン》▼利尿作用、便通作用がある

**補中益気**《ホチュウエッキ》▼胃腸の機能を活発にし、吸収を高めて、気を補う

**養五臓**《ヨウゴゾウ》▼五臓を養い、丈夫にする

**現代の研究より**

**止咳作用**▼煎じ液に咳を止める効果が認められた。

**アレルギー性喘息抑制作用**▼アレルギー性喘息を抑制する効果が確認された。

**止血作用**▼ユリネの粉を加工したものが鼻血の止血剤や手術後の止血剤としても臨床上用いられている。

**安眠作用**▼ユリネを水で抽出した物に明確な安眠作用が認められた。

**抗ガン作用**▼ユリネに含まれるコルヒチン(colchicine)はガン細胞の増殖を抑制する作用を示すという報告がある。

3 野菜

## 体質相性の解説

ユリネは「微寒性」で潤いの性質を持ち、熱を収め、陰を補ってくれます。そのため「陰虚」の方で微熱があり空咳がでるときには食べるとよいでしょう。ただし、寒けを伴い、喉の渇きがなく、痰のある方には適しません。胃腸が冷えてよく下痢をする方や、「陽虚」で全身が冷えている方は控え目にしましょう。ユリネには止血作用があり、「気滞うっ血」の方の血の循環に不利なので控え目に。

## 家庭療法への応用

**慢性気管支炎**▼ユリネ二～三個の絞り汁に温水を加え、毎日二回に分けて飲む。空咳のある方に適応。

**できもの**▼ユリネに塩を少々加え、すり潰して患部に貼る。一日二回取り替え、腫れが無くなるまで続ける。

**小児の顔面部湿疹**▼干しユリネを粉末にし、ゴマ油と混ぜて泥状にした物を患部に塗る。

**空咳**▼小豆六〇gを二〇分弱火で煮て、干したユリネ一〇g、杏仁《キョウニン》六gを入れ、二〇分くらいゆがいた後、氷砂糖適量を加えて食べる。

## 栄養素の上手な摂り方

ビタミン$B_1$は体の新陳代謝を促進して体調を整える作用があります。また、ユリ根のビタミン$B_1$はデンプンで包まれ熱に強いので、茶碗蒸しや煮物程度の軽い加熱ならば、ビタミン$B_1$を効率よく摂取できます。抵抗力を強める効果のあるビタミンCは水溶性で、煮ると水に溶けてしまうので、上手に摂るには煮汁を飲むか、油で軽く炒める調理法をお薦めします。止血や炎症、腫れには生で外用するとよいでしょう。

## 料理論評

**ユリネ入りの茶碗蒸し**▼ユリネと卵は共にビタミン$B_2$を含んでいるので粘膜を丈夫にして、胃潰瘍の方によく、また、両方とも胃腸に優しく、陰を補ってくれるので胃腸の弱い方や「陰虚」の方にも良いでしょう。しかし、古籍によるとエビや豚、鶏肉と一緒に食べるとお腹が張りやすいので、胃腸の弱い方は肉などを入れないほうがよいでしょう。

～～高血圧、糖尿病に～～

### ユリネと魚のあんかけ

【材料】ユリネ……一〇〇g
サバ……四〇〇g

【調味料】ネギ、ショウガ
鶏ガラスープ、片栗粉
卵白……一個分

【作り方】

❶ユリネは生であればそのまま使い、干したものであれば、数時間水に浸け、柔らかくなるまで蒸す。

❷ミンチにした魚に、ネギ、ショウガのみじん切り、水を加えて混ぜ、塩少々と卵白を加えてさらによく混ぜる。

❸熱湯をわかし、沸騰したら中火にして❷でつくった魚肉ミンチを入れ、すり身団子を作る。

❹熱したフライパンに油をひき、ネギ、ショウガを手早く炒め、香りが出たら、鶏ガラスープ、❸のすり身団子、❶のユリネを入れ、塩で味を調える。最後に水溶き片栗粉を入れ、とろみが出たらゴマ油を適量落として仕上げる。

この一品は高血圧の方に適しますが、下半身が冷えて循環の悪い高血圧の方には適しません。

# 黒くわい

## 目や耳の働きを高め痔に良い野菜

**原産地と別名**

カヤツリグサ科
学　名　Heleocharis dulcis (Burm. f.) Trin.
英語名　Chinese water chestnut
中国名　荸薺(ビーチー)
　　　　馬蹄(マーティー)
原産地　インド(中国説も)

| 自然の属性 | |
|---|---|
| 寒熱 | 寒 |
| 昇降<br>収散<br>潤燥 | 潤、降 |
| 臓腑 | 肺、腎 |
| 季節 | 冬、春 |
| 五味 | 甘 |
| 毒性 | 無毒 |

| 体質・症状 | 相性 |
|---|---|
| 気血両虚・胃腸弱い | △ |
| 食積痰湿・消化不良 | ○ |
| 肝陽亢盛・高血圧 | ◎ |
| 気滞うっ血・血行悪い | △ |
| 陰虚・微熱 | ◎ |
| 陽虚・全身冷え | △ |
| 老人・冷え | △ |
| 小児 | △ |
| 妊婦 | △ |

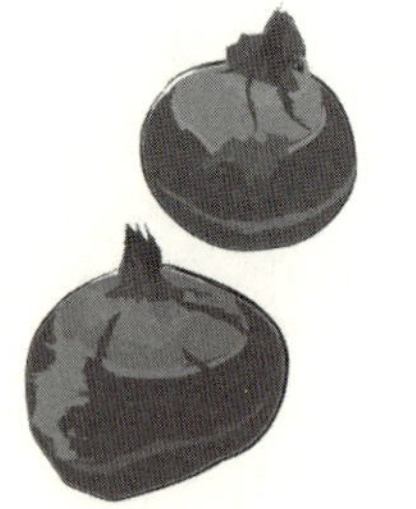

### ルーツ

日本のお正月によく食されるクワイ(オモダカ科 英語 Arrowhead 学名 Sagittaria trifolia)は中国語で慈姑《ツグ》といい、無毒ですが小毒性をもつという説もあり、生で食べないほうがよいです。また、山クワイ(山慈姑《サンツグ》 ラン科 学名 Cremastra Appendiculata)は、有名な漢方薬で抗ガン作用をもち、毒性がありま す。誤食をしないように。

ここで紹介するのは、中国から入ってきた品種で黒くわいです。日本でも作られていますが、あまり食用されていません。

### 東洋医学的効能

**清熱化痰《セイネツケタン》**▼熱を収め、痰を除く
**消宿積《ショウシュクセキ》**▼体内の食滞を除く
**明耳目《メイジモク》**▼目と耳の働きをよくする
**退黄疸《タイオウダン》**▼黄疸を解消する

### 現代の研究より

**抗菌作用**▼黒クワイには抗菌作用のある成分が含まれている。この成分は熱に弱いので、加熱せずに生で使うとよい。
**血圧降下作用**▼黒クワイには早期高血圧に血圧降下作用を持つ成分があることが判明した。

### ◎体質相性の解説

黒クワイは「寒性」で、体にこもった熱を収める作用があるので、もともと熱っぽい「肝陽亢盛」の方に適しています。また、陰を補う性質も持つため「陰虚」の方にも良いでしょう。胃腸の弱い方や冷えると良くない「気血両虚」や「陽虚」、「小児」、「妊婦」の方は控え目に。

### ◎家庭療法への応用

**痔出血**▼毎日皮がついたまま生で少し食べる。
**高血圧**▼黒クワイ三〇g、水で塩分を抜いたクラゲ三〇gを煎じて、毎日二〜三回に分けて飲む。
**咽の痛み**▼黒クワイの絞り汁二〇〇mℓに白糖一〇gを加え、二回に分けて飲む。
**小児口内炎**▼黒クワイの絞り汁一〇〇mℓに白糖六gを加えて、一日三回に分けて飲む。

### ◎栄養素の上手な摂り方

黒クワイは少し甘くシャリシャリした歯ごたえがあり、口当たりがよく、生でもおいしく食べられますが胃腸が冷えないように気をつけましょう。

発散の力が強く、胸苦しい感じを解消する

# らっきょう（辣韮）

**原産地と別名**

ユリ科
学　名　Allium macrostemon Bange
英語名　Rakkyo
（Longstamen onion）
中国名　薤白（シエバイ）
原産地　中国

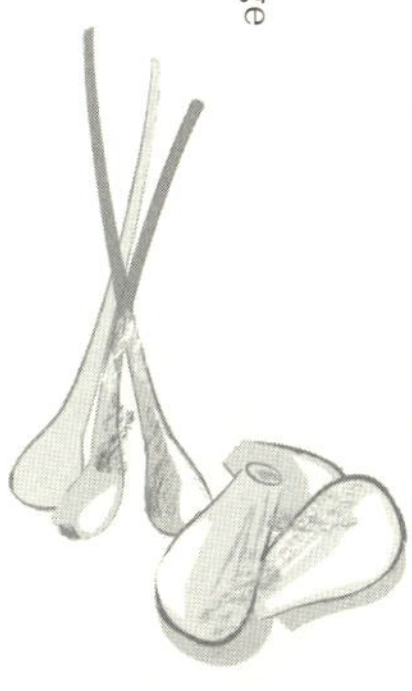

| 体質・症状 | 相性 |
| --- | --- |
| 気血両虚・胃腸弱い | △ |
| 食積痰湿・消化不良 | ○ |
| 肝陽亢盛・高血圧 | × |
| 気滞うっ血・血行悪い | ○ |
| 陰虚・微熱 | × |
| 陽虚・全身冷え | ◎ |
| 老人 | △ |
| 小児 | ○ |
| 妊婦 | ○ |

| 自然の属性 | |
| --- | --- |
| 寒熱 | 温 |
| 昇降<br>収散<br>潤燥 | 降、散 |
| 臓腑 | 大腸、肺、胃 |
| 季節 | 春、秋 |
| 五味 | 辛、苦 |
| 毒性 | 無毒 |

## 東洋医学的効能

**理気寛胸《リキカンキョウ》**▼気を巡らせ、胸苦しい感じを解消する

**通陽散結《ツウヨウサンケツ》**▼胸を温め、冷えにより気の巡りが悪くなった症状を改善する

**温中下気散結《ウンチュウゲキサンケツ》**▼お腹を温め、気の巡りを改善する

## 現代の研究より

**抗菌作用**▼ラッキョウの煎じ汁に赤痢菌、ブドウ球菌の抑制作用がある。

**高脂血症の予防効果**▼コレステロールと中性脂肪酸を減少させる作用が臨床で確認された。

## 古典より

古い文献の『本草綱目』には、「三、四月（旧暦）に食べてはいけない。生食不可のこと。牛肉と同時に食べると腹部腫瘤を作る恐れがある」などが記載されているが、現在は牛肉のカレーライスにはラッキョウが添えられることが多い。

## ◎体質相性の解説

ラッキョウは辛味で「温性」をもち、発散の力が強く、体を温めてくれます。そのため、「気滞うっ血」や「陽虚」の方に適します。もともと熱っぽい体質の「肝陽亢盛」の方や微熱のある「陰虚」の方の回復に、ラッキョウは正反対の効果を示し、食べすぎると症状を更に悪化させるので適しません。胃腸の弱い「老人」や「気血両虚」の方にはラッキョウの薬味が強すぎるために、熱がこもりやすく、目やにが出やすいので控えましょう。

## ◎家庭療法への応用

**狭心症・胸痛**▼ラッキョウ、杏仁《キョウニン》（漢方薬）各九g、半夏《ハンゲ》（漢方薬）四・五gを煎じ、毎日二回に分けて飲む（冷え症のある方に適応）。

## ◎栄養素の上手な摂り方

ラッキョウの酢漬けは辛味を緩和し、加熱していないため、アリシンが残り、少量摂ると胃腸の働きを活性化します。ただし、食べすぎると胃腸の粘膜を傷つけるので、控え目にしましょう。

食物繊維が豊富で便秘を解消する

# さつまいも（甘藷）

**原産地と別名**

ヒルガオ科
学　名　*Ipomoea batatas* (L.) Lam.
英語名　Sweet potato
中国名　紅薯（ホンシュー）
原産地　中米熱帯域

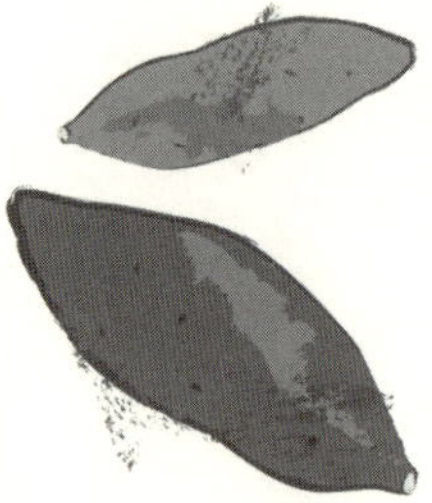

| 体質・症状 | 相性 |
|---|---|
| 気血両虚・胃腸弱い | ◎ |
| 食積痰湿・消化不良 | ○ |
| 肝陽亢盛・高血圧 | ○ |
| 気滞うっ血・腹張り | △ |
| 陰虚・微熱 | ○ |
| 陽虚・全身冷え | ○ |
| 老人 | ○ |
| 小児 | ◎ |
| 妊婦 | ○ |

| 自然の属性 | |
|---|---|
| 寒熱 | 平 |
| 昇降<br>収散<br>潤燥 | 補、降 |
| 臓腑 | 脾、胃、腎 |
| 季節 | 秋 |
| 五味 | 甘 |
| 毒性 | 無毒 |

**ルーツ**

南米のペルー海岸から紀元前一万年の炭化したサツマイモが出土しました。一四九二年、コロンブスがスペインに持ち帰って以来、食用として世界に普及し、日本には中国の福建省を経て一六九八年薩摩（鹿児島県）に伝来して、江戸時代から栽培が始まりました。

**コラム1**

**芋焼酎**▼糖尿病の方は酒を飲むと病状が悪化することが多いのですが、芋焼酎を飲むと一部の糖尿病の方は改善しました。しかし、全ての方に合うわけではなく、「肝陽亢盛」や「陰虚」で糖尿病の方は逆効果です。黒い斑点のついたサツマイモは変性したもので、毒性があるので食べないように。

**コラム2**

サツマイモにはホルモン様物質により食欲を高める作用があります。痩せて便秘の方に良いのですが、肥満の方は控え目に。そのホルモン様物質は、女性の更年期によいのですが、乳ガンや卵巣ガンなどのホルモンと関わる疾患の治療に不利なので、それらの病気を持つ方や、発症する可能性のある方は控え目に。

## 東洋医学的効能

**健脾益気**《ケンピエッキ》▼胃腸を丈夫にして元気をつける

**和胃生津**《ワイセイシン》▼胃腸の働きを回復させ、唾液などの分泌を促進する

**寛腸通便**《カンチョウツウベン》▼便通を促す

## 現代の研究より

**美肌作用**▼ホルモン様物質を含み、肌の老化を遅らせる。

**コレステロール値の降下作用**▼粘性成分がコレステロールの分解を促進する。

**ガンの抑制作用**▼サツマイモに含まれる成分はガンを抑制する効能がある。特に葉に多く含まれる。

## 話題の栄養素

**食物繊維**▼体の構成成分やエネルギー源にならないため、最近まではあまり知られていませんでしたが、生活習慣病に効果があることや抗ガン作用などが知られ、注目されてきています。「第六の栄養素」とも呼ばれ、水溶性と不溶性の二種類に大きく分けられます。サツマイモにはセルロースという細胞壁の主成分である食物繊維が含まれ、腸内でもほとんど分解されないので消化されず、腸壁を刺激して、整腸作用を発揮します。

**ヤラピン**▼サツマイモを切ったときに出る乳白色の汁に含まれる成分で、便秘

3 野菜

## 体質相性の解説

サツマイモは「平性」で多くの体質に合います。特に、胃腸を丈夫にする作用があり、胃腸のあまり強くない「小児」や「気血両虚」の方に適します。ただし、腹部膨満感のある「気滞」の方にとっては、多量のガスが増え、お腹がいっそう張ってしまうため体質改善に不利で、あまり適しません。痩せて胃腸の弱い方にはお薦めですが、太りやすいので肥満の方は控え目にしましょう。

## 家庭療法への応用

**便秘**▼サツマイモを煮るか蒸すかして、常食する。やせて便秘の方に適応。

**皮膚潰瘍**▼生のサツマイモをすり潰して、患部に湿布すると、止血止痛消炎の効果がある。

**黄疸**▼サツマイモを煮て食べる。

**出産後の回復**▼サツマイモと鯉を煮たものを食べ、体力を回復させる。

**虫さされ**▼サツマイモの柔らかい葉をすり潰して、黒砂糖を少し入れ、さらに潰して、患部に貼り付ける。

## 栄養素の上手な摂り方

サツマイモはアルカリ性食品で、少量を食べると肉や魚の消化中に生じる酸性代謝物を中和するため、胃腸に優しい食材です。また、サツマイモに多く含まれるビタミンCは、デンプンに包まれた形をしており加熱に強いため、調理しても失われにくいという特徴を持ちます。一方、食べ過ぎると胃酸が高まり胸焼けを誘発します。そのため、慢性胃炎の方や慢性胃酸過多の方は控え目に摂るか、塩分の多い漬け物と一緒に食べるとよいでしょう。また、繊維質が多いため、過食するとビタミンやミネラルの吸収に不利となります。

の予防に効果があります。

**ビタミンC**▼サツマイモ一つで成人が一日に必要とする量のビタミンCが充足できます。

## 料理論評

**焼き芋**▼サツマイモには糖化酵素があり、六〇℃くらいでゆっくり加熱すると、デンプンが酵素により分解して糖に変わるため、消化吸収を促進し、甘みも増します。これが焼き芋のおいしい理由で、調理法の妙と言えるでしょう。

〜〜胃腸を丈夫にするために〜〜

### サツマイモと白身魚の煮物

【材　料】

白身魚……………小一尾
サツマイモ…………一五〇g
陳皮（日干ししたミカンの皮もしくはゆずの皮）　少々
塩………………………少々
調理酒………………大さじ一

【作り方】

❶魚は洗った後、ふいて水気を取り、内臓を除いて開きにし、背に浅く包丁を入れて、砂糖を表面に塗っておく。

❷サツマイモを乱切りにし、表面が少し黄色くなるまで油で揚げる。

❸魚も油で揚げた後、陳皮、❷のサツマイモ、調理酒、水を入れて、弱火で五分位煮る。その後、塩を入れて味を付け、汁が少なくなるまで煮込んで出来上がり。

この一品はサツマイモのビタミンCと白身魚に含まれたコラーゲンやビタミン$B_1$などが共に粘膜の再生などの働きを助け、胃腸を丈夫にする料理です。

胃腸を丈夫にする野菜

# さといも（里芋）

**原産地と別名**

サトイモ科
学　名　Colocasia esculenta (L.) Schott.
英語名　Taro
　　　　Dasheen
中国名　芋艿（ユィーナイ）　芋頭（ユィートウ）
原産地　インド東部からインドシナ半島

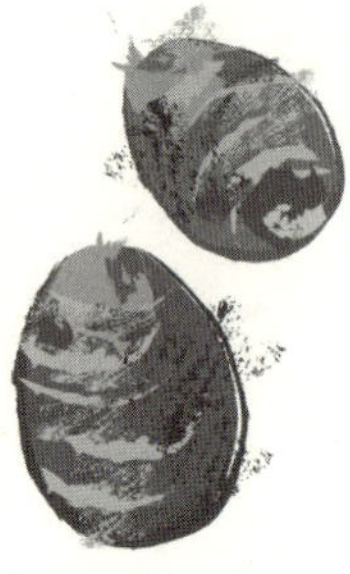

**ルーツ**

縄文時代中期に中国南部を経て渡来しました。米が主食になる前は主食だったといわれています。里芋は変種を含めると全世界で二〇〇余種にもなります。

| 自然の属性 | |
|---|---|
| 寒熱 | 平 |
| 昇降 収散 潤燥 | 滑、降、潤 |
| 臓腑 | 脾、胃、肝 |
| 季節 | 秋、冬 |
| 五味 | 辛 |
| 毒性 | 小毒（生）、無毒（熟） |

| 体質・症状 | 相性 |
|---|---|
| 気血両虚・胃腸弱い | ○ |
| 食積痰湿・消化不良 | △ |
| 肝陽亢盛・高血圧 | ○ |
| 気滞うっ血・腹張り | △ |
| 陰虚・微熱 | ○ |
| 陽虚・全身冷え | × |
| 老人 | ○ |
| 小児 | ○ |
| 妊婦 | ○ |

**古典より**

晩秋と冬の旬の時期を外して食べると消化不良を起こしやすいと古文献に記載されており、やはり季節のものはその季節に食べたいと思います。抗酸化作用のあるポリフェノールは紫色の里芋に多く含まれています。ところが、紫色の里芋は食べ過ぎると「気」を損ずると古文献に記されているため、摂りすぎず適当に食べるのが無難でしょう。

**東洋医学的効能**

**益脾胃《エキヒイ》**▼胃腸を丈夫にする
**調中気《チョウチュウキ》**▼胃腸の働きを助ける
**清熱消腫《セイネツショウシュ》（生）**▼皮膚の炎症を収める
**化痰和胃《ケタンワイ》**▼痰を排除し胃の機能を回復する
**軟堅散結《ナンケンサンケツ》**▼頸部のリンパ結核を回復する効果がある

**現代の研究より**

**リンパ節炎症抑制**▼臨床からその治療効果が確認された。
**放射線療法に起因する口内炎の治療作用**▼サトイモの水で抽出した物質にその効果が確認された。
**イボの抑制作用**▼生のサトイモにはイボを抑制する成分が含まれている。

**話題の栄養素**

**ムチン**▼サトイモ、ヤマノイモ、オクラなどに共通するヌルヌル、ネバネバの成分は、粘性糖タンパク質です。体内にはいるとグルクロン酸という成分になり、肝臓を保護する働きや胃と腸の粘膜を潤して胃腸を保護し、タンパク質の消化と吸収を高める働きがあります。また、唾液腺ホルモンの分泌を促す作用もあり、消化を助け、便通を良くする働きがあり、体力の補強に役立ちます。ムチンの多い食材は昔から強精・滋養強壮効果をもつことが知られますが、科学的根拠があったというわけです。
**カリウム**▼サトイモにはカリウムが豊富で、カリウム剤を服用している方は血液中のカリウム濃度が高くなりすぎて危険です。同時に食べないほうがよいでしょう。

## ◎体質相性の解説

サトイモは胃腸の気を補い、胃腸の粘膜を潤わせて丈夫にする作用があります。良いとはいってもたくさん食べるとガスが溜まってお腹が張りやすいので、「気血両虚」で胃腸の弱い方は食べ過ぎないようにしましょう。もともとお腹の張りやすい「気滞うっ血」の方も控え目に。また、サトイモは体内に余分な水を溜まらせやすいので、もともと余分な水が溜まっている「食積痰湿」の方や、余分の水分を処理しきれない「陽虚」の方は、回復には不利ですので控えましょう。

## ◎家庭療法への応用

**蛇や虫に咬まれた傷**▼サトイモの茎葉に塩を少々加えてすり潰し、患部に貼り付ける。

**蜂刺され**▼茎をすり潰して患部に貼り付ける。これにより、その部位の肌が赤くなった場合は、ショウガをすり潰して塗る。

**ヘルペス**▼サトイモの茎葉を干したものを、黒く焦げるまでフライパンで炒る。これを砕いて粉末にし、ゴマ油を適量混ぜて患部に塗る。毎日数回行う。

**尋常性乾癬**▼サトイモとニンニクを等量すり潰して患部に貼り付ける。

**虫歯**▼サトイモには歯によいフッ素が豊富で常食するとよい。

## ◎栄養素の上手な摂り方

サトイモの毒素は煮ると無くなるので、煮て食べることが基本です。ところが、加熱しすぎるとムチンが分解されてしまいます。ムチンを効率よく摂るためには下ゆでせずに直接煮物にして、煮すぎないように注意しましょう。調理時にお酢を少し加えると、カルシウム、鉄分の吸収が促進されます。魚やコンブと一緒に煮て食べると、胃腸の働きを助け、気を補う作用が強くなります。

また、サトイモには食物繊維を多く含み、青魚（青い背の魚、例えばサバ・サンマなど）に含まれるタウリンと組み合わせると、肝臓の働きが高まります。サトイモは外用薬としてもよく知られています。首や肩のコリや腫れ物、打ち身、捻挫などの痛みや腫れを解消するのによく使われています。

～肝の働きを高める～

### 鮭とサトイモの蒸しもの

【材料】
鮭……………三〇〇g
サトイモ………大一個
シイタケ………十個
干しエビ………七、八個

【調味料A】
塩、コショウ………少々
ゴマ油、卵白 各小さじ2
片栗粉………大さじ1

【調味料B】
塩少々、砂糖 小さじ1／2
鶏ガラスープ…半カップ
片栗粉………大さじ1
オイスターソース 大さじ1
紹興酒………大さじ2

【作り方】
❶鮭を〇・五㎝の厚さの長方形に切り、Aに五分間浸ける。シイタケは石突きを切り、サトイモは薄く切っておく。
❷ゴマ油を塗った大皿に❶のシイタケ、サトイモ、鮭を重ね、強火で蒸す。
❸熱したフライパンに油をひき、細かく切った干しエビを炒め、香りが出たら酒を振りかけ、Bを加え、とろみのソースを作る。
❹❸のソースを❷の皿にかけて完成。
この料理は鮭にあるDHAの抗酸化作用やコレステロール値の降下作用と共に、肝の負担を軽減する作用があり、肝の働きを高める一品です。

## カリウムを多く含み血圧を降下する作用

# じゃがいも（馬鈴薯）

### 原産地と別名

ナス科
学名　Solanum tuberosum L.
英語名　Potato
中国名　馬鈴薯（マーリンシュー）
原産地　アンデス中南部高地

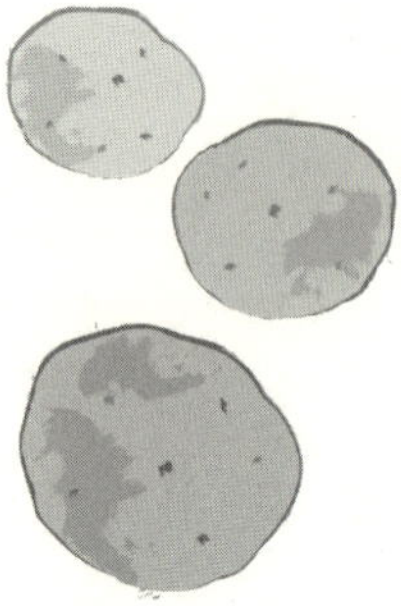

### ルーツ

原産は南アンデス山脈とされていますが、十六世紀末にスペイン人によりアイルランドに伝えられヨーロッパに広まりました。日本ではインドネシアのジャカルタからオランダ人により長崎に伝来したため、「ジャガ芋」と呼ばれています。伝わった当初は、飼料として使われていました。

### 東洋医学的効能

**健脾益気《ケンピエッキ》**▼胃腸を丈夫にして気（パワー）を補強する
**和胃調中《ワイチョウチュウ》**▼胃腸を優しく整える
**止痛《シツウ》**▼胃の痛みを止める

### 現代の研究より

**血圧降下作用**▼ジャガイモのカリウム含有量は野菜の中でも一番です。カリウムの利尿作用によりナトリウムの排泄が促され、血圧を下げる効果が期待できると考えられています。

| 体質・症状 | 相性 |
|---|---|
| 気血両虚・胃腸弱い | ○ |
| 食積痰湿・消化不良 | ○ |
| 肝陽亢盛・高血圧 | ◎ |
| 気滞うっ血・腹張り | △ |
| 陰虚・微熱 | ○ |
| 陽虚・全身冷え | △ |
| 老人 | ○ |
| 小児 | ○ |
| 妊婦 | ○ |

| 自然の属性 | |
|---|---|
| 寒熱 | 平、寒（地下茎） |
| 昇降<br>収散<br>潤燥 | 降 |
| 臓腑 | 脾、胃、腎 |
| 季節 | 秋、冬 |
| 五味 | 辛、甘 |
| 毒性 | 小毒（青い芽） |

### コラム

ジャガイモにはビタミン$B_1$、Cが豊富で、それらのビタミンはデンプンに包まれ、加熱分解されにくく、吸収しやすい形です。また、ジャガイモの栄養価は他の野菜より高く、カリウム、リン、鉄分も豊富です。ヨーロッパではジャガイモが幼児の主食の一つとして推奨されました。

### 豆知識

日本では胃潰瘍や十二指腸潰瘍にジャガイモの黒焼きが良いと知られていますが、ドイツでも同じ方法があると知られています。

### 話題の栄養素

**ビタミンC**▼芋類の中でジャガイモのビタミンCの含有量はトップクラスです。ビタミンCは血管と粘膜を丈夫にするのに必要なコラーゲンの生成と維持に欠かせない物質です。また、ビタミンCはカゼウイルスへの抵抗力を高めるインターフェロンの合成を促進し、カゼの予防に役立ちます。他にビタミンCはストレスに対抗する副腎ホルモンの生成にも役立ち、抗酸化作用により、老化や動脈硬化の予防作用も持ちます。鉄分の吸収を高め、貧血を予防する働きもあります。水溶性で熱に弱い栄養素ですが、ジャガイモのビタミンCはデンプンに包まれて熱に強いという特徴を持ちます。

## ◎体質相性の解説

ジャガイモは「寒性」で「肝陽亢盛」に適しますが、「陽虚」で冷え症や腎の機能が弱っている、特に尿の少ない方には適しません。ジャガイモは完全に火をとおすと胃腸を丈夫にする働きがあります。食べすぎるとガスが溜まり、お腹が張りやすくなるので、消化不良のある方は控え目に。

## ◎家庭療法への応用

**胃痛（胃酸が多い）**▼ジャガイモをできる限り薄く切り、沸騰したお湯に一分間通す。ショウガ汁と三温糖を少し加え、お粥と一緒に食べる。

**湿疹痒み**▼皮を剥いたジャガイモをすり潰し、患部に湿布する。二時間に一回つけ替える。

**捻挫**▼ジャガイモと生姜を二対一の割合ですり潰し、患部に湿布して一日一回つけ直す。血の巡りを改善し、腫れを引かせ、痛みを止める効果がある。

## ◎栄養素の上手な摂り方

ジャガイモはアルカリ性野菜で体の酸化を防ぎます。ジャガイモの青い新芽や緑色、紫色に変色した皮に含まれる有毒配糖体の一種であるソラニンは、嘔吐・下痢などを引き起こすので、食べないでください。ジャガイモの中身にも少量含まれていますが、少量であれば、胃腸のけいれんを弛め、胃酸の分泌を抑制する効果があります。ソラニンは熱に弱く、半熟で調理すれば少し残り、胃・十二指腸潰瘍によいでしょう。ジャガイモはよく煮ると軟らかく食べやすいのですが、食べすぎると食後に胃酸が増加し、胸焼けやガスが溜まるなどの恐れがあります。

ジャガイモは皮を剥いたり、切断すると切り口が変色します。これはジャガイモのポリフェノール成分であるチロシンが酸化されて、褐色のメラニンに変化するためであり、食べても問題はありません。腎炎で尿の少ない方はカリウムの含有量が高いジャガイモは食べない方がよいでしょう。低温に弱いので、冷蔵庫ではなく室温通風遮光の所で保存しましょう。リンゴを一緒に置くと、リンゴから出るエチレンにより発芽を防ぐことができます。

～～胃・十二指腸潰瘍に～～

### ジャガイモサラダ

【材料】ジャガイモ（メークイン）……中三個
ニンジン……1／2本

【調味料】油……大さじ二
酢、塩、胡椒……各適量
花椒（中華食材）……適量

【作り方】

❶ジャガイモ・ニンジンを千切りにしてジャガイモを水にさらす。

❷沸騰した熱湯に❶のジャガイモとニンジンを数秒間通し、半透明になったら、冷水で冷やし、水を切っておく。

❸熱したフライパンに油をひいて花椒を入れ、赤色の花椒が濃い茶色になったら、油と一緒に❷のジャガイモにかけ、塩、コショウ、酢で味付けして出来上がり。

この料理はジャガイモを半熟にするのがポイントで、これでビタミンCが大部分残り、胃と十二指腸の粘膜の再生を助けます。また、微量のソラニンを残し、胃酸の分泌を抑制し、胃、十二指腸の痛みを解消することができる一品です。

# やまのいも(山の芋)

## 抜群の滋養強壮効果があるイモ類

### 原産地と別名

学　名　ヤマノイモ科 Dioscorea opposita Thunb.
英語名　Yam
中国名　山薬(シャンヤオ)
原産地　多源説

### ルーツ

熱帯では中南米やアフリカに多く、温帯では日本、中国、韓国に多く産します。日本では縄文後期から食用として栽培されていたと言われていますが、日本に自生しているジネンジョとは別種で、ここではナガイモを紹介します。

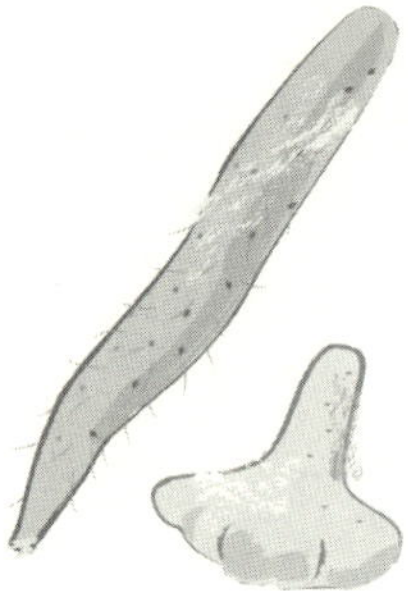

| 体質・症状 | 相性 |
|---|---|
| 気血両虚・胃腸弱い | ◎ |
| 食積痰湿・消化不良 | △ |
| 肝陽亢盛・高血圧 | ○ |
| 気滞うっ血・血行悪い | ○ |
| 陰虚・微熱 | ◎ |
| 陽虚・全身冷え | ○ |
| 老人 | ○ |
| 小児 | ○ |
| 妊婦 | ○ |

| 自然の属性 | |
|---|---|
| 寒熱 | 平 |
| 昇降<br>収散<br>潤燥 | 潤 |
| 臓腑 | 肺、脾、腎 |
| 季節 | 秋、冬 |
| 五味 | 甘 |
| 毒性 | 無毒 |

### コラム

ヤマノイモはデンプンを多く含んでいます。一般的に、デンプンは消化分解されると糖となり、糖尿病の発病の原因にもなります。ところが、糖尿病の有名な治療薬「六味丸《ロクミガン》」には山の芋が含まれており、用量も少なくありません。「六味丸」が糖尿病に効果のある根拠の一つはネバネバした成分、ムチンなどの血糖値の降下作用にあります。

### 話題の栄養素

**ムチン**▼粘質成分で肺や胃腸の粘膜を潤して保護し、タンパク質の消化や吸収を高め、滋養効果があります。

**アミラーゼ・ジアスターゼ**▼デンプンの分解酵素でデンプンの消化吸収を高める働きを持ちます。

### 東洋医学的効能

**補肺固腎《ホハイコジン》**▼衰弱した肺の機能を高め、生殖機能を保つ

**潤肌《ジュンキ》**▼肌を潤す

**健脾益気《ケンピエッキ》**▼胃腸を丈夫にし、吸収力を高め体力をつける

**清虚熱《セイキョネツ》**▼体の衰弱による微熱を除く

**淡滲利湿《タンジンリシツ》**▼淡い味で利尿作用があり、体内の余分な水を尿から排泄する

**鎮心安神《チンシンアンシン》**▼虚弱な体質を補い、精神を安定させる

### 現代の研究より

**老化防止作用**▼ヤマノイモは生命の基本物質ムコ多糖などを含む。これらは細胞組織を潤し、老化防止などの作用を持つと考えられている。

**血糖値の降下作用**▼ヤマノイモには血糖値の降下作用があることが判明した。

**強壮作用**▼ヤマノイモのサポニンという成分の働きと考えられている。

**動脈硬化予防作用**▼ヤマノイモのコリンという成分はコレステロールが血管壁に着くのを阻げ、動脈硬化を予防する働きがある。

## 体質相性の解説

ヤマノイモは体を潤す働きがある野菜です。そのため虚弱な体質を改善する手助けとなり、「気血両虚」、「陰虚」の方には適しています。しかし、その「甘」性と潤す作用で余分な水分が体内に溜まりやすくお腹が張りやすくなるため、「食積痰湿」の方は体内に溜まった余分な水などの解消に不利ですから控え目に。他の体質の方も食べ過ぎないようにしましょう。

## 家庭療法への応用

**慢性気管支炎▼**ヤマノイモの汁とサツマイモの汁を同量混ぜて十五mℓとし、毎日二回温めて飲む。

**糖尿病▼**その一、煮物として二八〇gを二回に分けて常食とする。その二、ヤマノイモ十五g、黄連《オウレン》(漢方薬)六gを煎じて食べる。その三、ヤマノイモ十五g、天花粉《テンカフン》(漢方薬)十五gを煎じて一日二回に分けて飲む(飲み過ぎ、食べ過ぎによる糖尿病に適応し、若年性やインシュリン依存性糖尿病には適応しない)。

**尿もれ▼**ヤマノイモ二五〇gの皮をむいて、すり潰してどろどろにする。山茱萸《サンシュユ》(漢方薬)五gを加えて、二十分蒸す。少し砂糖をまぶして食べる。

**老人の尿もれ▼**むかご三〇gを煮て、柔らかくなったら皮を剥ぎ、砂糖をかけて食べる。

### 豆知識

ヤマノイモには新陳代謝を活性化するコリンや、コレステロールを減らして取り除き、血液中の脂質の酸化を防ぐサポニン、利尿作用のあるカリウムが含まれ、これらの成分の働きにより、水分代謝を促し腎臓の機能を高める効果があります。

## 栄養素の上手な摂り方

イモ類はヤマノイモしか生で食べられません。とろろなどにして食べると、粘膜や細胞を丈夫にするのに良いですが、アスターゼやアミラーゼなどデンプンの消化酵素は加熱により働きが失われてしまうので、とろろ汁のだし汁の温度は四〇～五〇℃にするのがよいでしょう。

## 料理論評

**とろろいも▼**しょう油と卵黄をかけると栄養価が高い料理です。ただしお腹が張りやすいので、胃腸の弱い方、普段よくお腹が張る方は控え目に。

～若白髪に～

### 大学ヤマノイモ

【材料】
ヤマノイモ……二五〇g
黒ゴマ……十五g
白砂糖……一〇〇g

【調味料】
油……大さじ一
酢、塩、胡椒……各適量
花椒(中華食材)……適量

【作り方】
❶ヤマノイモの皮をむいて、菱形に切る。これを一二〇℃で揚げ、ヤマノイモの塊が浮いてきたら、取り出して置く。
❷少し油を入れて熱したフライパンに砂糖を入れ、水を少し加えて絶えずかき回す。砂糖が溶けて色が薄黄色になったら、❶のヤマノイモを入れ、軽く炒めて砂糖をからめる。黒ゴマをふりかけてできあがり。

この料理はおいしく食べやすいのですが、一度にたくさん食べるのではなく、少しずつ食べると髪の毛が徐々に黒くなります。これは糖類が多いのでやせたい方にはお薦めしません。

# こんにゃく

## ダイエット食品で肥満を解消

### 原産地と別名

学　名　サトイモ科
Amorphophallus rivieri Var. Konjac K. Koch
英語名　Konjak
中国名　魔芋（モーユィー）
原産地　インドシナ半島

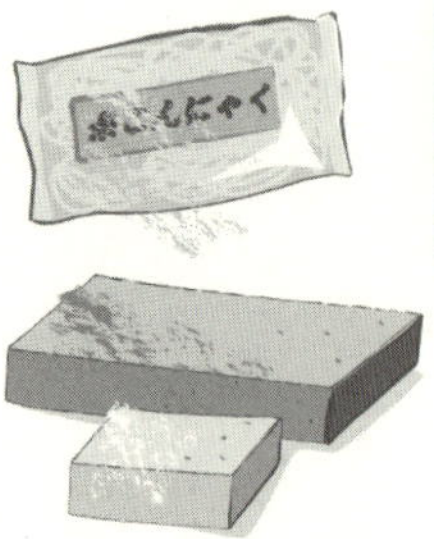


| 自然の属性 | |
|---|---|
| 寒熱 | 平 |
| 昇降<br>収散<br>潤燥 | 降 |
| 臓腑 | 肺、脾、大腸 |
| 季節 | 通年 |
| 五味 | 渋、淡 |
| 毒性 | 無毒、小毒（生） |

| 体質・症状 | 相性 |
|---|---|
| 気血両虚・胃腸弱い | △ |
| 食積痰湿・消化不良 | ◎ |
| 肝陽亢盛・便秘 | ◎ |
| 気滞うっ血・血行悪い | ○ |
| 陰虚・微熱 | △ |
| 陽虚・下痢 | △ |
| 老人 | ○ |
| 小児 | △ |
| 妊婦 | △ |

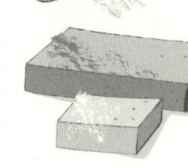

**コラム**

東南アジア原産とされ、日本には古い時代に渡来しました。生のコンニャク芋は辛味で温の性質を持ち、気を昇らせ、小毒があります。コンニャクを作る過程で加熱するため、性質は変わり、毒素もなくなります。

### 東洋医学的効能

**化痰散積**《ケタンサンシャク》▼痰を消し、食滞を解消して通便する

**行血散腫**《コウケツサンシュ》▼血行を良くして、傷口の腫れを解消する

### 現代の研究より

**整腸作用**▼コンニャクは水溶性食物繊維を多く含み、老廃物を外に運ぶ作用がある。

**コレステロール排出作用**▼食物繊維は胃腸の中でコレステロールを集めて排出し、吸収を抑える。

**ダイエット効果**▼成分の九七％は水で、糖成分マンナン（gluconannan）は消化吸収されず、ノンカロリー。

### 体質相性の解説

コンニャクは整腸作用があり、消化不良を解消するので「食積痰湿」や「肝陽亢盛」で便秘の方に適します。しかし、整腸作用によって腸に余分な水分がこもりやすく、「陽虚」や「気血両虚」の方で、胃腸が弱く下痢傾向にあれば適しません。また、コンニャクは食物繊維が多く、他の栄養素の吸収を妨げるので、成長発育過程の「小児」は控え目に。「陰虚」の方は胃腸の負担になりやすいため控え目に。

### 家庭療法への応用

**丹毒**▼コンニャクを同量の絹ごし豆腐と一緒にすり潰して、患部に貼り付ける。

**捻挫**▼コンニャク芋一個、ニラ五本、ネギ白部一本、紹興酒少々をすり潰して、患部に貼り付ける。

### 栄養素の上手な摂り方

コンニャクはダイエット効果がありますが、摂りすぎると栄養のバランスを崩してしまうおそれがあるため、ダイエットしない方は時間をずらして他の栄養素の消化吸収に悪影響のないように摂りましょう。

カゼの特効薬「葛根湯」の主成分

# くず(葛)

## 原産地と別名

学　名　マメ科クズ属　Pueraria lobata (Willd) Ohwi var.
英語名　Lobed kudzuvine
中国名　葛根(ゴーゲン)
原産地　東アジア

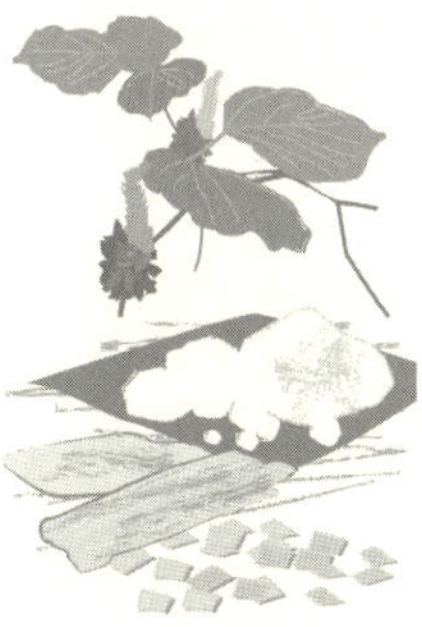

| 体質・症状 | 相性 |
|---|---|
| 気血両虚・胃腸弱い | ○ |
| 食積痰湿・消化不良 | △ |
| 肝陽亢盛・高血圧 | △ |
| 気滞うっ血・血行悪い | ◎ |
| 陰虚・微熱 | ◎ |
| 陽虚・全身冷え | ○ |
| 老人 | ○ |
| 小児 | ○ |
| 妊婦 | ○ |

| 自然の属性 | |
|---|---|
| 寒熱 | 平 |
| 昇降<br>収散<br>潤燥 | 潤、昇 |
| 臓腑 | 脾、胃 |
| 季節 | 夏、秋 |
| 五味 | 甘、辛 |
| 毒性 | 無毒 |

### コラム

クズの根は「葛根《カッコン》」という有名な漢方薬で、夏から秋にかけてクズの根を掘りだして水で洗い、日干ししたものです。クズ粉は葛の根からデンプン成分を取り出したものです。

## 東洋医学的効能

**清熱解肌《セイネツゲキ》**▼寒気を追い払い、首や肩のコリを解消する

**昇陽止瀉《ショウヨウシシャ》**▼気をめぐらせ免疫力を高め、下痢を止める

**透疹《トウシン》**▼体の免疫力を高め、発疹などの病気が肺炎などの重病へとこじれるのを防ぐ

## 現代の研究より

**循環改善作用**▼血液の粘度を下げ、脳の血流を増加する。

**抗インフルエンザウイルス作用**▼体の免疫力を高めることによりウイルスを抑えることが確認された。

## 体質相性の解説

クズは寒けの邪気を追い払い、体の「陰」を養う性質を持つので、風邪をひいた方や「陰虚」で微熱のある方に適します。また、血行を促進する作用があり、「気滞うっ血」の方にも良いでしょう。しかし、気をのぼらせるクズは、もともとのぼせのある「肝陽亢盛」の方には不利なので控え目に。「食積痰湿」の方はもともと余分な水分が溜まっているので、クズの体を潤わせる作用が水分の排泄に不利なので控え目に。

## 家庭療法への応用

**打撲傷**▼葛根《カッコン》(漢方薬)六〇gを十分煎じた液で、患部を温湿布し、残りの液を風呂に入れ、三十分間薬浴する。

**カゼ**▼市販のクズ粉小さじ一を少量の水で溶き、熱湯二〇〇mℓとおろしショウガを加えて、よくかき混ぜて飲む。

## 栄養素の上手な摂り方

カゼやのどの渇きを解消するためには市販のクズ粉を熱湯に溶かして食べ、肩こりや下痢を止めるためには更によく煮て食べると良いです。

# キャベツ

## 胃・十二指腸潰瘍に有効な野菜

**原産地と別名**

学　名　アブラナ科 Brassica Oleracea (L.) Var. Cabbage
英語名　Cabbage
中国名　洋白菜(ヤンバイツァイ)
原産地　地中海地域

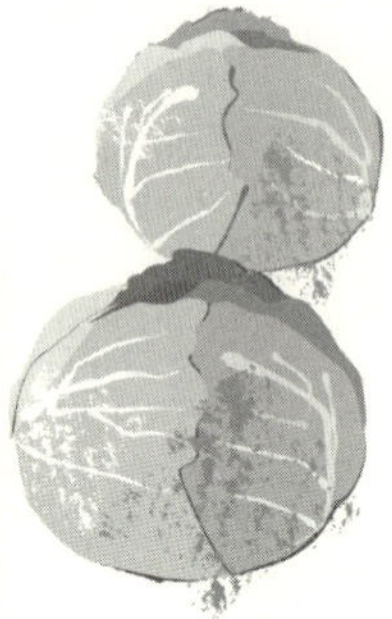

| 体質・症状 | 相性 |
|---|---|
| 気血両虚・胃腸弱い | ◎ |
| 食積痰湿・消化不良 | ○ |
| 肝陽亢盛・高血圧 | ◎ |
| 気滞うっ血・血行悪い | ◎ |
| 陰虚・微熱 | ○ |
| 陽虚・全身冷え | ○ |
| 老人 | ○ |
| 小児 | ○ |
| 妊婦 | ○ |

| 自然の属性 | |
|---|---|
| 寒熱 | 平 |
| 昇降<br>収散<br>潤燥 | 特になし |
| 臓腑 | 胃、小腸 |
| 季節 | 春、初冬 |
| 五味 | 甘 |
| 毒性 | 無毒 |

**ルーツ**

全世界の食卓で見られる最もポピュラーな野菜で、古代ギリシャでも食べていた記録があります。日本に入ってきたのは十八世紀で、非結球性のもので観賞用にされ、ハボタンが作られました。球状になったものは幕末から明治にかけて広まりました。

**東洋医学的効能**

調利臓腑《チョウリゾウフ》▼臓腑機能の調節と回復
通絡散血《ツウラクサンケツ》▼毛細血管の循環障害改善
安胃止痛《アンイシツウ》▼胃腸を丈夫にして止痛する

**現代の研究より**

ガンの予防作用▼インドール、ジチオールチオニンやフラボノイドなどが含まれ、ガンの予防作用が注目されている。
止血作用▼キャベツには血管壁を丈夫にするビタミンCとビタミンKが豊富に含まれており、血液を凝固させる物質の生成を助け、止血作用がある。

**ワンポイント**

最近米国でキャベツがガンの予防作用が期待できる食品として第二位のランキングになりました。発ガンを抑える色素成分のフラボノイドやビタミンC、Eなどが豊富に含まれているからです。しかし、煮すぎると色あせ、栄養価も減ってしまうので、抗ガンの目的なら生で食べるのが一番です。そうはいっても一種類の野菜を摂りすぎるとバランスを崩す恐れがあるので、胃腸の吸収力やバランスを考えて適量摂るのがベストでしょう。

**コラム**

芽キャベツは味が濃く、ビタミンCが豊富な良い食材です。生食するには口当たりが悪く、一般に煮て食べますが、煮すぎて栄養成分を失わないよう注意しましょう。少しお湯に通して、サラダで食べるのが良いでしょう。

**話題の栄養素**

インドール▼水溶性で熱に強く、コレステロールの調節に関わります。
ビタミンU▼特有の匂いを持ち、光や酸素により分解されやすく、水溶性の物質です。粘膜の再生を助ける効能があるので欠乏すると潰瘍になりやすくなります。ビタミンUは市販の胃腸薬の重要成分で、ビタミンKと共に、胃・十二指腸潰瘍の予防治療に役立ちます。
食物繊維▼キャベツは食物繊維を多く含んでおり、便秘の予防や整腸作用に効果があります。
ビタミンK▼緑黄野菜の$K_1$と微生物によって作られる$K_2$とがあり、効能は同じです。ビタミンKは血液の凝固に関わり、骨粗鬆症の予防に欠かせません。

## 体質相性の解説

キャベツは五臓六腑の機能を調節する働きがあります。特に消化を促し気を補う作用があるため、「気血両虚」や「気滞うっ血」の方に適します。しかし、「陽虚」で胃腸を温める必要のある方などは、その症状改善のために、シナモンや生姜のほうがよいでしょう。

## 家庭療法への応用

**胆石**▼黄キャベツ二五〇gを、軽く炒め常食する(胆石の痛みに効果があり)。

**胃痛**▼キャベツ五〇〇gを細切りにして塩を少々加え、毎日二回に分けて常食。胃が張って痛む方に適応。

**胃潰瘍**▼キャベツのしぼり汁二〇〇mℓを五分間湯煎して毎日食事前に二回に分けて飲む。十日連続。

**昼頃の眠気**▼キャベツ二五〇gとその種子(園芸店で売っているもので可)十五gを毎日煮て食べる(胃腸症状を伴っていない眠気の時に適応。食欲不振やむかつき、嘔吐を伴い、舌苔が真っ白で急に傾眠になった時は医師に相談したほうがよいでしょう)。

## 栄養素の上手な摂り方

胃腸の粘膜によいビタミンUは水に溶出しやすく、熱に弱いので、生のまま食べたり、スープとして飲むと良いでしょう。千切りにするときも先に葉を洗ってから切る方が、先に切るより大事な栄養素を約四〇%も保ちます。キャベツの抗甲状腺成分やビタミンKは熱に弱いため、甲状腺機能亢進症の方は生食をお薦めします。しかし、胃・十二指腸潰瘍の方は、生で食べすぎると胃が重くなるので温めて食べましょう。

## 料理論評

**ロールキャベツ**▼キャベツの煮込み料理は熱に弱いビタミンC、Uや酒に弱いビタミンKなどの栄養成分はほとんど失われます。結局、その食物繊維の整腸作用やコレステロール降下作用などがこの料理の良い点なのです。

**キャベツの漬物**▼キャベツに熱を加えず、天然塩を用いて漬物にするとTNF(腫瘍破壊因子)の産出量が高まり、乳酸菌も他の塩よりよく増殖しています。

**キャベツの油炒め**▼油で炒めると、キャベツのビタミンKがよく溶出され、さらに干しシイタケなどのビタミンDが豊富な食材と一緒に料理するとカルシウムの吸収を促して、骨粗しょう症の予防になります。

### キャベツ炒め
～～胃・十二指腸潰瘍によい～～

【材　料】キャベツ……… 二五〇g
【調味料】塩、ショウガのみじん切り ……………… 各少々
片栗粉……… 小さじ1／2
花椒(中華食材)…… 少々
水……………… 大さじ2

【作り方】
❶キャベツを大きめに切り、熱したフライパンに油をひき、花椒を入れて色が変わったら花椒を取り出す。その油でキャベツを強火で数秒炒めて出す。
❷調味料(花椒以外)を炒め、とろみが出たら、キャベツを入れて、混ぜて出来上がり。

ショウガの寒邪を散じ、胃を温める働きと共に、末梢血管の循環を改善し、キャベツのビタミンCが胃潰瘍などで痛んだ粘膜の再生を助けます。

# はくさい(白菜)

## 腸の老廃物を除き、便秘を解消する

**原産地と別名**

アブラナ科
学　名　*Brassica pekinensis* Rupr
英語名　Chinese cabbage
中国名　白菜(バイツァイ)
原産地　中国

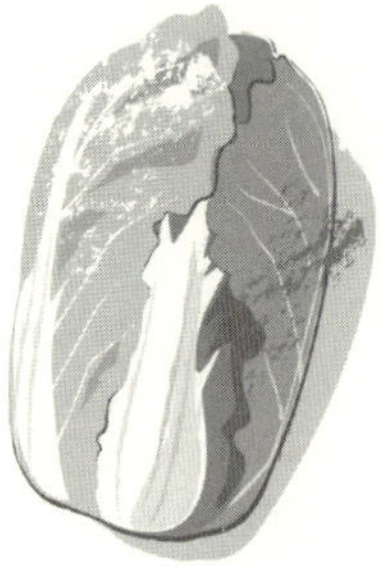

| 体質・症状 | 相性 |
|---|---|
| 気血両虚・胃腸弱い | △ |
| 食積痰湿・消化不良 | ○ |
| 肝陽亢盛・高血圧 | ◎ |
| 気滞うっ血・血行悪い | ◎ |
| 陰虚・便秘 | ◎ |
| 陽虚・全身冷え | △ |
| 老人 | ○ |
| 小児 | ○ |
| 妊婦 | ○ |

| 自然の属性 | |
|---|---|
| 寒熱 | 涼(平) |
| 昇降<br>収散<br>潤燥 | 降 |
| 臓腑 | 脾、肺、胃 |
| 季節 | 冬 |
| 五味 | 甘 |
| 毒性 | 無毒 |

**ルーツ**

原産は中国北方で、日本に伝来したのは明治末期です。全国的に栽培される様になったのは昭和からだそうです。普通、結球ハクサイは中国のカブとツケナを交配してできたといわれています。栄養価はキャベツと同じくらいです。一年中出回っていますが、旬は秋の末から冬にかけての時期です。

**東洋医学的効能**

**消食下気《ショウショクゲキ》**▼消化を促進し、胃腸を整える
**清血除煩《セイケツジョハン》**▼浄血作用があり、ストレスを抑える
**通便《ツウベン》**▼便秘を解消する
**解酒毒《ゲシュドク》**▼酒の毒を解消する

**現代の研究より**

**ガンの予防作用**▼モリブデンがハクサイに多く含まれており、これはニトロソアミンという発ガン物質の合成を阻害することが分かっている。食物繊維の便通をよくする作用と併せて、大腸ガンの予防効果が期待できる。

**古典より**

「豆腐とハクサイが平安を保つ」という養生勧告が中国にはあり、ハクサイとお豆腐はバランスのとれた組み合わせで体によいということです。ハクサイは「夏至の前に食べると、お腹が張り、持病が再発する、足の病のある方は適さない」と古文献に記載されている。

**豆知識**

ビタミンCを摂るためには、ハクサイを煮る時間を二分くらいにすれば八十%保つことができます。

**話題の栄養素**

**ビタミン$B_6$**▼ハクサイの根部に多く含まれる水溶性のビタミンで、欠乏すると皮膚炎や口内炎、筋力低下、アレルギー反応を引き起こします。また、タンパク質の代謝に深く関わり、体内でタンパク質を再構成するときに働きます。ビタミン$B_2$が不足するとビタミン$B_6$の働きが妨げられるため、ビタミン$B_2$も一緒に摂ることが重要です。さらに、ビタミン$B_6$は糖と脂質の代謝にも深く関わっており、神経伝達物質の合成にも重要な働きを持ちます。腸内合成できるので欠乏症はまれですが、抗生物質を常用している方、ピルなどホルモン剤を常用している方は補充することが必要となります。

## 体質相性の解説

ハクサイは「甘味」で寒熱は「涼性」(「平性」説もある)を持ち、胃腸に作用して消化を助け、便通をよくする作用があります。「食積痰湿」や「肝陽亢盛」で便秘の方に良く、血行を改善するため「気滞うっ血」の方にも良いでしょう。しかし、「涼性」ですから、過食すると下痢を引き起こしやすく、胃腸の弱い「気血両虚」の方や、下痢傾向のある「陽虚」の方は控え目にするか、ショウガなどの「温性」の食材と一緒に食べるとよいでしょう。

## 家庭療法への応用

**小児丹毒(皮膚感染症の一種)**▼ハクサイをすり潰して患部に貼りつける。

**二日酔い**▼ハクサイの種三〇〇gをすり潰し、ミネラルウォーター三〇〇㎖と混ぜて二回に分けて飲む。あるいは、ハクサイを細切りにし、しょう油と酢を少々かけて生で食べる。

**老年性便秘**▼ハクサイを常食する。「老人」および「妊婦」の便秘に適応。

**空咳**▼干したハクサイ一〇〇g、湯葉五十g、ナツメ十個を煎じて、少し塩を加えて食べる。空咳に適応。

**高血圧**▼ハクサイ緑葉一〇〇g、絹豆腐二五〇g、塩少々でハクサイと豆腐のスープを作り、常食する(顔が赤く熱っぽい「肝陽亢盛」の高血圧の方に適応、ただし、足の冷えにより血圧が高くなっている方には不適)。

## 栄養素の上手な摂り方

ハクサイを切ると酸化酵素が活性化します。切らないまま保存しましょう。

豚肉とハクサイを組み合わせることにより、ビタミンCやビタミンE、タンパク質、鉄分と一緒に酸化を防ぎ、きれいな肌を作る効果や、抗ストレス効果、貧血防止など幅広い効果があります。食物繊維ばかりとると、栄養失調になる恐れがあるので、摂りすぎないように。

ハクサイの根(普段は捨てられる部分)はアレルギー解消に非常によい栄養素ビタミン$B_6$や、ガンの予防に効果があるモリブデンなどがより多く含まれるので、根の芯部も硬いところを取り除き、鍋や千切りで浅漬け、薄くスライスしてサラダなどにして食べましょう。

〜〜老化防止に〜〜

### ハクサイと豚肉団子ミソ煮

【材料】豚ミンチ……………二〇〇g
小エビ……………五〇g
ハクサイ(青部)二〇〇g

【調味料A】ショウガみじん切り…少々
塩、片栗粉、コショウ…少々
卵白…一個、味噌……適量

【調味料B】ネギ、ゴマ油…………少々
酢…………大さじ1/3

【作り方】

❶豚ミンチと調味料Aをよく混ぜて、十分間置く。
❷鍋に六〇〇㎖の水を入れ、沸騰したら、❶のミンチを一口大の団子にして入れ、十五分くらい弱火で煮る。その後、大豆味噌を入れて、もう少し煮る。
❸スープのアクを摂り、手で大きめにちぎったハクサイの緑葉を入れて、ネギ、酢、ゴマ油を入れて出来上がり。

料理の仕上げに酢を加えて酸性にすることで、ビタミンCと鉄分の吸収を高めています。

大豆味噌のイソフラボンという成分は女性ホルモンと似た働きがあり、ゴマ油のセサミンと合わせて血栓防止効果を高め、総合作用で見れば老化防止に効果がある一品です。

# チンゲンサイ(青梗菜)

ビタミン豊富で胃腸に優しく、くせのない野菜

**原産地と別名**

アブラナ科
学　名　*Brassica campestris* (L.)
英語名　Bird rape
中国名　油菜(ヨウツァイ)
原産地　中国

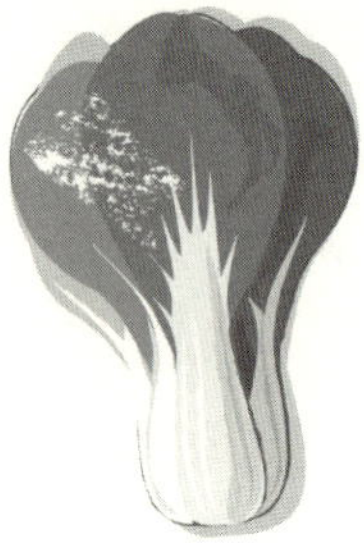

| 体質・症状 | 相性 |
|---|---|
| 気血両虚・胃腸弱い | △ |
| 食積痰湿・消化不良 | ◎ |
| 肝陽亢盛・高血圧 | ◎ |
| 気滞うっ血・血行悪い | ○ |
| 陰虚・微熱 | ○ |
| 陽虚・胃腸冷え | △ |
| 老人・下痢 | ○ |
| 小児 | ○ |
| 妊婦 | ○ |

| 自然の属性 | |
|---|---|
| 寒熱 | 涼 |
| 昇降<br>収散<br>潤燥 | 降 |
| 臓腑 | 心、肝、脾、胃 |
| 季節 | 春、初夏 |
| 五味 | 甘、苦、辛 |
| 毒性 | 無毒 |

### 豆知識

中華料理によく使う野菜でパクチョイ(結球しないハクサイ)の仲間ですが、栄養価はチンゲンサイのほうが高いです。

### 東洋医学的効能

**清熱**《セイネツ》▼体内にこもった熱を除く

**通利胃腸**《ツウリイチョウ》▼胃腸の老廃物を除き、機能を回復させる

**散血消腫**《サンケツショウシュ》▼血行をよくして、皮膚炎症の腫れを消す

**破結散血**《ハケツサンケツ》▼女性の血行障害を改善する

### 現代の研究より

**ガンの抑制作用**▼最近、チンゲンサイ、ブロッコリーなどのアブラナ科野菜に含まれる含硫化合物にガン抑制作用のあることが確認され、直腸ガン・胃ガン・呼吸器のガンに効くと考えられている。

### 古典より

古い文献にはチンゲンサイを食べ過ぎると陽気を損い、足が浮腫になりやすく病気を悪化させ、また、歯の病気の方にもよくないので控え目にしたほうがよいなどの勧告が書かれている。種子の自然属性は「温性」で、味は辛味で、無毒。その効能は婦人の血行障害を改善するなどと記載されている。

### コラム

他の食材との相性は、ショウガやネギとは良く、酢やニンニクとは悪いようです。

### 話題の栄養素

**β-カロチン**▼チンゲンサイはβ-カロチンがピーマンの六倍も含まれ、抗酸化、老化防止に役立ちます。

**葉酸**▼ビタミンB群の一つで、ビタミン$B_{12}$と共に造血に関わり、細胞の再生にも重要です。不足すると潰瘍、口内炎になりやすくなります。普通に食事すると不足はないのですが、妊娠中や授乳期の方、アルコール依存性の方は不足がちになるので、気を付けましょう。葉酸はレバーや大豆に多く含まれていますが、他のビタミンが充分にある環境でその効果が発揮されます。日光に当たると壊れるので、遮光して保存するとよいでしょう。

**ビタミンC**▼チンゲンサイには血管を丈夫にし、抗酸化作用のあるビタミンCが豊富です。

## ◎体質相性の解説

チンゲンサイは胃腸の老廃物を除く効果があります。このため、「食積痰湿」の方には最適です。また、気を降ろす性質を持つため、熱っぽい「肝陽亢盛」や「陰虚」で微熱のある方にも適します。この冷やす性質は逆に「陽虚」で冷え症の方にとっては良くありません。チンゲンサイの血行をよくする作用は、産後の血のうっ滞を除くのには良いようです。

## ◎家庭療法への応用

**丹毒、乳腺炎▼**生のチンゲンサイをすり潰し、患部に貼る、毎日二〜三回貼り替え、同時にチンゲンサイのジュースを一〇〇mℓ程温めて飲む。

**小児の回虫性腸イレウス▼**チンゲンサイの種の油を大量に飲む。ネギを少し加えればさらに効果が期待できる。

**赤痢・腹痛▼**花のついたチンゲンサイをすり潰した汁二〇〇mℓにハチミツ一〇〇mℓを加え、温めて飲む。

## ◎栄養素の上手な摂り方

抗酸化作用のあるビタミンCは水に溶けやすく、熱に弱いため、ビタミンCを摂るためには、チンゲンサイを切らないまま熱湯に通すか、洗った後に切るかし、手早く油で炒めるのが良いでしょう。ビタミンCを破壊する酵素を含む生のニンジン、キュウリとは一緒に食べないようにしましょう。豊富に含まれるβ-カロチンを摂るには油で炒めることをお薦めします。また、カリウムやカルシウムなどのミネラルも豊富で、胃酸を中和して胸焼けを解消するとされています。塩で炒めたチンゲンサイの食べ残しを冷蔵庫に入れて二〜三日保存すると、チンゲンサイに含まれている亜硝酸塩が変性して茶色に変色し、発ガン物質であるニトロソアミンになる恐れがあるので、食べないほうがよいでしょう。

**ワンポイント**

**薬との相性▼**ビタミンKはビタミンCにより破壊されるので、ビタミンKを服用している人は食べない方がよいでしょう。

〜〜コレステロール値の降下に〜〜

### チンゲンサイとシイタケ炒め

【材　料】
チンゲンサイ……二五〇g
シイタケ……………六つ
ネギ白部……………一本

【調味料A】
調理酒……大さじ1／2
塩……………小さじ3／4
コショウ、ゴマ油…少々
鶏ガラスープ…二五〇mℓ

【調味料B】
片栗粉……大さじ2／3
水…………………大さじ2

【作り方】
❶キチンゲンサイを縦に四つに切り、シイタケは石突きを除く。
❷ゴマ油を数滴落とした熱湯で❶のチンゲンサイを数秒ゆで、葉の色が少し変わったら、取り出してさます。
❸熱したフライパンに油大さじ3を引き、斜めに二〜三cmの長さに切ったネギを入れ、香りが出たら、シイタケとチンゲンサイを軽く炒めて、Aの調味料を入れる。二分くらい炒めたらBの調味料をいれ、とろみがついたら、ゴマ油を少し加えて出来上がり。

シイタケの肝の機能を高める作用と、チンゲンサイの血行をよくする作用によって、きれいな血を作り、コレステロール値の降下に役立つ一品です。

ビタミン類の豊富な緑黄色野菜

# こまつな(小松菜)

**原産地と別名**

アブラナ科
学　名　*Brassica rapa* (L.) Var. *Komatsuna*
英語名　Komatsuna
中国名　青菜(チンツァイ)
原産地　関東特産

| 体質・症状 | 相性 |
|---|---|
| 気血両虚・胃腸弱い | △ |
| 食積痰湿・消化不良 | ○ |
| 肝陽亢盛・高血圧 | ◎ |
| 気滞うっ血・血行悪い | ○ |
| 陰虚・微熱 | ○ |
| 陽虚・下痢 | △ |
| 老人 | ○ |
| 小児 | ○ |
| 妊婦 | ○ |

| 自然の属性 | |
|---|---|
| 寒熱 | 平(涼) |
| 昇降<br>収散<br>潤燥 | 降 |
| 臓腑 | 脾、胃 |
| 季節 | 春、冬 |
| 五味 | 甘 |
| 毒性 | 無毒 |

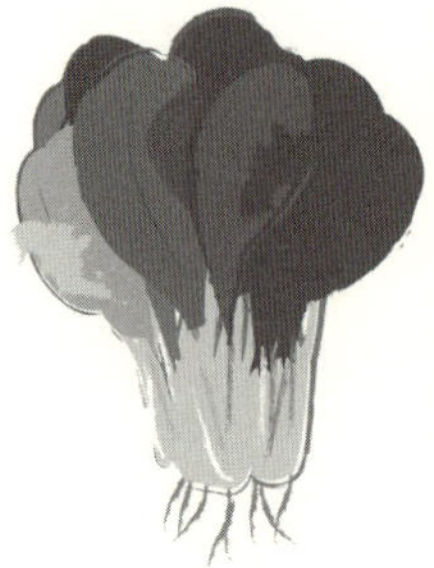

**コラム**

コマツナには発ガン性物質となりやすい亜硝酸塩と発ガンを防止するモリブデンの両方ともが含まれます。このように、同じ植物が発ガン、制ガンの両作用を持つことはしばしばあります。

## 東洋医学的効能

**清熱除煩《セイネツジョハン》**▼体内の余分な熱を収めて、イライラを解消する

**通利胃腸《ツウリイチョウ》**▼胃腸の働きを改善し、便通を促す

## 現代の研究より

**発ガン化学物質の抑制作用**▼しぼり汁には化学物質の発ガン性を抑える作用がある。

## 体質相性の解説

コマツナは気を降ろし、体にこもった熱を収めるため、「肝陽亢盛」の方に適します。コマツナは食物繊維が豊富で便通にいいですが、「気血両虚」で胃腸の弱い方や、「陽虚」で下痢の傾向のある方には適さないので、これらの方は控え目に摂りましょう。

## 家庭療法への応用

**老年性便秘**▼コマツナ三束を入れたスープを作り食べる。

**高血圧、高脂血症**▼小松菜一〇〇g、絹ごし豆腐二五〇gでスープを作り、塩とゴマ油少々を加えて味を調え常食する。

## 栄養素の上手な摂り方

熱に弱いビタミンCやクロロフィルを摂るためには、できるだけ手早く炒めるか、調理の最後に入れるとよいです。β-カロチンを摂るためには、油で炒めるとよいでしょう。カルシウムが豊富ですが、シュウ酸と結合すると吸収されにくく、結石の原因となるので、シュウ酸の多い野菜と一緒に食べないほうがよいでしょう。塩で炒めた食べ残しのコマツナを、冷蔵庫に入れて二〜三日置くと亜硝酸塩が変性して茶色に変色し、発ガン物質であるニトロソアミンになる恐れがあるので、食べないほうがよいでしょう。作ったらできるだけ当日に食べるようにしましょう。

# β-カロチンを多く含む しゅんぎく（春菊）

**原産地と別名**

キク科
学名 *Chrysanthemum coronarium*(L.)
英語名 Garland chrysanthemum
中国名 茼蒿菜（トンハオツァイ）
原産名 地中海沿岸

| 自然の属性 | |
|---|---|
| 寒熱 | 平 |
| 昇降<br>収散<br>潤燥 | 昇 |
| 臓腑 | 心、肝、肺 |
| 季節 | 春 |
| 五味 | 甘、辛 |
| 毒性 | 無毒 |

| 体質・症状 | 相性 |
|---|---|
| 気血両虚・胃腸弱い | △ |
| 食積痰湿・消化不良 | ○ |
| 肝陽亢盛・高血圧 | ○ |
| 気滞うっ血・血行悪い | ○ |
| 陰虚・微熱 | ○ |
| 陽虚・全身冷え | △ |
| 老人 | ○ |
| 小児 | ○ |
| 妊婦 | ○ |

## ルーツ

原産は地中海地域で、ヨーロッパでは食用より観賞用として広まりました。日本には室町時代に中国を経て渡来。食用にするのは日本や中国など東アジアだけ。β-カロチンが豊富でほかにビタミンCや$B_2$、Eなどのビタミンも含みます。カリウム、カルシウム、鉄などのミネラルもバランスよく含まれています。食物繊維も豊富に含まれています。

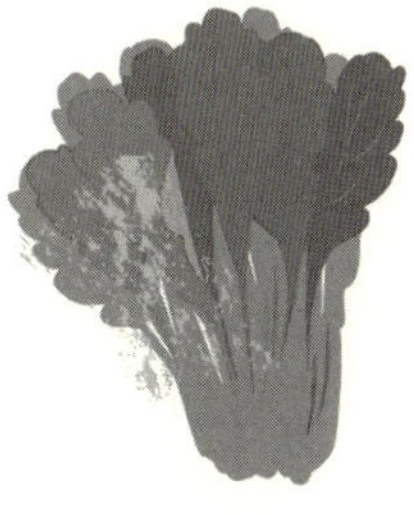

## 東洋医学的効能

**清血養心《セイケツヨウシン》**▼浄血作用があり、心の機能を回復する

**潤肺消痰《ジュンパイショウタン》**▼肺の粘膜を潤し、その機能を回復し、痰を消す

## 現代の研究より

**肌の美容効果**▼体細胞を丈夫にするβ-カロチンの含有量は、野菜の中でもトップクラス。

**コレステロール減少作用**▼シュンギクにはコレステロール値を下げる働きのあるクロロフィルが豊富に含まれる。

**整腸作用**▼食物繊維の働きによる。

## ◎体質相性の解説

シュンギクは食べ過ぎないようにすれば、どの体質の方にも良い面がありますが、臭いもきついため、胃腸が弱い「気血両虚」や「陽虚」の方には胃の負担になるので控え目に。

## ◎家庭療法への応用

**高血圧・めまい**▼シュンギクの汁を取り、毎日二回大さじ一杯を適量（自分が飲みやすいと思う量）のお湯にまぜて飲む。

## ◎栄養素の上手な摂り方

シュンギクは食欲不振の解消に効果のある野菜ですが、特有の香りがあります。香りやビタミンCを失わないようにするには、加熱時間は短くし、鮮やかな緑色になったらすぐ食べるのがコツです。

シュンギクはホウレンソウよりβ-カロチンが豊富で、油に溶出すると充分に利用できます。すきやきなど油っぽい肉料理に使うと、独特のクセのある味が肉の臭みを消すと共に、効果的に栄養素を摂ることができます。

高血圧によい野菜

# セロリ

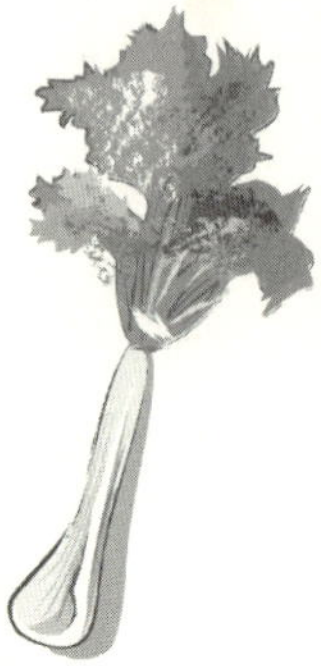

**原産地と別名**

セリ科
学名　*Apium graveolens L.*
英語名　Celery
中国名　芹菜（チンツァイ）
原産地　地中海地域

| 体質・症状 | 相性 |
|---|---|
| 気血両虚・胃腸弱い | △ |
| 食積痰湿・消化不良 | ○ |
| 肝陽亢盛・高血圧 | ◎ |
| 気滞うっ血・血行悪い | ○ |
| 陰虚・微熱 | ○ |
| 陽虚・全身冷え | × |
| 老人 | ○ |
| 小児 | ○ |
| 妊婦、男性不妊症 | × |

| 自然の属性 | |
|---|---|
| 寒熱 | 涼（平） |
| 昇降<br>収散<br>潤燥 | 降 |
| 臓腑 | 肺、肝、脾、胃 |
| 季節 | 春、夏 |
| 五味 | 甘、微苦、微渋 |
| 毒性 | 無毒 |

## ルーツ

地中海地域の原産で、古代ローマ時代には薬用、香料として用いられていたそうです。十七世紀から野菜として栽培が始まり、日本へは秀吉が朝鮮出兵の際に持ち帰り伝来しました。なお、一般に見られる洋風セロリの薬用効果はそれほど強くなく、乾燥した畑で栽培された細く香気の強いセロリの方が薬用効果は強いです。

## 古典より

古文献にはお酢と一緒に食べると歯を悪くすると書かれている。また、セロリの葉は寒性で味は甘味で、無毒。その効能はコレラに効果があり、虫さされの解毒や、血圧の降下作用などがある。種子の油に精神安定やけいれんを解消する作用などがある。セロリの根には毒があるので薬用のときは必ず加熱し、生では食べないように気をつけることと記載されている。

## 話題の栄養素

**アピイン**▼セロリの独特の香りはアピイン、セダノリット、センネリンなどによるもので、ストレス解消、食欲増進、頭痛に効果があります。脳細胞の保護作用や抗ガン作用もあります。ただし、茎より葉・種子の部分に多く含まれています。

**カリウム**▼利尿により血圧降下作用に効果があります。セロリは一〇〇g可食部に四一〇mg含有しています。

**食物繊維**▼便通をよくする作用があり、コレステロール値の降下を促します。

## 東洋医学的効能

**平肝清熱《ヘイカンセイネツ》**▼肝にこもった余分な熱を収め、機能を正常に回復する

**祛風利湿《キョフウリシツ》**▼体の余分な水分などを除く、体が重く痛いという症状を解消する

**調経化瘀《チョウケイケオ》**▼血行をよくして生理不順に効果がある

## 現代の研究より

**血圧降下作用**▼カリウムを多く含み、利尿作用により血圧を低下させるが、乾燥したセロリにはこの作用はない。

**大腸ガンの予防作用**▼セロリの繊維質（リグニン）が腸内酵素と協調して、便通をよくし、発ガンを抑制する効果がある。

**中枢神経安定作用・抗けいれん作用**▼種子の油に含まれるアピインが注目されている。

**避妊作用**▼一日七五gを連続二週間服用すると、三〇〇〇万／mℓまで精子は減る。服用を停止して、十六週間後には副作用なく回復する。

## 体質相性の解説

セロリは「涼性」(「平性」の説もある)と気を降ろす効果をもち、「肝陽亢盛」でめまいや高血圧などの方に良い野菜ですが、「気血両虚」で胃腸の弱い方にはよくないので控え目に。「陽虚」で冷えて下痢がちな方は、その症状の回復に不利なので食べないほうがよいでしょう。妊娠中の方は「涼性」のものを食べると、胎児の成長に不利なので控え目にしましょう。出産後は「涼性」の食べ物は体力の回復に不利なので、摂らないほうがよいでしょう。また男性不妊症の方は避けるべきでしょう。ショウガと一緒によく煮て食べるなどして、この冷える性質を和らげると、胃腸が弱い方も食べられます。

## 家庭療法への応用

**高血圧**▼セロリ二五〇gをすり潰した汁を一日二回に分けて飲む。「肝陽亢盛」でめまいや高血圧など熱症のある方に適応。

**小児嘔吐・下痢**▼セロリ一二〇gのみじん切りを煮た汁を一回で飲みきる。食当たりに適応する。

**膀胱炎、排尿痛**▼セロリ三〇〇gをすり潰した汁を一日二回に分けて飲む。

**腰膝のだるい痛み**▼セロリの種十五gに紹興酒を適量加え、煎じて飲む。

## 栄養素の上手な摂り方

セロリは繊維質を多く含み、便秘によい野菜です。カリウムは水溶性なので、カリウムによる血圧を下げる作用を期待するなら、セロリは生で食べるか、スープにして飲むとよいでしょう。

イカや小エビなどのようなタウリンを含み、肉よりカロリーの低い海鮮類と組み合わせると、セロリの食物繊維によるコレステロール値を下げる作用を高めることができます。

スーパーなどで市販されているものには葉はついていますが、料理時は茎しか使っていません。実は、葉の部分にストレスを解消するアピインや、ビタミン、ミネラルが茎よりも多く含まれているので、葉のついたものが手に入った時は上手に調理すれば、葉も美味しく食べられて、栄養も摂り入れることができます。

## 料理論評

**セロリと豚ミンチのお粥**▼肝の余分な熱をさます作用があり、「肝陽亢盛」の方の血圧を下げる食事です。

~~コレステロール値を下げる~~

### イカとセロリの炒め

【材　料】
イカ……………一五〇g
セロリ…………三〇〇g
ニンジン…………一本

【調味料A】ねぎ、しょうが、ニンニクのみじん切り……適量

【調味料B】塩、コショウ、ゴマ油　少々
片栗粉…………小さじ一
水………………大さじ二

【作り方】
❶イカは皮をむいて内側の面に切り目を入れ、四㎝角に切る。二分間塩ゆでし、色が変わったら取り出す。
❷セロリ、人参は斜めに薄切りにする。熱湯に通し、すぐ水で冷やし、よく水を切っておく。
❸フライパンに油大さじ三を入れ、調味料Aを炒める。香りが出たら、セロリ、人参を入れ、少し炒めてからイカを入れる。さらに軽く炒めてから、調味料Bを入れ、とろみがついたら、ゴマ油で香りをつけて仕上げる。

ビタミン$B_1$の吸収を高める
アリシンを含む

# にら(韮)

## 原産地と別名

ユリ科
学名　Allium tuberosum Rottl.
英語名　Chinese leek
　　　　Tuber onion
中国名　韮菜(ジューツァイ)
原産地　東アジア

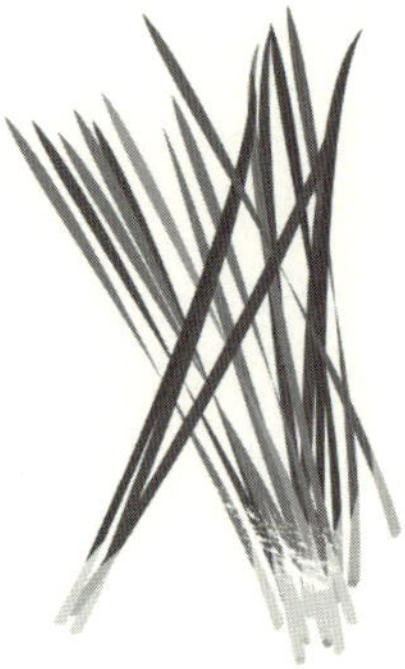

## ルーツ

東南アジアの原産で、中国では三千年前から栽培され、日本でも野生がみられ、十世紀頃から栽培されたと言われています。ニラには黄ニラもあり、上品な香りが漂い、胃にやさしいものです。ニラの花茎は花ニラといい、北京市民に欠かせない漬物「韮菜花《ジュツァイホア》」の原料です。

## 東洋医学的効能

**健胃《ケンイ》**▼胃腸の機能を活発にする
**補肝腎《ホカンジン》**▼肝臓と腎臓の働きを高め、腰と膝を丈夫にする
**固精壮陽《コセイソウヨウ》**(種子)▼腎の機能を高め、生殖機能を強くし、精液漏れを防ぐ
**安五臓《アンゴゾウ》**▼五臓を温め各機能を回復させる
**温中理気《ウンチュウリキ》**▼胃腸などを温め、気の巡りを改善する

## 自然の属性

| 自然の属性 | |
|---|---|
| 寒熱 | 温 |
| 昇降収散潤燥 | 昇 |
| 臓腑 | 心、肝、腎 |
| 季節 | 春 |
| 五味 | 甘、辛、微酸、微渋 |
| 毒性 | 無毒 |

## 体質・症状

| 体質・症状 | 相性 |
|---|---|
| 気血両虚・胃腸弱い | △ |
| 食積痰湿・消化不良 | ○ |
| 肝陽亢盛・高血圧 | × |
| 気滞うっ血・血行悪い | ◎ |
| 陰虚・微熱 | △ |
| 陽虚・全身冷え | ◎ |
| 老人 | ○ |
| 小児 | △ |
| 妊婦 | ○ |

## 古典より

『本草綱目』には、春は香りがよいが、夏には臭みがでる。食べ過ぎると頭がすっきりせず、目は悪くなり、目やには増え、お酒を飲んだ後には食べてはいけない。蜂蜜、牛肉との相性はあまり良くない。また、五月に食べ過ぎると体がだるくなり、冬に食べ過ぎると、咳や痰を誘発し、古い持病が再発すると古文献に記載されている。

## 現代の研究より

**生殖機能を高める作用**▼種子の方が葉より強い作用を持つ。
**血液循環を良くする作用**▼冷えを改善し、血液循環をよくすることが判明した。
**抗菌作用**▼ニラは緑膿菌にある程度の抑制効果がある。

## 話題の栄養素

**アリシン**▼ニラやネギ、ニンニク特有の匂いはアリシンという成分の匂いです。アリシンは水溶性で酵素や熱で分解されやすいビタミン$B_1$と結合すると、分解されにくく吸収されやすい脂溶性物質になり、ビタミン$B_1$の吸収を高めます。また体内に入った発ガン性物質を肝臓で解毒する酵素の働きを助ける作用、活性酸素を除去する強力な抗酸化作用も認められています。

**β-カロチン**▼ニラにはβ-カロチンが豊富で、一束で成人が一日に必要とする量を満たします。ビタミンCとEも一日必要量の1/3に当たる量を含みます。

3◎野菜

## 体質相性の解説

ニラは胃腸を温め、気の巡りを改善する効果があり、「気滞うっ血」の方には最適です。この「温性」は「陽虚」で冷えの方にも良いでしょう。ただし、粗い食物繊維をもつので、摂りすぎると胃腸に刺激を与え、お腹の痛みや下痢になる恐れがあります。このため、胃腸の弱い「気血両虚」の方や、胃・十二指腸潰瘍の方、「小児」は控え目にしましょう。「温性」で気を昇らせるニラは、もともと熱っぽい「肝陽亢盛」の肝炎の方や高血圧の方、「陰虚」で微熱のある方には不適です。

## 家庭療法への応用

**老年性便秘**▼ニラを砕いてガーゼで絞り、汁を取って日本酒を加え、十〜二〇mlを寝る前に飲む。「陽虚」体質の冷え症で、腸の働きが悪くなっている方に適応。

**生理痛**▼ニラ汁大さじ一杯に黒砂糖少々を加え加熱して飲む。

**カゼ**▼ニラ入りのお粥を食べる。寒けからのカゼに適応。

**頑固なしゃっくり**▼ニラの種子を粉にして、毎日二〜三回、毎回九〜十五gをお湯に溶かして飲む。

**夜尿症**▼ニラの種子九gを粉にし、小麦粉少々を混ぜて水を加え、団子にして蒸す。毎日二回に分けて食べる。

## 栄養素の上手な摂り方

ニラには中国語で別名「起陽草《キョウソウ》」(陽気を起こす草)があり、古くからスタミナのつく野菜として扱われてきました。それはニラにビタミン$B_1$の吸収を促進するアリシンがあるためで、豚肉、胚芽米、レバー、タラコなど、ビタミン$B_1$を多く含む食材と一緒に摂ると良いでしょう。粘膜、皮膚によい油溶性のβ-カロチンを摂る目的の場合は、油を使って調理することが大切です。消炎止血には生の汁が良いでしょう。古くなると香味も低下するので、できるだけ早く調理しましょう。煮るとミネラルやビタミンCなどの五〇〜七〇%が溶出しますので、加熱する時間は一〜二分程度にしましょう。

## 料理論評

**ニラレバ炒め**▼ニラはレバーに含まれるビタミン$B_1$の吸収を高めます。ニラの香りはレバーの臭いを消し、食欲を促進します。レバーを先に加熱することにより、そのビタミンC分解酵素の働きを除き、ニラのビタミンCやレバーのビタミン$B_1$や$B_2$などがともに働き、肌や粘膜を丈夫にして抵抗力を高める、上手な組み合わせの一品です。

〜〜血のめぐりに〜〜

### ニラと小エビの炒めもの

【材料】小エビ……四〇〇g
ニラ……一〇〇g
【調味料A】卵白一個分と片栗粉大さじ一を十分に混ぜ合わせたもの
塩……小さじ一
コショウ……少々
【調味料B】調理酒……大さじ一
塩小さじ……1/2

【作り方】
❶ムキ小エビの水分を拭きとり、調味料Aに十分間浸ける。ニラは三cmほどの長さに切っておく。
❷サラダ油大さじ四で、調味料に漬けたエビを白くなるまで炒め、❶のニラを加え最後に調味料Bを入れ仕上げる。

小エビに含まれるタウリンがコレステロールを減らし、ニラのビタミン類と共に血のめぐりを改善します。ビタミン$B_1$の豊富なご飯(玄米、胚芽米など)と一緒に食べるのがお薦めです。

# ほうれんそう（菠薐草）

肌に、美容に確実な効果のある野菜

### 原産地と別名

アカザ科
学　名　Spinacia oleracea L.
英語名　Spinach
中国名　菠菜（ボーツァイ）
原産地　西アジア

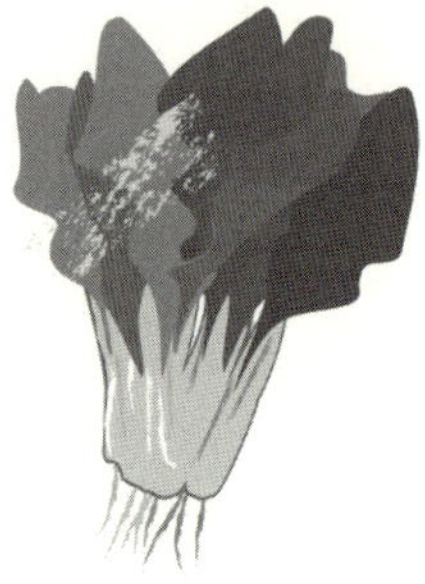

### ルーツ

原産地はペルシャ（イラン）で、秋まきの東洋種と春まきの西洋種に分かれ、日本へは十七世紀に中国を経て東洋種が伝わり、明治初期頃に西洋種が導入されました。東洋種は葉がギザギザで寒さに強く、霜に当たると甘味が増します。

### 東洋医学的効能

**利五臓**《リゴゾウ》▼五臓の働きを円滑にする
**通血脈**《ツウケツミャク》▼血の巡りを良くする
**止渇潤腸**《シカツジュンチョウ》▼（根）渇きを解消し、腸を潤し便通をよくする作用を持つ

### 現代の研究より

**血圧降下作用**▼ホウレンソウのカリウムの利尿作用により、血圧が下がる。
**痔の予防効果**▼ホウレンソウにはその効果が確認されている。
**血糖値の降下作用**▼ホウレンソウの根の赤い部分にインシュリン分泌を促進する作用があると注目されている。

| 体質・症状 | 相性 |
|---|---|
| 気血両虚・胃腸弱い | △ |
| 食積痰湿・消化不良 | ○ |
| 肝陽亢盛・高血圧 | ○ |
| 気滞うっ血・血行悪い | ○ |
| 陰虚・微熱 | ○ |
| 陽虚・全身冷え | × |
| 老人 | ○ |
| 小児 | ○ |
| 妊婦 | ○ |

| 自然の属性 | |
|---|---|
| 寒熱 | 涼 |
| 昇降<br>収散<br>潤燥 | 潤、降 |
| 臓腑 | 胃、大腸 |
| 季節 | 冬 |
| 五味 | 甘 |
| 毒性 | 無毒 |

### コラム

多食すると足が萎え、腰痛、冷え症を起こすので、冷え症の人には適しません。ゴマ油とは相性が良いですが、ウナギとは合わないと古文献に記載されています。ほうれんそうは「涼性」ですから、これらを長期にわたって食べるときは、胃腸が冷えないように、「温性」の調味料（例えばネギなど）を使用するなどしてその「寒性」を収めるように工夫すればよいでしょう。

### 話題の栄養素

**鉄分**▼ホウレンソウには鉄分が一〇〇g中約四mgと、野菜の中では特に多く含まれます。鉄分は新生細胞のために、一日四〇mg必要とされていますが、体内での再利用が行われるため、実際はこれほど多くは必要とはしません。一般に、一日一mgを補充すればよいとされています。女性は生理や出産により、多く鉄分を消失するので、一日十二mgを目安に摂りましょう。

**β-カロチン**▼油溶性でとり目の回復や粘膜の保護に役立ちます。少量で抗ガン作用がありますが、大量に摂ると逆に発ガン率が高くなることが大規模な統計調査により分かりました。欠乏症はほとんどないので、普通に食べるのが良いでしょう。

**カリウム**▼体内でナトリウムを排除して血圧を降下する働きがあります。

## 体質相性の解説

ホウレンソウは「涼性」で気を降ろす効果があり、熱っぽい「肝陽亢盛」で高血圧の方には良いでしょう。しかし、もともと胃腸が冷えて、下痢傾向にある方の回復に不利なので、控え目に。体を冷やしてしまうため、「陽虚」の方には適しません。特に、腎機能が弱い「陽虚」の方は避けたほうが良いでしょう。

## 家庭療法への応用

**皮膚の角化・動脈硬化・歯茎の炎症**▼常食する。

**糖尿病**▼根の赤い部分を百二〇g、干した鶏内金《ケイナイキン》(鶏の砂袋の内皮)十五gを煎じて、一日に二~三回に分けて飲む(主に口が渇く症状がある方に適応)。

**高血圧**▼さっとゆがいて、ゴマ油で和えて一日二回食べる(便秘で顔が赤く、めまいのする「肝陽亢盛」の方に適応)。

**咳・喘息**▼種を炒って黄色にし、ひいて細かくする。一日二回に分け八gを服用。

**とり目**▼ホウレンソウの汁五〇〇mlにゴマ油大さじ一をよくかき混ぜて毎日二回に分けて飲む。

## 栄養素の上手な摂り方

ホウレンソウには鉄分が多く含まれ、貧血に良いと思われますが、人体に吸収されやすいのは、タンパク質と結合した鉄分(ヘム鉄。吸収率十五~二〇%)であり、ホウレンソウのような野菜からの鉄分(非ヘム鉄。吸収率二~五%)の吸収率は一般に思われているよりも低いものです。しかし、ビタミンCといっしょに摂ると吸収率が少しよくなるので、上手に組み合わせるとよいでしょう。鉄分を摂るには、ホウレンソウだけに偏らず、吸収率の高い鉄分(ヘム鉄)を含む卵黄など何種類かの食材と併せて摂るようにしましょう。

ホウレンソウには食物繊維やカロチン、カリウム、ナイアシンなどが豊富です。カロチンは野菜の中で二番目に多く、効率的に摂るには油で炒めると良いでしょう。油で炒めると人体に必須のミネラルである亜鉛、ビタミンEも効率的に摂れます。

ホウレンソウのシュウ酸はカルシウムと結合しやすく結石を作り、カルシウム吸収を阻害したり、体内結石を生みやすいため、結石のある方、骨粗鬆症の方はよく加熱して渋みを減らして食べるほうが良いでしょう。

## 料理論評

**ホウレンソウとカボチャのナムル(ピリ辛ゴマ油和え)**▼韓国料理で、たれは辛めなので、カボチャの甘味とよく合います。疲労回復、目の働きの向上によい料理です。しかし、「肝陽亢盛」で高血圧の方には不向きです。

### ワンポイント

ホウレンソウのカロチンの抗酸化作用が注目され、米国の栄養学の権威リチャード・ペト博士が、愛煙家はホウレンソウなどのカロチンの多い野菜を食べると発ガン物質の毒性が軽減されると勧めました。その後、大量のカロチンを服用すれば、もっと効果があるのではないかという考えに従って、大規模な試みをしましたが、大量に服用すると発ガン性を示す結果となったので、途中で中止しました。普通に食べてもカロチンは充分に摂れるので、欠乏症はありませんが、なぜか、β-カロチンを塗ってあるパンが市販されていました。やりすぎではないかと思われます。

肌に良く、入浴剤として愛用される

# よもぎ（蓬）

**原産地と別名**

キク科
学名 Artemisia argyi L.
英語名 Argyi leaf mugwort
中国名 艾蒿（アイハオ）
原産地 世界各地に分布

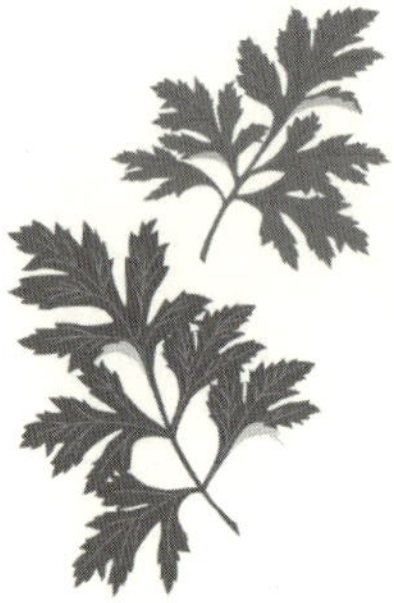

| 体質・症状 | 相性 |
|---|---|
| 気血両虚・胃腸弱い | ○ |
| 食積痰湿・消化不良 | ○ |
| 肝陽亢盛・高血圧 | △ |
| 気滞うっ血・血行悪い | ○ |
| 陰虚・微熱 | △ |
| 陽虚・全身冷え | ○ |
| 老人 | ○ |
| 小児 | ○ |
| 妊婦 | ○ |

| 自然の属性 | |
|---|---|
| 寒熱 | 温（微温） |
| 昇降<br>収散<br>潤燥 | 燥、昇、降 |
| 臓腑 | 肝、脾、腎 |
| 季節 | 春 |
| 五味 | 苦、辛 |
| 毒性 | 無毒（有小毒） |

**コラム**

ヨモギは中国で「艾葉《ガイヨウ》」という名が付き、漢方薬としても用いられています。「艾（もぐさ）」という字は「無くなる」という意味で、病気をなくす葉という意味があります。中国では古くからヨモギを虎に見立てて魔除けにする風俗があり、これは病を治すとされ、五月五日、鶏が鳴く前に艾を採集して玄関にかけます。日本でこれが始まったのは江戸時代（文政五年）で、コレラを防ぐための魔除けとして玄関にかけました。

**豆知識**

ヨモギ湯は、鎮痛作用や肩こりを解消する作用があると、昔から知られています。採集は八～九月に行い、陰干しして保存します。

## 東洋医学的効能

**除湿止痒《ジョシツシヨウ》**▼皮膚の湿疹を収め、痒みを止める

**散寒止痛《サンカンシツウ》**▼寒気を追い払い、痛みを止める

**温経止痛《ウンケイシツウ》**▼腹部を温めて不正出血を止める

**灸百病《キュウヒャクビョウ》**▼ヨモギを棒灸にしてより多くの病気に効果がある

## 現代の研究より

**アレルギー反応を抑制する作用**▼ヨモギの精油はアレルギー反応を抑制する。

**利胆作用**▼ヨモギの精油は胆汁の排泄を促進する。

**抗菌作用**▼広範囲の抗菌作用がある。

**喘息抑制作用**▼ヨモギの精油は喘息を収める。

**抗凝血作用**▼生ヨモギには凝血作用のある血小板を抑制する働きがある。

## 話題の栄養素

**クロロフィル**▼ヨモギに多く含まれ、抗酸化、浄血、末梢血管拡張、抗アレルギーと多くの作用を示します。

**タンニン**▼渋みのあるフラボノイドの一種で、脂質の過酸化を抑え、アレルギー反応を収める作用があります。

**コリン、アセチルコリン**▼苦味成分で、心臓の機能を正常化し、酸化防止に効果があります。

## 体質相性の解説

ヨモギは「温性」で気を昇らせる作用と降ろす作用が共にあり、気血の巡りをよくするので、「気滞うっ血」の方によいです。また、苦味で胃腸の働きを促進するため「気血両虚」で胃腸の弱い方によいのですが、一度にたくさん摂ると胃の負担になるのでほどほどに。もともと熱っぽくて気が昇りやすい「肝陽亢盛」の方には不向きですので控え目に。「陰虚」の方もよく微熱が出るため「温性」のヨモギは適しません。

## 家庭療法への応用

**慢性肝炎**▼ヨモギ二〇gを煎じて飲む。

**皮膚の痒み・体癬・湿疹**▼ヨモギ三〇gを濃く煎じて、液を患部に塗る。あるいは二五〇gで薬浴する。

**生理痛**▼ヨモギ十五gに適量の水を加えて卵二個を煮て、卵とスープを食べる。

**胃の冷え痛み**▼ヨモギ六gを煎じて頓服。

**イボ**▼ヨモギで患部をこする。イボが脱落するまで毎日数回行う(一般的に三～十日で効く)。

## 栄養素の上手な摂り方

ヨモギは入浴剤としてよく使われますが、毎日合わせて三〇分位(二～三回に分けてがお薦め)の入浴で、肌の美容や健康に効果があります。しかし温度の高い風呂に長くはいると、「気」が奪われてしまい、逆に健康に良くありません。一〇～一五分位、低めの温度での腰湯がお薦めです。

## 料理論評

**ヨモギ団子**▼もちは胃腸の働きを高め、ヨモギは余分な水分(湿邪)を除き、胃腸など消化器の湿邪を除いて、働きを回復する作用があります。春は肝の気が高まる季節で、植物が発芽して、土を破り、芽を出すように、人間も活動がより多くなって肝の働きも冬より多くなり、老廃物を排除して、気の巡りをよくする働きを発揮する季節です。ところが、いろいろな原因で体のバランスがくずれ、肝の気がなかなか高まりにくく、体の動きに応じないと、鬱(うつ)になりやすいのです。この料理はヨモギのようなピリから味(辛)を用いて、気を高め、気の巡りをよくして、うつを克服するための一品です。しかし、もともと肝気の高すぎる高血圧の方に不向きです。

～～春の鬱に～～

### ヨモギの炒めもの

【材　料】よもぎ……………適量

【調味料】塩……………………適量

ネギ、ショウガの千切り
……………各少々

コショウ、三温糖…各少々

【作り方】

❶春のヨモギの若葉を塩水でもみ洗いし、毛などを除いて、水気をよく切る。

❷熱したフライパンに油をひき、ネギとショウガを入れて、香りが出たら、❶のヨモギを加え、軽く炒める。塩、コショウ、三温糖を入れて、さらに約一分炒めて出来上がり。

春の鬱(うつ)に、ヨモギの強い抗酸化作用や湿邪を除く効能、気を巡らせるパワーにより血液循環を改善して、うつを解消する働きが期待できる一品です。また、白ご飯と一緒に食べると、ネギのアリシンと米のビタミン$B_1$が組み合わさり、ビタミン$B_1$の吸収率を高め、エネルギー利用も一層高めることができます。

# アスパラガス

## 土を破る芽の力は免疫力を高める

### 原産地と別名

ユリ科
学名　Asparagus officinalis L.
英語名　Asparagus
中国名　芦笋（ルースン）
石刁柏・龍須菜（シーディアオバイ・ロンシーツァイ）
原産地　ヨーロッパから西アジア

| 体質・症状 | 相性 |
|---|---|
| 気血両虚・胃腸弱い | ○ |
| 食積痰湿・消化不良 | ○ |
| 肝陽亢盛・高血圧 | ○ |
| 気滞うっ血・血行悪い | ○ |
| 陰虚・微熱 | ○ |
| 陽虚・全身冷え | ○ |
| 老人 | ○ |
| 小児 | ○ |
| 妊婦 | ○ |

| 自然の属性 | |
|---|---|
| 寒熱 | 平 |
| 昇降<br>収散<br>潤燥 | 潤 |
| 臓腑 | 肝、心、肺 |
| 季節 | 春、夏 |
| 五味 | 苦、辛、甘 |
| 毒性 | 無毒 |

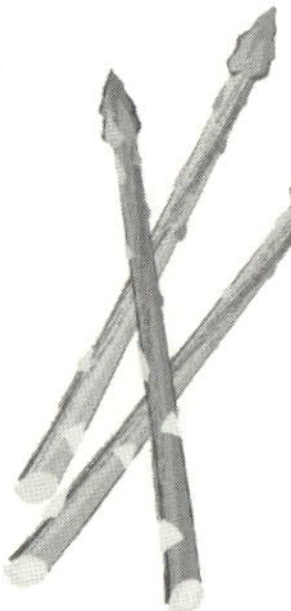

**コラム**

ホワイトアスパラガスは土寄せして日を当てずに育てたもの。軟らかく、胃に優しく、九種の必須アミノ酸が含まれ、グリーンと同じものですが、グリーンはβ-カロチンやビタミンCなどが優れています。

### 東洋医学的効能

**潤肺止咳《ジュンパイシガイ》▼**肺を潤し咳を鎮める
**利尿通便▼**利尿作用と共に便通を促す
**生津止渇《セイシンシカツ》▼**津（唾液など）の分泌を促進し、のどの渇きを収める

### 現代の研究より

**免疫力向上作用▼**アスパラガスの多糖成分はマクロファージを活性化させ、免疫力を高める。
**抗酸化作用▼**疲労回復に役立つセレンを含む。
**ガンの抑制作用▼**サポニンにはガンの抑制作用がある。
**抗真菌作用・血脂の降下作用・血管拡張による血圧降下作用▼**これらの作用が認められている。

### 体質相性の解説

特に合わない体質はないですが、抗ガン作用といっても一時にたくさん食べればよいというわけではありません。やはり食べ過ぎないようにしましょう。

### 家庭療法への応用

**微熱、寝汗▼**アスパラガス一五～二〇g、粳米六〇〇g、砂糖少々を、粥にして食べる。
**インフルエンザの予防▼**アスパラガス三〇gと金銀花《キンギンカ》、連翹《レンギョウ》、甘草《カンゾウ》（いずれも漢方薬）各六gを煎じて一日一回飲む。三～五日間続ける。

### 栄養素の上手な摂り方

グリーンアスパラガスにはカロチン、ビタミンCを含み、また、アミノ酸のアスパラギンやフラボノイド系色素のルチンも含み、栄養価の高い野菜です。アスパラガスは水分の多い野菜なので、保存する時は水分を失わないようにラップして、冷蔵庫に入れるとよいでしょう。多くの栄養素は加熱により壊れやすく、煮すぎないように注意しましょう。

# せり(芹)

## 発汗などの効能を持つ「七草」の一つ

**原産地と別名**

セリ科
学名 Oenanthe javanica
英語名 Japanese parsley
中国名 水芹(シュイチン)
原産地 多源説

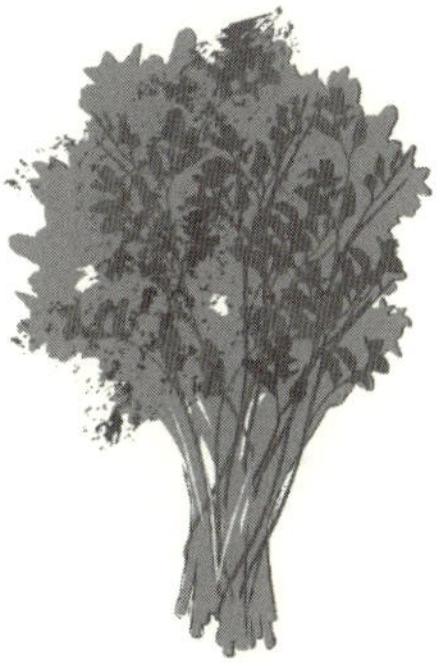

**ルーツ**

千年前から栽培されている日本原産の説があります。中国では千年前の『呂氏春秋』に〝菜のおいしいのは雲梦のセリだ〟と記載があります。

**コラム**

市販のセリより野生のセリのほうが、ビタミンCや香気成分、食物繊維などの栄養成分が多く含まれ、薬効も高いでしょう。

| 体質・症状 | 相性 |
|---|---|
| 気血両虚・胃腸弱い | △ |
| 食積痰湿・消化不良 | ○ |
| 肝陽亢盛・高血圧 | ◎ |
| 気滞うっ血・血行悪い | ○ |
| 陰虚・微熱 | △ |
| 陽虚・全身冷え | × |
| 老人 | △ |
| 小児 | △ |
| 妊婦 | △ |

| 自然の属性 | |
|---|---|
| 寒熱 | 涼 |
| 昇降<br>収散<br>潤燥 | 降 |
| 臓腑 | 肝、腎 |
| 季節 | 春 |
| 五味 | 甘、辛 |
| 毒性 | 無毒 |

### 東洋医学的効能

**清熱利湿《セイネツリシツ》**▼体内にこもった余分な熱(熱邪)を収め、水分の代謝を良くする

**利尿《リニョウ》**▼利尿作用を持つ

### 現代の研究より

**肝細胞の保護作用**▼セリの煎じ液に毒性化学物質から肝細胞を保護する作用が認められた。

**抗不整脈**▼動物実験で、セリの抽出液に中毒性不整脈を治療する効果があることが確認された。

### ◎体質相性の解説

セリは「涼性」で、体内にこもった余分な熱を収める作用があり、「肝陽亢盛」で高血圧の方に良いでしょう。しかし、発汗利尿作用もあるために、もともと水分の足りない「陰虚」の方は控えましょう。また、「陽虚」の方はその「涼性」により一層冷えるため、食べないほうがよいでしょう。胃腸が弱くて、胃腸が冷えると良くない「気血両虚」や「小児」、「妊婦」といった方も控え目に。

### ◎家庭療法への応用

**小児発熱**▼セリ三〇g、麦芽《バクガ》(漢方薬)十g、車前子《シャゼンシ》(漢方薬)六gを煎じて一日二回に分けて飲む。

**尿の出悪い時**▼セリ十五gを煎じて飲む。

**高血圧**▼セリの絞り汁を毎日適量飲む。

### ◎栄養素の上手な摂り方

セリは春の七草の一つで、古くからその発汗、解熱の効果がよく知られていますが、これらはミリスチンなどの揮発油成分の作用です。加熱すると蒸散してしまうので、その効果を利用したいなら、加熱時間は短めに。また、高血圧には生で食べるか、しぼり汁を飲むのがよいでしょう。

# しそ（紫蘇）

風寒の邪を発散し、痰を除き咳止めに

**原産地と別名**

シソ科
学名 Perilla frutescens (L.) Britt.
英語名 Common perilla
中国名 紫蘇（ズースー）
原産地 中国

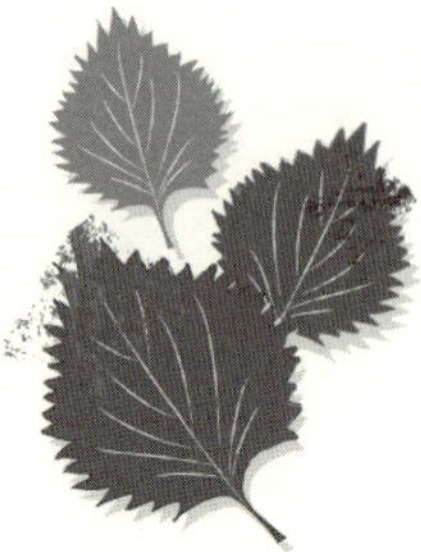

| 体質・症状 | 相性 |
|---|---|
| 気血両虚・胃腸弱い | ○ |
| 食積痰湿・消化不良 | ○ |
| 肝陽亢盛・高血圧 | △ |
| 気滞うっ血・血行悪い | ○ |
| 陰虚・微熱 | △ |
| 陽虚・全身冷え | ◎ |
| 老人 | ○ |
| 小児 | ○ |
| 妊婦 | ○ |

| 自然の属性 | |
|---|---|
| 寒熱 | 温 |
| 昇降 収散 潤燥 | 昇、散 |
| 臓腑 | 肺、脾 |
| 季節 | 夏 |
| 五味 | 辛 |
| 毒性 | 無毒 |

**コラム**

中国の原産で、十世紀頃日本に渡来し、青ジソと赤ジソに分かれ、乾燥させておけば家庭の常備薬として使えます。青シソはβ-カロチンが豊富に含まれています。

## 東洋医学的効能

**発表散寒《ハッピョウサンカン》**▼発汗作用で、寒さから来る風邪を発散して除く

**行気和胃《コウキワイ》**▼気のめぐりを良くし、胃の働きを回復する

**解毒《ゲドク》**▼魚、カニの毒素を消す

## 現代の研究より

**抗菌作用**▼シソに含まれるペリルアルデヒドは、ブドウ球菌と真菌に対する抑制作用や防腐作用が確認された。

**制吐作用**▼揮発油は嘔吐を抑制する作用を強く示す。

## 体質相性の解説

シソは「温性」で、胃腸の働きを改善してくれます。そのため、「陽虚」で下痢の方や、飲みすぎで胃腸の働きが弱くなっている方に適します。また、シソはピリから味（辛）で体を温め、気を昇らせて発汗させる作用をもつので、「肝陽亢盛」で高血圧の方や、もともと体内の水分不足で発汗も禁止すべき「陰虚」で微熱の方など、熱っぽい症状の改善に不利なので、これらの方は控え目に摂りましょう。

## 家庭療法への応用

**カゼ・鼻水**▼シソ一〇g（乾燥重量）、ショウガ一五gを三～五分位煎じ、黒砂糖二〇gを入れて飲む。風寒のカゼに適応。

**慢性気管支炎**▼シソ五〇g（乾燥重量）、干したショウガ五gを水二〇〇mlで液量が半分になるまで煎じる。煎じ液を毎日二回に分けて飲み、十日間続ける。

## 栄養素の上手な摂り方

シソはカルシウム、カロチン、ビタミンCに富み、また、赤ジソは目によいアントシアニン系色素を含みます。シソの薬効成分は精油にあり、揮発しやすいので加熱時間はできるだけ短く、二分以内に。香りが立ちはじめたら、火は止めましょう。

# シャンツァイ（香菜）

## 発汗作用のある独特の香りが強い香辛野菜

### 原産地と別名

セリ科
学名　Coriandrum sativum L.
英語名　Coriander
中国名　香菜（シアンツァイ）
　　　　芫荽（イエンスイ）
原産地　地中海東部

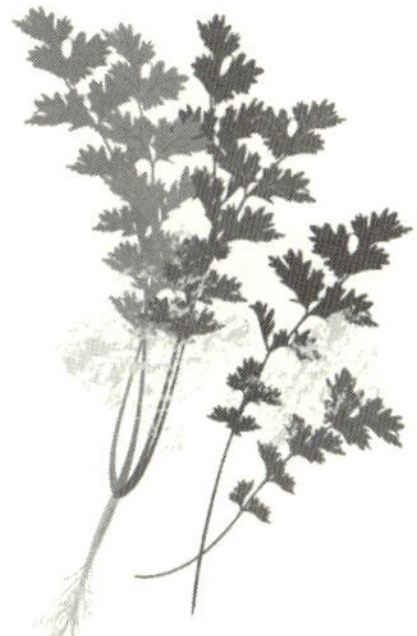

| 体質・症状 | 相性 |
|---|---|
| 気血両虚・胃潰瘍 | △ |
| 食積痰湿・消化不良 | ○ |
| 肝陽亢盛・高血圧 | △ |
| 気滞うっ血・血行悪い | ○ |
| 陰虚・微熱 | △ |
| 陽虚・全身冷え | ○ |
| 老人 | ○ |
| 小児 | ○ |
| 妊婦 | △ |

| 自然の属性 | |
|---|---|
| 寒熱 | 温 |
| 昇降<br>収散<br>潤燥 | 昇 |
| 臓腑 | 肺、脾 |
| 季節 | 春、冬 |
| 五味 | 芳香、辛 |
| 毒性 | 無毒 |

### 東洋医学的効能

**発汗透疹《ハッカントウシン》**▼発汗作用により、発疹を追い出す。

**消食理気《ショウショクリキ》**▼食あたりを防ぎ、気を巡らせて消化不良を解消する

### 現代の研究より

**神経伝達物質様作用**▼アセチルコリンの働きが注目される。

**抗酸化作用**▼強い脂質酸化の抑制作用がある。

### 体質相性の解説

シャンツァイは、消化を促し、気の巡りを良くするため、「食積痰湿」や「気滞うっ血」などの方に良いでしょう。しかし、気を昇らせるため「肝陽亢盛」で高血圧の方は控え目に。刺激が強いため、「気血両虚」で胃潰瘍の方には適しません。発汗効果があるため「陰虚」の方には不利なので控え目に。シャンツァイはくせの強い野菜でアレルギー原性も持っため、妊婦は胎児の安全のために控え目に。

### コラム

種子の粉末はコリアンダーという香辛料です。カレー粉には必須のスパイスとしてよく知られています。豚肉とは合いません。

### 家庭療法への応用

**脱肛**▼干したシャンツァイを焼き、その煙で坐浴していぶす。

**母乳の出が悪い**▼干しシャンツァイを煎じて飲む。煎じ時間は短く（乳腺がはれていて、出が悪いタイプに適する）。

**高血圧**▼シャンツァイ十g、葛根《カッコン》（漢方薬）十gを短時間で煎じて朝夕五〇mlずつ飲む。十日間続ける（これは血行が悪く特に足冷えがある高血圧の方に適するが、顔赤を伴った熱っぽい高血圧の方には適さない）。

### 栄養素の上手な摂り方

シャンツァイは、β-カロチンやビタミンCが豊富ですが、ビタミンKを破壊する恐れがあるので、出血の治療のためにビタミンKを服用中の方は、薬と一緒に食べないように注意。

ビタミン豊富、抵抗力向上に

# かぼちゃ(南瓜)

## 原産地と別名

ウリ科
学　名　Cucurbita moschata (Duch.)
英語名　Pumpkin
中国名　南瓜(ナングア)
原産地　中米から南米北部の地域

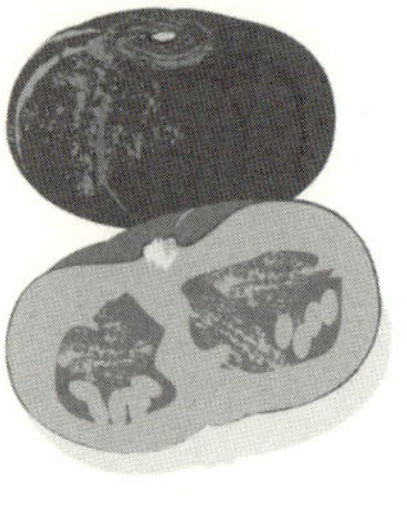

| 体質・症状 | 相性 |
|---|---|
| 気血両虚・胃腸弱い | △ |
| 食積痰湿・消化不良 | △ |
| 肝陽亢盛・高血圧 | △ |
| 気滞うっ血・血行悪い | △ |
| 陰虚・微熱 | ○ |
| 陽虚・冷え症 | △ |
| 老人・下痢 | ○ |
| 小児 | ○ |
| 妊婦 | ○ |

| 自然の属性 | |
|---|---|
| 寒熱 | 温(微涼・東洋種) |
| 昇降収散潤燥 | 潤、降 |
| 臓腑 | 胃、脾 |
| 季節 | 夏 |
| 五味 | 甘 |
| 毒性 | 無毒 |

## 東洋医学的効能

**健脾益気**《ケンピエッキ》▼胃腸の吸収力を高めて元気をつける
**消炎止痛**《ショウエンシツウ》▼炎症を抑えて痛みを止める
**駆虫**《クチュウ》**(種子)**▼駆虫作用(虫下し)がある
**解毒**《ゲドク》▼解毒作用をもつ

## ルーツ

日本カボチャの原産地は中米ですが、江戸時代カンボジアから伝来したときに、カンボジアが原産地であると誤解されていたため、「カボチャ」という名が付きました。西洋カボチャ(Squash, Cucubita maxima pongalo)は南米が原産地で、明治時代に導入されました。

## 現代の研究より

**インシュリンの分泌を高める作用**▼カボチャは野菜の中で一番多くコバルトが含まれている。コバルトは膵臓のインシュリンを分泌する細胞に必須な元素で、このためカボチャは糖尿病に効果があると考えられている。肝炎、肝硬変、腎炎、十二指腸潰瘍に効果があるとの報告もある。

## コラム

β-カロチンは、西洋カボチャ(クリカボチャ)には、日本カボチャの五倍も含まれています。羊肉との相性はあまり良くないと古文献に書かれています。

## 話題の栄養素

**ビタミンE**▼カボチャ一〇〇gには四・六gものビタミンEが含まれています。ビタミンEは「不妊に効くビタミン」として知られています。抗酸化作用により、血管や肌の老化防止の働きがあります。また、末梢血管の拡張作用があり、血液の循環を良くします。さらに男性の精子を元気にする作用があるといわれています。通常の食事を摂っていれば欠乏症はほとんどありません。また、ビタミンEを多く摂れば摂るほどよいかというと、そうはいえません。三カ月の間に毎日三〇〇mgのビタミンEを飲ませた結果、免疫細胞である白血球の殺菌力が低下してしまいました。長期的に大量のビタミンEを服用すると、血栓性静脈炎や高血圧、乳腺腫瘍、肺栓塞、頭痛、めまい、むかつき、下痢、子宮出血などの疾患や症状を誘発される恐れがあると専門家からの警告があります。

**葉酸**▼赤血球の合成を助け、新細胞の生成に欠かせない成分です。日本カボチャに多く含まれています。

3 ● 野菜

## 体質相性の解説

カボチャは甘味で「温性」と古文献に記載されています。「温性」の食品ならば、食べすぎると、舌が赤くなったり顔面にニキビやできものなど、熱がこもって起こる症状が現れるはずです。ところが、東洋のカボチャは、食べすぎると舌の色が真っ白く、下痢などがよくみられます。これは甘味より「潤い」の性質のほうが強く、余分な水分が溜まってしまい、気や血の循環が悪くなりやすいためです。「気血両虚」で胃腸が弱い方、「陽虚」や「食積痰湿」で水太りの方、もともと血行が悪い「気滞うっ血」の方は控え目に。

## 家庭療法への応用

**脱肛**▼カボチャのへた三つ、薏苡仁《ヨクイニン》(漢方薬)一二〇gを煎じて毎日飲む。

**肋間神経痛**▼カボチャを煮て、患部に貼りつける。

**やけど**▼カボチャのわたを同量のゴマ油で漬けて置く(長く漬けるほど効果が上がる)。これを患部に塗る。お湯、火による火傷に適応。

**糖尿病**▼カボチャの種六〇gを炒めてから水で煮る。その煮汁を毎日二回に分けて飲む。

**尋常性乾癬(皮膚病の一種)**▼カボチャの葉を適量つぶし、患部につける。

## 栄養素の上手な摂り方

西洋種は糖質、デンプン、カロチンが多いです。カボチャはGI(消化吸収能)の高い野菜で、夏バテの解消にも良いです。抗酸化作用があり、免疫力を高める効果があります。β-カロチンは、カボチャの皮に多く含まれ、油溶性なので、油を使って調理すると多く摂れますが、炒めるとその栄養素が壊れてしまい、またビタミンCもデンプンに包まれており、調理の熱で壊れにくい形になっているので煮物にするのがお薦めです。しかし、ホウレン草やチンゲンサイ、トマトなどと一緒に食べると、カボチャのコバルトやカルシウムが、ホウレンソウなどに含まれるシュウ酸や粗い食物繊維、高鉄分で排除される恐れがあるので良い組み合わせとは言えないです。良い組み合わせは牛肉・トウモロコシ・米・タマネギなどです。また、体を潤してくれるので、咽が乾く、糖尿病、特に夜になると咽が乾く方には夕飯にかぼちゃ煮(スープも飲む)をお薦めします。

### 〜〜目によい〜〜 カボチャのバター煮

【材料】

- カボチャ……三〇〇g
- バター……大さじ二
- 塩、コショウ……各少々
- パセリ……適量

【作り方】

❶カボチャは種とわたを除き、一口大に切っておく。

❷厚手の鍋に、カボチャと水大さじ二、バターを入れてふたをし、弱火にかける。時々、鍋をゆすって焦げ付かないようにする。

❸カボチャが軟らかくなったら、塩、コショウ、パセリのみじん切りをふりかけて出来上がり。

カボチャのβ-カロチンがバターに溶け、吸収が高まります。仕上げにビタミンCをほうれん草の約四倍、β-カロチンを人参とほぼ同じくらい含むパセリを加えることで、さらに目に良くなり、バターの油っぽさを和らげ、食欲を増進させます。

# トマト

## ビタミン、ミネラルの豊富な野菜

### 原産地と別名

ナス科
学　名　Lycopersicon esculentum Mill
英語名　Tomato
中国名　番茄（ファンチエ）　西紅柿（シーホンシー）
原産地　ペルー

| 体質・症状 | 相性 |
|---|---|
| 気血両虚・胃腸弱い | △ |
| 食積痰湿・消化不良 | △ |
| 肝陽亢盛・高血圧 | ◎ |
| 気滞うっ血・血行悪い | ○ |
| 陰虚・微熱 | ◎ |
| 陽虚・全身冷え | △ |
| 老人 | ○ |
| 小児 | ○ |
| 妊婦 | ○ |

| 自然の属性 | |
|---|---|
| 寒熱 | 微寒 |
| 昇降<br>収散<br>潤燥 | 潤、降 |
| 臓腑 | 胃 |
| 季節 | 夏 |
| 五味 | 甘、酸 |
| 毒性 | 無毒 |

### ルーツ

原産地はペルー、エクアドルの高原地帯で、中国では二千年前から栽培され、日本に伝来したのは十七世紀頃、観賞用で「唐柿」と呼ばれていました。野菜として再登場したのは明治時代ですが、特有のにおいが好まれず、その後トマトケチャップをきっかけに普及して、やがて野菜として定着しました。

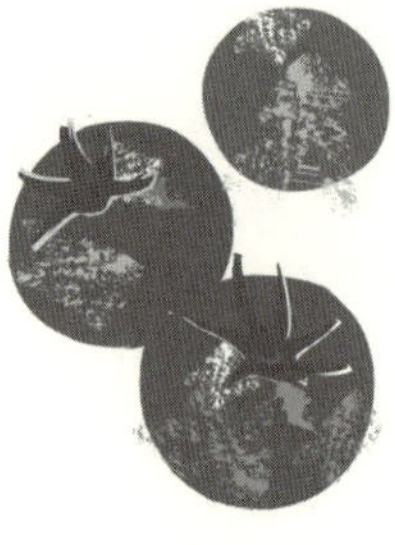

### 東洋医学的効能

**生津止渇《セイシンシカツ》**▼水分を補充し、渇きを収める
**健胃消食《ケンイショウショク》**▼食欲を高め、消化を促進する
**解暑清熱《ゲショセイネツ》**▼体にこもった余分な熱を収め、暑気あたりを解消する
**涼血平肝《リョウケツヘイカン》**▼血中にこもった余分な熱を収め、肝の機能を回復する
**解毒《ゲドク》**▼毒を解消する

### 現代の研究より

**コレステロール値の降下作用・動脈硬化防止作用**▼トマトにはコリンとリンが含まれ、これらは体内でレシチンとなり、コレステロールを乳化し、動脈硬化を防止する。
**血圧降下作用**▼カリウム、トマチンの利尿作用による。
**消炎・抗菌作用**▼葉が一番強く、根、茎、果実の順にこの作用は弱くなる。
**止血作用**▼トマトには毛細血管の血巡りを良くし、止血作用を持つビタミンPを含む。

### 話題の栄養素

**リコピン**▼トマトやスイカに含まれるカロチノイド系色素の一つで、β-カロチンよりさらに強い抗酸化作用、抗ガン作用を持つと言われていますが、β-カロチンの持つ他の作用（例えば、とり目に効くなど）は持っていません。リコピンはトマトが太陽に当たって熟していくにつれて生成されるので、イタリアなど地中海の陽気のもとで育った完熟トマトは最高だと思われています。
**ビタミンP**▼水溶性のビタミン様成分です。フラボノイド化合物と総称されることもあります。効能はビタミンCを助けて、コラーゲンの合成や毛細血管を丈夫にするなどの働きがあります。トマトには止血作用を持つビタミンPが野菜で最も多く含まれています。
**グルタミン酸**▼トマトにはグルタミン酸が豊富に含まれ、抗ガンや抗老化作用があります。

## 体質相性の解説

トマトは「微寒性」の野菜で、熱を収める作用を持ち、消化を促進して肝の解毒を助けるので、夏バテや「肝陽亢盛」の方に適しています。また、唾液の分泌を促進する作用があるため、「陰虚」の方にも良いでしょう。しかし、トマトは体内に水分を溜めやすく、胃腸の負担になり、胃腸の弱い「気血両虚」の方や「食積痰湿」の方は、体内の水分の排泄などが衰えているため控え目に。「陽虚」の方は生、加熱を問わず控え目にしましょう。

## 家庭療法への応用

**夏の食欲不振**▼トマトとスイカ汁を混ぜて、適量を飲む。

**歯茎の出血**▼生トマトを果物として食べる。連続二週間。

**口内炎**▼生トマトを二分間程度、口に入れておく。一日数回行う。

**老年性便秘や貧血**▼生トマトの皮をむき、蜂蜜と一緒に無理なく毎日一回少しずつ食べる。

## 栄養素の上手な摂り方

トマトはビタミンCをはじめ、ビタミン$B_1$、$B_2$、$B_6$も含んでいます。また、カリウム、鉄分、リン、カルシウムなどのミネラルも含み、健康によい野菜で、更にトマトは多くのクエン酸やリンゴ酸を含み、これらはビタミンCを破壊されないように防ぎます。しかしビタミンCを破壊する酵素を含む生キュウリや生人参とは、サラダで一緒に食べるとビタミンCが分解されてしまうので一緒に食べないほうがよいでしょう。トマトにはリコピンが含まれ、近年これは胃ガンの原因と思われるピロリ菌の増殖を抑制する作用のあることがわかり、胃ガンの予防などが期待されています。リコピンの吸収のためには、煮たり、炒めたりしたほうが効率よく吸収されます。カリウムが豊富なので腎機能が悪く尿の少ない方は控え目に。

### コラム

市販のトマトには未熟なものが多く、毒性があるソラニンという成分が含まれ、むかつきや嘔吐などの症状を引き起こします。完熟するとこの毒性は消失するので室温に置いて熟するまで待つほうがよいでしょう。

### ～～夏バテ解消に～～ トマトと魚のあんかけ

【材料】
白身魚……二〇〇g
トマト……一個
タマネギ……1／2個
グリーンピース1／4カップ

【調味料A】
塩、調理酒……少々
卵白1／2個、片栗粉大さじ一

【調味料B】
ケチャップ……大さじ三
水……大さじ六
砂糖……大さじ1／2
塩、ゴマ油……少々
片栗粉……小さじ一

【作り方】
❶魚を五㎜の厚さに薄く切り、Aの調味料に漬けておく。
❷❶の魚を軽く炒め、取り出す。
❸トマトとタマネギを炒め、そこに❷を入れ、Bの調味料で炒める。
❹とろみがついたら、グリーンピースを入れてできあがり。

この一品は、トマトが暑気あたりの熱を収めて肝臓の働きを回復させ、タマネギのアリシンが魚のビタミン$B_1$の吸収を高め、エネルギー代謝を活性化します。総合して、夏バテ解消に良い料理です。

3 野菜

# なす(茄子)

## 暑熱を冷やし、夏バテ解消に

### 原産地と別名

ナス科
学　名　*Solanum melongena* L.
英語名　Eggplant
中国名　茄子(チエツ)
原産地　インド

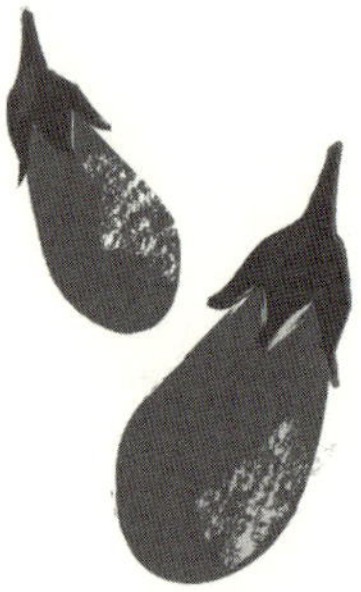

### ルーツ

インド原産で、中国では観賞用植物として栽培され、その後食用にされてきましたが、日本へは八世紀頃、中国から渡来しました。ナスの栽培は江戸時代にはすでに駿河(静岡)で行われ、大名が正月に初物を食べるのが儀式となっていました。漬け物として盛んに利用されていた日本の代表的野菜です。

| 体質・症状 | 相性 |
|---|---|
| 気血両虚・胃腸弱い | △ |
| 食積痰湿・消化不良 | △ |
| 肝陽亢盛・高血圧 | ◎ |
| 気滞うっ血・血行悪い | △ |
| 陰虚・微熱 | ○ |
| 陽虚・全身冷え | × |
| 老人 | △ |
| 小児 | △ |
| 妊婦 | × |

| 自然の属性 | |
|---|---|
| 寒熱 | 寒 |
| 昇降<br>収散<br>潤燥 | 降 |
| 臓腑 | 脾、胃、大腸 |
| 季節 | 夏 |
| 五味 | 甘 |
| 毒性 | 無毒 |

### 東洋医学的効能

**清熱《セイネツ》**▼体にこもった余分な熱を収める
**活血止血《カッケツシケツ》**▼血流の滞りをなくし、出血を防ぐ
**消腫止痛《ショウシュシツウ》**▼利尿作用で、熱っぽい腫れを解消すると同時に痛みを止める
**祛風活絡《キョフウカツラク》**▼風寒の邪を除いて手足のしびれや感覚異常などを改善させる

### 現代の研究より

**コレステロール値の降下作用**▼紫色のナスの皮に含まれるナスニンという成分やナスの食物繊維であるサポリン(saporin)という成分などの働きによると考えられている。また、へたの抽出液もコレステロール値を降下させる作用と、利尿作用が確認されている。干したものにはこの作用は現れない。

**利尿作用**▼カリウムを多く含み、利尿作用を持つと考えられている。

**老化防止作用**▼紫色のナスには老化防止作用のあるポリフェノールを含む。

### コラム

ナスの枯れた茎や根は古くから外用薬としてよく利用されており、止血や利尿、むくみの解消などの働きがあります。秋に自然に枯れたナスの花を干して灰になるまで焼いて、粉末にして歯に塗りつけると歯痛がすぐ収まります。晩秋にナスを食べ過ぎると、目を悪くすると古い文献に載っています。昔、広東省でもナスを栽培していましたが、気温が高く、ナスの株を植えて、二〜三年成長させておくと、樹のような高い所にナスが実り、それをとるにはハシゴが必要となります。その様子を「踏梯摘茄子《ターティヅィエチェズ》」といいます。

### 話題の栄養素

**ポリフェノール**▼主にナスの紫色の皮に含まれており、抗酸化作用により、ガンや老化を防ぐなどの効果があります。

**ビタミンP(ルチン)**▼紫色のナスには他の野菜と比べて特に多く含まれています。ビタミンPは結合組織のコラーゲンを作るときに、ビタミンCの働きを強め毛細血管を丈夫にします。

3◎野菜

## 体質相性の解説

ナスは「寒性」で、気を降ろす作用があり、冷やす性質の強い野菜です。このため、夏バテ解消の働きがあり、熱っぽくて、のぼせやすい「肝陽亢盛」の方には適した野菜です。胃腸を冷やすため、「気血両虚」の方や、「小児」など胃腸の弱い方、冷え症の方には良くありませんが、少しショウガを加えるとナスの「寒性」を和らげることができます。秋はナスのおいしい季節ですが、涼しい季節に「陽虚」で冷え症の方が茄子を食べるのは良くないと考えます。特に「妊婦」は子宮を冷やすと胎児の発育に不利なため、「秋ナスは嫁に食わすな」のことわざに従うべきでしょう。老人は胃腸が衰えている方が多いので「寒性」のナスは控え目に。秋になると食べないほうがよいでしょう。

## 家庭療法への応用

**痔**▼紫色のナス二個に塩とゴマ油を少々まぶして蒸し、毎日食べる。痔に伴い血便のある方に適応。

**できもの**▼ナスをつぶして、酢を少々加え、患部に貼る。

**毒キノコの解毒**▼生で食べるか汁を飲む。

**口内炎**▼ナスの皮をアルミ箔で包み、黒くなるまで蒸し焼きにし、ハチミツと混ぜて口に含む。

**乳腺炎**▼ナスのへたを口内炎の時と同様に蒸し焼きにし、梅肉と和えて食べる。

## 栄養素の上手な摂り方

ナスには毛細血管を丈夫にするビタミンPが皮に含まれているため、皮はむかずに料理するのがお薦めです。またビタミンPは水溶性のため、煮ると水に溶け出すのでスープも飲みましょう。疲労の回復によい豚肉やニンニクと一緒に調理すると、夏ばて解消の効果がさらに期待できます。カリウムの含有量が高いので腎炎で尿の少ない方は控え目に。

## 料理論評

**ナスの生姜煮**▼ショウガの温性が茄子の寒性を緩らげ、胃腸の弱い方にも良い夏期の優しい料理です。

**麻婆茄子**▼中国の四川省は夏になると暑くなることで有名です。その地域の料理の特徴は「麻辣」(ピリ辛い)です。「麻」は花椒(中華食材)やコショウの味で、「辣」は唐辛子の味です。ピリ辛の味が食欲を増し、発汗させ、体温を調節し、ナスの体を冷やす性質と合わせて夏の食欲不振や夏バテ解消に良い一品です。

〜夏バテに食欲増進〜

### 魚香風味のナスと豚ミンチ炒め

【材料】
- ナス……………四〇〇g
- 豚ミンチ…………七五g

【調味料A】
- 豆板醤…………小さじ一
- ネギみじん切り…大さじ二
- ショウガ、ニンニクのみじん切り…大さじ一

【調味料B】
- しょうゆ………大さじ二
- 鶏ガラスープ……二〇〇㎖
- 砂糖……………小さじ一
- 酢………………大さじ1/2
- 酒………………大さじ1/2

【調味料C】
- 片栗粉…………大さじ1/2
- 水………………大さじ一

【作り方】

❶ナスを縦一㎝幅に切り、油で三分ほど揚げ、取り出して油を切る。

❷フライパンに油大さじ一を入れて、ミンチを炒めて香りが出たら調味料Aを入れ、軽く炒めて❶の茄子と調味料Bを加えて軽く炒め、少し煮込む。最後にCの水で溶いた片栗粉を入れ、とろみが出たら火を止め、ゴマ油を少しかけてできあがり。

## むくみとり・利尿効果のある野菜
# きゅうり（胡瓜）

### 原産地と別名
ウリ科
学　名　Cucumis sativus L.
英語名　Cucumber
中国名　黄瓜（ホアングア）
原産地　ヒマラヤ山系

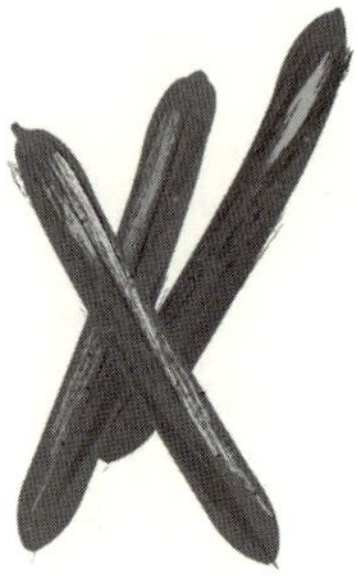

| 体質・症状 | 相性 |
|---|---|
| 気血両虚・胃腸弱い | △ |
| 食積痰湿・消化不良 | ○ |
| 肝陽亢盛・高血圧 | ◎ |
| 気滞うっ血・血行悪い | ○ |
| 陰虚・微熱 | ○ |
| 陽虚・全身冷え | △ |
| 老人 | △ |
| 小児 | △ |
| 妊婦 | △ |

| 自然の属性 | |
|---|---|
| 寒熱 | 涼 |
| 昇降<br>収散<br>潤燥 | 降 |
| 臓腑 | 脾、胃、大腸 |
| 季節 | 夏 |
| 五味 | 甘 |
| 毒性 | 小毒（生） |

### ルーツ
ヒマラヤ南麓の原産で、漢の時代に張騫《チョウケン》によって西域より中国へ持ち込まれ、「胡瓜」と呼ばれ、平安時代頃、日本に伝来して江戸時代には「下等な瓜」とされ、あまり人気はありませんでしたが、現在は温室で栽培されているので一年中供給でき、野菜類では生産量が最も多くなりました。中国では「胡」という文字は異民族の蔑称にも当たるため、「黄瓜」と呼び方が変わりました。

### 東洋医学的効能
**清熱《セイネツ》**▼体にこもった余分な熱を収める
**止渇《シカツ》**▼のどの渇きを収める
**利水《リスイ》**▼尿の出を良くして体の余分な水分を排泄する
**消腫《ショウシュ》**▼腫れを冷やして解消する

### 現代の研究より
**抗ガン作用（特に食道ガン）**▼へたの苦み（ククルビタシン）が注目されている。

**血圧降下作用**▼カリウムがナトリウムの排泄を促して血圧を下げる作用がある。秋の自然乾燥のツルは瓜より効果がある。

**コレステロール値の降下作用**▼茎に含まれる成分の働きであると明らかにされた。

**減肥作用**▼キュウリに含まれるマロン酸は糖から脂肪への転化を抑制する働きがあり、体脂肪の増加を抑制するので減肥に期待されている。

### 古典より
キュウリの酢漬けは歯によくないと古文献に記載されています。そのため、中国では古来からキュウリの保存は酢を用いず、味噌や醤油を使ってきました。「醤黄瓜《シャンホアングア》」といいます。

**古代から知られている美容法**▼キュウリの輪切りで顔パックすれば皮膚の疲労を軽減し、水分を補充できる。

### 話題の栄養素
**カリウム**▼キュウリにはカリウムが豊富で、カリウムはナトリウムの排泄を促して血圧を下げる作用があります。また、血液をアルカリ性にする性質があり、尿酸を尿に溶けやすくし、尿路結石の予防に役立ちます。夏バテはカリウムが汗と一緒に失われて起こる低カリウム血症が原因であることが多く、夏バテの予防にも有効です。

## ◎体質相性の解説

キュウリは「寒性」で気を降ろす作用があり、体にこもった熱を収めるため、もともとのぼせやすい「肝陽亢盛」の方には適しますが、もともと体が冷えている「陽虚」の方にはあまり適していないでしょう。「気血両虚」、「老人」の方は胃腸が弱いため控え目に。「小児」は胃腸が冷えると発育に不利なので控え目に。また「妊婦」の方はお腹が冷えると胎児の成長に悪影響を与えるので避けた方が良いでしょう。ネギ、ショウガなどの辛味を加えて炒めるとキュウリの冷やす性質や毒性も緩和できます。

## ◎家庭療法への応用

**足のむくみ**▼黄色くなるまで熟したキュウリ五〇gに五〇〇mℓの水を加え二〇〇mℓになるまで中火で十五分くらい煎じて、毎日二回に分けて飲む。十日間服用。トウガンやスイカの皮と同時に煎じると効果は倍増。

**高血圧**▼干したキュウリの茎十二gを煎じて、毎日三回に分けて飲む（この例は顔が真っ赤になる「肝陽亢盛」タイプの高血圧に適応しますが、足が冷えて血液循環の悪さを伴った高血圧には適しません）。

**やけど**▼キュウリの汁を患部に塗る。火によるやけどに適応。

## ◎栄養素の上手な摂り方

キュウリの重要な栄養素であるカリウムは水に溶出しやすく、利尿、むくみとりのためなら、煮汁を飲むか軽く炒めるほうがよいでしょう。キュウリは体の熱を冷やす作用を持つので、夏バテによい野菜です。生のまま食べる方が多いですが、キュウリに含まれるアスコルビナーゼという酵素はビタミンCを破壊するので、ビタミンCを多く含む野菜とは相性がよくありません。あらかじめ加熱するか、酢で処理すると、この酵素の働きを抑えられます。ヨーロッパではサラダに組み合わせるのは生キュウリではなくピクルスで、理にかないます。また、キュウリを輪切りでサラダなどに用いる場合にはこの酵素の影響をうけないという主張をしている方もいますが、実際はどうでしょうか。輪切りにするだけで、その酵素の働きが減らせるでしょうか？

〜〜夏の食欲不振に〜〜

### きゅうりと白身魚のあんかけ

【材　料】
キュウリ……一本
ニンジン……1／4本
白身魚……

【調味料A】
料理酒……大さじ一
ネギ……少々
ショウガ千切り……少々
塩、コショウ……少々

【調味料B】
料理酒……大さじ一
水溶き片栗粉…大さじ一
ショウガ、ネギのみじん切り……少々
塩、コショウ……少々

【作り方】

①白身魚に調味料Aをまぶしておく。
②キュウリとニンジンを千切りにし、十秒間塩ゆでし、水で冷やして、水気を切る。
③❶の魚を拭いて水気を切り、片栗粉を薄くまぶし、一八〇℃の油で揚げて皿に並べる。
④熱したフライパンに油をひいて❷を軽く炒めてから、❸の皿の上にのせる。
⑤熱したフライパンに油をひいて調味料Bを炒め、とろみが出たら仕上げにゴマ油を加え、魚にかけて出来上がり。

# にがうり（苦瓜）

体熱を冷まして夏バテを解消

**原産地と別名**

ウリ科
学名　*Momordica charantia* L.
英語名　Balsampear
中国名　苦瓜（クーグア）
原産地　インド

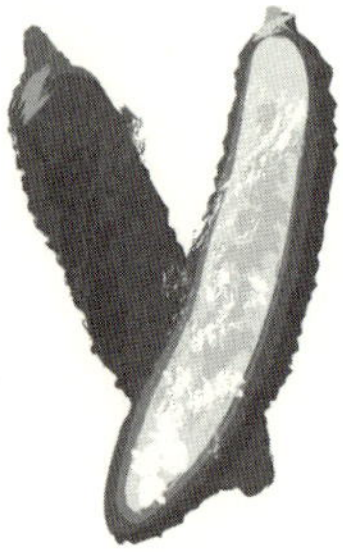

| 体質・症状 | 相性 |
| --- | --- |
| 気血両虚・胃腸弱い | △ |
| 食積痰湿・消化不良 | ○ |
| 肝陽亢盛・高血圧 | ◎ |
| 気滞うっ血・血行悪い | ○ |
| 陰虚・空咳 | △ |
| 陽虚・全身冷え | △ |
| 老人 | ○ |
| 小児 | △ |
| 妊婦 | × |

| 自然の属性 | |
| --- | --- |
| 寒熱 | 寒 |
| 昇降<br>収散<br>潤燥 | 降 |
| 臓腑 | 心、肺、脾、胃、肝 |
| 季節 | 夏 |
| 五味 | 苦、微甘 |
| 毒性 | 無毒 |

**コラム**

東南アジアでは健康作りに欠かせない野菜で、日本では沖縄や九州で栽培されてきました。ニガウリの血糖値の降下作用は、インドネシアの民間療法で顕著な効果が出ています。これに注目し、研究を進めたところ、そのポリペプチドPがインシュリンと同じ糖尿病治療効果を持つと分かり、糖尿病の新薬として期待されています。また、他の研究によると、ニガウリのタンパク質の一つの成分を、悪性リンパ腫を発病させたマウスに注射したところ、リンパ腫が消えたという報告もあります。

## 東洋医学的効能

**清暑熱《セイショネツ》**▼夏の暑気あたりを解消する
**解毒消腫《ゲドクショウシュ》**▼毒を解消し、腫れ物を収める
**清肝火《セイカンカ》**▼肝の異常な熱を収める
**明目《メイモク》（種）**▼目の充血を改善する
**補腎清肝《ホジンセイカン》（種）**▼腎の機能をよくして、インポテンツを回復する

## 現代の研究より

**炎症を回復する作用**▼ニガウリの脂質蛋白は免疫作用のある貪食細胞であるマクロファージの活性を促進し、免疫力を高めて炎症を収める。
**血圧降下作用**▼ニガウリの汁は降血圧薬として臨床にも応用され、その有効率は八〇％にも達している。
**血糖値の降下作用**▼ニガウリの汁は血糖値の降下作用があるとの報告がある。
**流産誘発作用**▼ニガウリに含まれる成分キニーネは早期、中期の流産を引き起こす作用がある。

## 話題の栄養素

**ビタミンC**▼ニガウリにはビタミンCがトマトの五倍も含まれています。その効能は抗酸化作用があり、血管の老化や動脈硬化を防ぎます。またコラーゲンの生成を促進して細胞、皮膚、血管壁を丈夫にする働きや、ウイルスを抑制することによるカゼの予防、ストレスによるアレルギー疾患にも効果があります。
**カリウム**▼利尿作用とナトリウム排出作用があり、それによる血圧降下作用もあります。
**鉄分**▼造血には欠かせない成分です。

## 体質相性の解説

ニガウリは味は苦く「寒性」で気を降ろす効果があり、体にこもった熱を収めてくれるため、熱っぽい「肝陽亢盛」の方には適した野菜で、夏バテの解消に良いでしょう。トウガラシを入れて炒めると一層食欲を促進しますが、トウガラシの気を昇らせる効果により、寒熱のバランスがとれるとよいのですが、両方ともに肺の粘膜を傷つけるので、「陰虚」で空咳の方は粘膜出血の恐れがあり良くありません。また、冷えると病気がこじれたり、胃腸の働きが一層悪くなりやすいため、「気血両虚」や「気滞うっ血」、「陽虚」、「小児」の方々は控え目にしましょう。ニガウリは流産を引き起こしやすいので、「妊婦」の方は注意が必要です。

## 家庭療法への応用

**やけど**▼生のニガウリをすり潰したものを患部に貼り付ける。

**皮膚炎**▼生のニガウリ半分を千切りにして、金銀花《キンギンカ》(漢方薬)十五gと共に水五〇〇mlで十五分ぐらい煎じて毎日二回に分けて飲む。また葉をすり潰して、患部に貼り付けるのも良い。

**赤痢**▼ニガウリ一五〇g、米五〇gで粥を作り、金針菜《キンシンサイ》(中華食材)と一緒に食べる。

**丹毒**▼茎と葉をすり潰して患部に貼る。

## 栄養素の上手な摂り方

苦味のある食物と一緒に調理すると他の食物に味が移ってしまいますが、ニガウリの苦味は肉や魚に移らないため、安心して一緒に調理しておいしく頂けます。そのため古くからニガウリが「瓜中君子」(他人に自分と同じことを強要しない、ウリの中の貴人のようなウリ)と呼ばれています。ニガウリの苦みは水に三十分浸けると少し抜けます。しかし苦みと一緒に大事な栄養素まで抜けてしまうので、なるべく苦みを残すようにして食べましょう。血圧を下げるには生で食べるのが効果的です。生、調理を問わず、食べすぎると鼻血が出た実例があります。体に良いからといって食べすぎは禁物です。

## 料理論評

**ニガウリのお茶**▼ニガウリを縦に割って、種を除き、その中に緑茶の葉を入れ、風通しの良いところで干し、乾燥したニガウリを細く切って、毎日十gずつお茶のようにして飲むと、暑気あたりの解消に役立ちます。

### ～～糖尿病に～～
### ニガウリと豆腐の炒めもの

【材　料】ニガウリ……一五〇g
豆腐…………一〇〇g
サラダ油

【調味料】塩…………………少々

【作り方】
❶ニガウリの種を除いて半月切りにし、豆腐をさいの目に切る。
❷よく熱した鍋に油をひいてニガウリを入れ、強火で二分炒めた後、豆腐を入れ、塩を少々加えてさらに炒めてできあがり。

この料理は食欲を増進させて、便秘のある糖尿病の方には良いでしょう。しかし、若年性やインシュリン依存性の糖尿病の方には効果は期待しにくいです。

**豆知識**

沖縄では、薄く切ったニガウリを酢・醤油で食べたり、豆腐と炒め合わせたゴーヤーチャンプルーにして、食べます。

利尿作用があり、暑熱を収める

# とうがん(冬瓜)

**原産地と別名**

ウリ科
学　名　Benincasa hispida (Thunb) Cogn.
英語名　White gourd
中国名　冬瓜(ドングア)
原産地　東南アジア

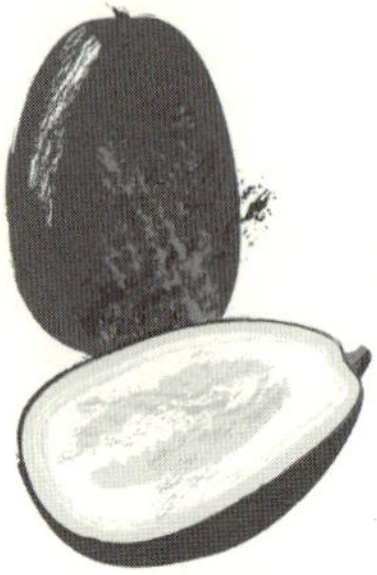

| 体質・症状 | 相性 |
|---|---|
| 気血両虚・胃腸弱い | △ |
| 食積痰湿・消化不良 | ○ |
| 肝陽亢盛・高血圧 | ◎ |
| 気滞うっ血・血行悪い | △ |
| 陰虚・微熱 | △ |
| 陽虚・全身冷え | △ |
| 老人 | ○ |
| 小児 | ○ |
| 妊婦 | △ |

| 自然の属性 | |
|---|---|
| 寒熱 | 寒 |
| 昇降<br>収散<br>潤燥 | 降 |
| 臓腑 | 肺、大腸、小腸、膀胱 |
| 季節 | 夏 |
| 五味 | 甘、淡 |
| 毒性 | 無毒 |

### 古典より

収穫した実は涼しい所に置くと翌春まで貯蔵できることから「冬瓜」の名がつきました。古文献によれば、過食すると鼻血が出やすい性質を持ちます。また、流産のおそれがあり、妊婦は避けた方がよいでしょう。

### 東洋医学的効能

**清熱利水消腫《セイネツリスイショウシュ》**▼体内の余分な熱を収め、利尿して、むくみを消す

**清肺化痰排膿《セイハイケタンハイノウ》(種子)**▼肺の余分な熱を収め、痰を切り、膿を排出する

### 現代の研究より

**免疫力増強作用**▼トウガンの水溶性成分は、免疫作用のあるリンパ細胞の活性を高める効果がある。

### 体質相性の解説

トウガンは「寒性」で気を降ろす作用があり、「肝陽亢盛」の方にとっては肝にこもった余分な熱を除いてくれるため適します。冷えると良くない「気血両虚」や「気滞うっ血」、「陰虚」、「陽虚」、「妊婦」の方は控え目に。利尿効果もあり、むくみのある方に良いのですが、「陰虚」の方はもともと陰(水分)不足なので控え目に。体力のある肥満の方によいのですが、体力のない方や痩せた方には不利なので控え目に。

### 家庭療法への応用

**じんま疹**▼トウガン適量を煎じて、飲む。

**あせも**▼トウガンを切ってすり潰し、患部に貼り付ける。

**痔**▼トウガンの煎じ液を坐浴して、患部に付ける。

### 栄養素の上手な摂り方

トウガンはビタミンCが豊富です。ビタミンCの分解酵素を持つ生のニンジンやキュウリなどと一緒に組み合わせないように。また、利尿作用がありますが、腎機能が低下した方には適しません。

### コラム

トウガンは全ての部位に薬効があります。皮実は利尿、種子は痰をきり、膿を出します。わたは汗もに、ツルと葉は口の渇きを解消する作用があります。ツルと葉は「肝陽亢盛」の方の糖尿病によろしい。

# ピーマン

ビタミンCなど栄養素が豊富
疲労回復に

## 原産地と別名

ナス科
学　名　Capsicum Annuum L.
英語名　Sweet pepper
　　　　Thick redpepper
中国名　柿子椒（シーツジアオ）
原産地　中南米

| 自然の属性 | |
|---|---|
| 寒熱 | 平（緑） |
| 昇降<br>収散<br>潤燥 | 昇 |
| 臓腑 | 心、胃、腎 |
| 季節 | 夏 |
| 五味 | 微辛甘 |
| 毒性 | 無毒 |

| 体質・症状 | 相性 |
|---|---|
| 気血両虚・胃腸弱い | ○ |
| 食積痰湿・消化不良 | ○ |
| 肝陽亢盛・高血圧 | ○ |
| 気滞うっ血・血行悪い | ○ |
| 陰虚・微熱 | ○ |
| 陽虚・全身冷え | ○ |
| 老人 | ○ |
| 小児 | ○ |
| 妊婦 | ○ |

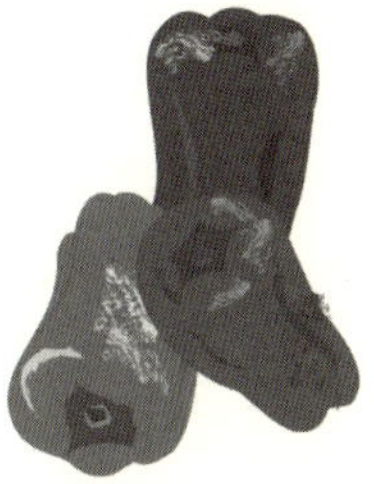

## ルーツ

コロンブスによりアメリカからヨーロッパにもたらされた野菜です。日本には一五四二年にポルトガル人によって伝えられたと言われています。

## 東洋医学的効能

**清熱除煩**《セイネツジョハン》▼体内にこもった余分な熱を収めて、イライラを解消する

**平肝和胃**《ヘイカンワイ》▼肝にこもった余分な熱を収めて、食欲を促進する

## 現代の研究より

**血管の補強作用**▼ピーマンにはビタミンDが特に多く含まれ、ビタミンDはビタミンCの吸収を助け、コラーゲンの生成を助ける働きがある。毛細血管を丈夫にするので、美容効果もある。

**高血圧予防効果**▼ピーマンにはビタミンPも豊富で、高血圧の予防や、肝機能障害の治療に効果がある。

## 体質相性の解説

ピーマンは五臓六腑の機能を調節する働きがあり、特に消化を促し、気を補う作用があるため、「気血両虚」や「気滞うっ血」の方に適します。また、「陽虚」で温めることを必要とする方は控え目に。

## 栄養素の上手な摂り方

肉や魚と組み合わせれば、肉や魚のビタミン$B_1$やタウリンとピーマンのビタミンC、β-カロチンが協調して疲労回復、美容に役立ちます。

油と一緒に炒めると、カロチンの利用率を高めます。

## 話題の栄養素

**ビタミンC**▼緑色のピーマンは一〇〇g中七九mg（赤色のピーマン「クイーベル」は一七〇mg、黄ピーマン「キングベル」は一五〇mg）でレモン汁の二倍、カリフラワー（八〇mg）と同量の多くのビタミンCを含み（成人が一日に必要な量は一〇〇mg）、ビタミンCの効能は抗酸化作用や粘膜を丈夫にする作用、疲労回復などがあります。ビタミンCはその破壊する酵素により分解されますが、混ぜてすぐに酸でその酵素を取り除くとビタミンCに戻ります。体内でも戻るといわれていますが、実は時間が経って分解が進み、再び体内に入ると酸を加えても元には戻りません。そのため、ニンジンやキュウリなどの野菜をビタミンCが豊富な野菜と一緒にジュースやサラダにしないようにしましょう。

# タンパク質の倉庫
# だいず（大豆）

## 原産地と別名

マメ科ダイズ属
学　名　Glycine max (Linn.) Merr.
英語名　Soybean
中国名　大豆（ダードウ）
原産地　中国

| 体質・症状 | 相性 |
|---|---|
| 気血両虚・胃腸弱い | ○ |
| 食積痰湿・消化不良 | ○ |
| 肝陽亢盛・高血圧 | ○ |
| 気滞うっ血・血行悪い | ◎ |
| 陰虚・微熱 | ○ |
| 陽虚・浮腫腎炎 | △ |
| 老人 | ○ |
| 小児 | ○ |
| 妊婦 | ○ |

| 自然の属性 | |
|---|---|
| 寒熱 | 平 |
| 昇降<br>収散<br>潤燥 | 特になし |
| 臓腑 | 脾、大腸 |
| 季節 | 通年 |
| 五味 | 甘 |
| 毒性 | 無毒 |

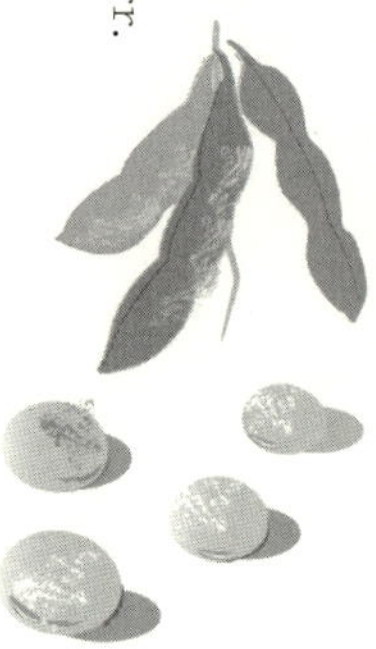

## ルーツ

原産は中国の北部地域であるとされています。日本には二〇〇〇年前に伝わり、五穀（米、麦、粟、稗、豆）の一つとして重用されていました。一九九一年は「ヨーロッパにおける大豆年」とされ、健康維持を助けるダイズの効果が世界でも認められました。

## 豆知識

中国はダイズの原産地で、一九三〇年代から戦後にかけて、世界の輸出量の九〇%を占めていました。ところが、七〇年代に単位生産量が低いという理由で、ダイズからトウモロコシに転作が進められました。この時期、アメリカでは逆にトウモロコシの五倍のタンパク質を持つダイズに注目し、今では世界一の生産量を誇るまでになりました。消化を妨げる酵素を除くなどの技術を用いて、ダイズは栄養補助剤、プロテインとして大変評判になっています。

## 話題の栄養素

**ダイズオリゴ糖**▼ダイズに含まれるオリゴ糖は腸の善玉菌を増やす働きがあります。このスタキオースというオリゴ糖は消化しにくく、酸や熱に強いという特徴を持ちます。

**ダイゼン**▼ダイズに含まれるイソフラボンの一種です。女性ホルモン様作用を持ち、更年期の骨粗鬆症治療薬として人工合成されています。また、化学物質によるガンの誘発を抑制する作用や免疫作用があるマクロファージの活性を高め、免疫力を向上させる作用も注目されています。

## 東洋医学的効能

**健脾寛中**《ケンピカンチュウ》▼胃腸の機能を助け腸を整える

**益気養血**《エッキヨウケツ》▼造血を促し五臓の働きを補助

**潤燥利水**《ジュンソウリスイ》▼胃腸を潤しながら、利尿する

**排膿解毒**《ハイノウゲドク》▼膿を排除し、毒を消す

## 現代の研究より

**抗酸化作用**▼リノール酸の働きで、老化防止や疲労回復などの効果を発揮することができる。

**コレステロール値、中性脂肪の降下作用**▼サポニンとレシチンというダイズに含まれる栄養素は、ともにコレステロール値を下げ、中性脂肪を減らし、高脂血症予防効果が期待される。

## 古典より

古文献には食べ過ぎると気が詰まり、痰を生じて体が重くなり、顔にヘルペスを誘発しやすいと書かれており、食べ過ぎには注意した方がよいでしょう。

## 体質相性の解説

ダイズは浄血作用を持ち、血流を良くするため、「気滞うっ血」の方に適します。また、ダイズには利尿作用がありますが、この利尿作用は主にタンパク質によるものなので、「陽虚」で腎炎を患い、むくみや尿の出が少ない方の腎には負担になるため、あまり適しません。ダイズは消化しにくく、どの体質の方も食べ過ぎないように注意しましょう。

## 家庭療法への応用

**貧血**▼ダイズ一〇〇gを煮て、完全に柔らかくなる直前にレバー一〇〇gを加えて、柔らかくなるまで煮る。毎日三回に分けて食べ、一カ月間続ける。

**高脂血症**▼ダイズのような植物性タンパク質を常食する。

**多汗症・寝汗**▼ダイズ三〇g、浮小麦（漢方薬）三〇g、ナツメ五個を煎じて飲む（体の虚弱な方に適応する）。

**皮膚炎**▼ダイズを水で戻し、すり潰して患部に貼り付ける。

## 栄養素の上手な摂り方

ダイズにはカリウムが多く含まれ、利尿、血圧降下の作用があります。カリウムは水溶性で水に溶け出してしまうため、煮たときは煮汁も一緒に食べるとよいでしょう。また、ダイズには消化吸収を阻害する酵素が含まれますが、時間をかけて煮てその酵素の働きを失わせてから食べると消化吸収によいでしょう。

**大豆ペプチド**▼数個のアミノ酸で組成し、腸で吸収しやすく、水に溶けやすく、においもないので化粧品によく利用され、最近、飲料水にも登場しました。

**イソフラボン**▼ダイズに含まれるポリフェノール類の一種で、女性ホルモンに似た働きがあります。更年期障害によるのぼせを収めたり、骨粗鬆症の予防や改善に効果があります。

## 料理論評

**枝豆**▼ビールのおつまみの定番。枝豆はタンパク質や鉄分、ビタミンCが豊富で、胃腸の働きを促進し、利尿作用も持つビールとは、合理的な組み合わせです。

～～高血圧の予防に～～

### ダイズとトマトの煮込み

【材料】
ゆでダイズ……………一〇〇g
ホールトマト一缶（五〇〇g）
タマネギ………………一玉
セロリ…………………一本
ニンジン………………1/2本
ベーコン………………一枚

【調味料】
コンソメの素…………一個
塩、コショウ…………各少々

【作り方】

❶タマネギ、セロリ、ニンジン、ベーコンを一㎝角に切る。

❷熱した鍋に油を引いて、ベーコンを炒め、香りが出たらタマネギ、セロリ、ニンジンを加えてさらに軽く炒める。ホールトマトとゆで大豆、水二〇〇㎖、コンソメの素を入れてふたをし、弱火で煮込む。

❸ダイズが軟らかくなったら、塩、コショウで味を整えて出来上がり。

清熱作用を持つトマト、セロリで体内の余分な熱を消します。トマトは体内に余分な水分をためやすい働きがありますが、ダイズの利尿作用が発揮されて、余分な水分がたまりにくく、豊富な栄養素をとりながら高血圧の予防に役立つ一品です。顔色が赤く熱っぽいタイプの高血圧には良いですが、足が冷え血行が悪いタイプの高血圧には不向きです。

# とうふ(豆腐)

## ダイズ栄養素の消化吸収に優れる

**別名と原料**

英語名　Soybean curd(Tofu)
中国名　豆腐(ドウフ)
原　料　ダイズ

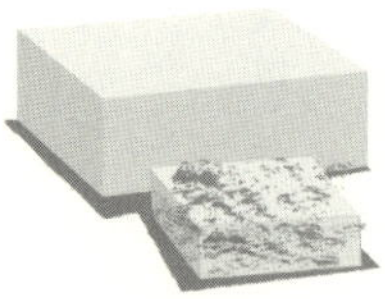

| 自然の属性 | |
|---|---|
| 寒熱 | 平 |
| 昇降<br>収散<br>潤燥 | 収、渋 |
| 臓腑 | 脾、胃、腎 |
| 季節 | 通年 |
| 五味 | 甘 |
| 毒性 | 無毒 |

| 体質・症状 | 相性 |
|---|---|
| 気血両虚・胃腸弱い | ○ |
| 食積痰湿・消化不良 | ◎ |
| 肝陽亢盛・高血圧 | ○ |
| 気滞うっ血・血行悪い | ◎ |
| 陰虚・微熱 | ○ |
| 陽虚・下痢 | △ |
| 老人 | ○ |
| 小児 | ○ |
| 妊婦 | ○ |

**コラム**

トウフは二三〇〇年前の漢時代に劉安という人が発明しました。近年に至って、伝統的な白色のトウフは、様々なトウフに変身し、特に日本には高野トウフ、ゴマトウフ、あげ、さらにはトウフケーキまであります。トウフは健康食品の代表になっています。

### 東洋医学的効能

**清熱潤燥《セイネツジュンソウ》**▼体内にこもった熱を収め、臓腑を潤す

**生津《セイシン》**▼唾液などの分泌を促して口の乾きを解消する

**解毒《ゲドク》**▼毒を解す

**補中寛胸降濁《ホチュウカンキョウコウダク》**▼胃腸を保養して、気の巡りを良くし、老廃物を排泄する

### 体質相性の解説

トウフは性質の優しい食材で、大体どの体質の方にも合うのですが、「陽虚」で尿の少ない方はタンパク質を食べることにより腎の負担になるため、控え目にしましょう。また、胃腸が冷え、下痢しやすい方も控え目に。

### 家庭療法への応用

**小児顔面部湿疹**▼トウフを製造時に残った廃水を少し加熱して患部に湿布する。

### 栄養素の上手な摂り方

トウフは浄血美容食品として知られ、肉との相性は良いです。煮たり、炒めたりするときは、先に塩を少量加えておくとトウフの軟らかさが保たれ、口当たり良く仕上がるのでお薦めです。

トウフにはプリン体という成分が多く含まれ、血中尿酸値を高めるので痛風の方は控え目に。腎炎の方はトウフはダイズと同じくタンパク質が多く、腎の負担になるため控え目にしましょう。

**豆知識**

ダイズのタンパク質はそのままでは吸収されにくいので、加工することで吸収が高まります。トウフにすると、タンパク質は消化吸収率が九〇%にも達します。

### 料理論評

**なっとう(納豆)(中国語/ナドウ)**▼甘い味で寒熱性は「平性」です。ダイズと比べて消化吸収されやすく、整腸作用も持ちます。蒸したダイズにナットウ菌を加

えて、発酵させて作るナットウは、ダイズよりさらにビタミン$B_2$、$B_6$、$B_{12}$、$K_2$、鉄分などが多く含まれ、ビタミン$B_2$には皮膚や髪、爪を丈夫にして動脈硬化を予防する働きがあります。$K_2$は肝臓の腫瘍を抑制する働きがあります。その栄養素を引き出すためには油で料理するのがベストです。アルコールは$K_2$を破壊するので、気をつけましょう。また、発酵した大豆のタンパク質は吸収されやすい形になります。

ナットウが美容食品とされる理由は、ナットウに含まれるビタミンB群が、代謝を促進し、疲労の回復を助けてくれるので肌荒れに効果があるからです。

また、ナットウ菌により作られるナットウキナーゼには、血栓を溶かして除く作用があって、八時間ほど持続し、脳卒中と心筋梗塞の予防効果が期待されています。さらに、ナットウ菌は、O-157大腸菌に著明な殺菌効果があります。

**とうし（豆豉）（中国語／ドウチ）**▼中華料理の調味料として欠かせない発酵した干しナットウで、塩分を含まない物は淡豆豉《タントウシ》と呼ばれ、漢方薬として用いられています。苦くてピリからい味（辛）で「涼性」があり、「肺・胃」に役立ちます。体内にこもった熱を追い払い、イライラの解消や、気を巡らして、熱を収めるなどの作用を持ちます。

豆豉に含まれるサポニンは抗血栓、抗酸化、脂質降下、血糖降下、抗ウイルスなど多くの作用を持ちます。淡豆豉はネギの白い部分と一緒にスープにするとカゼの予防に効果を発揮します。これは漢方の有名なカゼのための処方「葱豉湯《ソウシトウ》」です。中華料理で焼き魚によく豆豉が使われ、特に白身の魚と調理するとおいしく食べられます。栄養的に見ても、豆豉には必須アミノ酸のメチオニンが欠けていますが、白身魚には含まれるので、理想的な組み合わせです。

〜〜必須アミノ酸がそろい、精力を高める料理〜〜

### トウフとブタ肉のあんかけ

【材料】
絹ごしトウフ……一丁
ブタ肉こま切れ……五〇g

【調味料A】
酢……小さじ1／2
ニンニクスライス……少々
ゴマ油……適量

【調味料B】
片栗粉……大さじ1／2
ショウガの千切り
ネギ白部分の千切り

【調味料C】
塩、胡椒、酒……各少々
三cmに切った長ネギ…適量
だし汁……一〇〇ml

【作り方】
❶トウフはふきんで包んでしばらく置き、軽く水を切って、一口大の大きさにちぎる。
❷ブタ肉に調味料Bを加えて、よく混ぜ合わせ、五分くらい置く。
❸熱したフライパンに油をひいて❷のブタ肉を軽く炒め、色が変わったら、❶のトウフを加えて、さらに炒める。
❹調味料Cを入れてから、Aを加え、ゴマ油を振りかけて出来上がり。

メチオニンという必須アミノ酸が欠けているダイズ製品とこれを含む肉との組み合わせは、必須アミノ酸がそろい、さらに、ネギとニンニクのアリシンがダイズや肉に含まれるビタミン$B_1$の吸収を高めます。これは上手に組み合わされた料理です。

## 利尿作用でむくみを解消する
# くろまめ(黒豆)

### 原産地と別名
マメ科ダイズ属
学　名　Glycine soja Sieb.
英語名　Black soybean(Wild soybean)
中国名　黒大豆(ヘイダードウ)
原産地　中国

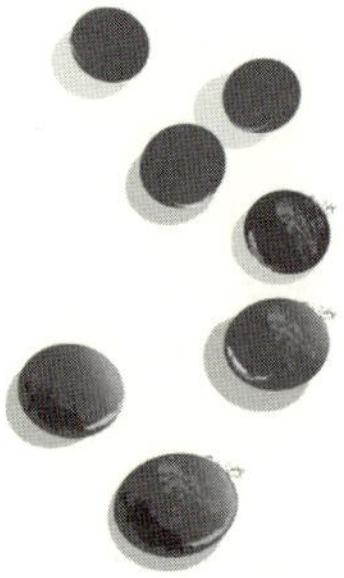

### ルーツ
日本では縄文時代にすでに食用にされていたという文献もあります。ダイズの一種で、形は真丸でサイズも大きいです。まめをさやごと干すとだんだんと種皮が黒くなっていきます。主におせち料理にはつきものの黒ダイズのことです。

| 自然の属性 | |
|---|---|
| 寒熱 | 平 |
| 昇降<br>収散<br>潤燥 | 特になし |
| 臓腑 | 脾、胃、腎 |
| 季節 | 通年 |
| 五味 | 甘 |
| 毒性 | 無毒 |

| 体質・症状 | 相性 |
|---|---|
| 気血両虚・胃腸弱い | ○ |
| 食積痰湿・消化不良 | △ |
| 肝陽亢盛・高血圧 | △ |
| 気滞うっ血・血行悪い | ○ |
| 陰虚・微熱 | ○ |
| 陽虚・寒湿 | ○ |
| 老人 | ○ |
| 小児 | △ |
| 妊婦 | ○ |

### 古典より
黒は東洋医学では腎の色で、腎の機能を補います。クロマメは腎虚で視力の弱い子供に良いと古文献に記載があります。昔、クロマメの黒色の成分であるアントシアニンの化学構造と目と腎に作用するメカニズムは知られていませんでしたが、何千年もの経験から、クロマメの黒色が腎と目に良いという効能はすでに知られていたのです。梅雨の季節、あるいは湿度の高い所での長期にわたる居住が原因のしびれる痛みは、クロマメを食べると予防でき、また、習慣性流産の傾向のある方の場合、クロマメともち米同量をおかゆにして食べると胎児を保つことができ、クロマメとブタ肉の煮込みは、精力を強化し、耳鳴りを予防することができると古来より知られています。

### 東洋医学的効能
**活血解毒**《カッケツゲドク》▼血行を良くし、各種の皮膚感染症に効果がある
**祛風利水**《キョフウリスイ》▼免疫力を高め、めまいや急性のむくみを解消する

### 現代の研究より
**動脈硬化の防止作用**▼クロマメの油は血液中の脂質値を降下して動脈硬化を防止する働きがある。
**女性ホルモン様作用**▼ダイズと同じく、女性ホルモン様作用が確認された。
**腸のけいれんを緩和する作用**▼含まれるダイゼンの効果と考えられている。
**視力向上**▼アントシアニンという黒色色素に、腎の衰えによる視力低下を改善する作用が確認された。

### 話題の栄養素
**リン**▼ミネラルの一つ。リンはカルシウムと結合してリン酸カルシウムとなり、骨の主成分になります。また、リン脂質となって脳の組織を作るなどあらゆる組織に役立っています。クロマメにはリンが豊富ですが、リンとカルシウムはバランス良く摂らないと逆に骨を弱くしてしまうので、リンだけを取りすぎないようにカルシウムも同時に摂るように心がけましょう。

## 体質相性の解説

クロマメは胃腸の機能を高め、尿の出をよくして体の余分な水分を除く作用があり、少量食べると、胃腸の働きを活発にして良いのですが、食べ過ぎると胃腸の負担になり消化不良を起こしてしまいます。「食積痰湿」や「肝陽亢盛」の方、「小児」は控え目に摂りましょう。流産の防止によいので、「妊婦」の方は少量を食べると良いでしょう。

## 家庭療法への応用

**顔や体のむくみ▼**クロマメ五〇〇gに水二五〇〇㎖を入れて、液量が一五〇〇㎖となるまで煮る。さらに、酒二五〇〇㎖を入れて、液量が再び一五〇〇㎖ぐらいになるまで煮る。この液を一日三回に分けて飲む。

**男性の下血▼**クロマメ五〇〇gを焦げるまで炒り、すり潰して粉末にしたものを温かい酒五〇〇㎖に二〜四週間浸ける。マメを除いて酒を飲む。

**小児の丹毒（皮膚感染症の一種）▼**クロマメ適量をドロドロになるまで煮て、煮汁を濃縮し、患部に塗る。この方法だと、丹毒のあとが残らない。

**小児のやけど▼**濃いクロマメの煮汁を患部にしばしば塗る。やけどのあとが残らない。

**老人の白髪▼**適量のクロマメを蒸して、日干しすることを二回繰り返す。毎日二回六gを薄い塩水と一緒によくかんで食べる。

## 栄養素の上手な摂り方

クロマメには他の豆類と同じく、消化しにくいスタキオースというオリゴ糖が含まれ、炒めると栄養価が減り、さらに吸収しにくくなってしまいます。豊富なタンパク質を摂るためには軟らかくなるまで煮て食べましょう。その煮た残りの黒い汁を煮すぎないように途中で出しておき、お茶のように飲むと目によいでしょう。また、クロマメはビタミン$B_1$が特に多く含まれています。Eも豊富で、脂肪類食品と一緒に食べるのをお薦めします。これは肌の若さを保つために良い組み合わせです。

## 料理論評

**クロマメの煮物▼**お正月料理の定番です。クロマメの利尿作用により、お酒や食べ過ぎなどによるむくみをとる効果が期待できます。

また、砂糖を大量に使うと砂糖の防腐効果で保存も利きますが、糖尿病の方は控え目に。クロマメを食べ過ぎるとガスを生じやすくお腹が張りやすいので、少しずつ食べましょう。

### ワンポイント

**微量のミネラルとビタミンの摂り方**

視力を改善するためにはアントシアニンのような一つの成分の働きだけを考えるのではなく、色々な要素の働きを考えたほうが正解に近くなるのではないでしょうか。一種類の単純な成分の働きというピンポイントの説は、複雑すぎる人体のメカニズムの解明に対して、入り口の糸のようなものにしかなりません。そのため、一つの成分がよいといって、その成分にこだわって摂りすぎると、体のバランスを崩し、体のどこかに不調をもたらす恐れがあります。

結論をいえば、アントシアニンや亜鉛、β-カロチン、ビタミンEなどの栄養素が人体に必要な量はごく少量で、欠乏症はほとんどありません。特別な病気（例えば、更年期症候群）でなければ普通の方は特に服用の必要はありません。

## 胃腸の機能を高める豆
# いんげんまめ(隠元豆)

**原産地と別名**

マメ科
学　名　Phaseolus vulgaris Linn.
英語名　kidney bean(String bean) French bean
中国名　菜豆(ツァイドウ)
原産地　中南米

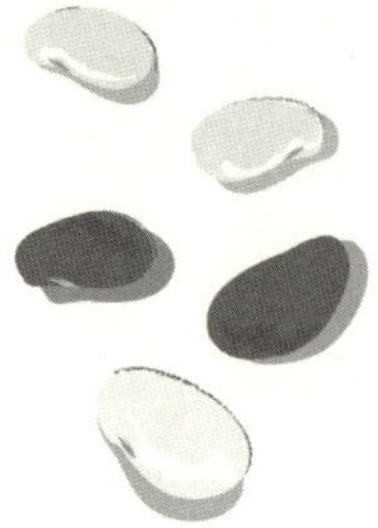

**ルーツ**

原産地は中南米地域とされていますが、日本には十七世紀末に中国から伝えられたとされています。中国の隠元という僧がもたらしたので、隠元豆と呼ばれるようになったと言われています。明治初期に北アメリカから再導入され、主に北海道で栽培されています。

| 自然の属性 | |
|---|---|
| 寒熱 | 微温 |
| 昇降<br>収散<br>潤燥 | 特になし |
| 臓腑 | 脾、胃 |
| 季節 | 夏 |
| 五味 | 甘 |
| 毒性 | 小毒(生) |

| 体質・症状 | 相性 |
|---|---|
| 気血両虚・胃腸弱い | ◎ |
| 食積痰湿・消化不良 | △ |
| 肝陽亢盛・高血圧 | ○ |
| 気滞うっ血・血行悪い | ○ |
| 陰虚・微熱 | ○ |
| 陽虚・下痢 | ◎ |
| 老人 | ○ |
| 小児 | ○ |
| 妊婦 | △ |

**東洋医学的効能**

**健脾利湿《ケンピリシツ》**▼腸などの機能を高め、余分な水分を排除し、下痢やおりものによい

**和中消暑《ワチュウショウショ》**▼胃腸の働きを回復させ、暑気あたりを解消する

**現代の研究より**

**抗菌・抗ウイルス作用**▼特に赤痢菌やウイルスを抑制する作用が認められた。

**解毒作用**▼酒・魚介類・フグなどの中毒による嘔吐・下痢・腹痛に粉末あるいは煎汁を服用する。

**◎体質相性の解説**

インゲンマメは胃に優しく、その働きを活発にさせる作用があり、「気血両虚」や「陽虚」で下痢の方に良いでしょう。食べ過ぎると、消化不良を引き起こし、ガスが溜まりやすくなります。もともとお腹が詰まり気味の「食積痰湿」の方は食べすぎるとさらに苦しくなるので、控え目に摂りましょう。

**◎家庭療法への応用**

**むくみ**▼インゲンマメ三二gを炒って、薄い黄色になったらすり潰して粉にし、毎日三回に分けて食前に食べる。

**おりもの**▼インゲンマメを炒めて粉にし、おもゆと一緒に毎日九gずつ食べる。

**◎栄養素の上手な摂り方**

生のインゲンマメには体の代謝に悪影響のあるアグルチニンなどの成分が含まれていますが、加熱するとこの成分は分解され、中毒を防止することができます。下痢の回復や、体内の余分な水分を除くためなら、よく煮て少量摂るとよいでしょう。割れずに豆を煮るには、沸騰したら差し水をします。二回ほど繰り返すとふっくらした煮豆ができあがります。

# そらまめ(空豆)

## 和洋中の食卓に愛用された豆

### 原産地と別名

マメ科
学　名　*Vicia faba* L.
英語名　Broad bean
中国名　蚕豆(ツァンドウ)
原産地　中央アジア

| 体質・症状 | 相性 |
|---|---|
| 気血両虚・胃腸弱い | ○ |
| 食積痰湿・消化不良 | △ |
| 肝陽亢盛・高血圧 | ○ |
| 気滞うっ血・血行悪い | ○ |
| 陰虚・微熱 | ○ |
| 陽虚・腎機能悪い | △ |
| 老人 | ○ |
| 小児 | ○ |
| 妊婦 | △ |

| 自然の属性 | |
|---|---|
| 寒熱 | 平 |
| 昇降<br>収散<br>潤燥 | 収斂(殻・枝) |
| 臓腑 | 脾、胃 |
| 季節 | 夏 |
| 五味 | 甘 |
| 毒性 | アレルギー源性 |

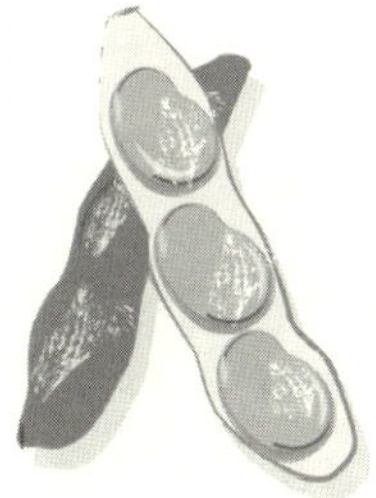

### ルーツ

中央アジア地域が起源とされています。ヨーロッパでは新石器時代の遺跡からも発見されています。日本には八世紀に中国から伝えられました。

### コラム

ソラマメの各部分にそれぞれの薬効があります。豆は胃腸の回復や余分な水分の除去に、花と葉は止血、茎は止痢や止血に、殻は利尿にとそれぞれに効果を持ちます。

### 東洋医学的効能

**健脾利湿**《ケンピリシツ》▼胃腸の働きを高め、余分な水(湿邪)を排出する

**補中益気**《ホチュウエッキ》▼胃腸の機能を高めて体力を向上する

### 現代の研究より

**アレルギー反応**▼ソラマメを食べたり、その花粉を吸い込んだりすると、急性溶血性貧血(ソラマメ症)を引き起こす恐れがある。

### 体質相性の解説

豆類であるソラマメは消化しにくいので、「食積痰湿」で消化不良の方や「気滞」でお腹が張る方は控え目に。「陽虚」で腎炎の方はソラマメに限らず、豆類でタンパク質の多い食品を控え目に。ソラマメはアレルギー源としてよく知られるため、「妊婦」も胎児のため、控え目に。

### 家庭療法への応用

**むくみ**▼古いソラマメ(少なくとも三年以上)を煎じて、煎じ液を常飲する。トウガンを加えると、さらに効果が高まる。

**高血圧**▼ソラマメの花十五～三〇gを煎じて毎日飲む。半月間続ける。

**小児頭部のヘルペス**▼ソラマメの殻を炒って炭にし、すり潰して粉にする。ゴマ油を適量加えて軟膏状にし、一日二回患部に塗る。

### 栄養素の上手な摂り方

ソラマメのタンパク質は量が多いですが、ダイズやエンドウ豆ほどは良質ではありません。しかし、和洋中どこの国の料理でも用いられ、食材に対する相性の幅が広い豆です。乾燥した豆を料理に使うときは、水で二～三日戻してから使うとよいでしょう。

# えんどうまめ(豌豆)

高血圧、糖尿病、心臓病の予防に

**原産地と別名**

マメ科
学　名　*Pisum sativum Linn.*
英語名　Garden pea
中国名　豌豆(ワンドウ)
原産地　中央アジアから地中海沿岸

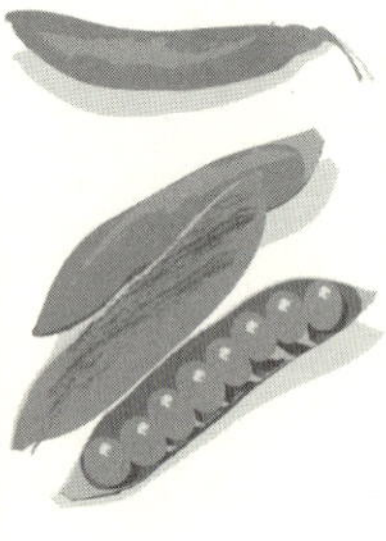

**ルーツ**

ヨーロッパの紀元前千年前後の住居遺跡から発見されました。古代ギリシア時代から栽培され、古く中国に伝わり、日本では十世紀頃には栽培され、明治初期欧米から再導入され、豆の色は赤色、青色、白色があり、北海道が主産地です。

**東洋医学的効能**

**健脾利湿**《ケンピリシツ》▼胃腸の機能を高め、体の余分な水分を除く
**生津**《セイシン》▼唾液などの分泌を促進する
**解毒**《ゲドク》▼皮膚の激しい炎症をおさめる
**消脹通乳**《ショウチョウツウニュウ》▼気血を巡らし、乳汁の出をよくして、乳房の脹れや痛みを解消する

**現代の研究より**

**血中コレステロールの降下作用**▼エンドウに含まれる必須アミノ酸の一つであるメチオニン(ダイズには含まれていない)は血中コレステロールの降下や抗アレルギー、抗うつなどの作用がある。
**高血圧の予防作用**▼エンドウに含まれるコリンは血圧降下作用のあるアセチルコリンの合成材料となり、高血圧の予防効果がある。

| 体質・症状 | 相性 |
| --- | --- |
| 気血両虚・胃腸弱い | △ |
| 食積痰湿・消化不良 | △ |
| 肝陽亢盛・高血圧 | ◎ |
| 気滞うっ血・血行悪い | ○ |
| 陰虚・微熱 | ◎ |
| 陽虚・全身冷え | △ |
| 老人 | ○ |
| 小児 | ○ |
| 妊婦 | ○ |

| 自然の属性 | |
| --- | --- |
| 寒熱 | 平 |
| 昇降<br>収散<br>潤燥 | 潤 |
| 臓腑 | 脾、胃 |
| 季節 | 夏、秋 |
| 五味 | 甘 |
| 毒性 | 無毒 |

**豆知識**

エンドウは収穫時期によって、呼ばれ方が変わります。若いうちは「サヤエンドウ」といい、成熟してから軟らかい豆のみを食べるのが「グリーンピース」、成熟した豆を乾燥させたものが「えんどう」、エンドウの新芽が「豆苗」です。豆苗というのはなじみが薄いかもしれませんが、栄養価は抜群に高く、中国では人気食材の一つとしてあげられます。

**話題の栄養素**

**クロム**▼エンドウに含まれる、必須微量元素の一つ。糖と脂質の代謝を助け、インシュリンの正常な働きを維持し、糖尿病予防に役立ちます。欠乏すると成長発育に不利となります。
**銅**▼必須微量元素の一つです。エンドウに含まれ、造血や骨の強化、脳の発育に欠かせないミネラルです。
**ビタミン$B_1$**▼豆類の中ではダイズの次にエンドウに多く含まれています。ビタミン$B_1$は炭水化物をエネルギーに変える時に必要で、必要量は摂った炭水化物が多いほど$B_1$の必要量も多くなります。不足すると糖質が分解されず疲労物質である乳酸などとして蓄積されると疲れやすくなります。$B_1$が不足しすぎるとむくみや動悸、脚気の症状が現れます。

### ◎体質相性の解説

エンドウは甘味で「平性」ですが、体にこもった余分な熱を除く作用を持ち、「肝陽亢盛」で高血圧となった方や、「陰虚」で微熱のある方に適します。また、豆類なので消化しにくく、ガスが溜まってお腹が張り、痛くなりやすいため、「気血両虚」で胃腸が弱い方や「陽虚」、「食積痰湿」の方は控え目に。日本ではエンドウ料理を食べすぎることはありませんが、糖尿病によいと聞き、多く摂れば早く病気を克服できるのではないかと考えて、無理に多量に摂ると逆によくないでしょう。グリーンピースは適量を摂れば問題ないですが、「陽虚」の方は控え目に。

### ◎家庭療法への応用

**産後母乳の出が悪い**▼エンドウ二〇〇gを煮て、毎日二回に分けて食べる。このとき、豚足も一緒に煮て、味付けに塩を加えないで食べるとさらに良い。

**糖尿病**▼豆苗あるいはグリーンピースを煮て、汁とともに食べる。常食とする。

**高血圧**▼豆苗の絞り汁を毎日一〇〇mℓ飲む。

### ◎栄養素の上手な摂り方

サヤエンドウはビタミンCが豊富ですが、エンドウにはその半分の含有量しかありません。しかし、エンドウやグリーンピースにはタンパク質とデンプンが多く含まれます。エンドウはグリーンピースの三倍のタンパク質を含みます。ビタミンCを摂るためには加熱時間を短くしましょう。タンパク質やデンプンを摂るためにはよく煮て吸収されやすい形にして食べるとよいでしょう。

### ◎料理論評

**豆苗の炒め物**▼豆苗を炒めるのは短時間で行い、熱したフライパンに油をひいて千切りにしたネギを炒め、香りが出たらすぐに半分に切った豆苗を入れ、数秒炒めます。塩、コショウで味付けし、最後にニンニクを少し入れて、香りが出たら出来上がりです。

**えんどう黄**▼清時代の宮廷で供された有名な点心です。西太后の大好物で、黄金色で軟らかく、口溶けもまろやかで、肌や粘膜を潤して美容に良い点心です。横浜や神戸の中華街の店で販売しています。この点心は脂肪や糖分が多いので糖尿病の方には不向きです。

〜〜肌の若さを保つために〜〜

#### グリーンピースのゼリー寄せ

【材料】
グリーンピース……一〇〇g
桜の塩漬け……五枚
八方だし……八〇〇mℓ
粉ゼラチン……二〇g

【調味料】
塩…少々、みりん…大さじ三
薄口醤油……小さじ一

【作り方】

❶グリーンピースは塩少々を入れたお湯で十分間茹でて、冷水に浸す。

❷削りかつおと昆布で濃い目の八方だし八〇〇mℓをとる。みりん大さじ三、薄口醤油小さじ一で味付けし、八〇℃までさます。

❸もどした粉ゼラチンを❷に溶かす。

❹プリン型の底面に桜の塩漬けを中心に置き、グリーンピースをその周りに敷き詰める。豆が乱れないようにだし汁を流し入れ、冷蔵庫の急冷であらかた固める。

このゼリーは、浄血作用のあるグリーンピースが、肌に欠かせないゼラチンとともに肌のシミやシワを少しずつ除き、肌の若さを保つ一品です。

# あずき（小豆）

## 利尿作用が強く、むくみを解消する

**原産地と別名**

マメ科
学名　*Vigna angularis* (Willd.) Ohwi
英語名　Adzuki bean
中国名　赤小豆（チーシアオドウ）
原産地　中国南部

| 体質・症状 | 相性 |
|---|---|
| 気血両虚・長期病気 | ○ |
| 食積痰湿・消化不良 | △ |
| 肝陽亢盛・高血圧 | ○ |
| 気滞うっ血・血行悪い | ○ |
| 陰虚・やせ | × |
| 陽虚・尿少ない | △ |
| 老人・やせ | △ |
| 小児 | ○ |
| 妊婦 | ○ |

| 自然の属性 | |
|---|---|
| 寒熱 | 平 |
| 昇降<br>収散<br>潤燥 | 降 |
| 臓腑 | 心、小腸 |
| 季節 | 秋、冬 |
| 五味 | 甘、酸 |
| 毒性 | 無毒 |

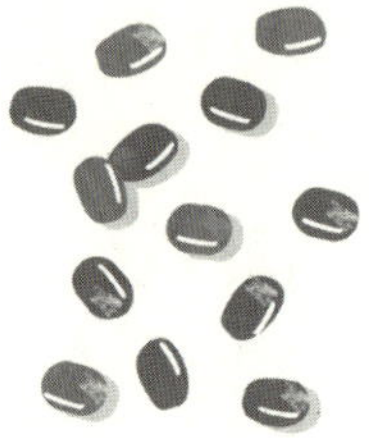

**コラム**

食べ過ぎると足がだるくなりますが、これは利尿作用により水分が過度に失われ、「気」の働きも悪くなるためと考えられます。赤色素のアントシアニンは鉄と結合すると黒色に変わってしまうので、鉄鍋で調理しないようにしましょう。

### 東洋医学的効能

**利水消腫《リスイショウシュ》**▼利尿作用があり、むくみを解消する

**解毒排膿《ゲドクハイノウ》**▼体の内外の毒素を消し、膿を排出させる

### 現代の研究より

**抗菌作用**▼アズキの二〇％煎じ汁はブドウ球菌や赤痢菌、チフス菌などの繁殖を抑える効能が確認された。

**抗ウイルス作用**▼流行性オタフクカゼや急性腎炎などに効果が認められている。

### 体質相性の解説

アズキは利尿作用が強く、もともと水分などの足りない「陰虚」の方や「陽虚」で尿の少ない方にとっては不利なので、食べないほうがよいでしょう。また、豆類には消化しにくい成分があり、消化不良を起こしやすいので、もともと消化不良のある「食積痰湿」の方は控え目に。やせている「老人」は利尿作用の強いアズキは不向きなので控え目に。

### 家庭療法への応用

**足のむくみ**▼アズキを溶けるまで煮て、煮汁を足に湿布する。

**産後母乳の出が悪い**▼アズキをよく煮て、煮汁を食べる。

**皮膚化膿・湿疹**▼生のアズキを粉末にして、玉子の卵白と混ぜ合わせてドロ状にし、患部に塗る。

### 栄養素の上手な摂り方

アズキはリンを豊富に含みます。リンは、カルシウムや鉄分と結合して消化しにくい化合物を形成しやすく、それぞれの吸収に不利となるので、ホウレン草（鉄分が豊富）やレバー（鉄分、カルシウムとも多い）などと一緒に食べないほうがいいでしょう。

利尿して、暑熱を収める

# りょくとう（緑豆）

## 原産地と別名

学　名　*Vigna radita* L.
マメ科ササゲ属
英語名　Mung bean
中国名　緑豆（リィードウ）
原産地　インド

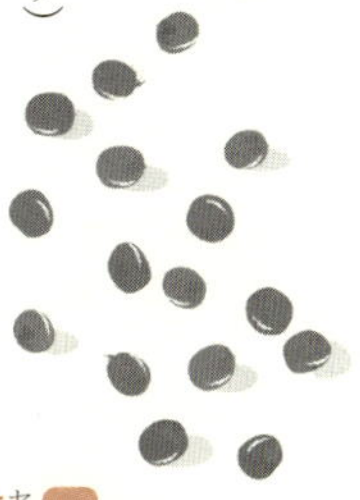

### コラム

リョクトウのもやしには、亜硝酸化合物質という成分が含まれ、細菌の作用で、ニトロソアミンという発ガン物質に変わりやすいので、加熱調理の後長く保存するのは避け、早目に食べましょう。

## 東洋医学的効能

**清熱解毒《セイネツゲドク》**▼体の熱邪（余分な熱）を収め、毒素を消す

**清暑利水《セイショリスイ》**▼利尿作用により、熱を収め夏バテを解消する

## 現代の研究より

**コレステロール値の降下作用**▼アルコール抽出液にその作用が認められた。

**有機リン（農薬）中毒予防**▼リョクトウにはリンの排泄を促進する作用がある。

**発ガン抑制作用**▼薬物の発ガン性を抑制する作用がある。

## 体質相性の解説

リョクトウは「涼性」で、利尿作用が強いので、夏期の暑気あたりや「肝陽亢盛」の方の体にこもった熱を収めるのに適しますが、「陰虚」の方は微熱があるといっても控え目に。生、加熱を問わず胃腸などが冷えると良くない体質の方、例えば「気血両虚」の方、「老人」、「妊婦」、「小児」は、体調が悪い時は控え目に。「陽虚」で下痢の方は控え目に。

## 家庭療法への応用

**インフルエンザ**▼すり潰したリョクトウ三〇gとお茶の葉九gを布で包んで煎じる。煎じ液に黒砂糖を少量加えて飲む（春のインフルエンザに適応）。

**有機リン酸（農薬）中毒**▼リョクトウと甘草（漢方薬）を四対一の割合で煎じて飲む。

| 自然の属性 | |
|---|---|
| 寒熱 | 涼 |
| 昇降<br>収散<br>潤燥 | 降 |
| 臓腑 | 心、胃 |
| 季節 | 夏 |
| 五味 | 甘 |
| 毒性 | 無毒 |

| 体質・症状 | 相性 |
|---|---|
| 気血両虚・胃腸弱い | ○ |
| 食積痰湿・消化不良 | ○ |
| 肝陽亢盛・高血圧 | ◎ |
| 気滞うっ血・血行悪い | ○ |
| 陰虚・微熱 | △ |
| 陽虚・下痢 | × |
| 老人 | ○ |
| 小児 | △ |
| 妊婦 | ○ |

## 話題の栄養素

**リン**▼リンは体内でカルシウムと結合して骨の主成分となります。神経と筋肉の機能の正常化を保つための働きがあります。また、細胞の分化やエネルギーの運搬などにも欠かせない成分です。しかし、リンは多く摂るほどよいというわけではありません。体内のリンはカルシウムとのバランスが重要です。一般には一対一とされています。片方を取りすぎるとカルシウムの代謝に不利なので気をつけましょう。リンの一日の摂取量は二gです。越えると副甲状腺機能亢進や骨代謝障害など過剰症の恐れがあります。

# なたまめ(刀豆)

## 弱った腎機能の改善に効果的

### 原産地と別名

マメ科
学　名　Canavalia gladiata (Jacq.)DC
英語名　Sword bean
中国名　刀豆(ダオドウ)
原産地　熱帯アジア

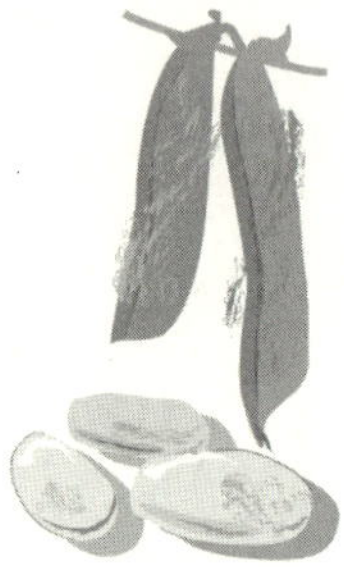

| 体質・症状 | 相性 |
|---|---|
| 気血両虚・胃腸弱い | ◎ |
| 食積痰湿・消化不良 | △ |
| 肝陽亢盛・高血圧 | △ |
| 気滞うっ血・血行悪い | × |
| 陰虚 | △ |
| 陽虚 | ◎ |
| 老人 | ○ |
| 小児 | ○ |
| 妊婦 | ○ |

| 自然の属性 | |
|---|---|
| 寒熱 | 温 |
| 昇降 収散 潤燥 | 降 |
| 臓腑 | 胃、大腸、腎 |
| 季節 | 通年 |
| 五味 | 甘 |
| 毒性 | 無毒(加熱) 小毒(生) |

### ルーツ

熱帯アジア原産とされています。日本では十七世紀初めには栽培の記録があり、福神漬けに使われる豆として有名です。成熟した豆には毒性のあるアミノ酸や微量のシアン酸などを含みますが、よく加熱すると毒性が解消されます。漢方薬としても扱われています。その名は、さやをナタの形に見立てて名づけられました。

### 東洋医学的効能

**降気止嘔《コウキシオウ》**▼気を降ろしてシャックリや嘔吐を止める働きがある

**益腎補元《エキジンホゲン》**▼腎を温めて補い、腎の機能を回復させ、腎虚による腰痛を解消する

### 現代の研究より

**抗ガン作用**▼ナタマメには血球凝集素コンカナバリンA(concanabalinA)が含まれ、ウイルスにより誘発されたガンを抑制する作用がある。

**血中尿素を抑制する作用**▼ナタマメに含まれる酵素には尿素の分解を抑制して血中の窒素の増加を抑制する働きがあり、腎機能を回復する働きがある。

**免疫力を高める作用**▼ナタマメには正常な細胞には害がなく、発ガン物質により誘発された変異細胞を凝集させ、免疫力を発揮させる働きがある。

### コラム

ナタマメは各部分にそれぞれ薬効があります。ナタマメは「温性」で腎機能を回復する働きがあります。殻は「平性」で、血行をよくする効果があり、下痢、嘔吐、げっぷに。根は「温性」で、味が苦く、長期の激しい頭痛、背中や腰の痛み、打撲傷に。

### 話題の栄養素

**コンカナバリンA**▼ナタマメには植物性の血球の凝集素A(concanavalinA)が含まれ、ウイルスにより誘発されたリンパ腫の細胞を九五%溶解させる働きがありますが、正常細胞は溶解せず、すぐれた抗ガン作用が注目され重要視されるようになりました。

**カリウム**▼利尿作用とナトリウム排除作用があり、これにより血圧の降下作用があります。しかし、正常成人の血中のカリウム濃度は三・五～五・五くらいで、低すぎると高血圧になり、高すぎると脱力になります。

## 体質相性の解説

ナタマメは「温性」で補強作用があり、体が弱く、冷えてシャックリや嘔吐、お腹が張っている感じ、胃が弱いための腹痛、喘息で痰がサラサラで多いなどに効きます。「陽虚」の方には非常に良く、特に腎機能の悪い方の腎臓を温め補強し、腎機能の回復により体の調子を調え、また、脳の機能の回復にも役立ちます。「気血両虚」で胃腸が冷えている方には、胃腸を温めて補強する効能により胃腸の元気を回復します。「温性」のナタマメは熱っぽい「肝陽亢盛」の方には不利ですので控え目にしましょう。また、「食積痰湿」の方には補強の力のあるナタマメは逆効果ですので控えましょう。もともと微熱のある「陰虚」の方も控え目に。「気滞うっ血」の方はうっ血を改善する働きのある「平性」のサヤ部分が適しますが、血行を改善する作用のないマメは適さないので控え目に。

## 家庭療法への応用

**シャックリ**▼ナタマメのさやを黄褐色になるまで焼いて粉末にし、十八gを三回に分けて飲む（これは胃腸の弱い「冷えによるシャックリには適応するが、食道ガンによるシャックリには適さない）。

**蓄膿症**▼熱したナタマメをフライパンで弱火の油なしで煎って粉末にし、三〇gを三回に分けて酒で飲む。

**歯茎の炎症**▼ナタマメのサヤを茶褐色になるまで焼き、その粉末五〇gに少し氷片《ヒョウヘン》（漢方薬）を加え、歯茎に塗って軽くマッサージする。臭いのある液が出るとよくなる。

**老人性慢性気管支炎**▼ナタマメの根五〇g、紅茶五gに水を加え、煎じて適量常飲する。

**喘息**▼ナタマメをフライパンで焼いて粉末にし、黒砂糖とショウガのスープで毎日三回適量を飲む。

## 栄養素の上手な摂り方

ナタマメは昔から補養品とされています。サヤは胃腸の弱い方に特に良いのですが、栄養素は油揚げに弱く、また、煮たほうが体に良く、早く軟らかくなりますが、その栄養素を破壊してしまいます。煮る前に三時間ぐらい冷水に漬けておくと、煮る時間が短くなります。また利尿剤とカリウムを服用している方は、ナタマメを一緒に摂ると血中のカリウムが急に増え、筋肉のだるい痛み、手足の冷え・蒼白・脱力などの症状が現れる恐れがあるので一緒にしないでください。

〜〜シャックリや頭がぼーっとするのに効果がある〜〜

### ショウガとナタマメのスープ

【材料】
ショウガ（薄切り）…三枚
ナタマメ……六〇g
柿蔕（柿のヘタで漢方薬）……一個
黒砂糖……少々

【作り方】
❶ナタマメをフライパンで油なしで煎って、粉末にして三〇gお茶パックに入れておく。
❷沸騰したお湯にショウガ、柿蔕、黒砂糖を入れて二分ほど煮て、屑を取り除く。そのスープに❶のナタマメを入れ、毎日三回に分けて飲む。

このスープは弱った胃腸が冷えるのを温め、嘔吐、むかつきを改善しながら頭がぼーっとする症状も改善します。若ボケの防止にも効果があります。

# こんぶ(昆布)

## ヨードとカルシウムが注目される食品

**原産地と別名**

コンブ科
学　名　Laminaria japonica Aresch.
英語名　Makombu
　　　　Sen-tang le
中国名　海帯(ハイダイ)
原産地　世界各地

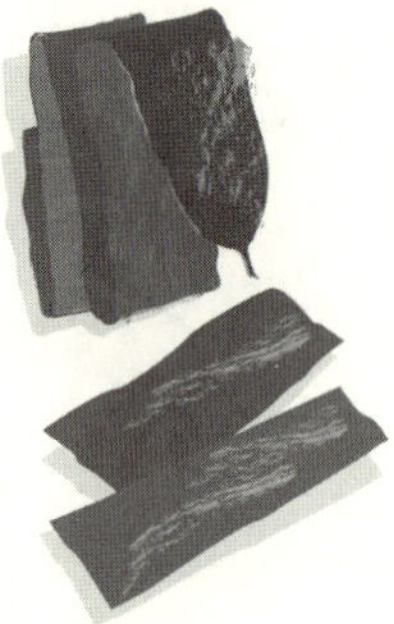

| 自然の属性 | |
|---|---|
| 寒熱 | 寒 |
| 昇降<br>収散<br>潤燥 | 潤、降 |
| 臓腑 | 肝、腎、胃 |
| 季節 | 夏、秋 |
| 五味 | 塩味 |
| 毒性 | 無毒 |

| 体質・症状 | 相性 |
|---|---|
| 気血両虚・胃腸弱い | △ |
| 食積痰湿・湿熱 | ◎ |
| 肝陽亢盛・高血圧 | ◎ |
| 気滞うっ血・血行悪い | ○ |
| 陰虚・微熱 | ○ |
| 陽虚・全身冷え | × |
| 老人 | ○ |
| 小児 | △ |
| 妊婦 | △ |

### 東洋医学的効能

**化痰軟堅《ケタンナンケン》**▼痰をきり、甲状腺機能低下を伴った大きくて硬い甲状腺腫を小さく軟らかくする

**清熱利水消腫《セイネツリスイショウシュ》**▼体内にこもった熱を収め、利尿してむくみを解消する

### 現代の研究より

**甲状腺亢進の抑制作用**▼甲状腺の機能を一時的に抑制する効果がある。

**甲状腺機能低下の予防作用**▼ヨードの欠乏による甲状腺機能低下をよくする効果がある。

**血圧降下作用**▼ラミニンやアルギン酸の働きによると考えられている。

**喘息・咳止め作用**▼気管支拡張作用や痰を切る作用などのあることが判明した。

### 豆知識

ワカメもコンブとほぼ同じ「自然の属性」、「東洋医学的効能」、「体質相性」を持ちます。しかし、その効能はコンブよりワカメのほうが弱いということが確認されました。

### コラム

コンブのヨードはヨウ化カリウムのような単純なヨード剤より、吸収も排出もゆっくりで甲状腺への作用は薬より穏やかに長く続きますが、体内に蓄積されやすいので、注意しましょう。

### 話題の栄養素

**ヨード**▼ヨードは甲状腺ホルモンを作るために欠かせない成分で普段の食事で不足する心配はありませんが、地域により不足しているところもあり、甲状腺障害のある方はヨードを摂取することが必須です。

**カルシウム**▼コンブにはカルシウムの含有量が高く、カルシウムは精神安定と骨を丈夫にするのに欠かせないミネラルです。

**食物繊維**▼水に浸けて出るぬめりはアルギン酸と呼ばれる食物繊維で、ガンの予防やコレステロール値の降下作用、整腸作用などがあります。

**アルギン酸**▼アルギン酸はコンブ多糖の一種で、ヌルヌルした部分に含まれます。胃酸の影響を受けて、カリウムを放出してナトリウムの排除を促します。また、小腸内でアルギン酸がナトリウムと結合して排除します。ゆえに効率よく血圧降下作用を発揮します。

## 体質相性の解説

コンブは海の野菜と呼ばれ、栄養素も豊富です。「寒性」を持つため、「肝陽亢盛」の方には適しますが、胃腸の弱い「気血両虚」の方や「小児」に不利なので控え目に。「陽虚」で冷え症、下痢傾向のある方にはあまり適しません。「妊婦」は冷えると胎児の発育に不利なので控え目に。

## 家庭療法への応用

**老年性慢性気管支炎**▼コンブを適当な大きさに切り、お湯に約三〇分浸け、砂糖を少々振り、毎日朝夕二回、連続一週間食べる。

**高血圧・高脂血症**▼干しコンブ五〇～八〇g、草決明《ソウケツメイ》(漢方薬)十五～三〇gを煎じて、その煎じ汁を飲み、コンブを食べる。常食とする。

**甲状腺腫**▼コンブを黒砂糖と一緒に柔らかくなるまで煮る。常食とする。

**睾丸の腫れと痛み**▼干しコンブ十五g、海藻(漢方薬)十五g、小茴香《ショウウイキョウ》(漢方薬)六gを煎じ、毎日飲む。

**慢性咽頭炎**▼生のコンブを千切りにし、沸騰したお湯に通す。水を切り、白糖に三日間漬ける。これを毎日三〇g食べる。

**ワンポイント**

海草類は多くの種類があります。日常的に利用している国は多くありませんが、近年になってそのほとんどが血圧降下の作用を持つことが認められ、世界的に注目されつつあります。

## 栄養素の上手な摂り方

コンブのカルシウムや鉄分はお酢と一緒に食べると吸収効率が良くなります。また、ヨードは水に溶けにくいですが、油で炒めると吸収を高めることができます。ガンの予防やコレステロール値の降下、便秘予防、整腸の作用がある水溶性食物繊維のアルギン酸を利用するためには、よく加熱することがポイントです。表面についている白い粉はコンブの旨み成分であるグルタミン酸で、脳を活性化する効果があります。グルタミン酸を摂るためなら表面を洗い流さないように、またアクを取り過ぎないようにしましょう。血圧降下の有効成分はラミニンという水溶性アミノ酸で、根コンブを水に浸けておいた水を常飲すると効果があると言われています。

一般にヨウ化カリウムは少量の摂取では中毒は無いのですが、摂りすぎるとヨード性甲状腺腫になるおそれがあるので、海の近くに住む方や甲状腺の病気の方は注意が必要です。

～～血圧降下に～～

### 酢コンブ

【材料】干しコンブ……一〇〇g

【調味料】
ショウガ千切り……少々
ネギ白部千切り……少々
ゴマ油…………大さじ一
米酢………大さじ3／4
塩…………大さじ一

【作り方】

❶干しコンブを水に約二時間浸ける。柔らかくなったコンブを千切りにして、沸騰したお湯に入れ、二分位軽く煮る。取り出したコンブは水を切っておく。

❷他の調味料を混ぜ、そのままサラダとして食べる。

コンブにはタンパク質が豊富で、酢によりカルシウムの吸収が高まり、ラミニンと一緒に血圧降下作用を発揮します。

❶のお湯は捨てずに、スープとして使うと良いでしょう。

# のり(海苔)

## 体内の余分な熱を収め、血圧を下げる

**別名と原料**

学　名　ウシケノリ科
英語名　Porphyra Spp.
中国語　Purple laver
原料地　紫菜(ズーツァイ)
アサクサノリ、スサビノリなど

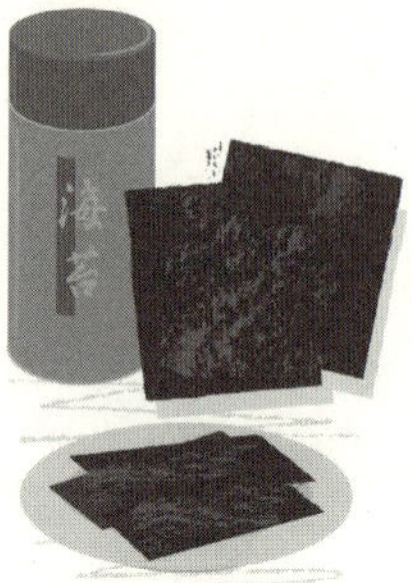


| 体質・症状 | 相性 |
|---|---|
| 気血両虚・胃腸弱い | △ |
| 食積痰湿・消化不良 | ○ |
| 肝陽亢盛・高血圧 | ◎ |
| 気滞うっ血・血行悪い | ◎ |
| 陰虚・微熱 | ○ |
| 陽虚・全身冷え | △ |
| 老人 | ○ |
| 小児 | ○ |
| 妊婦 | ○ |

| 自然の属性 | |
|---|---|
| 寒熱 | 寒 |
| 昇降<br>収散<br>潤燥 | 潤、降 |
| 臓腑 | 肺 |
| 季節 | 冬 |
| 五味 | 甘鹹(塩味) |
| 毒性 | 無毒 |

**コラム**

ノリは種類が多く、日本でよく食べられるのはアマノリ(Porphyra Tenera Kjellm)です。ノリを食べ過ぎると、腹痛やむかつきの症状が出てくることがあります。このときは、温かいお酢を少し飲むと解消できます。

### 東洋医学的効能

**化痰軟堅《ケタンナンケン》**▼痰を切り、腫瘤を消す

**清熱利尿《セイネツリニョウ》**▼体内にこもった余分な熱を収め、利尿する

### 現代の研究より

**コレステロール値、中性脂肪値の降下作用**▼ノリの多糖成分にコレステロールと中性脂肪を減らす作用がある。

**血栓防止作用**▼血栓の形成を防ぐ作用が認められた。

**貧血防止作用**▼ノリには赤血球の形成を助けるビタミン$B_{12}$が含まれる。

**白髪の予防作用**▼ノリにはヨウ素の働きにより、白髪の予防作用が認められた。

### 体質相性の解説

ノリは血の巡りを良くする作用があり、「気滞うっ血」の方に適します。また、「寒性」で熱を収める作用も持つため、「肝陽亢盛」で高血圧の方にも良いでしょう。しかし、「陽虚」の方は、「寒性」で胃腸が冷えてしまうので、控え目に。

### 家庭療法への応用

**甲状腺腫**▼ノリ十五〜二〇g、豚肉一〇〇gを煎じて、塩を少量加えて飲む(甲状腺機能亢進症で甲状腺が腫れる方には不適)。

**足のむくみ**▼ノリ十五g、車前子《シャゼンシ》(漢方薬)十五gを煎じて飲む。

### 栄養素の上手な摂り方

ノリをシュウ酸の多いホウレン草やタンニン酸が多い柿やザクロなどと一緒に食べると、これらがノリのカルシウムと結合して胃腸に負担をかける不溶性の化合物を作ってしまうので、一緒に食べないように注意しましょう。また、ノリのヨードは油と一緒に調理すると吸収率が高くなります。

# ひじき

## ミネラルが豊富な海藻

### 別名と原料

学　名　ホンダワラ科
Hizikia fusiformis
Sargassum fusiforme (Harv.) Setch
英語名　Hijiki
中国名　馬尾藻（マーウェイツオー）
原産地　各地

| 自然の属性 | |
|---|---|
| 寒熱 | 寒 |
| 昇降<br>収散<br>潤燥 | 降 |
| 臓腑 | 肺、腎 |
| 季節 | 五月 |
| 五味 | 塩味 |
| 毒性 | 無毒 |

| 体質・症状 | 相性 |
|---|---|
| 気血両虚・胃腸弱い | △ |
| 食積痰湿・消化不良 | ○ |
| 肝陽亢盛・高血圧 | ○ |
| 気滞うっ血・血行悪い | ○ |
| 陰虚・微熱 | ○ |
| 陽虚・全身冷え | × |
| 老人 | ○ |
| 小児 | △ |
| 妊婦 | ○ |

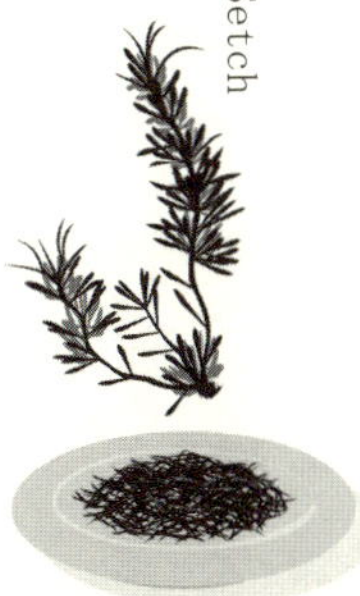

### コラム

ヒジキにはヨードが豊富でミネラル（ナトリウム、カリウム、鉄分、リン、カルシウム、銅、ケイ素、イオウ、マンガン、ホウ素、チタン、マグネシウム、アルミニウムなど）も多く含まれます。また、五月はヒジキの旬で、この時期のヒジキは生でサラダにして食べるとおいしいです。

### 東洋医学的効能

**消腫化痰《ショウシュケタン》**▼むくみを消し、痰を除去する

**清熱《セイネツ》**▼体にこもった余分な熱を収める

### 現代の研究より

**高脂血症の降下作用**▼ヒジキの多糖成分の働きが注目される。

**善玉コレステロールの増加作用**▼ヒジキにはタウリンが含まれ、胆汁の分泌を促進し、善玉コレステロールを増やす。

**甲状腺障害の回復作用**▼ヒジキのヨードはチロキシンというホルモンを作り、体温の低下を防ぐ作用や甲状腺障害を回復する作用などがある。

### 体質相性の解説

ヒジキからはミネラルを多く得ることができて良いのですが、「寒性」で消化しにくいため、「陽虚」で冷え症や下痢などを伴う方にはあまり向きません。

他のタイプでも、胃腸が冷えると体調が良くないという方は控え目にしましょう。

### 家庭療法への応用

**甲状腺機能低下症**▼干しヒジキ五〇〇gを酒五〇〇mℓに漬けて、一カ月間おいたものを毎日十mℓずつ飲む。

**高脂血症**▼毎日干しヒジキ十〜十五gに白糖を加えて煎じ、ドロ状になった液を食べる（糖尿病の方には不向き）。

### 栄養素の上手な摂り方

ヒジキには多くのミネラルが含まれます。これらのミネラルは水に溶けやすく、煮物などにするときは汁が多くならないようにするか、汁まで飲むようにしましょう。

ヒジキには、カルシウムがコンブの二倍含まれます。料理の時、酢を少し入れると吸収が高まります。

## 骨粗鬆症に予防効果のあるダイエット食品

# しいたけ（椎茸）

**別名**
キシメジ科
学　名　Lentinus edodos Sing.
英語名　Shiitake mushroom
中国語　香菇（シアングー）
原産地　各地

| 体質・症状 | 相性 |
|---|---|
| 気血両虚・胃腸弱い | ○ |
| 食積痰湿・消化不良 | △ |
| 肝陽亢盛・高血圧 | ◎ |
| 気滞うっ血・血行悪い | ○ |
| 陰虚・微熱 | ○ |
| 陽虚・全身冷え | △ |
| 老人 | △ |
| 小児 | △ |
| 妊婦 | △ |

| 自然の属性 | |
|---|---|
| 寒熱 | 平（涼） |
| 昇降<br>収散<br>潤燥 | 降 |
| 臓腑 | 肝、脾、肺 |
| 季節 | 春、秋 |
| 五味 | 甘 |
| 毒性 | 無毒 |

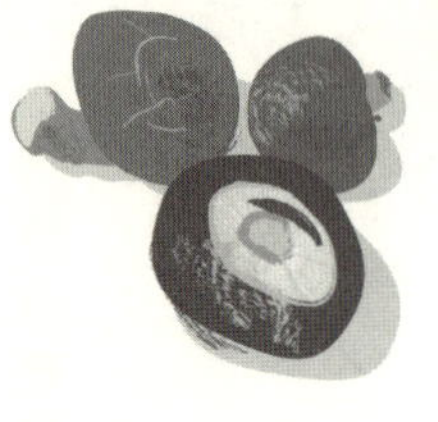

### コラム

生のシイタケに含まれるエルゴステロールは、日光を浴びるとビタミンDに変化します。そのため、生のシイタケを日光に当てて干しシイタケにしてから調理すると良いでしょう。生より干しシイタケのほうがカルシウムの吸収・利用を促進する効果が高いと考えられています。

### 東洋医学的効能

**清暑熱《セイショネツ》**▼夏バテを解消し、体にこもった余分な熱を収める

**補脾益気《ホヒエッキ》**▼胃腸を養い、元気をつける

### 現代の研究より

**高血圧の予防作用**▼シイタケには血中コレステロールを抑制するエリタデニンが含まれ、動脈硬化や高血圧の予防効果が期待される。

**抗ガン作用**▼シイタケに含まれる多糖体に抗ガン効果が認められた。

### 体質相性の解説

シイタケは「平（涼）性」で、気を降ろして、のぼせやすい「肝陽亢盛」で高血圧の方に適しますが、「陽虚」の方や「妊婦」にはあまり向きません。シイタケの食物繊維は消化しにくいので、胃腸の弱い「老人」、「小児」は食べ過ぎないようにしましょう。

### 家庭療法への応用

**高血圧**▼チンゲンサイ二束とシイタケ数個を炒めて、毎日食べる（「肝陽亢盛」の方の高血圧に適するが、末梢血管の循環障害による高血圧には適さない）。

**骨粗鬆症予防**▼豆腐半丁、シイタケ五個を煮て、塩、コショウで味を調えて常食する。

### 栄養素の上手な摂り方

シイタケはノンカロリーで、食物繊維が多く便秘を解消でき、ダイエットによいのですが、そのために食べ過ぎると胃腸の負担となり、消化不良になりやすく、ダイエットの目的を達する前に胃腸を壊してしまう恐れがあるので、気をつけましょう。

動脈硬化、狭心症の予防に

# ひらたけ（平茸）

**別名**
キシメジ科
学名 Pleurotus ostreatus Quel
英語名 Oyster mushroom
中国名 平菇（ピングー）
原産地 各地

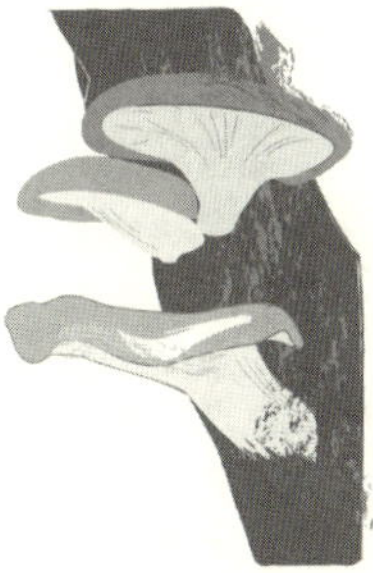

| 自然の属性 | |
|---|---|
| 寒熱 | 平 |
| 昇降<br>収散<br>潤燥 | 散 |
| 臓腑 | 胃、脾 |
| 季節 | 春、秋 |
| 五味 | 甘 |
| 毒性 | 無毒 |

| 体質・症状 | 相性 |
|---|---|
| 気血両虚・胃腸弱い | ○ |
| 食積痰湿・消化不良 | ○ |
| 肝陽亢盛・高血圧 | ○ |
| 気滞うっ血・血行悪い | ○ |
| 陰虚・微熱 | ○ |
| 陽虚・全身冷え | ○ |
| 老人 | ○ |
| 小児 | ○ |
| 妊婦 | ○ |

**コラム**

野生のヒラタケの収穫の季節は春と秋ですが、人工的に栽培され、一年中出回っています。これでは本来ヒラタケが持つ効能は保たれているだろうかと懸念されます。

## 東洋医学的効能

**益胃気《エキイキ》**▼胃の働きを助ける

**追風散寒《ツイフウサンカン》**▼体の抵抗力を高め、寒気を追い払い、カゼを退治する働きがある

**舒筋活絡《ジョキンカツラク》**▼元気をつけ、体内の血行を回復する

## 現代の研究より

**動脈硬化・狭心症の予防**▼ヒラタケに含まれるタウロコール酸は胆汁の組成成分で、脂質の消化吸収を促進し、コレステロールを溶かす働きがあり、動脈硬化や狭心症の予防に役立つ。

**便秘解消・ダイエット**▼ヒラタケはカロリーが低く、食物繊維を豊富に含み、整腸作用や肥満の解消などの効能がある。

## 体質相性の解説

ヒラタケはどの体質にとっても適量であれば良いのですが、消化しにくいため、「気血両虚」など、胃腸の弱い方は控え目に。

## 家庭療法への応用

**高脂血症**▼ヒラタケ十二gを毎日食べる。

**胃・十二指腸潰瘍**▼ヒラタケ十gのスープを毎日飲む。

**更年期障害**▼ヒラタケ十二gを煎じて、毎日一回、ヒラタケを食べ、煎じ液を飲む。一カ月間連続する。

## 栄養素の上手な摂り方

ヒラタケは消化されにくいですが、煮て食べると消化されやすくなります。しかし、煮すぎると栄養素を損なうので煮すぎないようにしましょう。また、アミノ酸やビタミン$B_2$は水溶性なので汁も大事に飲みましょう。

**豆知識**

瓶で栽培するヒラタケは若いうちに収穫したもので、山地名を頭に付けて○○シメジとして売られています。最近、原木栽培のものが木の名を付けて売られています。

血管を柔らかくし、浄血作用がある

# 黒きくらげ（黒木耳）

**原産地と別名**

キクラゲ科
学名　*Auricularia auricula* L.
英語名　Jew's ear
中国名　木耳（ムーアル）
原産地　中国

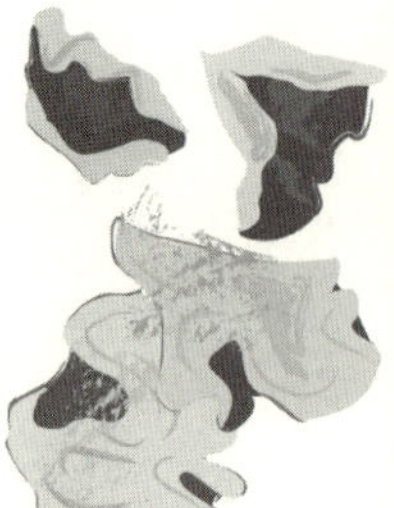

| 体質・症状 | 相性 |
|---|---|
| 気血両虚・胃腸弱い | ○ |
| 食積痰湿・消化不良 | ○ |
| 肝陽亢盛・高血圧 | ◎ |
| 気滞うっ血・血行悪い | ◎ |
| 陰虚・微熱 | ◎ |
| 陽虚・全身冷え | △ |
| 老人 | ○ |
| 小児 | ○ |
| 妊婦 | △ |

| 自然の属性 | |
|---|---|
| 寒熱 | 平（涼） |
| 昇降<br>収散<br>潤燥 | 潤 |
| 臓腑 | 肝、胃、大腸 |
| 季節 | 四季 |
| 五味 | 甘 |
| 毒性 | 無毒 |

## 東洋医学的効能

**活血涼血止血**《カッケツリョウケツシケツ》▼血行を良くし、血液中にこもった熱を収め、出血を防ぐ
**潤肺益胃**《ジュンパイエキイ》▼肺を潤し、胃を丈夫にする
**利腸**《リチョウ》▼腸を丈夫にして、痔を改善する

## 現代の研究より

**抗菌作用**▼キクラゲの成分に抗真菌作用がある。
**抗ガン作用**▼肉腫に対する抑制作用があるとの報告がある。
**動脈硬化の予防作用**▼キクラゲには水溶性のアデノシンが含まれ、血小板の凝集を抑え、中性脂肪を分解して、血液を浄化する働きがある。
**傷口の回復を促す作用**▼皮膚の傷口に熱湯消毒したキクラゲを貼り付けると傷口が治りやすいという報告がある。

## 豆知識

広葉樹の枯れ木に生えます。中華料理によく用いられます。日本ではあまり馴染みのないキノコの一種で、食感がクラゲに似ていたため、木クラゲと名付けられました。

## 上手な組み合わせ

黒キクラゲ十五g、豚肉の赤身五〇g、豆腐1/4丁、酢と塩少々をスープにして飲む。狭心症の予防によい。

黒キクラゲ十五gを水で戻して軟らかくなるまで弱火で煮込む。砂糖少々を加えて食べる。便血、切れ痔によい。

## コラム

キクラゲは黒キクラゲのことです。生のキクラゲの中には、皮膚の痒みや腫れ、痛みを引き起こすポルフィリン化合物が含まれていますが、干すとその毒性は除かれます。生のキクラゲは食べないように。

## 話題の栄養素

**カルシウム**▼キクラゲの六〇％は糖質で、キノコ類の中ではカルシウムが最も多く含まれます。人体のカルシウムの九九％は骨や歯に存在し、残りの一％は神経や筋肉、血液中にあります。その中でカルシウムは神経の安定剤のような働きをしたり、心臓を規則正しく動かすのに役立ったりと重要な働きをしています。体内でカルシウムが不足したとき、骨からカルシウムが溶け出すのですが、このカルシウムは血管壁に沈着しやすく、動脈硬化の原因にもなります。ちなみに日本人のカルシウムの一日平均摂取所要量は六〇〇〜七〇〇mgです。

## ◎体質相性の解説

キクラゲは血に働き、体にこもった熱を収めるため、「肝陽亢盛」や「気滞うっ血」、「陰虚」の方に適し、特にこれらの方の吐血、血便、痔の出血の治療に効果があります。一方、「陽虚」の方は胃腸が冷え、消化力が衰えているので、控え目にしましょう。妊娠している方は血行を無理に巡らす必要はなく、自然の状態でよいので控え目に。産後、残った血を浄化するためにはお薦めです。

## ◎家庭療法への応用

**赤痢・腹痛**▼キクラゲ五〇gを煎じ、塩、酢各少々を加え、煎液と共に食べる。

**歯の痛み**▼キクラゲ、荊芥《ケイガイ》（漢方薬）を等量煎じた液でうがいする。

**貧血**▼キクラゲ二〇g、ナツメ三〇個を柔らかくなるまで煮て、黒砂糖を適量加え、常食する。

**生理量が多い・おりもの**▼キクラゲ一〇〇gを炒って粉末にする。三～六gを黒砂糖水で毎日二回飲む。

**痔**▼キクラゲを軟らかくなるまで蒸して、常食する。

## ◎栄養素の上手な摂り方

シュウ酸の多いホウレン草、粗い食物繊維のゴボウなどは、キクラゲに含まれるカルシウムの吸収を妨げる働きがあって良い組み合わせではないので、一緒にしないように注意しましょう。

また、キクラゲは多くのビタミンを含みます。このためビタミン剤を同時に使用すると、過剰摂取となるおそれがあります。大規模な実験によると、複合ビタミンなどのビタミン剤を過剰に摂るグループは、摂らないグループより動脈硬化になりやすいという報告があります。ビタミンの欠乏症でなければ、過剰に摂る必要がありません。また、キクラゲの成分の中には、合成ビタミンを破壊する作用を持つものもあり、いずれにしても、同時に摂取することは避けたほうがよいでしょう。

抗生物質の成分とキクラゲのカルシウムは、結合して消化しにくい化合物を作るため、抗生物質とも同時に摂取することは避けたほうがよいでしょう。干しキクラゲはお湯で戻すと栄養成分が壊れてしまうので必ず冷水で戻すよう注意しましょう。

～～動脈硬化・狭心症の予防に～～

### キクラゲと豆腐の炒めもの

【材　料】キクラゲ……………十五g
豆腐…………………一丁

【調味料】ネギ、ニンニクみじん切り
塩、コショウ…各少々
片栗粉…………大さじ一
ゴマ油……………少々

【作り方】

❶キクラゲを水で戻し、柔らかくなるまで下煮しておく。

❷豆腐を二㎝角のさいの目切りにし、水を切る。

❸熱したフライパンに油をひき、ネギを入れて香りが出たら、豆腐を入れ、崩れないように丁寧に炒める。塩、コショウを少々ふりかけ、きくらげを入れて、さらに軽く炒める。

❹水大さじ二に溶いた片栗粉とニンニクを❸にいれ、とろみが出たら、ゴマ油を振りかけて出来上がり。

豆腐の浄血作用、ゴマの抗酸化作用、キクラゲの血行促進作用で、血液をサラサラにして血管軟化効果を発揮します。

## 抜群の滋養効果を持つ
# 白きくらげ（銀耳）

**別名**

学　名　シロキクラゲ科 Tremella fuciformis Berk.
英語名　White butter
中国名　銀耳（インアル）
原産地　中国

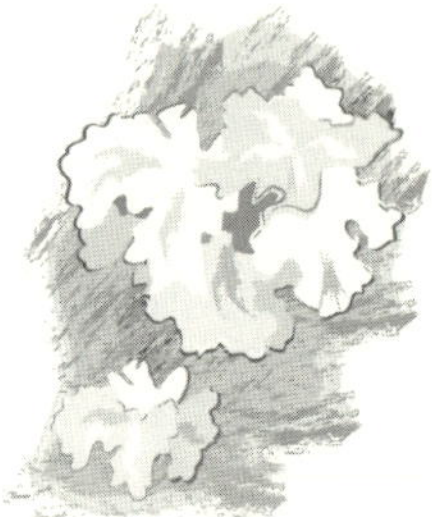

| 自然の属性 | |
|---|---|
| 寒熱 | 平 |
| 昇降<br>収散<br>潤燥 | 潤 |
| 臓腑 | 肺、脾、胃 |
| 季節 | 春、夏 |
| 五味 | 甘、淡 |
| 毒性 | 無毒 |

| 体質・症状 | 相性 |
|---|---|
| 気血両虚・胃腸弱い | ◎ |
| 食積痰湿・消化不良 | △ |
| 肝陽亢盛・高血圧 | ○ |
| 気滞うっ血・血行悪い | ○ |
| 陰虚・微熱 | ◎ |
| 陽虚・全身冷え | △ |
| 老人 | ◎ |
| 小児 | ○ |
| 妊婦 | ○ |

### コラム

シロキクラゲは十九世紀まで野生のものしか取れない高級滋養品でした。十七種類のアミノ酸と豊富なミネラル、ビタミンを含み、かつては貴婦人や貴族の老人などが若さを保つために愛用していました。近代、人工栽培に成功して値段が安くなり、庶民の食卓でもよく見られます。

### 東洋医学的効能

**滋陰潤肺止咳《ジインジュンパイシガイ》**▼陰を滋補し、気管と肺を潤して、空咳を収める

**養胃生津《ヨウイセイシン》**▼胃を保養して、唾液の分泌を促し、渇きを収める

### 現代の研究より

**免疫力向上作用**▼多種の多糖成分が免疫細胞であるマクロファージの機能を高め、免疫力を高める。

**潰瘍を回復させる作用**▼多糖成分の働きと考えられている。

**老化防止作用・造血作用・血糖値降下作用・脂質分解作用**▼以上が認められる。

**リンパ細胞のT細胞の増殖を促す作用**▼多糖成分はウイルスを識別するT細胞の増殖を促して免疫力を高める。

### ◎体質相性の解説

シロキクラゲは栄養価が高く、多くの体質に適しますが、体内に水分を溜めやすいため、体の水分処理が悪い「食積痰湿」の方には不利なので控え目に。また、「陽虚」の方ももともと水分を排除する能力が低いので控え目に。

### ◎家庭療法への応用

**空咳**▼シロキクラゲを食べる（鼻水も痰もない方に適応）。

**更年期障害・肝硬変**▼シロキクラゲ、ゆり根を蒸して食べる。

**脱肛**▼シロキクラゲを毎晩寝る前に食べる。

### ◎栄養素の上手な摂り方

シロキクラゲは一日十五～三〇gが適量です。

根元が黒や深い黄色に変色したり、粘りが出たりして変質したものは、嘔吐、腹痛、下痢などを引き起こす毒性があるので、食べないようにしましょう。

3◎野菜

# たけのこ(竹の子)

## 食物繊維が豊富で整腸作用がある

**別名**
イネ科
学名 Phyllostachys Spp.
英語名 Bamboo shoots
中国名 竹筍(ジュースン)
原産地 中国

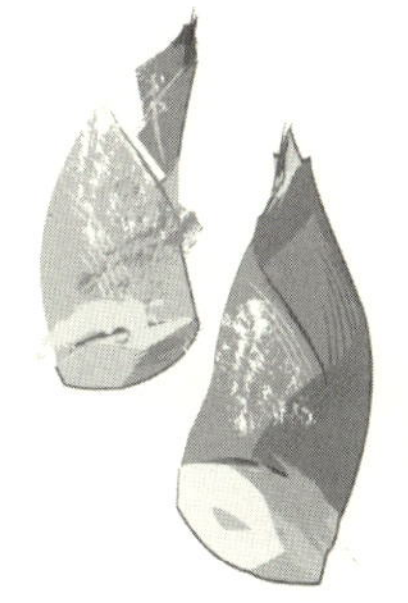

**コラム**
『本草綱目』という古文献には、「旬内は筍、旬外は竹」という言葉があります。「旬」はもともと「十日」の意味で、たけのこも十日しか美味しく食べられず、十日を越えると「竹」となると記載されています。

| 体質・症状 | 相性 |
|---|---|
| 気血両虚・胃腸弱い | △ |
| 食積痰湿・消化不良 | ◎ |
| 肝陽亢盛・高血圧 | ◎ |
| 気滞うっ血・血行悪い | △ |
| 陰虚・胃腸弱い | △ |
| 陽虚・下痢 | × |
| 老人・消化力弱い | △ |
| 小児 | △ |
| 妊婦 | △ |

| 自然の属性 | |
|---|---|
| 寒熱 | 寒 |
| 昇降 収散 潤燥 | 降 |
| 臓腑 | 胃、胆 |
| 季節 | 春、夏 |
| 五味 | 甘、微苦 |
| 毒性 | 無毒 |

### 東洋医学的効能

**化痰下気《ケタンゲキ》**▼痰を除き、気のめぐりを良くする

**清熱除煩《セイネツジョハン》**▼体内にこもった熱を収め、イライラを解消する

### 現代の研究より

**整腸作用**▼食物繊維の働きと考えられている。

**骨を丈夫にする作用**▼タケノコはリンの含有量が高く、リンは骨の組織の重要な成分である。

### 体質相性の解説

タケノコは「寒性」で、粗い食物繊維が多く、体にこもった余分な熱を収める作用や整腸作用があり、便秘がちの「食積痰湿」の方や、熱っぽい「肝陽亢盛」の方に適します。しかし、粗い食物繊維は胃腸に負担となり、さらに「寒性」のため、胃腸の弱い「気血両虚」、「陰虚」、「老人」や、もともと冷え症のある「陽虚」の方は冷えるとその体質改善に不利なので、控え目に。「妊婦」の方も、タケノコに含まれる渋い成分が胎児の成長に悪影響を与える可能性があるため、控え目に摂りましょう。

### 家庭療法への応用

**歯茎出血**▼生タケノコ六〇gを酢で煮て、食べずに口の中に置く。

**二日酔い**▼生タケノコ六〇gを煎じて、煎じ汁を飲む。

**嘔吐**▼生タケノコ三〇gを煮て、そこにもち米五〇gを入れ、お粥にして食べる。胃酸が多く、胸焼けやむかつきのある方に適応。

### 栄養素の上手な摂り方

タケノコには十六種類以上のアミノ酸が含まれ、そのうち六種が必須アミノ酸で、それを利用するためならよく煮るほうが吸収がよいでしょう。

抗ガン作用のあるキノコとして注目される

# やまぶしだけ(山伏茸)

**原産地と別名**

サンゴハリタケ科

学　名　Hericium erinaceus (Fr.)Pers.

英語名　Bearded tooth

中国名　猴頭菌(ホウトウジィン)

原産地　中国

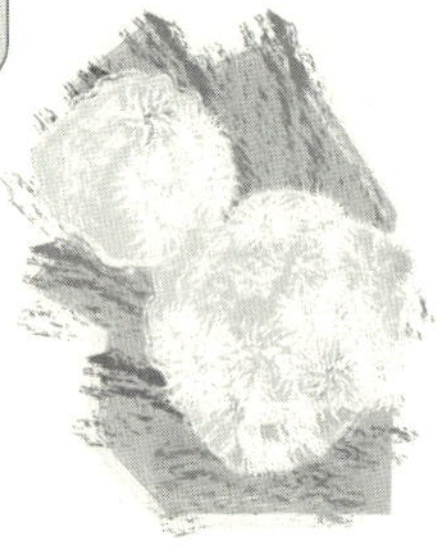

| 体質・症状 | 相性 |
|---|---|
| 気血両虚・胃腸弱い | ◎ |
| 食積痰湿・消化不良 | ◎ |
| 肝陽亢盛・高血圧 | ○ |
| 気滞うっ血・血行悪い | ○ |
| 陰虚・微熱 | ○ |
| 陽虚・全身冷え | △ |
| 老人 | ○ |
| 小児 | ○ |
| 妊婦 | ○ |

| 自然の属性 | |
|---|---|
| 寒熱 | 平 |
| 昇降<br>収散<br>潤燥 | 潤 |
| 臓腑 | 脾、胃、腎 |
| 季節 | 春、夏、秋 |
| 五味 | 甘 |
| 毒性 | 無毒 |

### コラム

ヤマブシダケは西太后も美容のために愛したツバメの巣、熊の掌、ナマコと並ぶ中国四大珍味の一つです。近年人工栽培され、値段も安くなりましたが、野生のものと比べ、効能がどのくらいになるのかはまだ不明です。また、野生のヤマブシダケはいつも二個くっついて育ちます。このため、「陰陽茸」という別名があります。

### 東洋医学的効能

**益気補元《エッキホゲン》**▼体の気を養い、元気をつける

**健脾和胃《ケンピワイ》**▼消化の機能を活性化し、胃腸の働きを回復する

### 現代の研究より

**抗ガン作用**▼ヤマブシダケに含まれるグラヌロースという成分は免疫細胞であるマクロファージの働きを促進し、ガンに顕著な抑制作用が見られる。特に、食道ガン、胃ガンに対してはその有効率は六九%にも達する。さらに、ヤマブシダケは普通の抗ガン剤と異なって、白血球、血小板などの免疫細胞を減少させず、食欲を促進し、精神状態も安定させるため、臨床上もよく利用されている。抗ガン作用は生のものよりも干したものの方が強い。

**B型肝炎ウイルス抑制作用**▼T細胞の働きを助けて、体の免疫力を高め、肝機能を改善する。

### 話題の栄養素

**必須アミノ酸**▼アミノ酸の英語名amino acidの由来はラテン語で、「最重要」を意味し、人体が一日に必要とする量は、体重一kgあたり一gのみです。アミノ酸が発見されたのは一九〇六年のことで、イギリスの生物学者がマウスの飼料をトウモロコシタンパク質だけにすると、十四日後に全部死に、トリプトファンというアミノ酸を与えたところ、マウスの生存率が高まったという実験から、体に最も重要な栄養成分はタンパク質ではなく、アミノ酸であると発見しました。アミノ酸は人体で合成できる物もありますが、できない物もあり、これを必須アミノ酸と言います。その後、必須アミノ酸の研究が進み、成人の必須アミノ酸は九種あり、幼児にはもう一種が必須で十種あることが分かっています。

3●野菜

## ◎体質相性の解説

ヤマブシダケは他の茸類と違って消化吸収がよく、「陽虚」以外の体質の方に適します。「気血両虚」で胃腸が弱い方は、毎日少しずつ食べれば元気の回復に役立つでしょう。「食積痰湿」の方には、便通を良くし、血脂を降下させる作用で体質を改善します。ただし、いくら体によいといっても過食はよくありません。

## ◎家庭療法への応用

**消化不良▼**干しヤマブシダケ六〇gを水に浸し、軟らかくなったらスライスして二時間煮る。紹興酒を少々加え、ヤマブシダケスープとして食べる。

**慢性気管支炎▼**干しヤマブシダケ十五g、シロキクラゲ十g、氷砂糖適量をよく煮て食べる。免疫力向上、安眠、喘息を止める効果もある。

**抗ガン・食道ガン▼**干しヤマブシダケ六〇gと白花蛇舌草《ビャッカジャゼッソウ》、藤梨根《トウリコン》（ともに漢方薬）各六〇gを煎じ、毎日二回に分けて飲む。

**胃ガン術後▼**生ヤマブシダケ一〇〇gのスープを作り、一日二回に分けて食べる。

## ◎栄養素の上手な摂り方

ヤマブシダケはアミノ酸十七種を含み、成人の必須アミノ酸九種のうち、七種を含みます。アミノ酸により、体の機能が活性化し、また、キノコ類特有の消化吸収しにくい成分は含まれず、老人や子供から病人まで優しい高級栄養品です。新鮮なヤマブシダケは口当たりがよいのですが、抗ガン力は干した物より弱く、一般には日干ししたものが販売されています。干しヤマブシダケは冷たい水で戻して煮込み料理などに使われます。味が無いので、鶏ガラや魚などのスープに入れて食べると良いでしょう。

## ◎料理論評

**生ヤマブシダケのムニエル▼**この料理は口当たりがよいのですが、抗ガン作用は干した物のほうが強く、日干しすると色は白から黄金色に変わり、そのパワーも高まっていると考えられています。

---

～体（特に食道、胃）の機能回復に～

### 土鍋のヤマブシダケ煮（三人分）

【材　料】

干しヤマブシダケ三個
豚肉…………五〇g
タケノコ…1／8個
豆腐…………半丁
キクラゲ………五g
ハクサイ……八〇g
レンコン…八〇g
ニンジン…1／8
春雨…………少々
干しエビ……五g
クコの実……少々
卵白………二個分

【調味料】

長ネギ、ショウガ……各千切り少
鶏ガラスープ…………四〇〇㎖
ごま油、コショウ、塩……各少々

【作り方】

❶干しヤマブシダケを水でもどして二時間煮て（煮汁はスープに利用可能）、三～五㎜の幅に切って、水気をきる。

❷❶のヤマブシダケと豚肉のスライスを、塩少々の入った卵白に浸ける。

❸沸騰したお湯に❷のヤマブシダケを、卵白が固まるまで、数秒煮て出す。

❹中華鍋に、油を熱し、ネギとショウガとお湯で戻した干しエビを手早く炒め、ハクサイ、ニンジンを入れて軽く炒めて、土鍋に移す。

❺その後、土鍋に春雨、豚肉、ヤマブシダケ、鶏ガラスープ、豆腐、クコの実の順で入れ、沸騰したら、塩、コショウで味を調え、ゴマ油と細かく切った青ネギをふりかけて、出来上がり。

# キンシンサイ(金針菜)

## タンパク質を多く含む野菜で夏バテに

### 原産地と別名

学　名　ユリ科
英語名　*Hemerocallis citrina Baroni*
　　　　Long yellow day- lily
中国名　(Citron daylily)
　　　　金針菜(ジンジェンツァイ)
原産地　中国

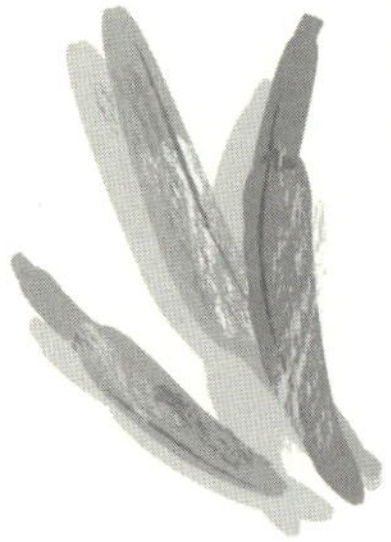

| 自然の属性 | |
|---|---|
| 寒熱 | 涼平 |
| 昇降<br>収散<br>潤燥 | 微降 |
| 臓腑 | 膀胱、肝、脾、胃 |
| 季節 | 夏、秋 |
| 五味 | 甘、微苦 |
| 毒性 | 無毒(生は有毒) |

| 体質・症状 | 相性 |
|---|---|
| 気血両虚・胃腸弱い | ○ |
| 食積痰湿・消化不良 | ○ |
| 肝陽亢盛・高血圧 | ◎ |
| 気滞うっ血・血行悪い | ◎ |
| 陰虚・微熱 | ○ |
| 陽虚・全身冷え | △ |
| 老人 | ○ |
| 小児 | ○ |
| 妊婦 | ○ |

### ルーツ

原産は明確でないのですが、東漢の『説文』(紀元一二四年)にはこれが「忘憂草」という名で記載されており、その時代より前に中国で栽培されていたことは間違いありません。

### コラム

キンシンサイとは萱草の花のことです。日本ではまだあまり一般的でない食用の花ですが、高蛋白、高カロリーでさまざまな薬効に優れた、夏バテに役立つ野菜です。美しいこの花は鑑賞用としても、食用にしても元気がつくということから、唐の詩人白楽天も「杜康酒《ドウカンジュ》は不愉快を解消でき、忘憂草《ワンユウツァオ》は哀愁を忘れさせてくれる」と詠っています。

### ワンポイント

人体にとって、カルシウムは非常に重要な役割のあるミネラルですが、常に不足しがちで、特に日本人にはその不足が深刻な問題になっています。牛乳カルシウムは吸収しやすいと言われ勧められることが多いのですが、それはおそらく乳糖の消化酵素の働きがあることを前提とし

### 東洋医学的効能

**安中和胃《アンチュウワイ》**▼暑気あたりによる食欲不振から胃腸の働きを回復させる
**養血平肝《ヨウケツヘイカン》**▼造血を助けて肝の熱邪(余分な熱)を収める
**利水消腫《リスイショウシュ》**▼利尿作用により、むくみを解消する

### 現代の研究より

**結核予防作用**▼根に含まれるアントラキノン類の働きと考えられている。
**精神を安定させる作用**▼不安・不眠に効果があるという報告がある。

### 話題の栄養素

**カルシウム**▼人体の五十分の一はカルシウムで、ほとんどが歯や骨に存在しています。その他に、神経や筋肉、血液中にも存在し、精神を安定させ、心拍を正しく保ち、血液の凝固を促進するなど重要な役割を担っています。カルシウムはイオンの状態では吸収されにくく、タンパク質と結合した形で、酸性の環境で、よく吸収されます。
**β-カロチン**▼抗酸化作用による老化防止の効果があります。
**アスパラギン**▼アミノ酸の一つで、その抗ガン作用が注目されています。

## ◎体質相性の解説

キンシンサイは胃腸の働きを改善し、ストレスなどで弱った肝の働きを助けてくれるとても優しい食材で、多くの体質に適しています。「涼性」のために食べると熱を収め、夏バテによいのですが、「陽虚」の方にとっては冷え症の改善に不利なので良いとは言えません。

## ◎家庭療法への応用

**咳に伴う出血・吐血・鼻血**▼生のキンシンサイの花（あるいは草全体）十五gを白茅根《ハクボウコン》（漢方薬）九gと煎じて、毎日一回飲む。

**乳腺炎**▼生のキンシンサイの花をすり潰して、患部に貼る。

**声がれ**▼キンシンサイの葉三〇gを水三〇〇㎖で煮る。その後、ハチミツ十五gを入れる。毎日三回に分けて、ゆっくり口に含んで飲む。

## ◎栄養素の上手な摂り方

生のキンシンサイは有毒ですが、市販のキンシンサイは蒸し干ししてあるので安心して食べられます。干したキンシンサイは調理前にお湯で戻して使います。戻した際のお湯も栄養分が溶け出しているので、スープなどにダシとして使えます。生のキンシンサイにはコルヒチンが含まれ、それは抗ガン作用があると認められていますが、生で食べると、中毒の恐れがあり、その症状はめまい、むかつき、嘔吐、下痢などがあります。この点は専門医の指導のもとで行うべきでしょう。

ての話だと思います。しかし、統計によると六〇％以上の日本人は乳糖の分解酵素の活性が極めて低く、牛乳カルシウムの利用率もわずかしかないのです。そのため、カルシウムを消化できず、むかつき、下痢、腹痛などの症状を引き起こすことがあります。また、カルシウムを利用するには不利な点がたくさんあります。例えば、食物繊維はその吸収率を低下させ、塩分を摂りすぎてもその吸収は阻害されます。また、緑色野菜（例えば、ホウレン草）に含まれるシュウ酸とよく結合して結石のもとになり、カルシウムの利用率が悪くなるおそれがあります。他に抗生物質はカルシウムと結合しやすいので、栄養素の利用にも治療効果にも悪影響をもたらします。このような栄養素と、カルシウムが豊富なキンシンサイとを一緒に摂ることには気をつけましょう。

〜安神（精神安定）、鉄分欠乏性貧血に〜

### キンシンサイと鶏肉のスープ

【材料】
鶏胸肉……二〇〇g
春雨……一束
干しキンシンサイ…二五g

【調味料】
鶏ガラスープ……八〇〇㎖
ショウガ薄切り……三枚
ネギ輪切り……少々
塩……大さじ1/2
コショウ……少々
米酢……小さじ1/2
卵白……二個分
片栗粉……大さじ1/2

【作り方】
❶鶏肉の皮を除き、千切りにして卵白、塩、片栗粉とよく混ぜて十分くらい浸けておく。
❷キンシンサイを水で戻し、硬い房の部分を除く。春雨を戻し、適当に切っておく。
❸スープを沸騰させ、❷のキンシンサイを入れて二分くらい煮る。その後、❶の鶏肉を入れ、すぐに春雨を入れ、沸騰したら生姜、ネギを入れ、米酢とゴマ油三〜五滴を加えて出来上がり。鶏肉を煮る時間を短くし、春雨がのびる前に食べるとよいでしょう。

# ブロッコリー

## 多くのビタミンCを含む菜の花

**原産地と別名**

アブラナ科
学　名　Brassica oleracea L. italica Plen
英語名　Broccoli
中国名　西蘭花(シーランホア)
原産地　地中海沿岸

| 自然の属性 | |
|---|---|
| 寒熱 | 平 |
| 昇降<br>収散<br>潤燥 | 潤 |
| 臓腑 | 肝、脾、大腸 |
| 季節 | 冬 |
| 五味 | 甘 |
| 毒性 | 無毒 |

| 体質・症状 | 相性 |
|---|---|
| 気血両虚・胃腸弱い | ○ |
| 食積痰湿・消化不良 | ○ |
| 肝陽亢盛・高血圧 | ○ |
| 気滞うっ血・血行悪い | ○ |
| 陰虚・微熱 | ○ |
| 陽虚・下痢 | △ |
| 老人 | ○ |
| 小児 | ○ |
| 妊婦 | ○ |

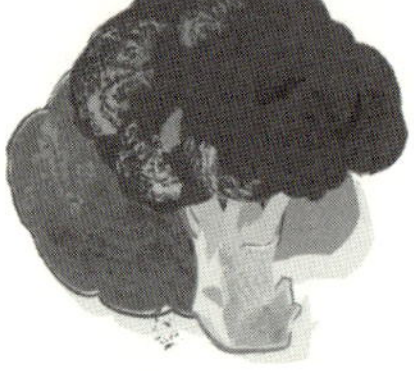

### 東洋医学的効能

**利五臓《リゴゾウ》**▼五臓の機能を調節して回復する

**利関節《リカンセツ》・通経絡《ツウケイラク》**▼関節を丈夫にして気のめぐりを良くする

### 現代の研究より

**糖尿病の予防**▼ブロッコリーにはインシュリンの働きを高めるクロムというミネラルが含まれ、糖尿病の予防効果が期待されている。

**抗酸化・老化防止作用**▼ビタミンCやβ-カロチン、ビタミンB₂などがそろい、その効果が期待できる。

**コラム**

ブロッコリーは酸化しやすく、酸化して黄色に変色したものは体によくないので、食べないほうがよいです。紫色に変色したものは、低温により変わったもので、品質と味に変わりはありません。

### 体質相性の解説

ブロッコリーは胃腸に優しいので、「気血両虚」や「老人」などの胃腸が弱い方に良い野菜です。少し便通を良くする作用があり、お腹が冷え、下痢っぽい「陽虚」の方は控え目に摂りましょう。

### 家庭療法への応用

**胃・十二指腸潰瘍**▼ブロッコリーの汁一〇〇㎖に同量の温水を加え、毎日朝夕一回ずつ作りたてを飲む。

**甲状腺機能亢進症**▼ブロッコリーの汁一〇〇㎖をお湯に約五分間つけ、温めて飲む。

**腹の張りと痛み**▼ブロッコリー四〇〇gを薄い塩水でさっとゆでて、一日二回に分けて食べる。

### 話題の栄養素

**ビタミンC**▼ビタミンCは壊血病の研究でレモンから発見された水溶性ビタミンです。成人が一日に必要な量は約一〇〇㎎とされています。ところが体内でビタミンCは二〜三時間ほどしか維持できず排泄されてしまうため、毎日三食でしっかり摂らなければならないのです。また、ビタミンCは熱に弱く加熱しすぎに注意しましょう。ブロッコリーのビタミンC含有量は一〇〇g中一二〇㎎で、β-カロチン、ビタミンB₂などと共に抗酸化作用を発揮します。

3 野菜

# パセリ

セリ科
学名　Petroselinum crispum (Mill.)
英語名　Parsley
中国語　荷蘭芹(ホーランチン)

地中海沿岸が原産で、古代エジプトから食用にされており、ヨーロッパでは紀元前から利用されていましたが、日本にオランダ経由で伝わったのは明治以後のことでした。そのため、かつては「オランダゼリ」、「洋ゼリ」の名がありました。葉が縮れているものは「パセリ」、縮れのないものは「イタリアンパセリ」と呼ばれています。旬は春から初夏です。

| 体質・症状 | 相性 |
|---|---|
| 気血両虚・胃腸弱い | △ |
| 食積痰湿・消化不良 | ○ |
| 肝陽亢盛・高血圧 | ○ |
| 気滞うっ血・血行悪い | ○ |
| 陰虚 | △ |
| 陽虚 | × |
| 老人 | △ |
| 小児 | △ |
| 妊婦 | △ |

辛くて苦く甘い味のある野菜で、「涼性」を持つため、熱を収める作用があり、もともと熱っぽい「肝陽亢盛」の方には良いのですが、「涼性」に加えて香辛料で刺激も強いので、胃腸の弱い「気血両虚」や「陽虚」の方には適しません。胃腸の粘膜の弱い「陰虚」の方も適しません。

パセリは特有の香りがあり、これは精油成分のピネンやアピオールで、ニンニクの臭いや室内の臭いを消す効果があり、抗酸化力と食中毒を防止する効果もあり、ストレス解消などの効果も確認されています。

パセリはビタミンCが特に豊富で、可食部一〇〇g中に一二〇mgのビタミンCを含みます。他にも、β-カロチンやビタミンB1、ビタミンB2、カルシウム、鉄分も多く含まれます。添え物のイメージでたくさん食べられないためパセリそのものの栄養素を期待するより、他の栄養素との配合でそのパワーを発揮することが期待されています(例えばコラーゲンや鉄の吸収を促進する効果がある)。

一分間ほど油で揚げると、精油成分は失われますが、ビタミンCなどの栄養成分は残り、口当たりよく食べられます。例えば、コムギ粉を少しつけて油で一分揚げるくらいならビタミンCは充分に残ります。また、リンゴやバナナなどとジュースにすれば、シミや乾燥肌に美容効果も期待できます。アロマテラピーでもよく使われています。

# にんにくの芽

中国名　蒜苗(スアンミアオ)

日本のニンニクは花茎が伸びず、伸びても花でなく珠芽のつくものが多いので、ニンニクの芽は中国から輸入した物です。

| 体質・症状 | 相性 |
|---|---|
| 気血両虚・胃腸弱い | △ |
| 食積痰湿・消化不良 | ○ |
| 肝陽亢盛・高血圧 | △ |
| 気滞うっ血・血行悪い | ○ |
| 陰虚 | △ |
| 陽虚 | ○ |
| 老人 | ○ |
| 小児 | ○ |
| 妊婦 | ○ |

ニンニクと同じく辛味で「温性」を持ち、気を昇らせるため、熱っぽい「肝陽亢盛」の方や微熱のある「陰虚」の方には向きません。また、他の体質の方でも胃腸を刺激し、熱を生じやすいので食べ過ぎ

ないように。

芽はニンニクとほぼ同じ成分ですが、芽の方がビタミンCやB群を多く含みます。また、スコルジンという成分が含まれ、疲労回復や心臓の働きを活発にするなどの効果もあります。ニンニクより食物繊維が豊富で、油っぽい肉類と一緒に調理して食べると、油っぽい感じを収め、美味しく食べられます。軽く炒めた時に生じる香りはストレス解消や食欲増進に効果がありますが、加熱しすぎると、鮮やかな緑色が消え、ビタミン$B_1$の吸収を促進するアリシンがアホエンになり、血行を良くする効果が残り、抗酸化作用などは失われ味も落ちます。

ニンニクの芽はハチミツと相性が悪く、体を傷つけてしまい、成長・発育に悪影響を与える恐れがあるという勧告が古文献に記されています。

## モロヘイヤ

シナノキ科
学　名　*Corchorus olitorius* L.
英語名　Jows-mallow
中国名　長蒴黄麻（チァンスオーホァンマー）

エジプト原産で、王の病気を回復したことから「王家の野菜」とよばれています。日本に本格的に導入されたのは一九八〇年代で、ビタミンやミネラルが非常に多い有名な野菜です。

| 体質・症状 | 相性 |
|---|---|
| 気血両虚・胃腸弱い | ○ |
| 食積痰湿・消化不良 | ○ |
| 肝陽亢盛・高血圧 | ○ |
| 気滞うっ血・血行悪い | ○ |
| 陰虚 | ◎ |
| 陽虚 | △ |
| 老人 | ○ |
| 小児 | ○ |
| 妊婦 | ○ |

トマトやニラと比べると、β-カロチン、ビタミンC、ビタミン$B_2$を三倍以上含み、カルシウムや鉄分などのミネラルや食物繊維もより多く含みます。このため、高血圧や動脈硬化、糖尿病などいわゆる「生活習慣病」を治療するのに適した野菜です。

モロヘイヤを切ると粘りのある物が出ます。それは多糖類のムチン、マンナンという成分です。これは粘膜や細胞を潤し、丈夫にして、抵抗力を高めるなどの効能があります。

モロヘイヤは食物繊維の多い野菜で便通によいので、「陽虚」で下痢の方は控えましょう。ネギやニンニクとは相性が良く、これらと炒めて食べることをお薦めします。

## レタス（ちしゃ）

シキク科
学　名　*Lactuca sativa* L.
英語名　Garden lettuce
中国語　萵苣（ウオジィ）

原産は地中海沿岸で、二五〇〇年前もペルシア王の食卓に供されたという記録があります。日本には千年前中国から伝えられたようですが、チシャの栽培は明治以降で、現在のような玉レタスが栽培されるようになったのは第二次世界大戦後のことです。古くから神経痛、不眠症に効くといわれています。旬は秋です。

| 体質・症状 | 相性 |
|---|---|
| 気血両虚・胃腸弱い | ○ |
| 食積痰湿・消化不良 | ○ |
| 肝陽亢盛・高血圧 | ◎ |
| 気滞うっ血・血行悪い | ○ |
| 陰虚 | ○ |
| 陽虚 | △ |
| 老人 | ○ |
| 小児 | ○ |
| 妊婦 | ○ |

レタスの九五%は水分で、胃腸に優しい淡色野菜で、カルシウムや鉄、カロチンが含まれ、ビタミンCやE、リンゴ酸やクエン酸などの有機酸は抗酸化作用があり、ストレス解消と疲労回復に良いでしょう。また、レタスは苦く甘く、こもった熱を収め、母乳の出をよくし、利尿作用もあります。「涼性」で熱を収める作用があり、「肝陽亢盛」の方に適しています。また、冷え症のある「陽虚」の方は「涼性」を持つレタスは適しません。控え目に。レタスは生、炒め物、スープなど色々な料理に使われますが、加熱時間が長すぎると、そのビタミンCが少なくなってしまうので、生で食べるか加熱する時間を短くするようにしましょう。

| 体質・症状 | 相性 |
|---|---|
| 気血両虚・胃腸弱い | ○ |
| 食積痰湿・消化不良 | ○ |
| 肝陽亢盛・高血圧 | ○ |
| 気滞うっ血・血行悪い | ○ |
| 陰虚 | ○ |
| 陽虚 | △ |
| 老人 | ○ |
| 小児 | ○ |
| 妊婦 | ○ |

## オクラ

アオイ科
学　名　Abelmoschus esculentus (L.) Moench.
英語名　Okra
　　　　Edible abelmos chus
中国語　羊角豆(ヤンジアオドウ)

アフリカ東北部の原産で、幕末から明治初期に伝わったとされています。最近、健康志向にのって生産が急速に伸びました。旬は夏です。

オクラを切るとぬめりがありますが、この主な成分は食物繊維のペクチンと多糖類の一つムチンです。タンパク質の吸収を助けます。これらには整腸作用があり、特に夏バテで、便が固い時に食べると良いでしょう。こういった便通をよくする作用があるので、胃腸が弱く下痢傾向にある「気血両虚」の方や「陽虚」の方にはあまり向きません。ほかにも、タンパク質やカルシウム、鉄分、カロチン、ビタミンC、$B_1$に富んでいます。これらのバランスの取れた栄養成分は血圧降下作用やコレステロール除去などの効果も発揮します。動脈硬化や糖尿病などの予防効果も期待されています。

オクラには魚の生臭さを消す働きがあり、魚と一緒に料理しても良いでしょう。へたは苦いので料理の時には切り捨てましょう。ところが、糖尿病によい成分はそのヘタにより多く含まれています。上手に利用しましょう。オクラのうぶ毛を取りたいときは、塩もみするとよいでしょう。

熱や乾燥には弱いので、一〇℃、相対湿度九〇%が保存に適します。

| 体質・症状 | 相性 |
|---|---|
| 気血両虚・胃腸弱い | ○ |
| 食積痰湿・消化不良 | ○ |
| 肝陽亢盛・高血圧 | ○ |
| 気滞うっ血・血行悪い | ○ |
| 陰虚 | ○ |
| 陽虚 | △ |
| 老人 | ○ |
| 小児 | ○ |
| 妊婦 | ○ |

## えのき

キシメジ科
学　名　Collybia velutipes Quel
英語名　Winter mushroom
中国名　金針菇(ジンジェングー)

エノキなどキノコ類は、低カロリーで健康に良く、食物繊維が豊富で、腸内の老廃物や発ガン物質を附着して、一緒に排泄することにより、大腸の善玉菌を増やし、大腸ガンの予防効果があります。一方、カルシウムなどのミネラルやタンパク質など、必要な栄養素も一緒に取り込んでそれらの吸収を妨げてしまう恐れもありますので、カルシウムを摂りたい場合は食物繊維の豊富なエノキと一緒に摂らないほうがよいでしょう。

味は甘く「平性」で、東洋医学では肝の働きを回復し、胃腸の働きを助ける(平肝和胃)作用があるとされています。

栄養成分ではビタミン$B_1$が特に多く、これは糖代謝に関わり、新陳代謝を促進してストレスを防ぎ、神経の機能を安定させます。また、ビタミン$B_2$、ナイアシン、食物繊維やアミノ酸も豊富です。アミノ酸のリシンやアルギニンは小児の発育や脳の活性を促進するのに重要な栄養素です。水分が多いので乾燥しやすく、傷みやすいため、吸湿性のよい紙に包むなどして、保存するとよいでしょう。

## しめじ

キシメジ科
学　名　Lyophyllum aggregatum Kühner.
英語名　Hon-simeji
中国名　玉蕈(ユイーシィン)

| 体質・症状 | 相性 |
|---|---|
| 気血両虚・胃腸弱い | ○ |
| 食積痰湿・消化不良 | ○ |
| 肝陽亢盛・高血圧 | ○ |
| 気滞うっ血・血行悪い | ○ |
| 陰虚 | ○ |
| 陽虚 | △ |
| 老人 | ○ |
| 小児 | ○ |
| 妊婦 | ○ |

「香りマツタケ、味シメジ」と言われ、味の良いキノコです。「甘味」の「平性」で、「胃脾」に作用します。東洋医学では胃腸の働きを促進する(益脾胃)の効能を持ちます。

シメジの味がよいと言われるのはグルタミン酸をはじめ、各種のアミノ酸をバランスよく含んでいるためです。また、骨を丈夫にする作用のあるビタミンDやビタミン$B_1$、ナイアシン、カリウム、食物繊維などを含みます。水溶性ビタミン$B_1$を摂るためには、煮汁や炒めたあとの汁を利用しましょう。洗うときは、手早くし、水気をよく切るようにしましょう。食物繊維は、老廃物を吸収し、一緒に排泄してくれます。ビタミンDはカルシウムの吸収を助け、骨粗鬆症の予防に効果的です。シメジは免疫力を高め、ガンを予防するβ-グルガンを含んでいるという報告があります。

## まつたけ

キシメジ科
学　名　Tricholoma matutake Sing.
英語名　Matsutake mushroom
中国名　松茸(ソンロン)
松口蘑(ソンカウモウ)

| 体質・症状 | 相性 |
|---|---|
| 気血両虚・胃腸弱い | ○ |
| 食積痰湿・消化不良 | ○ |
| 肝陽亢盛・高血圧 | ○ |
| 気滞うっ血・血行悪い | ○ |
| 陰虚 | ○ |
| 陽虚 | ○ |
| 老人 | ○ |
| 小児 | ○ |
| 妊婦 | ○ |

旬は秋です。栄養成分は鉄分や各種アミノ酸、ビタミン$B_2$、ビタミンC、食物繊維などです。ビタミン$B_2$やビタミンCには血管、粘膜を丈夫にし、抵抗力を高める働きがあります。また、糖尿病を治す働きを持つポリオールが注目されています。特有の香気成分は桂皮酸メチルやマツタケオールですが、欧米人は好まないといわれています。

マツタケは味が甘く寒熱性もなく「平性」で、東洋医学では胃腸の働きを促進する作用や、体内の気を巡らし、痛みを止める作用と痰を除く作用などの効能があります。

キノコ類は、不老長寿の食べ物と言われています。まず、マツタケの多糖成分はガンの予防効果が認められています。そして、コレステロール値を下げる成分や食物繊維も豊富に含まれ、老廃物の排泄を助け、動脈硬化、心臓病の予防にも効果があると考えられます。また、高タンパク、低脂肪の健康食品としても注目されています。

水で洗うと香りが逃げるので、薄い塩水につけたふきんで軽く砂を落とす程度にとどめましょう。

# 菜の花

アブラナ科
学　名　Brassica parachinensis L.
英語名　Rape ①　False pakchoi ②
中国名　油菜花(ヨウツァイホア)　菜苔(ツァイタイ)

| 体質・症状 | 相性 |
|---|---|
| 気血両虚・胃腸弱い | △ |
| 食積痰湿・消化不良 | ○ |
| 肝陽亢盛・高血圧 | △ |
| 気滞うっ血・血行悪い | ○ |
| 陰虚 | △ |
| 陽虚 | ○ |
| 老人 | △ |
| 小児 | ○ |
| 妊婦 | ○ |

春が旬の菜の花には、コラーゲンの合成を助けて、血管を丈夫にするビタミンC、$B_2$、抗酸化作用を持つβ-カロチン、カルシウム、鉄分が豊富に含まれます。これら栄養素の組み合わせで、強い抗酸化作用が発揮され、疲労回復や動脈硬化、ガンの予防の働きがあります。また、花のつぼみには、これから開花するための生命力が秘められ、骨のためになるカルシウムやリンなど、ミネラル成分がバランス良く含まれています。子供の発育や精神安定にも役立つでしょう。

体質の相性は、「辛味」があり「温性」で胃腸の負担になりやすいため、胃腸の弱い方は控え目に。また、「温性」で気を昇らせる性質を持つため、熱っぽい「肝陽亢盛」の方や「陰虚」で微熱の方は控えましょう。「老人」はのぼせやすい方が多いので、「温性」で気を昇らせる働きがある菜の花は不向きですが、少量を食べるのは問題ないでしょう。

手早く熱湯に通し、塩漬けにすると緑色の美しい漬け物になります。京都の菜の花漬は有名で、冬から早春にかけて出荷されます。

| ビタミンC含有量の比較（可食部100g当たり） | |
|---|---|
| パセリ | 120mg |
| にんにくの芽 | 45mg |
| モロヘイヤ | 65mg |
| レタス | 5mg |
| オクラ | 11mg |
| 芽キャベツ | 160mg |
| ブロッコリー | 120mg |

3 野菜

| 体質と野菜相性表 | 気血両虚 | 食積痰湿 | 肝陽亢盛 | 気滞うっ血 | 陰虚 | 陽虚 | 老人 | 小児 | 妊婦 |
|---|---|---|---|---|---|---|---|---|---|
| にんじん(人参) | ○ | ○ | ○ | ○ | ○ | ○ | ○ | ○ | ○ |
| だいこん(大根) | △ | ◎ | ◎ | ○ | △ | △ | △ | △ | △ |
| たまねぎ(玉葱) | ○ | ○ | △ | ○ | △ | ○ | ○ | ○ | ○ |
| れんこん(蓮根) | ◎ | ○ | ○ | ◎ | ◎ | ○ | ◎ | ◎ | ○ |
| ごぼう(牛蒡) | △ | ◎ | ◎ | ◎ | △ | △ | △ | △ | ○ |
| ゆりね(百合根) | ○ | ○ | ◎ | △ | ◎ | △ | ○ | ○ | ○ |
| 黒くわい | △ | ○ | ◎ | △ | ◎ | △ | △ | △ | △ |
| らっきょう(辣韮) | △ | ○ | × | ○ | × | ◎ | △ | ○ | ○ |
| さつまいも(甘藷) | ◎ | ○ | ○ | △ | ○ | ○ | ○ | ◎ | ○ |
| さといも(里芋) | ○ | △ | ○ | △ | ○ | × | ○ | ○ | ○ |
| じゃがいも(馬鈴薯) | ○ | ○ | ◎ | △ | ○ | △ | ○ | ○ | ○ |
| やまのいも(山の芋) | ◎ | △ | ○ | ○ | ◎ | ○ | ○ | ○ | ○ |
| こんにゃく | △ | ◎ | ◎ | ○ | △ | △ | ○ | △ | △ |
| くず(葛) | ○ | △ | △ | ◎ | ◎ | ○ | ○ | ○ | ○ |
| キャベツ | ◎ | ○ | ◎ | ◎ | ○ | ○ | ○ | ○ | ○ |
| はくさい(白菜) | △ | ○ | ◎ | ◎ | ◎ | △ | ○ | ○ | ○ |
| チンゲンサイ(青梗菜) | △ | ◎ | ◎ | ○ | ○ | △ | ○ | ○ | ○ |
| こまつな(小松菜) | △ | ○ | ◎ | ○ | ○ | △ | ○ | ○ | ○ |
| しゅんぎく(春菊) | △ | ○ | ○ | ○ | ○ | △ | ○ | ○ | ○ |
| セロリ | △ | ○ | ◎ | ○ | ○ | × | ○ | ○ | × |
| にら(韮) | △ | ○ | × | ◎ | △ | ◎ | ○ | △ | ○ |
| ほうれんそう(菠薐草) | △ | ○ | ○ | ○ | ○ | × | ○ | ○ | ○ |
| よもぎ(蓬) | ○ | ○ | △ | ○ | △ | ○ | ○ | ○ | ○ |
| アスパラガス | ○ | ○ | ○ | ○ | ○ | ○ | ○ | ○ | ○ |
| せり(芹) | △ | ○ | ◎ | ○ | △ | × | △ | △ | △ |
| しそ(紫蘇) | ○ | ○ | △ | ○ | △ | ◎ | ○ | ○ | ○ |
| シャンツァイ(香菜) | △ | ○ | △ | ○ | △ | ○ | ○ | ○ | △ |
| かぼちゃ(南瓜) | △ | △ | △ | △ | ○ | △ | ○ | ○ | ○ |
| トマト | △ | △ | ◎ | ○ | ◎ | △ | ○ | ○ | ○ |
| なす(茄子) | △ | △ | ◎ | △ | ○ | × | △ | △ | × |
| きゅうり(胡瓜) | △ | ○ | ◎ | ○ | ○ | △ | △ | △ | △ |
| にがうり(苦瓜) | △ | ○ | ◎ | ○ | △ | △ | ○ | △ | × |

| 体質と野菜相性表 | 気血両虚 | 食積痰湿 | 肝陽亢盛 | 気滞うっ血 | 陰虚 | 陽虚 | 老人 | 小児 | 妊婦 |
|---|---|---|---|---|---|---|---|---|---|
| とうがん（冬瓜） | △ | ○ | ◎ | △ | △ | △ | ○ | ○ | △ |
| ピーマン | ○ | ○ | ○ | ○ | ○ | ○ | ○ | ○ | ○ |
| だいず（大豆） | ○ | ○ | ○ | ◎ | ○ | △ | ○ | ○ | ○ |
| とうふ（豆腐） | ○ | ◎ | ○ | ◎ | ○ | △ | ○ | ○ | ○ |
| くろまめ（黒豆） | ○ | △ | △ | ○ | ○ | ○ | ○ | △ | ○ |
| いんげんまめ（隠元豆） | ◎ | △ | ○ | ○ | ○ | ◎ | ○ | ○ | △ |
| そらまめ（空豆） | ○ | △ | ○ | ○ | ○ | △ | ○ | ○ | △ |
| えんどうまめ（豌豆） | △ | △ | ◎ | ○ | ◎ | △ | ○ | ○ | ○ |
| あずき（小豆） | ○ | △ | ○ | ○ | × | △ | △ | ○ | ○ |
| りょくとう（緑豆） | ○ | ○ | ◎ | ○ | △ | × | ○ | △ | ○ |
| なたまめ（刀豆） | ◎ | △ | △ | × | △ | ◎ | ○ | ○ | ○ |
| こんぶ（昆布） | △ | ◎ | ◎ | ○ | ○ | × | ○ | △ | △ |
| のり（海苔） | △ | ○ | ◎ | ◎ | ○ | △ | ○ | ○ | ○ |
| ひじき | △ | ○ | ○ | ○ | ○ | × | ○ | △ | ○ |
| しいたけ（椎茸） | ○ | △ | ◎ | ○ | ○ | △ | △ | △ | △ |
| ひらたけ（平茸） | ○ | ○ | ○ | ○ | ○ | ○ | ○ | ○ | ○ |
| 黒きくらげ（黒木耳） | ○ | ○ | ◎ | ◎ | ◎ | △ | ○ | ○ | △ |
| 白きくらげ（銀耳） | ◎ | △ | ○ | ○ | ◎ | △ | ◎ | ○ | ○ |
| たけのこ（竹の子） | △ | ◎ | ◎ | △ | △ | × | △ | △ | △ |
| やまぶしだけ（山伏茸） | ◎ | ◎ | ○ | ○ | ○ | △ | ○ | ○ | ○ |
| キンシンサイ（金針菜） | ○ | ○ | ◎ | ◎ | ○ | △ | ○ | ○ | ○ |
| ブロッコリー | ○ | ○ | ○ | ○ | ○ | △ | ○ | ○ | ○ |
| パセリ | △ | ○ | ○ | ○ | △ | × | △ | △ | △ |
| にんにくの芽 | △ | ○ | △ | ○ | △ | ○ | ○ | ○ | ○ |
| モロヘイヤ | ○ | ○ | ○ | ○ | ◎ | △ | ○ | ○ | ○ |
| レタス（ちしゃ） | ○ | ○ | ◎ | ○ | ○ | △ | ○ | ○ | ○ |
| オクラ | ○ | ○ | ○ | ○ | ○ | △ | ○ | ○ | ○ |
| えのき | ○ | ○ | ○ | ○ | ○ | △ | ○ | ○ | ○ |
| しめじ | ○ | ○ | ○ | ○ | ○ | △ | ○ | ○ | ○ |
| まつたけ | ○ | ○ | ○ | ○ | ○ | ○ | ○ | ○ | ○ |
| 菜の花 | △ | ○ | △ | ○ | △ | ○ | △ | ○ | ○ |

# 第4章

# 種実・穀物

「世間万物米為珍」
（世の中の全ての物の中で米は貴重であるの意）

「只将食粥致神仙」
（年長者は粥を食べると体に有益であるの意）

―陸　游―

# ごま(胡麻)

疲労回復、老化防止に

**原産地と別名**

ゴマ科
学　名　Sesamum indicum
英　語　Sesame seeds
中国名　芝麻(ジーマー)
原産地　アフリカ

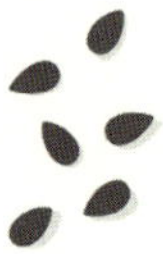

| 体質・症状 | 相性 |
|---|---|
| 気血両虚・胃腸弱い | ○ |
| 食積痰湿・腹張り | △ |
| 肝陽亢盛・高血圧 | ○ |
| 気滞うっ血・血行悪い | ○ |
| 陰虚・微熱 | ○ |
| 陽虚・下痢 | △ |
| 老人 | ○ |
| 小児 | ○ |
| 妊婦 | ○ |

| 自然の属性 | |
|---|---|
| 寒熱 | 平 |
| 昇降<br>収散<br>潤燥 | 潤 |
| 臓腑 | 肝、腎、大腸 |
| 季節 | 通年 |
| 五味 | 甘 |
| 毒性 | 無毒 |

## ルーツ

ゴマの原産地はアフリカ地域とされています。古代の中国には「大麻《ダーマー》」(粒がゴマより大きく、現代の麻薬と同名だが別物)というゴマの仲間しかありませんでした。漢代(紀元前一二六年)の張騫《チョウケン》が西域(胡)から「油麻《ユーマー》」の種子を持ち帰りましたが、区別するため「胡麻《ホワマ》」と呼ばれ、その後、「胡」が少数民族に対し差別的表現であるため、「芝麻《ジーマー》」としました。日本には六世紀に仏教とともに伝わり、「胡麻」のまま呼ばれています。種皮の色は黒や茶、白に大別されます。

## 東洋医学的効能

**補肝腎《ホカンジン》**▼肝と腎の機能を高める
**潤腸通便《ジュンチョウツウベン》**▼腸を潤し、便通を良くする
**益精血《エキセイケツ》**▼精力をつけ、血を補う

## 現代の研究より

**老化防止作用**▼黒ゴマは血漿中のトコフェロール(ビタミンE)を増やし、肝臓と睾丸のリポフスチン(Lipofuscin)の生成を抑制する。この働きにより、老化防止に役立つ。

**血糖値の降下作用**▼黒ゴマの抽出物は血糖値を降下させることが確認された。

**二日酔い解消作用**▼黒ゴマの中に含まれるセサミンは肝臓の働きを助け、アルコールの分解を促進する。

**造血促進作用**▼黒ゴマだけでなく、植物全般の水溶性成分には造血を促進する作用がある。

## 古典より

『本草綱目』にはゴマの食用法について“白ゴマの油は生では「寒性」で薬味として使え、炒めると「熱性」で「熱性」の病気を引き起こしやすく、蒸したものは「温性」で人を補強する”や“生ゴマを食べると脱毛を引き起こしやすいので、必ず九回蒸して日干しして熟したあと食用にすること”などの記載がある。

## 話題の栄養素

**リノール酸**▼ゴマ油に含まれる不飽和脂肪酸で、コレステロールを減らし、体の疲労を回復、抗酸化作用をもち、老化やガンの予防に効果があると注目されています。

**必須アミノ酸**▼生命を維持するためには欠かせない、体内で合成できないアミノ酸が必須アミノ酸と呼ばれ、ゴマにはバランス良く全部含まれています。

**セサミン**▼コレステロール値降下作用や抗酸化作用により老化予防効果などが確認されています。

**カルシウム**▼骨を丈夫にし、肌のつやを保ち、白髪を防ぐ働きもあります。

**ビタミン$B_1$**▼糖の代謝に役立ち、体力を付けます。

## 体質相性の解説

黒ゴマは、強精作用を持ち、肝と腎を丈夫にして、「長生不老食」と言われています。ほぼ体質を選ばずに使えますが、便通を良くする作用があるので、下痢傾向のある方には向きません。特に「陽虚」で下痢傾向のある方は控え目に。「不老食」といっても、消化しにくく、お腹が張りやすいので、「食積痰湿」でお腹が張る方は控え目に。「〇」印を付けた体質の方は毎日少しずつ食べましょう。

## 家庭療法への応用

**血小板欠乏性紫斑病**▼黒ゴマ三〇gをすり潰して、玉子二個を割り入れ、塩少々、砂糖少々を加えて煮る。一日二回に分けて食べ、十日間続ける。

**慢性鼻炎**▼黒ゴマ油を毎日三回、一回三〜五滴、鼻に滴下。二週間連続して行う。

**便秘**▼軽く炒ってすり潰した黒ゴマ大さじ二杯に、卵一個を混ぜ、お湯を注ぐ。少し塩と砂糖を入れ、味を整えて飲む。胃腸虚弱で便秘を起こした方に適応。

**若年者の白髪**▼黒ゴマと何首烏《カシュウ》(漢方薬)を等量混ぜてすり潰す。十八gを一日三回に分けて、毎食後食べ、数カ月間続けると効果が現れる。

## 栄養素の上手な摂り方

酢はすりゴマのカルシウムや鉄分の吸収を促し、ネギ白部のみじん切りを加えれば、ゴマのビタミンB1の吸収利用も高まり、元気をつける効果を高めることができます。老化防止に役立つリノール酸は酸化しやすく、古くなると過酸化してしまい、その過酸化脂質は発ガン性を持つので、ゴマ油はなるべく新鮮な物を使いましょう。また、ゴマを食べ過ぎてアレルギー反応を起こした例もあります。

## 料理論評

**ゴマ豆腐**▼ゴマは強精食として知られていますが、そのままで食べると胃がもたれやすいので、ゴマ豆腐のようにくすって食べれば、口当たりも良く胃にも優しく食べられ、吸収率も九〇%に上がるため、特に老人にお薦めします。古くは『本草綱目』に、すりゴマと緑豆の粉末を配合したゴマ豆腐の食法が記載されています。

〜〜冬季の老人養生に〜〜

### 養生粥

【材　料A】
- コーンスターチ…十五g
- 玄米…十五g
- クコの実…三g
- なつめ…六個
- 竜眼肉(漢方薬)…二個
- 黒ゴマ…二g
- 山の芋…二〇g
- クルミ…二個
- ピーナッツ…十二個
- シロキクラゲ…十g
- 干しユリ根…十g

【材　料B】
- ハチミツ…大さじ一
- 卵(黄身を半熟にゆでる)…一個

【作り方】

❶Aの材料を合わせてお粥にする。

❷Bのハチミツ大さじ一と黄身を半熟にしたゆで卵一個を加えて出来上がり。

毎朝、食べます。これは、中国の七二歳の名医、王先生の作ったもので「養生粥」と呼ばれます。王先生は狭心症と心房細動のためによく入院されましたが、現在体調も日に日に良くなっています。そのコツはこの養生粥だそうです。

糖尿病と動脈硬化の予防に

# くこ（枸杞）の実

## 原産地と別名

ナス科
学　名　*Lycium barbarum* L.
英語名　Barbary wolfberry
中国語　枸杞子（ゴウチーツ）
原産地　東、東南アジアに分布

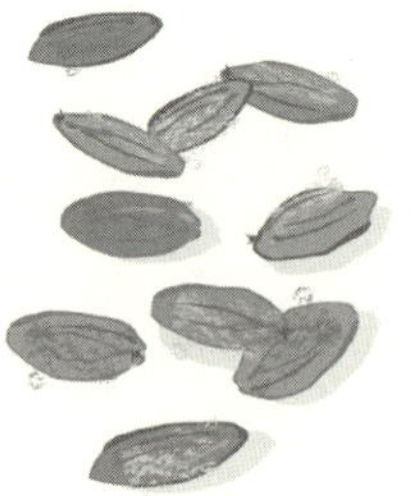

## ルーツ

クコは古くから中国で栽培され、強精作用のある食べ物として、中華料理によく使われています。古典薬学書『神農本草経《シンノウホンゾウキョウ》』の中で、「上品薬《ジョウボンヤク》」の一つとして紹介されています。「上品薬」とは、体を養い、副作用がない薬という意味です。

日本では平安時代、文徳天皇がクコ園を造ってその実、若葉を愛用しましたが、その庭園管理人は一二〇才まで健やかに生きたといわれています。

| 体質・症状 | 相性 |
|---|---|
| 気血両虚・胃腸弱い | ◎ |
| 食積痰湿・消化不良 | ○ |
| 肝陽亢盛・高血圧 | ◎ |
| 気滞うっ血・血行悪い | ○ |
| 陰虚・微熱 | ◎ |
| 陽虚・消化力弱い | ○ |
| 老人 | ◎ |
| 小児 | ○ |
| 妊婦 | ○ |

| 自然の属性 | |
|---|---|
| 寒熱 | 平 |
| 昇降<br>収散<br>潤燥 | 潤 |
| 臓腑 | 肝、腎 |
| 季節 | 秋 |
| 五味 | 甘 |
| 毒性 | 無毒 |

## 東洋医学的効能

**滋補肝腎《ジホカンジン》**▼肝腎を養い、毒素から肝を守り、肝・腎の機能を丈夫にする

**益精明目《エキセイメイモク》**▼補養作用があり、目の疲労を回復して視力を改善する

**強健筋骨《キョウケンキンコツ》**▼肝腎を滋養することにより、筋膜、関節、骨を丈夫にする

## 現代の研究より

**コレステロール値・中性脂肪値の降下作用**▼肝細胞の再生を促して、動脈硬化を予防する。

**血糖値の降下作用・血圧降下作用**▼臨床上明らかな効果が認められている。

**抗酸化作用・抗老化作用・抗ガン作用**▼クコ多糖（ＬＢＰ）の働きによる。

**抗ガン作用**▼クコの実の抽出物には細胞の免疫機能を高め、ガンの増殖を抑制する働きがある。

## 薬膳の例

### 枸杞の実と菊花のおかゆ（枸杞菊粥《ゴウチージューゾオ》）～貧血を伴った頭痛に～

枸杞の実二〇g、白菊花《キッカ》五g、熟地黄《ジュクジオウ》一五g、米八〇g、氷砂糖少々を用意します。

❶まず、枸杞の実と熟地黄を水二〇〇㎖から一〇〇㎖まで煎じて汁を取っておく。白菊花を八〇㎖のお湯に入れておく。米を粥にする。

❷お粥ができたら、❶の煎じ汁と白菊花の汁、氷砂糖などをお粥に入れ少し煮て完成。毎日二回に分けて食べる。

この薬膳は貧血にめまい、頭痛、顔色が蒼白、動悸、食欲不振、舌が蒼白などの症状がある方によい。症状がよくなるまで少しずつ食べると効果がある。

## 話題の栄養素

**ＬＢＰ**▼クコの実の多糖成分の一つで、脂質の過酸化を抑え、肝臓の酵素を活性化する作用を持ち、マウスの平均寿命を延ばすことが確認されました。また、ＬＢＰは細胞の免疫力を高めて、ガン細胞の増殖を抑制する効果も持ちます。

## 体質相性の解説

クコの実は滋養強壮の作用があります。甘酸っぱくて口当たりの良い食材で、「気血両虚」の方や「老人」に適します。また、潤す性質を持ち、肝にこもった余分な熱を収め、「肝陽亢盛」や微熱のある「陰虚」の方にも良いでしょう。クコの実は、どの体質の方にも合うのですが、栄養素を上手に利用するためには、過食せずに、一日十五～二〇gを限度に、よくかんで食べるようにしましょう。

## 家庭療法への応用

**老人の夜間の口の渇き**▼クコの実二〇gを夕食後よくかんで食べる。十日間続ける（下痢傾向のある方に不向き）。

**精子形成障害（男性不妊の原因の一つ）**▼クコの実十五gを毎晩食べ、二カ月間続ける。精子の数が正常になっても、さらに二カ月間食べ続けると効果が持続する。服用期間内は射精してはいけない。

**肥満**▼クコの実十五gをお湯に浸す。お湯を飲んで、最後にクコの実を食べる。毎日二回行う。

## 栄養素の上手な摂り方

クコの実は四〇種類以上の有効成分を含むことが確認されています。ここで取り上げたＬＢＰは酸化しやすいので、保存は密封した缶に入れ、日光に当てず、湿気を吸わせないようにしましょう。酸化すると、鮮やかな赤色は黒く変色してしまい、こうなると食べない方がよいでしょう。クコの実は熱に弱いビタミンＣ、ビタミン$B_1$、ルチンなどの成分を含むため、加熱しすぎないようにしましょう。β-カロチンを摂るためには油を多くして煮たり、炒めたりするとよいでしょう。

## 料理論評

**クコ茶**▼作り方は春の若葉を洗い、二分くらい蒸し、手早く冷まして日に干すだけです。一日一つまみをお茶のように飲むと、糖尿病や高血圧、便秘などにゆっくりと効きます。

### コラム

クコは植物全体が宝物だと言われており、春の芽は「天精草《テンセイソウ》」といい、めまいや高血圧、糖尿病に。夏の茎は「長生藤《チョウセイトウ》」といい、冷え症やリウマチ、成人病に。秋の実は目や精力をつけるのによい「クコの実（枸杞子《クコシ》）」といいます。冬の根は「仙人杖《センニンジョウ》」といい、漢方薬名は「地骨皮《ジコッピ》」といい、足腰が弱って痛みのあるときによく用いられています。

### ～老人に元気をつける～ クコの実のあんかけ

【材料】
- クコの実……………十g
- マッシュルーム…二〇g
- グリーンピース……適量
- ネギ白部……………一本
- 鶏ガラスープ……五〇ml
- 塩、コショウ………少々
- 片栗粉………大さじ半分
- 水………大さじ一杯半

【作り方】
1. ネギは三cmの長さに切っておく。
2. 熱したフライパンに油をひいて、❶のネギを炒めて香りを出し、次にマッシュルーム、グリーンピースを加え、よく炒める。
3. 鶏ガラスープを入れ、グリーンピースが柔らかくなるまで、弱火で煮る。
4. クコの実と水で溶いた片栗粉を入れ、とろみをつけて出来上がり。

この料理は一九九三年五月、趙朴初先生（中国仏教協会会長）が日本の最長寿三人の方のために作られた宴席料理です。

スタミナ増強のナッツ

# ピーナッツ（落花生）

**原産地と別名**

マメ科
学名　*Arachis hypogaea*
英語名　Peanuts
中国名　花生（ホアション）
原産地　南米高地

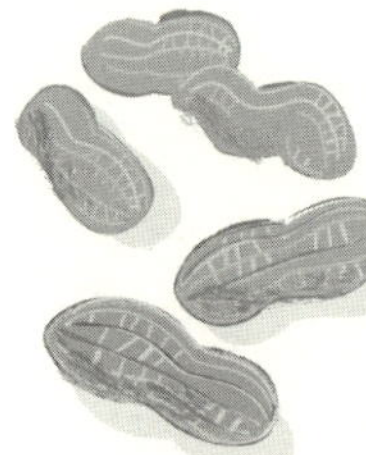

**ルーツ**

南米が起源とされています。日本には十八世紀に中国より伝えられましたが、明治初期にアメリカから改めて導入され、栽培され広まりました。ピーナッツや南京豆とも呼ばれます。

**古典より**

ピーナッツはカキやキュウリと一緒に食べると、下痢をするおそれがある。「長生果」とも言われ、黒ゴマと松の実と並び、道家の修行に欠かせない物とされている。

| 自然の属性 | |
|---|---|
| 寒熱 | 平 |
| 昇降<br>収散<br>潤燥 | 潤 |
| 臓腑 | 肺、脾 |
| 季節 | 通年 |
| 五味 | 甘 |
| 毒性 | 無毒 |

| 体質・症状 | 相性 |
|---|---|
| 気血両虚・胃腸弱い | ○ |
| 食積痰湿・消化不良 | △ |
| 肝陽亢盛・高血圧 | ○ |
| 気滞うっ血・血行悪い | ○ |
| 陰虚・微熱 | ○ |
| 陽虚・全身冷え | × |
| 老人 | △ |
| 小児 | ○ |
| 妊婦 | ○ |

**東洋医学的効能**

**潤肺《ジュンパイ》**▼肺を潤し、空咳を解消する

**和胃補脾《ワイホヒ》**▼胃腸を丈夫にし、吸収を促進

**補脾止血《ホヒシケツ》**▼ピーナッツの赤い薄皮は斑状出血（紫斑病の一種）を改善する

**現代の研究より**

**止血作用**▼ピーナッツの赤い薄皮に含まれる、皮膚の紫斑病を改善する効果のある成分が注目される。

**強肝作用**▼ピーナッツに豊富なメチオニンは肝臓の働きを助ける。

**◎体質相性の解説**

ピーナッツには脂肪酸が多く、食べ過ぎると消化不良を引き起こしやすいので、もともと消化不良の「食積痰湿」や消化力の弱い「老人」の方などは控え目に。「陽虚」の方は胃腸が弱いので控え目に。

**◎家庭療法への応用**

**声がれ**▼赤い薄皮がついたまま七〇gを煎じて、煎じ液と共に食べる（口が渇く「陰虚」の方に適応）。

**高血圧**▼ピーナッツを米酢の中に一週間浸し、毎朝空腹時に十粒を食べる。あるいは、殻を一二〇g煎じて、毎日二回に分けて飲む（のぼせやすい「肝陽亢盛」の高血圧の方に適応し、足の冷え、血行の悪さからくる高血圧には不適）。

**◎栄養素の上手な摂り方**

ピーナッツの脂肪分の八〇%は不飽和脂肪酸のリノール酸で、高血圧や動脈硬化を予防する作用があります。しかし、リノール酸は酸化しやすく、過酸化すると発ガン性に変わります。殻付きで保存しておけば酸化されにくいので、殻つきで保存しましょう。

4 種実・穀物

# なつめ（棗）

気血を補強するために欠かせない果実

**原産地と別名**

学　名　クロウメモドキ科
*Ziziphus jujuba* Mill.
英語名　Common jujube
中国名　大棗（ダーザオ）
原産地　中国（南ヨーロッパから
アジア南部説も）

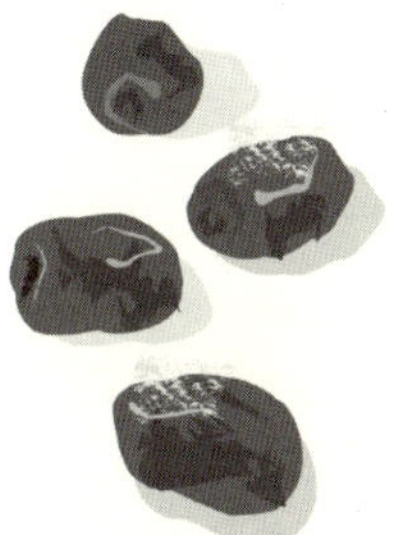

| 体質・症状 | 相性 |
|---|---|
| 気血両虚・胃腸弱い | ◎ |
| 食積痰湿・消化不良 | △ |
| 肝陽亢盛・高血圧 | △ |
| 気滞うっ血・血行悪い | ○ |
| 陰虚・微熱 | ○ |
| 陽虚・全身冷え | ○ |
| 老人 | ○ |
| 小児 | ○ |
| 妊婦 | ○ |

| 自然の属性 | |
|---|---|
| 寒熱 | 温 |
| 昇降 収散 潤燥 | 補 |
| 臓腑 | 脾、胃 |
| 季節 | 通年（乾果） |
| 五味 | 甘 |
| 毒性 | 無毒 |

## ルーツ

中国では黄河の流域で古くから栽培され、四〇〇以上の品種が知られています。日本でも万葉の時代にはすでに栽培されていましたが、現在では東北地方や、長野県、瀬戸内海沿岸地域にほんの少し残っているだけです。新芽が夏にならないと出ないのでナツメの名がつけられました。日本では、中華料理で食用にされるのはほとんど乾果です。また、ナツメは貧血に良く、胃腸を丈夫にする効能がある「大棗《ダイソウ》」という名で「上品《ジョウボン》」の漢方薬として扱っています。

## コラム

生ナツメは甘酸っぱく、中国では秋の果物として食用にされています。「一日に三個の棗を食べれば、生涯若く見える」という中国のことわざがあります。

## 古典より

ナツメを葱や魚などと一緒に食べると、腰痛になるおそれもあるので、一緒に組み合わせないようにという勧告が古文献に載せられている。

## 東洋医学的効能

**補中益気《ホチュウエッキ》**▼胃腸などの機能を丈夫にして、元気をつける

**養血安神《ヨウケツアンシン》**▼造血機能を促進し、精神を安定させる

## 現代の研究より

**免疫力向上作用**▼ナツメは免疫細胞であるマクロファージ（貪食細胞）の活性を高める効果がある。

**抗アレルギー作用**▼熱湯で抽出した成分にアレルギー反応を収める効果が確認された。

## 体質相性の解説

ナツメは体を補う効能があり、「気血両虚」の方には元気がついて良いでしょう。しかし、甘味でお腹の膨満感がでやすいので、もともと消化が悪く、いつもお腹が張って痛みのある「食積痰湿」の方には適しません。また「温性」ですので、もともと熱っぽい「肝陽亢盛」の方の改善に不利です。控え目に。

## 家庭療法への応用

**アレルギー性紫斑病**▼ナツメ三〇個を毎日三回に分けて食べる。

**脱肛**▼ナツメ一二〇gを黒酢二五〇mℓで酢が蒸発するまで煮て、そのナツメを毎日三回に分けて食べる。

# クルミ（胡桃）

## 脳の働きを高め、肌のつやを保つ

### 原産地と別名

クルミ科
学　名　Juglans regia
英語名　Walnut
中国名　核桃（ホータオ）
原産地　多源説

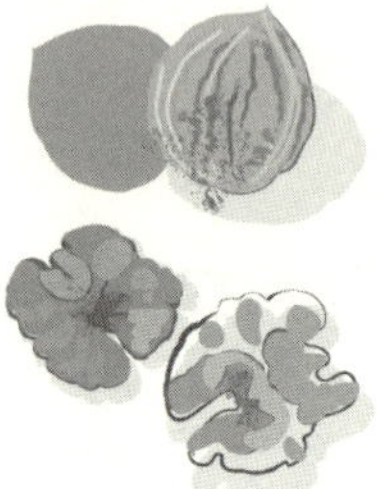

| 体質・症状 | 相性 |
|---|---|
| 気血両虚・胃腸弱い | ○ |
| 食積痰湿・消化不良 | ○ |
| 肝陽亢盛・高血圧 | × |
| 気滞うっ血・血行悪い | ○ |
| 陰虚・微熱 | △ |
| 陽虚・全身冷え | ○ |
| 老人・下痢 | △ |
| 小児 | ○ |
| 妊婦 | ○ |

| 自然の属性 | |
|---|---|
| 寒熱 | 熱 |
| 昇降<br>収散<br>潤燥 | 潤 |
| 臓腑 | 腎、肺、大腸 |
| 季節 | 秋、通年 |
| 五味 | 甘 |
| 毒性 | 無毒 |

### ルーツ

縄文時代の遺跡からクルミの殻が発見されており、かなり昔から自生していたと考えられています。昔のクルミは殻がかたく、実が小さい物でした。現在よく販売されているのはペルシャグルミやテウチグルミなどの改良した系統で、殻が薄く実が大きくなりました。

### 東洋医学的効能

**補腎固精《ホジンコセイ》**▼体を補強し、早漏・夢精を防ぐ

**温肺定喘《ウンパイテイゼン》**▼肺の機能を高め、気の不足より起こる喘息を解消する

**潤腸《ジュンチョウ》**▼腸を潤し、便秘を解消する

### 現代の研究より

**抗酸化作用**▼クルミのリン脂質中の不飽和脂肪酸は人体の酸化を抑制し、肝臓の脂肪代謝や肝細胞の再生を促す。

**高脂血症の予防作用**▼クルミを一カ月間少しずつ食べ続けると、血脂の減少が明確に見られた。リノール酸の働きとして注目されている。

**尿道結石防止作用**▼クルミの油は結石の溶解作用を持つ。

**ガンを抑制する作用**▼クルミの成分（quinone）にはガンを抑制する働きがあると認められている。

### 古典より

クルミの殻中の薄い隔壁は「分心木《ブンシンキ》」という漢方薬で、利尿剤。クルミの実の外側にある青い果実は「青竜衣《セイリュウイ》」という漢方薬で、白髪や皮膚病の薬。クルミの形は脳の形によく似ており、クルミを常食すると、大脳の働きを良くすると先祖代々言われていたが、現代研究により、その効果が証明された。古籍に、クルミは「熱性」で過食すると痰が増えやすく、むかつきが起こる恐れがあり、また、アヒルやキジの肉と一緒に食べてはいけない、などの記載がある。

### 話題の栄養素

**トリプトファン**▼クルミのタンパク質にはアミノ酸が多く、その内の一つ、トリプトファンは精神安定や鎮痛、安眠などの作用を持つ神経伝達物質であるセロトニン、メラトニンの合成に欠かせない必須アミノ酸の一つで、うつ病などの治療効果が期待されています。

**リノール酸**▼不飽和脂肪酸でコレステロールを減らし、動脈硬化を防止する効果がありま す。ただ、リノール酸は酸化しやすく、過酸化すると発ガン性を持つようになります。

4 種実・穀物

## 体質相性の解説

クルミは、肺の機能を高め、強精健脳効果のある食品です。甘味で「熱性」なので、熱っぽい「肝陽亢盛」の方、微熱のある「陰虚」の方には適しません。また、油が多いため消化しにくいので、下痢傾向のある方や「食積痰湿」の方は控え目に。温腎作用があるので、冷え症の腎の「陽虚」の方（下痢っぽい方は除く）には良いでしょう。少しずつ食べると小児の脳の発育、妊婦の便秘解消にも良いでしょう。

## 家庭療法への応用

**インポテンツ・早漏・夢精**▼生クルミ六〇gを毎日食べる。二カ月間続ける（下痢傾向の方には適さない）。

**頻尿**▼クルミを弱火で煮て、寝る前によくかんで食べ、熱い酒を飲む（腎機能の低下している「陽虚」の方の頻尿に適応するが、膀胱炎による頻尿、尿痛の方には適さない）。

**尿路結石**▼クルミ六〇gを油で揚げてすり潰し、一日数回に分けて食べる。結石を排出し、症状が消えるまで続ける。

**胸やけ、胃酸過多**▼クルミをよくかみ、乾姜《カンキョウ》（漢方薬）の煎じ液と一緒に食べる。

**動脈硬化**▼クルミを日常的に少しずつ食べる。

## 栄養素の上手な摂り方

滋養強壮のためには、クルミ一日数粒をご飯などの炭水化物と一緒に食べればよいでしょう。クルミの脂質はリノール酸で抗酸化作用がありますが、長時間空気にふれると過酸化脂質に変身してしまうので、できるだけ新しいものを選びましょう。

## 薬物との相性

クルミは元気印の食品ですが、以下のような食べ合わせに注意が必要です。

貧血の方は鉄分を多く摂る必要がありますが、クルミを同時に食べると鉄とクルミのタンニンが結合してしまい、鉄分の吸収が困難になるので注意しましょう。強心剤を使用している方は、クルミを同時に食べないほうがよいでしょう。また、炭酸水素ナトリウムを含む胃薬とも一緒に食べないほうがよいでしょう。クルミは炭酸水素ナトリウムを分解してしまいます。

〜若年の白髪に（五人分）〜

### サヤインゲンとクルミのペースト

【材料】
クルミ……………五〇g
サヤインゲン…一五〇g
黒ゴマ……………十g

【調味料】
氷砂糖…………六〇g
ラード………一〇〇g
水……………二〇〇㎖

【作り方】

❶サヤインゲンは洗い、熱湯で約三〇分煮る。その後、皮をむき、薄皮を除いて器に水二〇〇㎖と一緒に入れ、約二時間蒸して潰し、ペースト状にする。

❷黒ゴマは煎ってからすり潰す。クルミは細かく砕いておく。

❸フライパンにラード五〇gを入れ、充分に熱したら、❶のサヤインゲンを入れ、水気がなくなるまで炒める。

❹氷砂糖四〇gを加え、焦げないようにまんべんなく炒めたあと、ラード五〇g、❷の黒ゴマ、クルミ、砂糖二〇gをさらに加え、炒めて出来上がり。一人分なら半量。冷蔵庫で三日間保存可能。各食材の協調的な働きで、全身を滋養し、徐々に白髪を黒くします（糖尿病や高脂血症の方には不適応）。

# くり（栗）

## 気血を補強するために欠かせない果実

### 原産地と別名

ブナ科
学名　*Castanea crenata*
英語名　Chestnut
中国名　栗子（リーツ）
原産地　世界各地

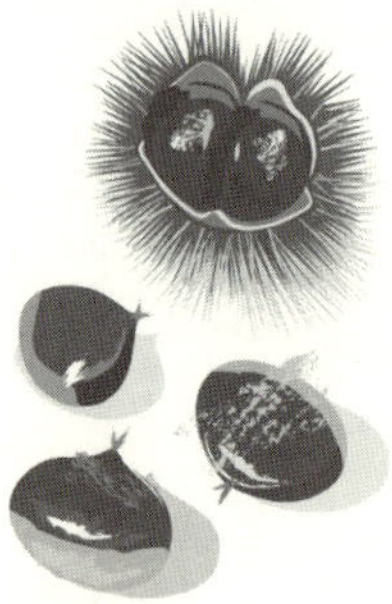

| 自然の属性 | |
|---|---|
| 寒熱 | 温 |
| 昇降<br>収散<br>潤燥 | 収 |
| 臓腑 | 脾、胃、腎 |
| 季節 | 秋 |
| 五味 | 甘 |
| 毒性 | 無毒 |

| 体質・症状 | 相性 |
|---|---|
| 気血両虚・胃腸弱い | ◎ |
| 食積痰湿・消化不良・便秘 | △ |
| 肝陽亢盛・高血圧 | △ |
| 気滞うっ血・血行悪い | ◎ |
| 陰虚・微熱 | ○ |
| 陽虚・下痢 | ◎ |
| 老人 | ○ |
| 小児 | ○ |
| 妊婦 | ○ |

### コラム

栗は実だけでなく、木の全体が薬効を持ちます。樹皮は漆かぶれに、葉は咽の腫れ痛みに、根は歯茎の腫れ痛みに効きます。花や、栗の皮も薬になります。

### 東洋医学的効能

**養胃健脾《ヨウイケンピ》**▼胃腸などを丈夫にする

**補腎強筋《ホジンキョウキン》**▼腎を補養し、筋肉や関節を丈夫にする

**活血止血《カッケツシケツ》**▼血行を良くし、うっ血性出血を止める

### 現代の研究より

**抗酸化作用**▼栗の渋皮にはタンニンが含まれ、強い抗酸化作用が注目されている。

**ガンの抑制作用**▼渋皮のタンニンにはガン細胞の増殖を抑制する働きがあるという報告がある。

### 体質相性の解説

クリは胃腸を丈夫にし、血行を良くする働きがあるため、胃腸の弱い「気血両虚」の方や血行の悪い「気滞うっ血」の方、冷え症のある「陽虚」の方の慢性下痢に良いのですが、赤痢、食あたりといった急性下痢には効果はありません。また、消化しにくいため、「食積痰湿」で便秘のある方は控え目に。「小児」の場合、毎日少量ずつ食べると発育に良いですが、食べ過ぎると消化不良になり、便秘を引き起こしやすいので控え目に。どんな体質の方でも毎日少しずつ摂ると良いでしょう。

### 家庭療法への応用

**刃物による切り傷**▼生のクリをすり潰し、傷口に貼る。

**口内炎**▼クリを炒め、おやつとして毎日、少し食べる。ビタミン$B_2$欠乏症による口内炎に適応。

### 栄養素の上手な摂り方

クリは生でもゆがいても消化しにくい食べ物なので、体質が合う方でも一日に食べる量は十個程度にとどめ、ゆっくりとよくかんで食べましょう。ビタミンC、$B_1$などが豊富で、クリの黄色い色素はカロチノイドです。渋皮はタンニンを多く含み、抗菌作用などがあります。

ビタミンEが多く、老化防止に良い

# 松の実

**原産地と別名**

マツ科
学名　*Pinus koraiensis*
英語名　Pine nut
中国名　松子（ソンツ）
原産地　多源説

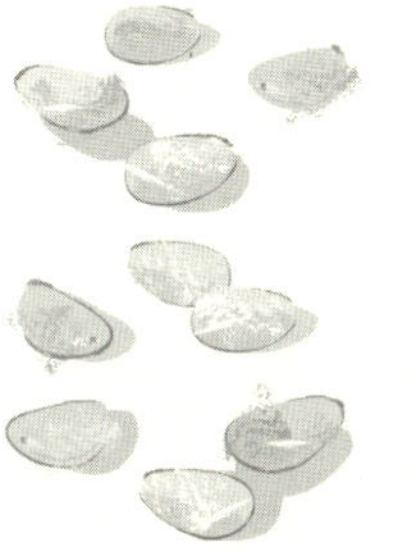

| 体質・症状 | 相性 |
|---|---|
| 気血両虚・胃腸弱い | ○ |
| 食積痰湿・消化不良 | △ |
| 肝陽亢盛・高血圧 | △ |
| 気滞うっ血・血行悪い | ○ |
| 陰虚・微熱 | ○ |
| 陽虚・下痢 | △ |
| 老人 | ○ |
| 小児 | ○ |
| 妊婦 | ○ |

| 自然の属性 | |
|---|---|
| 寒熱 | 微温 |
| 昇降<br>収散<br>潤燥 | 潤 |
| 臓腑 | 肺、肝、大腸 |
| 季節 | 通年 |
| 五味 | 甘 |
| 毒性 | 無毒 |

**コラム**

マツの実は日本ではあまりなじみがありませんが、中国では、長生きを目指す修行者たちの滋養強壮食品として有名なので、ここで紹介します。油を使わずフライパンで香ばしい匂いがするまで煎るとおいしく食べられます。

## 東洋医学的効能

**養陰潤肺《ヨウインジュンパイ》**▼肺を潤し、乾燥から肺を守る
**通便《ツウベン》**▼乾燥性便秘を改善する

## 現代の研究より

**免疫力を高める作用**▼殻の酸性多糖は、TとBリンパ細胞とともにその増殖を促進する作用があり、免疫力を高める。
**ガンの抑制作用（殻）**▼殻の酸性多糖は、ガンの抑制作用がある。
**抗菌作用**▼免疫力を高めて、チフス菌を抑制する効果がある。

## 体質相性の解説

マツの実は潤いの性質を持つため、「陰」を養います。しかし、甘味で「温性」なので、もともと熱っぽい「肝陽亢盛」の方は控え目に。また、断食や修行をするためには非常によいのですが、消化しにくいため、「食積痰湿」で消化不良のある方や「陽虚」で下痢傾向のある方も控え目に。「老人」は気（パワー）の不足により抵抗力の低下する方が多いので、抵抗力を高め、炎症を収めるためにマツの実を適当に摂るとよいでしょう。

## 家庭療法への応用

**空咳**▼マツの実三〇g、クルミ六gを共にすり潰し、ハチミツ十五gを混ぜて、一日三回、六gずつ食べる。
**便秘**▼マツの実を入れたお粥（松の実三〇g、米二〇〇g、水一ℓ）を食べる。

## 栄養素の上手な摂り方

マツの実は栄養価が高く、精力がつきます。抗酸化作用を持つ不飽和脂肪酸（リノール酸）も多く含まれています。そのため抗酸化の働きがありますが、長期間空気にさらされると酸化しやすく、古くなって過酸化すると発ガン性を持つため、新しい（その年に収穫された）ものを食べるのが理想です。

# ぎんなん（銀杏）

## 葉の老化防止効果が注目を集める

**原産地と別名**

イチョウ科
学名　*Ginkgo biloba*
英語名　Ginkgo nuts
中国名　銀杏（インシン）
原産地　中国

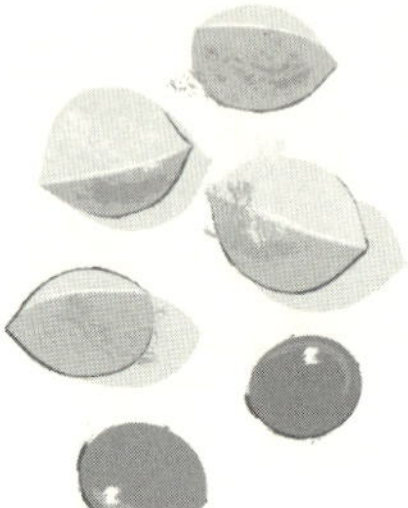

| 体質・症状 | 相性 |
|---|---|
| 気血両虚・胃腸弱い | △ |
| 食積痰湿・消化不良 | ○ |
| 肝陽亢盛・高血圧 | ○ |
| 気滞うっ血・血行悪い | ○ |
| 陰虚・微熱 | △ |
| 陽虚・全身冷え | ○ |
| 老人 | ○ |
| 小児 | △ |
| 妊婦 | △ |

| 自然の属性 | |
|---|---|
| 寒熱 | 平 |
| 昇降<br>収散<br>潤燥 | 収斂 |
| 臓腑 | 脾、肺、腎 |
| 季節 | 秋 |
| 五味 | 甘、苦、渋 |
| 毒性 | 小毒 |

### 東洋医学的効能

**斂肺平喘《レンパイヘイゼン》**▼肺の機能を回復し喘息を解消する

**収渋止帯《シュウジュウシタイ》**▼炎症を収め、おりものを止める

### 現代の研究より

**免疫力向上作用**▼ギンナンの抽出物は免疫細胞として働くリンパ細胞のT細胞、B細胞の増殖を促す。

**毒性作用**▼ギンナンに含まれるイチョウ酸は溶血作用を持ち、マウスに対する実験では肝機能障害を引き起こすなどの明らかな毒性が見られた。

**血脂の降下作用・血圧の降下作用**▼イチョウの葉には血脂の降下作用や血圧の降下作用がある。

**抗菌作用**▼イチョウの葉には抗酸化作用や抗菌作用、抗ウイルス作用があるという報告がある。

### 体質相性の解説

肺の機能を高め、血流を改善するギンナンは血行が悪い「気滞うっ血」の方に適します。薬効が強いため、胃腸の弱い「気血両虚」や「陰虚」、「小児」は控え目に。溶血性をもつので、「妊婦」も控え目に。イチョウの葉は余分な熱を収めるので、もともと熱っぽい「肝陽亢盛」で高血圧の方に良いでしょう。

### 家庭療法への応用

**老年性慢性気管支炎**▼イチョウの葉六gを艾葉《ガイヨウ》（漢方薬、ヨモギの葉）十g、ショウガ二切れとともに煎じて、毎日二回に分けて飲む。

**小児夜尿症**▼炒ったギンナン（五歳で四個、六歳以上は十個。用量厳守）を一日二回に分けて食べ、一週間続ける。

### 栄養素の上手な摂り方

葉の用量は一日七枚ぐらいです。用量を問わず、人によってアレルギー反応（食欲不振、むかつき、お腹の張り、便秘、口の渇き、めまい、頭痛、耳鳴り、発疹など）を起こします。ギンナンには毒性のあるシアン化合物が含まれるため、十分に熱を通しましょう。古籍には万が一、頭痛、嘔吐などの中毒症状が出た場合は、ギンナンの殻三〇g（用量厳守）を煎じて飲むと良いと載っています。

痰を除き、咳止めなどの効果が注目される

# きょうにん(杏仁)

## 原産地と別名

バラ科

学名　Armeniaca vulgaris Lam.

英語名　Apricot seed(Apricots)

中国名　杏仁(シンレン)

附…アンズ(杏)

原産地　中国

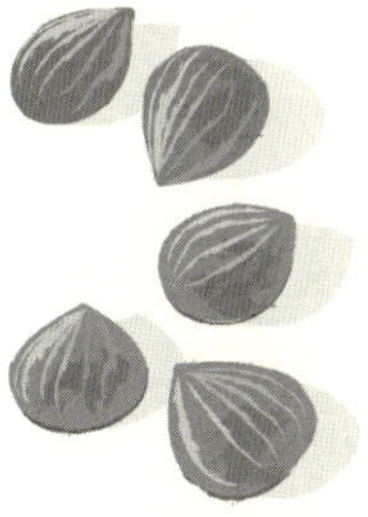

| 体質・症状 | 相性 |
|---|---|
| 気血両虚・胃腸弱い | △ |
| 食積痰湿・消化不良 | ◎ |
| 肝陽亢盛・高血圧 | ○ |
| 気滞うっ血・血行悪い | ○ |
| 陰虚・微熱 | ○ |
| 陽虚・下痢 | △ |
| 老人 | ○ |
| 小児 | △ |
| 妊婦 | △ |

| 自然の属性 | |
|---|---|
| 寒熱 | 温 |
| 昇降<br>収散<br>潤燥 | 潤 |
| 臓腑 | 肺、大腸 |
| 季節 | 秋、冬 |
| 五味 | 苦 |
| 毒性 | 小毒 |

### コラム

アンズ(杏)は中国の北部が原産地とされています。日本では平安時代の文献『本草和名』に「唐桃(からもも)」という名で記載されており、その前に渡来し、栽培されていたとされています。初期は薬用杏仁をとるためだったものが現在果物としても栽培されています。ここでは主にキョウニンの効能を紹介します。漢方薬の「黄耆《オウギ》」や「黄芩《オウゴン》」、「葛根《カッコン》」と一緒に服用してはいけないと古い文献に記載されており、何千年にもわたった先祖代々の臨床体験ですので、気を付けましょう。

## 東洋医学的効能

**降気去痰止咳平喘《コウキキョタンシガイヘイゼン》**▼痰を除き、気の巡りを回復して咳を止め、喘息を解消する

**潤腸通便《ジュンチョウツウベン》**▼腸を潤し、便通を良くする

## 現代の研究より

**咳・喘息を回復する効果**▼呼吸中枢を安定化し、呼吸を正常にする。

**抗菌・抗ウイルス作用**▼チフス菌などに抑制作用がある。

## 体質相性の解説

キョウニンは痰を除き、便通をよくする作用があり、「食積痰湿」で消化不良のある方に良いですが、「気血両虚」の方や胃腸の弱い「小児」、「陽虚」など、下痢傾向にある方は控え目にしましょう。生のキョウニンには小毒があるため、生で食べないようにしましょう。

## 家庭療法への応用

**老人性空咳**▼甘いキョウニンを炒り、朝晩七～十粒をよくかんで食べる。あるいはナシの芯を抜いて、中にすり潰した甘いキョウニンを入れ、煮て食べる。

**顔面のシミ**▼キョウニンの皮をむき、すり潰して卵白と混ぜる。寝る前に顔に塗り、翌朝洗い落とす。

## 栄養素の上手な摂り方

治療のために苦いキョウニン(漢方薬)を利用するときでも、シアン化水素酸中毒を起こしやすいということを念頭において、一日五～十gを安全の限度に。キョウニン中毒を解消するには、アンズの樹皮を煎じて飲むか、胃を洗浄するとよいでしょう。

# アーモンド（扁桃）

## ビタミンEはナッツ類では王様。若返りに

### 原産地と別名

バラ科
学名　*Prunus dulcis*
英語名　Almond
中国名　扁桃仁（ビエンタオレン）
原産地　近東地域

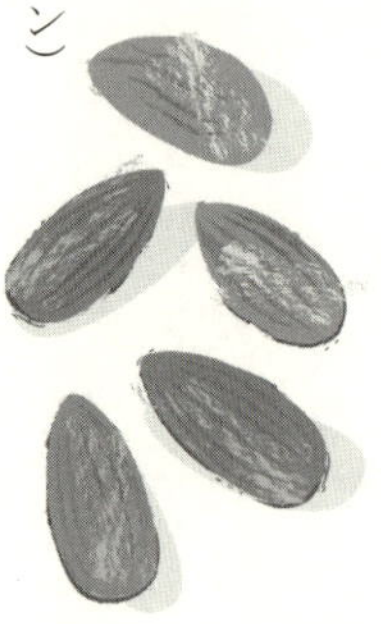

### ルーツ

近東地域が原産地とされています。四千年前からヨルダン地方で栽培されていました。日本には江戸時代、ポルトガル人により伝えられ、薬用としては普及しませんでしたが、それはヨーロッパ系のものです。現在は甘味のスイートアーモンドが消費されています。すべて、アメリカやオーストラリアからの輸入品です。

| 体質・症状 | 相性 |
|---|---|
| 気血両虚・胃腸弱い | △ |
| 食積痰湿・消化不良 | △ |
| 肝陽亢盛・高血圧 | △ |
| 気滞うっ血・血行悪い | ○ |
| 陰虚・微熱 | ○ |
| 陽虚・下痢 | △ |
| 老人 | ○ |
| 小児 | ○ |
| 妊婦 | ○ |

| 自然の属性 | |
|---|---|
| 寒熱 | 平 |
| 昇降<br>収散<br>潤燥 | 潤、降 |
| 臓腑 | 心、肝、大腸 |
| 季節 | 通年 |
| 五味 | 苦、甘 |
| 毒性 | 無毒 |

### 東洋医学的効能

**潤腸通便《ジュンチョウツウベン》**▼油類が豊富で腸の粘膜を潤わせ、便通をよくする
**美顔《ビガン》**▼肌を滋養して若返らせる
**補気強骨《ホキキョウコツ》**▼気を補い、骨を丈夫にする

### 現代の研究より

**抗老化作用**▼アーモンドはナッツ類の中でビタミンEがトップクラスの含有量で、その抗老化作用が発揮されると考えられている。
**脳の活性化作用**▼アーモンドにはナイアシン（ニコチン酸）が豊富で、肌を潤す作用と脳神経の活力向上作用がある。
**二日酔い防止作用**▼アーモンドのナイアシン（ニコチン酸）には二日酔いを防ぐ作用が確認された。

### 体質相性の解説

アーモンドは栄養価が高く、栄養不足の方は少しずつ食べるとよいです。しかし、消化しにくく、消化不良のある「食積痰湿」の方は胃腸の負担になるので控え目に。少量を摂れば血脂の降下を助けることができますが、食べ過ぎるとかえって高脂血症の原因になりやすいので、「肝陽亢盛」で高脂血症の方は控え目に。消化力の弱い「気血両虚」や「陰虚」、「陽虚」の方も食べ過ぎないように。

### 栄養素の上手な摂り方

アーモンドは血行をよくするので、老化防止作用・精神を安定させる作用・筋肉を丈夫にする効能などがあります。また、加熱には強く、どんな料理でも使えます。アーモンドに含まれる脂肪酸は不飽和で酸化しやすく、古くなると過酸化脂肪酸になり発ガン性をもつため、新しいアーモンドを食べるようにしましょう。食べ過ぎると胃がもたれるので、一日に摂る量を十個以内とし、毎日少しずつ食べるとよいでしょう。

# もち米

## 胃腸の機能を高める薬用価値に注目

**原産地と別名**

イネ科
学　名　Oryza sativa L.
英語名　Glutinous rice
中国名　糯米（ヌオミー）
原産地　東ヒマラヤから雲南にかけて

| 体質・症状 | 相性 |
|---|---|
| 気血両虚・胃腸弱い | ◎ |
| 食積痰湿・消化不良 | △ |
| 肝陽亢盛・高血圧 | △ |
| 気滞うっ血・血行悪い | ○ |
| 陰虚・微熱 | △ |
| 陽虚・冷え症 | ◎ |
| 老人・下痢 | ○ |
| 小児 | △ |
| 妊婦 | ○ |

| 自然の属性 | |
|---|---|
| 寒熱 | 温 |
| 昇降<br>収散<br>潤燥 | 昇、収、燥 |
| 臓腑 | 肺、脾 |
| 季節 | 通年 |
| 五味 | 甘、苦 |
| 毒性 | 無毒 |

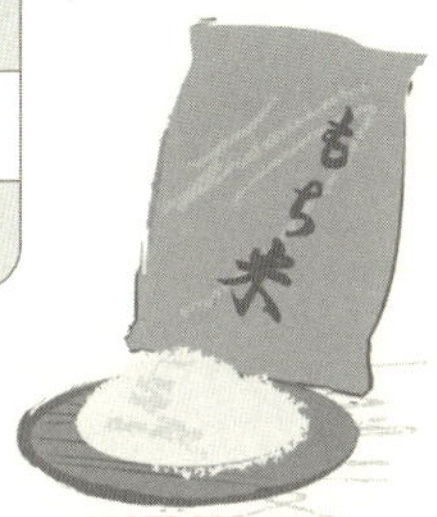


**コラム**

もち米は、古くから「稲」と名付けられ、春秋時代儒家元祖、孔子は〝食なら稲だ〟ともち米を薦めました。周時代ではもち米を管理する職を「稲人」とよんでいました。もち米はご飯だけでなく点心や酒、薬などに広く利用されています。また、もち米の根や米のとぎ汁、ぬか、発芽したもち米にもそれぞれの効能があります。

**古典より**

もち米は粘っこくて、消化しにくいので、病人や小児は控え目に。常食していると動悸や皮膚の炎症を引き起こしやすく、眠気がしやすくなる。酒と一緒に食べると酒酔いが解消しにくくなるという勧告が『本草綱目』に記載されている。それぞれ気をつけること。

### 東洋医学的効能

**補中益気**《ホチュウエッキ》▼胃腸の消化吸収力を高め、体に必要な栄養を獲得する
**温中止痢**《ウンチュウシリ》▼胃腸を温め、下痢を止める
**止消渇**《シショウカツ》▼糖尿病に効果がある
**止汗**《シカン》▼多汗（汗かき）症状を収める

### 現代の研究より

**殺虫作用**▼もち米の根には白濁尿の寄生虫、フィラリア（filaria）の殺虫作用がある。

**マレー糸状虫の殺虫作用**▼もち米を用いた象皮病の寄生虫、マレー糸状虫への治療は、症例の八〇％が陰性になったという報告がある。

### 体質相性の解説

もち米は「温性」で胃腸の機能を高める効能があり、胃腸が弱い「気血両虚」の方や「陽虚」の方にはよいのですが、もともと熱っぽい「肝陽亢盛」の方や微熱がある「陰虚」の方は、悪化させる恐れがあるので控え目に。そのほかの体質の方には良いですが、食べ過ぎないようにしましょう。

### 家庭療法への応用

**貧血**▼もち米六〇g、棗（なつめ）十五個をお粥にして朝晩に分けて食べる（これは鉄不足の軽症の貧血に適応）。

**脱肛**▼もち米六〇g、新鮮な竹の子三〇gをお粥にして食べる（慢性下痢による脱肛に効く）。

4◎種実・穀物

# 米

## 脳の働きを活発にして元気の源となる

### 原産地と別名

イネ科
学　名　Oryza sativa L.
英語名　Rice
中国名　粳米(グーンミー)
原産地　東ヒマラヤから雲南にかけて

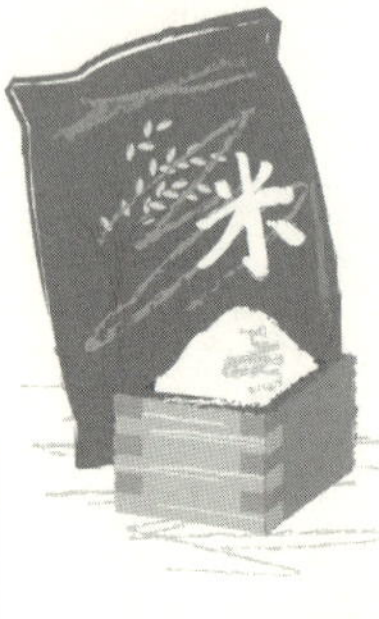


### ルーツ

概ね米はアジア種とアフリカ種の二種が栽培されています。アジア種が主流で、日本に伝わった経路についての説は様々ですが、雲南から揚子江(長江)下流の海を渡って北部九州と南朝鮮に伝わったという説が有力です。北海道では明治時代になって栽培され始めました。

| 体質・症状 | 相性 |
| --- | --- |
| 気血両虚・胃腸弱い | ○ |
| 食積痰湿・消化不良 | ○ |
| 肝陽亢盛・高血圧 | ○ |
| 気滞うっ血・血行悪い | ○ |
| 陰虚・微熱 | ○ |
| 陽虚・冷え症 | ○ |
| 老人・下痢 | ○ |
| 小児 | ○ |
| 妊婦 | ○ |

| 自然の属性 | |
| --- | --- |
| 寒熱 | 平 |
| 昇降<br>収散<br>潤燥 | 特になし |
| 臓腑 | 脾、胃 |
| 季節 | 通年 |
| 五味 | 甘、苦 |
| 毒性 | 無毒 |

### 東洋医学的効能

**補中益気《ホチュウエッキ》**▼胃腸を丈夫にして力をつける
**健脾和胃《ケンピワイ》**▼消化吸収機能を回復
**除煩渇《ジョハンカツ》**▼ストレスやのどの渇きを解消
**止痢《シリ》**▼下痢を止める

### 現代の研究より

**抗ガン作用**▼生物試験により抗ガン作用があるという報告があり、胚芽のフィチン酸の働きやレジスタンス・スターチという成分の食物繊維のような働きなどによるものと考えられている。

**老人ボケの防止作用**▼米にはレシチンが含まれ、神経伝達物質アセチルコリンの生成を促進し、老人ボケを防ぐ働きがある。

**脳の記憶を強化する作用**▼発芽させた玄米のレシチンは、記憶に関わる物質アセチルコリンの生成を促す働きがある。

### コラム

米にはもち米とうるち米があり、うるち米はその精製の度合いによって玄米、胚芽精米、精白米などに分けられています。玄米はもみ殻だけを除いたもので、ビタミン$B_1$が一〇〇g中〇・四一mgと栄養価がより高いのですが、消化吸収しにくいのが短所です。胚芽精米は玄米からぬかをとって胚芽を残したもので、玄米の栄養素を残し、より消化しやすくなっています。精白米は胚芽とぬかを除いたもので、食感はよいですが、脂質が三分の一になり、ビタミン$B_1$は七八%が失われます。米のとぎ汁は甘味で「寒性」で無毒です。余分な熱を収め、ストレス解消、利尿などの効能があります。もち稲の茎はヒ素の解毒作用があります。

### 話題の栄養素

**炭水化物**▼米の七〇%は炭水化物で、その大部分はデンプンです。デンプンは食物の中で最重要な炭水化物で、飲食の基礎物質ともいえます。デンプンは消化酵素の働きによって細かいデキストリンになり、更に加水分解(ビタミン$B_1$を消耗する)して麦芽糖に、最終的にはブドウ糖になります。脂質やタンパク質との摂取比率は炭水化物が六割必須と考えられています。

**レシチン**▼ホスファチジルコリンともいわれ、コレステロールを乳化して、肝臓へ運び、排泄させる役割をもっています。

## 体質相性の解説

米は寒熱性は「平性」で無毒で、胃腸の機能を丈夫にする働きがあるため、ほとんどの方は普通に食べられます。米ばかり摂る方は偏食で栄養失調を引き起こす恐れがあるので、多様な食品をバランスよく摂りましょう。肥満の方や糖尿病(消渇)の方、消化不良のある「食積痰湿」の方は米だけでなく、食事全体を減らし少食にすることが、体のためになります。

## 家庭療法への応用

**暑気あたり**▼米六〇g、りょくとう十五gをお粥にして食べる。

**鼻血**▼鼻出血時、米のとぎ汁を適当に飲む。同時にゴマ油で点鼻(大根汁も可)。

**食欲回復**▼熱したフライパンに米六〇gを入れて薄黄色まで乾いりしてから水に入れ、お粥にして朝食に食べる。

**不眠**▼米六〇g、蓮子(蓮の実)三〇gをお粥にして毎日食べる(夕食をお粥ぐらいの軽食にするのがポイント)。

**新生児嘔吐**▼熱したフライパンで適当な量の米を少し焦げるまで乾いりしたものを煎じ、その汁に少し砂糖を入れて飲ませる。

**豆知識**

発芽させた玄米を炊飯器で普通の米のように炊いて食べます。栄養価が高く、脳の血流をよくして、老人痴呆の防止にも役立ちます。

## 栄養素の上手な摂り方

米、特に玄米は栄養価が高いため、玄米を主食にする方が増えています。しかし、玄米を食べると、胃が痛くなったり、お腹が張り、アレルギーになったりする方もいますので、無理のないようにしましょう。ビタミンB族に優れているのでビタミン$B_1$を有効に摂取するためなら、消化しやすい胚芽米のほうがよいでしょう。一つの食材にこだわりすぎず、健康のため、自分の体質に合う食事や健康法を選ぶのはとても大事なことです。

また、水道水は多量の塩素が含まれており、それでご飯を炊くと栄養価が低くなるため、浄化水や一度よく沸騰させた水でご飯を炊きましょう。

## 論評

**炭水化物レス減肥法**▼ホルモンバランスが崩れた肥満のタイプはホルモンのバランスを回復するためには主食をやめても効果はありません。効果があっても一時的で、アメリカでは「YOYO減食」とよばれ、お薦めしません。

**玄米減肥法**▼毎日玄米だけを少し食べ、飲水を最低限にする方法ですが、これは短期に効果があっても健康によい方法ではないです。まず、玄米にはビタミンCは含まれていないため、毎日欠かさず摂るべきビタミンCが不足し、粘膜出血や抵抗力の低下、肝臓の解毒能力も低下します。また、子供の場合は成長・発育の障害になるなどのトラブルを引き起こしやすいので、お薦めしません。

**蓮葉ご飯**

春の新鮮な蓮の葉をみじんぎりにして、できたてのお粥に入れて少し煮ると、荷葉(蓮葉)粥のできあがり。あるいは、炊きたてご飯に混ぜて、もう少し加熱すると、蓮葉ご飯のできあがり。蓮の葉は胃の機能を高め、食欲を促進し、気の巡りをよくするため、胃腸が弱い方や病気の回復時期の方にはお薦めします。

# 小麦

生産量が世界一の主食

## 原産地と別名

イネ科
学　名　Triticum Aestirum L.
英語名　Wheat
中国名　小麦（シアオマイ）
原産地　西アジア

| 体質・症状 | 相性 |
|---|---|
| 気血両虚・胃腸弱い | ○ |
| 食積痰湿・消化不良 | △ |
| 肝陽亢盛・高血圧 | △ |
| 気滞うっ血・血行悪い | ○ |
| 陰虚・微熱 | ○ |
| 陽虚・冷え症 | ◎ |
| 老人・下痢 | ○ |
| 小児 | ○ |
| 妊婦 | ○ |

| 自然の属性 | |
|---|---|
| 寒熱 | 微寒（小麦）<br>温（小麦粉） |
| 昇降収散潤燥 | 特になし |
| 臓腑 | 胃、腸、肝、心 |
| 季節 | 通年 |
| 五味 | 甘 |
| 毒性 | 無毒（小麦）<br>小毒（小麦粉） |

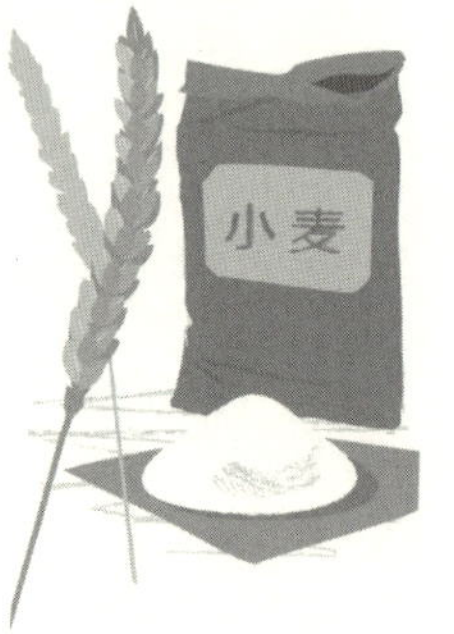


## ルーツ

原産地はアフガニスタンからカスピ海の南岸地域の西アジアとされています。紀元前三千年の古代エジプトの遺跡から小麦を焼いて料理したものが発見され、人類最初の作物の一つは原始の小麦だと言われています。アフガニスタンからインド、ミャンマーを経て中国に入った東方経路と、モンゴルを経て中国の北部に入った北方経路が知られています。日本では四～五世紀に朝鮮半島より北部九州に伝えられたとされています。畑で広く栽培されたのは八世紀頃のことでした。

## 古典より

〝小麦は秋に種を撒き、翌年の夏に熟して、四季の気を受け、同時に寒・熱・温・涼の性質を兼備、小麦は「涼性」で、かすは「温性」で、ふすまは「寒性」で、小麦粉は「温性」で、小毒があり、食べ過ぎると、皮膚の感染やお腹の張り、下血、めまい、手の震えなどの症状を引き起こしやすく、大根を同時に食べるとその熱毒を解消する〟という勧告が古い書籍に載せられている。

## コラム

小麦は軟質、中間質、硬質に分けられ、小麦粉はグルテニンの性質やタンパク質の含有量によって、薄力粉、中力粉、強力粉に分

## 東洋医学的効能

**補益五臓**《ホエキゴゾウ》▼五臓の機能を高める
**厚胃腸**《コウイチョウ》▼胃腸を丈夫にする
**散血止痛**《サンケツシツウ》▼うっ血を改善して痛みを緩和
**止吐血鼻血**《シトケツビケツ》▼鼻血や吐血を収める
**調経絡消腫**《チョウケイラクショウシュ》**（ふすま）**▼気の巡りを回復して抵抗力をつけ、炎症によるむくみを収める
**止痢**《シリ》**（ふすま）**▼下痢を止める
**解熱和中**《ゲネツワチュウ》**（グルテニン）**▼体にこもった熱を収め、胃腸の機能を回復する
**除煩解熱**《ジョハンゲネツ》**（小麦の苗）**▼体にこもった熱を収め、ストレスを解消
**解酒毒**《ゲシュドク》**（小麦の苗）**▼二日酔いを解消

## 現代の研究より

**抗壊死作用**▼小麦の水溶物質には体の組織の壊死を防ぐ強い効果があるという報告がある。
**糖尿病の補助治療作用**▼小麦胚芽にはインシュリンを合成するためのセリン、バリン、ロイシンなど必須アミノ酸と亜鉛が含まれ、糖尿病治療の補助品として臨床で利用したところ、よい効果があった。

## 体質相性の解説

小麦粉は「温性」で食べ過ぎるとさまざまな症状が起きやすいため、熱っぽい「肝陽亢盛」の方は控え目に。乳腺ガンの方は回復のためできるだけ食べないように。また、「食積痰湿」で消化不良のある方はお腹が張りやすく、麺類をよく食べると消化不良が一層悪化しやすくなるので、主食なら麺類よりソバや玄米のほうが体質に合います。冷えのある「陽虚」の方は「温性」の小麦粉が胃腸の機能を回復させるため、米より小麦粉のほうがよいですが、ラーメンよりもうどんのほうが消化しやすいのでお薦めします。

## 家庭療法への応用

**寝汗**▼浮小麦《フショウバク》(漢方薬)三〇g、ナツメ三〇g、煎じて約一〇〇〜一五〇mlを毎晩飲む。

**不眠**▼皮を除いた小麦六〇g、ナツメ十五個、甘草《カンソウ》(漢方薬)十五gを四五〇mlの水に入れて三分の一まで煎じ、寝る三〇分前に飲む。

**むくみ**▼小麦のぬか適量、黒砂糖少量を混ぜてフライパンで黄色になるまで乾いりして常食する(これは精製白米や糖分の摂りすぎによるむくみの初期に適応)。

**離乳**▼麦芽《バクガ》(漢方薬)三〇g、神麹《シンキョク》(漢方薬)三〇gを混ぜて濃い黄色になるまで乾いりし、煎じて毎日四五〇mlを三回に分けて飲むとお乳が元に戻る(肉類を控え目にすればさらに効果がある)。

かれます。ともに精製しすぎで、ビタミンB1が少なくなり、麺類偏食の方はだるさや皮膚乾燥、脚気などの症状を起こしやすいので、気をつけましょう。用途としては薄力粉はケーキ、てんぷらなどに。中力粉はうどん、パンなどに。強力粉はパンやめん類、ギョウザの皮などに使われています。小麦のふすまは「涼性」、味は甘く、胃腸を丈夫にして消化吸収を促進し、下痢を止め、炎症を収めるなどの効能があります。グルテニン(glutenin・軟らかく粘性が強く伸展性に富むタンパク質)は甘くて「涼性」、無毒で、熱を収めて胃腸の機能を回復し、食欲を促進するなどの働きがあり、精進料理によく使用されています。小麦を水に入れて水面に浮いたものは「浮小麦《フショウバク》」という有名な漢方薬で寝汗に。小麦の苗は辛くて「寒性」、無毒で、二日酔い、黄疸、ストレス解消、利尿などの症状に。茎はイボに。

### 話題の栄養素

**ビタミンB1**▼ビタミンB1は糖やデンプンなどの炭水化物をエネルギーに変えるとき欠かせないビタミンで、不足するとエネルギーが補給されなくなり、イライラしたり、怒りっぽくなるなどの末梢神経または中枢神経、心臓に関わる症状が引き起こされます。また、B1が不足すると糖を分解しきれず、乳酸などの老廃物が蓄積され、疲れやすくなります。さらに、むくみや動悸、息切れ、心肥大などの症状を引き起こします。成人の一日の必要量は一mg位です。しかし、糖質を摂るほどビタミンB1が消耗されるので、必要量が高まります。「甘党」の食生活の方には不足しがちで、喫煙、飲酒も不足を招きます。

**糖尿病**▼小麦のお粥を常食する。

**黄疸**▼生小麦苗の汁四〇〇mlを毎日四回に分けて飲む。

## 栄養素の上手な摂り方

小麦の栄養素はふすまや胚芽に多いですが、これらを摂ると胃腸が弱い方は胃が痛くなりやすいので、煮汁を作り、ネギなどで味を調整して飲みましょう。外食のラーメンのスープは高塩分高カロリーなので、スープを飲みきらないほうが減塩のためによいでしょう。

## 古くから消化を助ける薬効が知られる

# 大麦

### 原産地と別名

イネ科
学名　Hordeum vulgare
英語名　Barley
中国名　大麦(ダーマイ)
原産地　西アジア

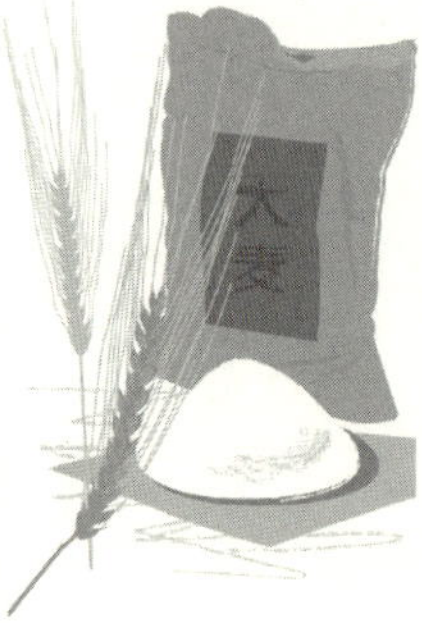


| 体質・症状 | 麦 | 苗 |
|---|---|---|
| 気血両虚・胃腸弱い | △ | △ |
| 食積痰湿・消化不良 | ◎ | ◎ |
| 肝陽亢盛・高血圧 | ◎ | ◎ |
| 気滞うっ血・血行悪い | ○ | ○ |
| 陰虚・微熱 | △ | ○ |
| 陽虚・冷え症 | ○ | △ |
| 老人・下痢 | △ | △ |
| 小児 | △ | △ |
| 妊婦 | ○ | ○ |

相性

| 自然の属性 | |
|---|---|
| 寒熱 | 微温(苗:涼) |
| 昇降<br>収散<br>潤燥 | 滑、降 |
| 臓腑 | 脾、胃、膀胱 |
| 季節 | 通年 |
| 五味 | 甘、塩味 |
| 毒性 | 無毒 |

### ルーツ

大麦は人類最古の作物の一つで、原産地は西アジア地域とされていますが、九千年前のジャルモ(イラク)の遺跡から栽培された大麦の種が発見されました。日本では飼料や麦茶、麦芽糖、ビール、みそ、醤油、焼酎の原料として広く利用されていますが、九〇%は関東から東北地方で生産されています。

### コラム

大麦は「微温性」(「涼性」説もある)で、漢方薬では外皮(涼性)が付いた大麦を用いて熱を収めます。胃腸の機能を高め消化を促進するため、〟大麦は米や小麦粉、あらゆる果物による食積の消化を促進します。また、小麦粉のような熱毒がないため、めまいなどの恐れがないという点で小麦粉より大麦のほうが体によい〝と『本草綱目』に載せられています。大麦粉は整腸や食欲を促進、白髪に。発芽した大麦(外皮が付いた大麦)は「麦芽《バクガ》」という漢方薬で、寒熱性は「平性」、味は甘くて無毒、効果のある臓腑は脾胃、効能は消化の促進や整腸作用、生で乳の出をよくしますが、炒めると断乳させる効果があります。また、脚気の治療薬で有名です。大麦の苗は黄疸や利尿、美肌に。茎は利尿に。

### 東洋医学的効能

**清熱消渇《セイネツショウカツ》**▼体にこもった余分な熱を収めて、糖尿病を改善する

**益気調中《エッキチョウチュウ》**▼元気を高めて胃腸の機能を回復する

**涼血利水《リョウケツリスイ》**▼血液循環を改善し、利尿する

**強身養血《キョウシンヨウケツ》**▼体を丈夫にし、造血を助ける

**寛腸消積《カンチョウショウセキ》**▼整腸して食滞を解消する

### 現代の研究より

**消化の促進作用**▼麦芽には二種のデンプン酵素が含まれ、デンプンの消化分解を促進する。また、麦芽の水溶成分は胃酸や胃タンパク酵素の分泌を促進する効果がある。

**血糖値の降下作用**▼麦芽の抽出物は持久性血糖降下作用がある。

**解毒作用**▼大麦の苗の汁は殺虫剤の有機リン解毒作用がある。

**潰瘍の抑制作用**▼大麦には皮膚潰瘍や胃潰瘍の抑制効果をもつ成分が含まれ、潰瘍の抑制剤として期待されている。

## 体質相性の解説

大麦は「微温性」で栄養のバランスが良く、多くの体質タイプが利用できますが消化しにくいため、胃腸の弱い「気血両虚」や「陰虚」、下痢しやすい「老人」、「小児」は、胃腸の負担になりやすいので控え目に。体質相性の表に特別に大麦の苗を示したのは、一部の市販の青汁の原料となっているためです。「涼性」の大麦の苗は、熱っぽい「肝陽亢盛」で高血圧の方に良く、消化不良のある「食積痰湿」の方には食物繊維の豊富な大麦苗が合うので、健康のため積極的に摂りましょう。胃腸が弱い「気血両虚」の方や「老人」、「小児」は大麦・苗とも控え目に。冷えのある「陽虚」の方は「涼性」に合わないので摂らないほうがよいでしょう。

## 家庭療法への応用

**暑気あたり**▼大麦をフライパンでからいりし、お茶のようにお湯をいれて飲む。

**胃潰瘍**▼大麦粉を常食する。

**眠気**▼大麦をからいりして粉末にして十八gを三回に分けて温水で飲む（これは食べ過ぎ、お腹の張りを伴った眠気の症例に適応するが、気分が悪くて眠気のある方は医者に相談すること）。

**急性膀胱炎**▼大麦一〇〇gを水で四五〇mlまで煎じ、生姜汁とハチミツ各大さじ一を入れて、症状がよくなるまで毎日三回に分けて飲む（これは急性の尿痛、頻尿、尿黄に適応）。

**母乳の出が悪い**▼大麦三〇gをすり潰して粉末にし、四回に分けてお湯で飲む。

**お腹の張り**▼大麦五〇gをフライパンでしっかりと乾いりし、粉末にして数回に分けてお酒で飲む。

**離乳**▼発芽させた大麦三〇gをフライパンで少し焦げるまで乾いりして、三〇〇mlまで煎じ、二回に分けて飲む（麦芽の使用量は三〇～一〇〇gまで）。

## 栄養素の上手な摂り方

大麦は栄養価が高く食感は滑らかで米より香りがよいのですが、食卓にはまだあまり見られないようです。米と半分ずつの割り合いでご飯を炊くのもよいし、食べすぎたときは、大麦飯（大麦だけを炊く）もお薦めします。また、大麦を水に漬けて一日おいた後、水から出して布で包んで毎日少しずつ水をかけて発芽させ、その発芽した大麦を炊いて食べるのもお薦めします。

## 論評

**麦苗の汁（青汁）**▼大麦の苗は「涼性」で利尿作用があり、黄疸で熱っぽい方は一つかみの麦苗を軽く煎じて飲むと非常に良いです。麦苗の「涼性」は自然属性で加熱しても大して変わりません。胃腸が弱くて冷え症の方は胃腸の負担になりやすいので、飲んで合わなかったらやめるのが賢いでしょう。ビタミンCのためなら赤ピーマン、ブロッコリーなどは麦苗の二倍以上を含みバランスもよく、胃によりやさしいのでお薦めします。

### 話題の栄養素

**食物繊維**▼大麦の食用の多くは押麦で、七六%の炭水化物の大部分はデンプンです。また、水溶性食物繊維と不溶性食物繊維とほぼ同じぐらい含まれている良性食物繊維で、β-グルカンが含まれ、腸内環境の改善やコレステロールを下げるなどの機能があります。

胃腸の機能を高める薬用価値に注目

# そば（蕎麦）

**原産地と別名**

タデ科
学　名　Fagopyrum esculentum Moench.
英語名　Buckwheat
中国名　蕎麦（チアオマイ）
原産地　中央アジア

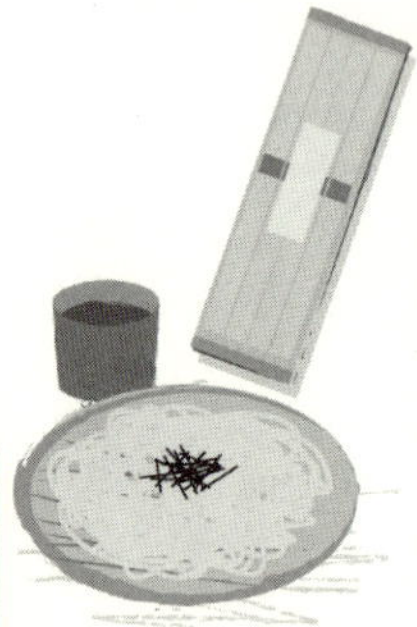

| 自然の属性 | |
|---|---|
| 寒熱 | 涼 |
| 昇降<br>収散<br>潤燥 | 降 |
| 臓腑 | 脾、胃、大腸 |
| 季節 | 通年 |
| 五味 | 甘 |
| 毒性 | 無毒 |

| 体質・症状 | 相性 |
|---|---|
| 気血両虚・胃腸弱い | △ |
| 食積痰湿・消化不良 | ◎ |
| 肝陽亢盛・高血圧 | ◎ |
| 気滞うっ血・血行悪い | ○ |
| 陰虚・微熱 | ○ |
| 陽虚・冷え症 | × |
| 老人・下痢 | △ |
| 小児 | △ |
| 妊婦 | ○ |

**ルーツ**

原産は中央アジアといわれ、シベリア、中国の東北地方、朝鮮高地などで古くから栽培されてきました。日本では八世紀から伝えられ、山地で栽培されるようになりました。最初は、皮を除き、米と一緒にソバご飯として利用されていました。江戸時代から現在のめん状ソバになりました。

**古典より**

「ソバは消化しにくく、長期的に続けて食べると、めまいを引き起こしやすい。豚や羊肉と一緒に八～九回続けて食べるとヒゲや眉が脱落しやすい。黄花魚（Pseudosciaena crocea）と一緒に食べないこと。体力があり、余分な熱がある方にはよい。脾胃が弱く冷えている方には気を損ない、眉の脱落を引き起こしやすく、ソバの葉を食べ過ぎると下痢や痒み（アレルギー反応）を引き起こしやすい」などの記述が古い書籍に載せられている。

**東洋医学的効能**

**開胃寛腸**《カイイカンチョウ》▼食欲を回復させる。また、整腸作用を持つ

**下気消積**《ゲキショウセキ》▼胃腸の機能を回復して活性化させ、老廃物を排除する

**清熱解毒**《セイネツゲドク》▼体にこもった余分な熱を収め、体の老廃物を除き、毒のあるものを分解する

**現代の研究より**

**抗酸化作用**▼ソバの抽出物質はルチンより強い抗酸化作用をもつ。

**血圧の降下作用**▼ソバにはルチンが豊富に含まれ、血圧降下する働きがある。

**抗貧血作用**▼ソバの花粉には抗貧血作用がある。

**糖尿病の予防作用**▼ソバには膵臓の機能を強化してインシュリンの分泌を促す成分があり、糖尿病の予防に役立つ。

**話題の栄養素**

**ルチン**▼フラボノイド化合物の一種で、ビタミンPとも呼ばれ、水溶性のものです。血管を丈夫にし、出血性の病気に効果があり、血圧の上昇を抑制して高血圧の予防や治療に役立ちます。また、膵臓の機能を高め、インシュリンの分泌を促進して糖尿病の予防の効果もあります。ほかにビタミンCの吸収を促進して循環器疾患の予防に役立ちます。さらに、脳細胞の酸化を防ぎ、記憶力を向上させる効果があります。ルチンは一日に約三〇mg摂ればよいですが、一食分のソバには一〇〇mgのルチンが含まれトップクラスです。

## ◎体質相性の解説

ソバは「涼性」で気を降ろす効能があるため、熱っぽい「肝陽亢盛」で高血圧の方に非常に良いのですが、全身冷えの「陽虚」で下痢っぽい方、特に腎機能の低下した方には良くないので、食べないほうがよいでしょう。また、ソバには整腸作用があり、「食積痰湿」で消化不良のある方によいのですが、ソバが消化しにくいため、胃腸が弱い「気血両虚」や「老人」、「小児」は控え目に。体質に良いといっても食べ過ぎると胃の粘膜が荒れ、出血した例もたびたび見られます。適当に摂るのがよいでしょう。

## ◎家庭療法への応用

**下痢**▼ソバご飯を三～四回食べる（消化不良でお腹が少し痛く、日夜で数回にわたり下痢し、毎回の量が少ない症例に適応するが、胃腸が冷えて弱く、下痢した方や病原菌によって下痢した方には適応しない）。

**打撲傷**▼ソバ粉を酒と混ぜて患部に塗り付ける。

**おりもの**▼皮を除いたソバの種を焦げるまで炒って、粉末にしたものを卵白と混ぜ、大豆大の丸形にして、一五〇gを三回に分けて薄い塩水で飲む。

**外傷出血**▼適当なソバの新鮮な葉をすり潰して、患部に貼りつける。

**眼底出血**▼ソバの葉六〇g、水四五〇mℓを三〇〇mℓまで煎じ、二回に分けて飲む。

**脳出血の予防**▼ソバやその葉を食べる。

## ◎栄養素の上手な摂り方

ソバの主な成分はデンプンですが、消化されて最終的には糖分となります。タンパク質やミネラルのカリウムや鉄、血管や粘膜を丈夫にするルチン、ビタミンの$B_1$、$B_2$も豊富です。ビタミンBの吸収を促進する成分、アリシンを含むネギと一緒に食べると粘膜を丈夫にして抵抗力を高めます。

ソバのタンパク質にはトリプトファン、スレオニン、リジンなどの必須のアミノ酸が、ほかの穀類より多く含まれています。これらは脂質の蓄積を防ぐ効能があり、肥満の防止に役立ちます。つゆを「ごまだれ」にすると、ゴマのセサミンにコレステロール値の降下作用や肥満防止作用があるので、この組み合わせは肥満防止効能が一層高まります。

通常ソバの煮汁を捨ててしまいますが、この汁はソバの大事な成分ルチンを含み、食後のお茶の感覚で飲むほうが良いでしょう。生ソバの保存は冷蔵庫に入れても二日までですので、できるだけ早目に食べましょう。

## ◎論評

**かき揚げソバ**▼玉ねぎやグリーンピース、カボチャ、ゴボウ、ニンジンなどの野菜のかき揚げをソバにのせると、食物繊維やそばが便通によく、油が胃腸を潤してソバの刺激から守り、ネギのアリシンが$B_1$の吸収を促進する、バランスの取れた料理です。

### コラム

ソバは立秋前後に種をまき、翌年の秋に収穫する一年生草本で、その高い薬効が古くから知られています。ソバの花や葉、茎などもそれぞれの効能があり、花は貧血に、葉は出血、脳卒中に、茎は美肌に。ソバの皮はまくらの芯として利用されています。

コレステロールを低下させる効果を持つ

# とうもろこし（玉蜀黍）

**原産地と別名**

イネ科トウモロコシ属
学　名　*Zea mays* L.
英語名　Corn
中国名　玉米（ユィーミー）
原産地　中南米熱帯

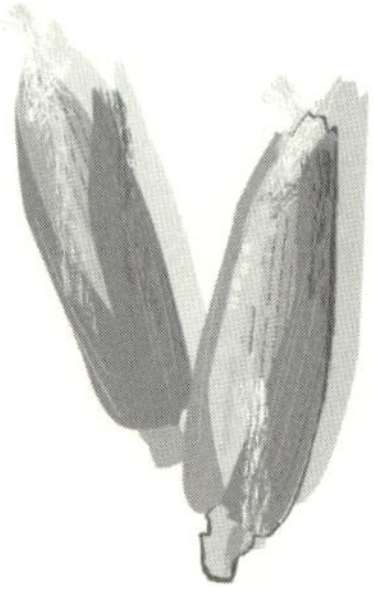

**ルーツ**

原産地はメキシコであるとする説が有力です。一四九二年にコロンブスがスペインに持ち帰り、世界の三大作物の一つになりました。日本へは一六世紀後半、ポルトガル人によって伝えられましたが、一般の人々がその存在を知ったのは明治時代になってからでした。

| 体質・症状 | 相性 |
|---|---|
| 気血両虚・胃腸弱い | △ |
| 食積痰湿・消化不良 | ◎ |
| 肝陽亢盛・高血圧 | ◎ |
| 気滞うっ血・血行悪い | ◎ |
| 陰虚・微熱 | △ |
| 陽虚・全身冷え | △ |
| 老人 | ○ |
| 小児 | △ |
| 妊婦 | △ |

| 自然の属性 | |
|---|---|
| 寒熱 | 平 |
| 昇降<br>収散<br>潤燥 | 降 |
| 臓腑 | 胃、大腸、膀胱 |
| 季節 | 夏 |
| 五味 | 甘 |
| 毒性 | 無毒 |

**東洋医学的効能**

**益気寧心《エッキネイシン》**▼体力をつけ精神を安定させる

**調中開胃《チョウチュウカイイ》**▼消化不良や食欲不振を解消する

**利尿《リニョウ》**（ひげ）▼利尿作用がある

**現代の研究より**

**コレステロール降下作用**▼トウモロコシの不飽和脂肪酸の働きで、動脈硬化の回復に有効。

**利尿作用**▼ひげに含まれる成分の働きで、腎炎によるむくみの解消に有効。

**糖尿病**▼トウモロコシのひげに含まれる成分が糖尿病によいという報告がある。

**コラム**

トウモロコシは実だけでなく、軸、ひげ、根、葉も薬として用いられています。軸は余分な水分を除き、胃腸を丈夫にし、肉腫の抑制作用があります。ひげと呼ばれるのは細く長い花柱です。これには不飽和脂肪酸が豊富で、ビタミンCやK、クエン酸なども含み、利尿作用や血圧降下作用、胆汁酸の排泄を促進する作用、腎炎のむくみを改善する作用があります。根は膀胱炎や泌尿器の結石を排除するのによいと古文献に記載され、現代科学研究でも確認されています。

**ワンポイント**

一九〇六年イギリスの生物化学者がトウモロコシのタンパク質だけをマウスに与えたところ、十四日後に全て死亡したがトリプトファンを混ぜると生存率が向上したことから、タンパク質よりアミノ酸が欠かせないということを発見しました。

**話題の栄養素**

**不飽和脂肪酸**▼トウモロコシには、体内で合成することのできない必須脂肪酸であるリノール酸が多く含まれます。リノール酸は不飽和脂肪酸なので、抗酸化作用や血中コレステロールを減らす作用があるため、血の流れを良くする効果があります。しかし、リノール酸は摂りすぎると、高脂血症やアレルギー疾患を誘発するという指摘もあります。さらに、リノール酸は酸化されやすく、古くなると過酸化され、過酸化脂質は発ガン性を持ちます。

## 体質相性の解説

消化不良を解消する作用があり、特に、消化不良のある「食積痰湿」の方に合う食材です。また、血行を良くする作用もあり「肝陽亢盛」、「気滞うっ血」の方にも良いでしょう。ただし、トウモロコシの食物繊維は粗いので、「気血両虚」で胃腸の弱い方にはあまり向かない食べ物です。同じ理由から、「老人」、「小児」も食べ過ぎないようにしましょう。

## 家庭療法への応用

**胃炎**▼トウモロコシ、白扁豆《ハクヘンズ》(漢方薬)各六〇g、木瓜《モッカ》(漢方薬)十五gを煎じて煎じ汁のみを飲む。

**めまい**▼トウモロコシ三〇gにガチョウの卵一個を割り入れて、弱火で煮たものを常食する。

**高脂血症**▼不飽和脂肪酸であるトウモロコシの油を調理に使う。

**尿路結石・膀胱炎・尿道炎**▼トウモロコシの根一五〇gを煎じて毎日飲む。

## 栄養素の上手な摂り方

トウモロコシは繊維質が豊富で、消化不良を解消し、便通をよくする作用があります。また、ビタミン$B_1$、$B_2$、E、アミノ酸を多く含む栄養価の高い食材です。必須アミノ酸のトリプトファンやリジンが欠けているので、トリプトファンの豊富な大豆やリジンの豊富な小魚と一緒に調理すれば必須アミノ酸もそろい、鬼に金棒です。さらに、トウモロコシはコレステロールを減らして、血栓を解消し、血行を良くする不飽和脂肪酸であるリノール酸を豊富に含んでいます。リノール酸は酸化しやすいため、古くなると発ガン性を持つ過酸化脂質になりやすいので、できるだけ当年のものを選ぶのがよいでしょう。

## 料理論評

**焼きトウモロコシ**▼焼きトウモロコシは醤油とバターを何度も塗って焼く作業を繰り返して作ります。トウモロコシが焦げると消化しやすくなるのですが、バター・醤油のタンパク質や脂肪が焦げると発ガン物質になりやすいので、焦がさないように上手に作りましょう。

### ～～動脈硬化に良い点心～～
### トウモロコシまんじゅう

【材　料】
トウモロコシ粉……………二五〇g
栗粉…三〇g　卵…三個　きな粉…五〇g

【調味料】
砂糖…五十～一〇〇g　イースト…三g
桂花醤(中華食材。きんもくせいの花から作られたジャム)…少々　水…一八〇ml

【作り方】
❶卵をゆでて、卵黄を取り出し、裏ごしする。
❷ボールにトウモロコシ粉、栗粉、卵黄、きな粉、砂糖、イースト、桂花醤、水を混ぜ合わせて、よく練り、マッシュルーム大にし、真ん中に小指先でくぼみを作っておく。
❸十五分間強火で蒸して出来上がり。

この一品はきな粉とトウモロコシのリノール酸とビタミンE、栗粉に含まれるビタミンCの抗酸化作用により高脂血症の予防に役立ち、そしてオリゴ糖が腸の善玉菌を増やし、トウモロコシの繊維質と併せて、便通をよくする作用をいっそう高め、コレステロールを減らし、動脈硬化を防止するための料理です。栗粉の整腸作用により、胃腸が弱く下痢傾向のある方にも配慮されています。これは中国の清時代、民間から宮廷に取り入れた点心で、西太后の大好物です。

| 体質と種実・穀物相性表 | 気血両虚 | 食積痰湿 | 肝陽亢盛 | 気滞うっ血 | 陰虚 | 陽虚 | 老人 | 小児 | 妊婦 |
|---|---|---|---|---|---|---|---|---|---|
| ごま（胡麻） | ○ | △ | ○ | ○ | ○ | △ | ○ | ○ | ○ |
| クコの実 | ◎ | ○ | ◎ | ○ | ◎ | ○ | ◎ | ○ | ○ |
| ピーナッツ（落花生） | ○ | △ | ○ | ○ | ○ | × | △ | ○ | ○ |
| なつめ（棗） | ◎ | △ | △ | ○ | ○ | ○ | ○ | ○ | ○ |
| クルミ（胡桃） | ○ | ○ | × | ○ | △ | ○ | △ | ○ | ○ |
| くり（栗） | ◎ | △ | △ | ◎ | ○ | ◎ | ○ | ○ | ○ |
| 松の実 | ○ | △ | △ | ○ | ○ | △ | ○ | ○ | ○ |
| ぎんなん（銀杏） | △ | ○ | ○ | ○ | △ | ○ | ○ | △ | △ |
| あんにん（杏仁） | △ | ◎ | ○ | ○ | ○ | △ | ○ | △ | △ |
| アーモンド（扁桃） | △ | △ | △ | ○ | ○ | △ | ○ | ○ | ○ |
| もち米 | ◎ | △ | △ | ○ | △ | ◎ | ○ | △ | ○ |
| 米 | ○ | ○ | ○ | ○ | ○ | ○ | ○ | ○ | ○ |
| 小麦 | ○ | △ | △ | ○ | ○ | ◎ | ○ | ○ | ○ |
| 大麦 | △ | ◎ | ◎ | ○ | △ | ○ | △ | △ | ○ |
| 大麦苗 | △ | ◎ | ◎ | ○ | ○ | △ | △ | △ | ○ |
| そば（蕎麦） | △ | ◎ | ◎ | ○ | ○ | × | △ | △ | ○ |
| トウモロコシ | △ | ◎ | ◎ | ◎ | △ | △ | ○ | △ | △ |

第5章

# 魚介類

「吃〝四条腿的〟不如吃〝二条腿的〟、吃〝二条腿的〟不如吃〝一条腿的〟」
（四条腿のものを吃うは二条腿のものを吃うに如かず、
二条腿のものを吃うは一条腿のものを吃うに如かず）
（獣肉よりも鶏肉、鶏肉よりも魚やキノコ、野菜を食べたほうが良いの意）

白身魚の王様、体の補給に最適

# マダイ(真鯛)

**原産地と別名**

学　名　Pagrus major
英語名　Sea bream
中国名　真鯛魚（ジェンディアオユイ）
原産地　各地沿海

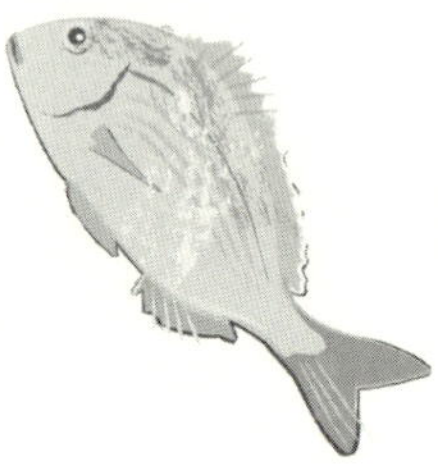

| 体質・症状 | 相性 |
|---|---|
| 気血両虚・胃腸弱い | ◎ |
| 食積痰湿・消化不良 | △ |
| 肝陽亢盛・高血圧 | ○ |
| 気滞うっ血・血行悪い | ○ |
| 陰虚 | ○ |
| 陽虚 | △ |
| 老人 | ◎ |
| 小児 | ○ |
| 妊婦 | ○ |

| 自然の属性 | |
|---|---|
| 寒熱 | 平 |
| 昇降<br>収散<br>潤燥 | 潤 |
| 臓腑 | 胃、脾 |
| 季節 | 春 |
| 五味 | 甘 |
| 毒性 | 無毒 |

## 東洋医学的効能

**補脾健胃**《ホヒケンイ》▼胃腸を補強して消化吸収機能を高める

**利尿消腫**《リニョウショウシュ》▼栄養不良を伴ったむくみを利尿して解消する

## コラム

タイは全世界の温・熱帯水域に分布。遠洋船が世界各地の海で多種類のタイを捕獲しています。昔、クロダイの肉は妊婦の血を荒らすといわれましたが、他のタイよりカルシウムは少なく、血行をよくし新陳代謝を助けるナイアシンが五・五㎎多く含まれています。昔の説に裏づけできる根拠はありません。また、昔から〝メデタイ〟といわれ重宝されてきた魚ですが、体表が赤く、姿、形、色、味がすべてよいため〝百魚の王〟といわれています。

一九二〇年頃より養殖が行われており、マダイも安価になりました。しかし、養殖タイは体色が黒ずんでおり、それを改善するために赤色色素のアスタキサンチンのあるエビやカニの殻などを餌にしています。タイは光に弱く「見光死」（水から離れて光にあたると他の魚より死にやすい）という魚で、遮光の黒いネットを張るなど工夫しています。市販の多数は人工養殖です。タイの頭だけよく市販されています。目の下にほんの少しある肉はコラーゲンが豊富で、タイの一番美味しいところでもあり、食通のねらう珍味です。昔から「醤油煮」という料理が人気です。

## 古典より

日本の本草書の典籍である『本朝食鑑』には、タイは煮ても焼いても、お腹を温め気力を充実させ、むくみの改善作用があると記載されている。

## 話題の栄養素

**ナイアシン**▼糖質、脂質、タンパク質の代謝を助ける働きがあり、血行をよくし、二日酔いの原因になるアセトアルデヒドを分解する働きもあります。マダイは一〇〇g中四・三㎎のナイアシンを含みます。

**ビタミン$B_1$**▼一〇〇gのマダイには三四㎎のビタミン$B_1$を含み、ビタミン$B_1$は糖質をエネルギーに転化する時に大量に消耗され、生命を維持するために重要な成分です。

**アスタキサンチン**▼動物性赤色色素で抗酸化作用・老化を防止する効果があります。マダイの皮の色素はアスタキサンチンという成分で、人工養殖するとその色素が落ちて黒ずんでしまいます。

## 体質相性の解説

タイは青背魚と比べて脂が少なくタンパク質が多い魚で、消化吸収しやすく、胃腸の弱い方の補強によい食品です。「気血両虚」で胃腸の弱い方や、「小児」、「老人」には非常に良いためお薦めします。「食積痰湿」の方が健康を回復するためには体内の老廃物を排泄することが必要で、補強品は不向きですので控え目に。「陽虚」の方はもともと腎機能が弱っていて、タンパク質の補強は腎の負担になりやすいので控え目に。

## 家庭療法への応用

**むくみ**▼タイの身をしょうゆ一対みりん一の比率で薄味で煮る。毎日二回に分けて食べ、スープを飲む(痔の方は控え目に)。

**疲れ目**▼新鮮なタイの内臓を塩で味つけして常食する。

**精力をつける**▼タイに長ネギの白部と生ショウガをかけ酒蒸しし、常食する。

## 栄養素の上手な摂り方

新鮮なタイは身が締まったもので、いうまでもなく刺身に限るのですが、冷凍したものは身が軟らかくないので生で食べるのには不向きです。残ったものは塩焼きや醤油煮、鯛めしなどのご馳走にできます。

## 論評

**養殖と天然物**▼科学技術庁「五訂日本食品標準成分表」によると天然タイと養殖タイの栄養素は異なります。可食部一〇〇g中のタンパク質、脂質、ビタミン$B_1$、ビタミンEの含有量は次の表のようになります。

| 天然物と養殖物 栄養素の比較 | 天然 | 養殖 |
|---|---|---|
| タンパク質 | 20.6g | 21.7g |
| 脂質 | 5.8g | 10.8g |
| ビタミン$B_1$ | 0.09mg | 0.34g |
| ビタミンE | 1.0mg | 2.4mg |

比較すると養殖の栄養素の含有量が上回りますが、脂っこくなりビタミンEも倍増するということからみれば、養殖ものは天然ものより消化しにくくなり、バランスも崩れています。栄養素というのは多いほどよいというわけではありません。伝統の「老人・病人に向く」という説は天然のタイのことと思われます。

### 豆知識

日本人に愛されたタイは非常に貪食で、そのため世界ではさまざまなあだ名がつけられています。中国では「死人の肉を食う魚」とも呼ばれ、フランスでは「貪欲な魚」といい、欧米では「デビルフィッシュ(悪魔の魚)」と名づけられました。

**「腐っても鯛」**▼外国人が日本語を勉強する時「腐っても鯛」という言葉を、価値のあるものは古くなってもそれなりの価値があるという意味だと教えられます。ところがこの言葉の由来を調べると、そもそも鯛はおいしいだけでなく鮮度が落ちるのが遅い魚で、生きているうちに氷蔵すると二週間でも三〇%程度の鮮度を保持でき、他の魚と比べはるかに長く保持できるため、大切にされるようです。この言葉は日にちが経ってもおいしく食べられるという漁民の知恵といえます。

**タイの仲間**▼タイ科の魚はマダイ(冬から春)・クロダイ・チダイ(夏)・キダイ・ヘダイ・キチヌ・ヒレコダイの七種のみです。市販されているアマダイ・キンメダイ・イボダイなど名前にタイとつく魚は多いのですが、これらはタイではありません。

毒性があり、その美味にも魅了される

# マフグ(河豚)

**原産地と別名**

フグ科
学　名　Takifugu Porphyreus
英語名　Puffer
中国名　河豚(ホートゥン)
原産地　各地海域

| 自然の属性 | |
|---|---|
| 寒熱 | 温 |
| 昇降収散潤燥 | 潤 |
| 臓腑 | 脾、肝、肺 |
| 季節 | 冬 |
| 五味 | 甘 |
| 毒性 | 大毒(肝、卵巣、脳)、無毒(肉) |

| 体質・症状 | 相性 |
|---|---|
| 気血両虚・胃腸弱い | ◎ |
| 食積痰湿・消化不良 | ○ |
| 肝陽亢盛・高血圧 | △ |
| 気滞うっ血・血行悪い | ○ |
| 陰虚 | △ |
| 陽虚 | △ |
| 老人 | ○ |
| 小児 | ○ |
| 妊婦 | ○ |

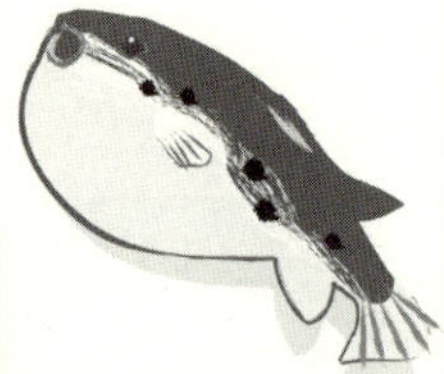

**コラム**

フグはマフグやトラフグ(T. rubripes)、ショウサイフグ(T. snyderi)など二〇種にもなります。トラフグが最も美味で、旬は冬で十二月から翌年二月。二月が白子(精巣)が大きくなっておいしくなります。

**ワンポイント**

フグは海の中では大きくはありませんが、フグを食べる魚類はいません。なぜなら人にも魚にも毒になるためです。フグの肉は美味で、昔から豚の肉と比喩するため「豚」の名をつけ、またフグは内海域に生息していますが、産卵のために川に入っていくので「河豚」とよばれています。

**東洋医学的効能**

**補脾去湿《ホヒキョシツ》**▼消化機能を高め、余分な水分(湿邪)を解消する

**去痔《キョジ》**▼痔に効果がある

**治疥癬虫瘡《チカイセンチュウソウ》**▼様々な皮膚疾患に有効

**現代の研究より**

**神経安定作用**▼フグの肉に含まれるごく微量の毒素は神経の安定作用があり、緊張している筋肉をリラックスさせる。

**ガンの予防作用**▼フグの皮にガンを予防する抗酸化成分、セレンが含まれる。

**生長発育を促す作用**▼フグの白子(精巣)には元気の素といわれるアルギニンを多く含み、これは子供の発育成長のために必須のアミノ酸である。

**話題の栄養素**

**アルギニン**▼フグの旨み成分で、血圧を高める作用があります。しかし、必須アミノ酸(子供の場合)で、子供の体内では合成できず食品から摂らなければいけません。

**リジン**▼必須アミノ酸で、体の組織の再生や成長に関わり、抗体やホルモン、酵素の合成にも関わります。肝機能を高める働きがあるので、不足すると疲れ・集中力低下・めまい・吐き気・貧血などの症状が出ます。リジンは食品の中で最も欠けている必須アミノ酸で、米や小麦など穀物には含まれていません。フグには、アミノ酸の組み合わせが理想的なスコア一〇〇のタンパク質に含まれています。

**グルタミン酸**▼多糖類の一種で甘味があり、胃の中でカリウムを放出し、小腸でナトリウムと結合して排泄されます。血中のナトリウムを排除するため血圧降下に役立ちます。脳神経の働きを助けます。

## 体質相性の解説

フグは「温性」の補養品です。「気血両虚」で胃腸の弱い方には非常によいですが、もともと熱っぽい「肝陽亢盛」の方は、「温性」のフグがその体にこもった余分な熱の解消に不利なので控え目に。食べ過ぎて消化不良のある「食積痰湿」の方は、改善に逆効果ですので控え目に。冷え症の「陽虚」の方は「温性」のあるフグを少し食べても問題にはなりませんが、「陽虚」で腎機能の悪い方はタンパク質を制限したほうがよく、食べないほうが自身の健康の回復のためでしょう。「陰虚」の方は「潤性」のあるフグを少し食べてもよいですが、「陰虚」で肝硬変のある方はタンパク質を控え目に。

## 栄養素の上手な摂り方

フグの旨みと甘みは、グリシン・リジン・グルタミン酸が多いためです。それぞれの成分は味をよくするだけでなく、体内でそれぞれの働きがあります。グリシンは抗菌作用があり、リジンは必須のアミノ酸で、体の組織の修復や成長に関わるほか、抗体やホルモン・酵素の合成などにも役立ちます。ヘルペスの解消にも効果があります。市販のフグの刺身が余っても、フグのスープにして加熱すれば問題ありません。

大根とフグの相性は非常によく、そこにショウガ汁を入れて生臭みを除き、さらに陳皮《チンピ》(漢方薬)五gを入れて香りをよくし、弱火で三時間煮込むと胃によいおいしいフグスープができます。

### 古典より

漢方薬の荊芥《ケイガイ》・菊花《キッカ》・桔梗《キキョウ》・甘草《カンゾウ》・附子《ブシ》・烏《ウ》頭《ズ》とフグを一緒に食用してはいけない。芦根《ロコン》にも合わない。古代医薬学者、李時珍により「フグを食べるときは、一日以内は漢方薬を飲んではいけない」という勧告が残されている。「至宝円《シホウエン》」や龍脳《リュウノウ》はフグ毒に効果があるといわれていた。また、玫瑰花《マイカイカ》(漢方薬)を軽く炒め、口紅(古方の口紅)と同じ量をすりつぶして水で無理やり飲ませるとよく効くというのも『本草綱目』に記載されている。

## 論評

**フグの毒性**▼フグ毒には四種あり、河豚毒素テトロドニン(Tetrodonine)、河豚酸(Tetrodoronic acid)、卵巣毒素テトロドトキシン(Tetrodotoxin)、肝臓毒素ヘパトキシン(Hepatoxin)です。フグ毒は海洋細菌によって生成されるため、人工養殖のフグには毒性がないという報告があります。しかし、そのメカニズムはまだ解明されていないため、人工養殖のものでも慎重でなければいけません。中毒になると唇と手がしびれ、むかつき・嘔吐・呼吸麻痺、三〇分以内の死亡例もあります。解毒に特効薬はありません。毒素は卵巣・肝臓・血液・ハツ・脳髄にあり、熱に強いです。夏はフグの肉にも毒性があり、冬には肉の毒性が極めて低くなりますが、充分に熱を通したら安全といわれても、専門店での食用のほうが安全でしょう。江戸時代から、フグの毒に当たるとすぐに死んでしまうのでフグのことを「テッポウ」といいます。そのためフグ鍋を「てっちり」、刺身を「てっさ」といいます。

### 豆知識

フグの毒素は価値があり、国際市場で一g五万ドル程度です。脚気や尋常性乾癬・とびひ・リンパ結核に効果を示すという報告があります

# ヒラメ（鮃）

## 白身魚の代表で、消化のよいタンパク源

**原産地と別名**

学　名　ヒラメ科 Paralichthys Olivaceus
英語名　Bastard halibut
中国名　比目魚（ビームーユィ）
原産地　各地沿海

| 体質・症状 | 相性 |
|---|---|
| 気血両虚・胃腸弱い | ◎ |
| 食積痰湿・消化不良 | ○ |
| 肝陽亢盛・高血圧 | ○ |
| 気滞うっ血・血行悪い | ○ |
| 陰虚 | ○ |
| 陽虚 | △ |
| 老人 | ○ |
| 小児 | ○ |
| 妊婦 | △ |

| 自然の属性 | |
|---|---|
| 寒熱 | 平 |
| 昇降<br>収散<br>潤燥 | 潤 |
| 臓腑 | 胃、脾 |
| 季節 | 秋から冬 |
| 五味 | 甘 |
| 毒性 | 無毒 |

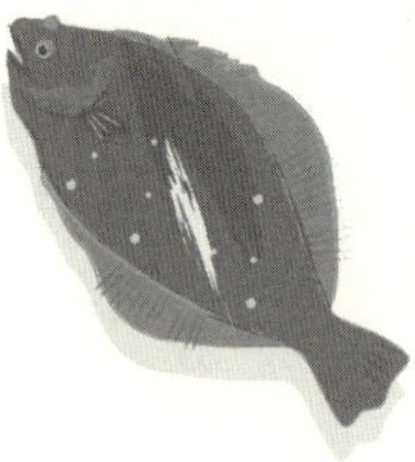

**東洋医学的効能**

**補虚益気**《ホキョエッキ》▼衰弱した体を補強し、気力を高める

**豆知識**

ヒラメは各地沿岸の砂泥底に生息している魚で、白身の肉質は上品な味で高級魚とされており、養殖が盛んに行われています。市場で販売されます。

**話題の栄養素**

**コンドロイチン**▼ヒレにはコンドロイチンが多く含まれ、免疫力を高めガンの予防にも期待されています。

**コラーゲン**▼ヒラメの縁側や骨にはコラーゲンが多く含まれ、粘膜や肌の潤い、抵抗力を高めるのに有効です。

**タンパク質の栄養価算定方法／アミノ酸スコア算定方法**（一九八五年改定）▼アミノ酸スコア＝第一制限アミノ酸量（mg／gN）アミノ酸評価点パターンの当該アミノ酸量（mg／gN）×一〇〇で求めることができます。一般魚類のアミノ酸スコアはギンダラとヨシキリザメ以外はすべて一〇〇であり、軟体動物の貝類のうち、例えば、カキやアサリ、シジミ、ホタテガイ、イカ、マダコ、カニ、ウニ、クルマエビなどには必須アミノ酸のバリンが欠けています。

**ワンポイント**

シタビラメ（英語名／Tougue Sole　学名／Cunoglossus Joyneri）本州中部以南の砂泥底に生息している種類です。背びれ、尾びれ、尻びれが一つにつながっており、〝牛の舌〟とも呼ばれています。近縁種はたくさんいます。肉質は白身で柔らかいですが、皮は硬く、ムニエルやフライで美味しく食べられます。

**コラム**

カレイは、常食されているものは二〇種あります。「左ヒラメの右カレイ」といわれていますが、カレイ類は目がすべて右にあるわけではなく、ダルマガレイは目が左についています。また、鮃（ヒラメ）という字がついていますが、大鮃（おおひょう）はカレイの仲間です。東京のほうではヒラメを好み、関西のほうはカレイを好むそうです。カレイやヒラメ類は卵からかえったときの形は紡錘形をしていますが、体長が三㎝位に成長すると徐々に偏平になり、目が片側へ移行します。この形は深水圧に適応して生息するためだそうです。

## 体質相性の解説

ヒラメは潤いの性質がある白身魚で、脂が少なく味が淡白で胃腸にやさしい魚です。体に気力をつけるので、「気血両虚」で胃腸の弱い方や「老人」、病後の回復期の方、離乳食などに適します。普通に食べても問題になりませんが、「陽虚」の方、肝硬変のある方、腎機能の弱い方は、タンパク質を控え目にするほうが肝臓・腎臓の負担にならないため回復にはよいでしょう。食べ過ぎるとアレルギー反応を誘発する恐れがあるため、「妊婦」の方は食べないほうがよいでしょう。

## 栄養素の上手な摂り方

〝ヒラメの縁側〟という背びれと尾ビレがつながっている部分が一番おいしく、全体の二％しかない脂質の二〇％がその縁側にあるため、美肌のためならこの部分を上手に摂ることをお薦めします。寒い時期が一番おいしいので「寒ビラメ」と言われています。養殖ものは死後硬直前に活作りをしたものが一番おいしいです。選ぶ時は胴体が丸みを帯びるように張っていて、触ると身が厚くしまっているものがよいでしょう。切り目に鮮やかな血がみえるものがよいでしょう。

## 論評

**カレイとヒラメ**▼カレイとヒラメは目の位置で見分けますが、同じ仲間でもヒラメは高級魚、カレイは大衆魚と決められています。カレイはほとんどが煮物や揚げ物にされ、ヒラメは刺身や蒸し物、フライ、天ぷら、ムニエルなどにされています。

その成分を比較すると、大した差はありませんが、カレイにはカルシウムなどの量がヒラメと比べて倍以上含まれており、そのためカレイの身は弾力と味がヒラメに劣りますが、カルシウムの吸収を促進するビタミンDも約二倍含まれているので、骨を丈夫にするならカレイをお薦めします。ヒラメの身を口にするとコリコリするのはコラーゲンなどの成分で、上品な味は刺身にふさわしく、美肌のためならヒラメのほうがよいでしょう。いずれも胃腸にやさしい白身魚ですが、食べ過ぎると同じくアレルギーを引き起こす恐れがあるため、適量にしましょう。

| カレイとヒラメ 栄養素の比較 | カレイ | ヒラメ |
|---|---|---|
| タンパク質 | 19.6g | 21.2g |
| 脂質 | 1.3g | 2.0g（縁側が20％を含有） |
| ビタミンE | 1.5mg | 0.6mg |
| ビタミンD | 13mg | 7.2mg |
| カルシウム | 43mg | 22mg |
| ナイアミン | 2.5mg | 5.0mg |
| ビタミン$B_1$ | 0.03mg | 0.04mg |

### 一口メモ

**「産婦にはヒラメを食わすな」**▼ヒラメが登場する格言には「親をにらむとヒラメになる」「産婦にはヒラメを食わすな」があります。後者は、産婦にヒラメを食べさせると生まれてくる子供の口がヒラメのようになってしまうという意味で、また、嫁にはおいしいヒラメを食べさせたくないという姑の気持ちであるという説もありますが、やはりヒラメだけでなく、アレルギー源になりやすい白身魚を食べさせないことが、胎児の障害を防ぐためには理にかなっているといえます。

胃にやさしい白身魚

# カレイ(鰈)

### 原産地と別名

カレイ科
学名 Pleuronectes Herzensteini
英語名 Brown sole
中国名 鰈(ディエ)
原産地 各地沿岸

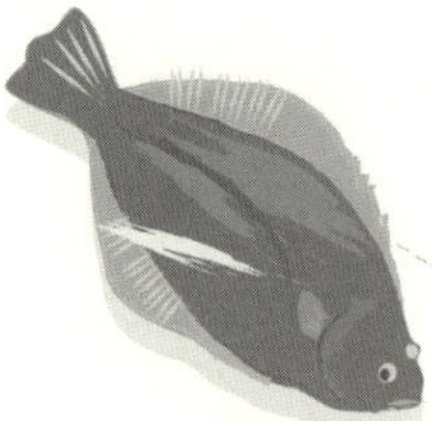

### 自然の属性

| | |
|---|---|
| 寒熱 | 平 |
| 昇降<br>収散<br>潤燥 | 潤 |
| 臓腑 | 胃、脾 |
| 季節 | 秋から冬 |
| 五味 | 甘 |
| 毒性 | 無毒 |

| 体質・症状 | 相性 |
|---|---|
| 気血両虚・胃腸弱い | ◎ |
| 食積痰湿・消化不良 | ○ |
| 肝陽亢盛・高血圧 | ○ |
| 気滞うっ血・血行悪い | ○ |
| 陰虚 | ○ |
| 陽虚 | △ |
| 老人 | ○ |
| 小児 | ○ |
| 妊婦 | △ |

### 豆知識

カレイ類の体の色は保護色を示し、砂の上に置くと砂そっくりの模様になり、小石のある砂に置くと小石の模様がカレイの体表に出ると言われます。ヒラメは変身できず、目の左右よりも両者の区別の重要なポイントだそうです。

### 東洋医学的効能

**補虚益気《ホキョエッキ》**▼衰弱した体を補強し、気力を高める

### 体質相性の解説

カレイは潤いの性質があり、胃腸にやさしい魚です。体に気力をつけるので「気血両虚」で胃腸の弱い方や「老人」、病後の回復期の方、離乳食などに適しますが、「陽虚」の方、肝硬変のある方、腎機能の弱い方はタンパク質を控え目に。アレルギー反応を誘発する恐れがあるため、「妊婦」の方は食べないほうが胎児のためでしょう。

### 栄養素の上手な摂り方

皮の黒いものはビタミンAが豊富な印だそうです。斑点がはっきりして皮が張り、身が厚く腹部が白色のものを選びましょう。カレイのエキスにはグリシン・アラニン・グルタミン酸など良質のタンパク質が多く、その皮と、特に縁側や骨にコラーゲンが多く含まれています。いずれも水溶性の成分なので皮をつけたまま煮つけにしたほうが多く摂ることができます。子持ちガレイは卵のために肉の味が落ちています。

### 古典より

カレイは常食されているものは二〇種類ある。食べ過ぎるとアレルギーを引き起こしやすいので、食べすぎは不可と記載されている。

### 話題の栄養素

**タウリン**▼カレイにはタウリンも豊富で、胆汁酸の分泌を促進しコレステロールを分解してドロドロの血液をサラサラにする効果があります。

**カルシウム**▼カレイにはカルシウムが豊富で、その上ビタミンDがカルシウムの吸収を助け、骨を丈夫にしたり神経系統の安定や心臓の働きに欠かせない成分です。

# ナマズ(鯰)

## 利尿効果があり、むくみの解消に

### 原産地と別名

学　名　ナマズ科　Silurus Asotus
英語名　Japanese catfish
中国名　鯰魚(ニエンユイ)
原産地　湖沼

| 体質・症状 | 相性 |
|---|---|
| 気血両虚・胃腸弱い | ○ |
| 食積痰湿・消化不良 | △ |
| 肝陽亢盛・高血圧 | △ |
| 気滞うっ血・血行悪い | ○ |
| 陰虚 | ○ |
| 陽虚 | △ |
| 老人 | ○ |
| 小児 | ○ |
| 妊婦 | ○ |

| 自然の属性 | |
|---|---|
| 寒熱 | 温 |
| 昇降<br>収散<br>潤燥 | 特になし |
| 臓腑 | 脾、胃、腎 |
| 季節 | 冬 |
| 五味 | 甘、淡 |
| 毒性 | 無毒 |

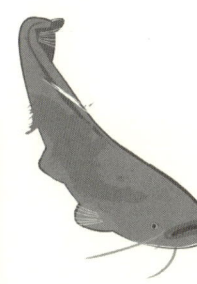

### ルーツ

アメリカで一九二〇年代頃から養殖されていてキャットフィッシュといい、小骨のない白身魚で食べやすくて人気があります。日本でも一時的に養殖が行われていたことがありますが、他のおいしい海の魚ほど人気がありません。

### 東洋医学的効能

補中開胃《ホチュウカイイ》▼胃腸を補強して食欲を回復
利尿消腫《リニョウショウシュ》▼利尿効果があり、むくみを解消する
催乳《サイニュウ》▼産後、乳の出をよくする
利黄疸《リオウダン》▼黄疸を解消する

### 体質相性の解説

ナマズは「温性」で滋養性のあるウロコのない魚ですので、体内の老廃物を除く必要がある「食積痰湿」で消化不良のある方や、「肝陽亢盛」で高血圧などのある方の回復には逆効果ですから、控え目にしましょう。「陽虚」の方は腎機能が弱くなっているのでタンパク質を控え目にしましょう。

### コラム

ウロコがなく四本のひげと大きな口がある魚で、ナマズのひげは幼魚のときは六本ですが、成魚になると四本にまで減ります。湖沼の泥に生息しています。旬は冬期。脂肪が少ないため味は淡白。昔から薬用として使いますが、地震の予知動物としても有名です。

### 家庭療法への応用

**産後母乳の出が悪い**▼ナマズ一匹をぶつ切りにし、肉が軟らかくなるまで煮て、そのスープのみを濾しとって卵二個を割りいれ、火が通るまで煮て塩少々、ショウガ少々で味を調えて食べる(これは体弱で乳が少ない方に適するが、乳の脹れを伴う出の悪い方には適さない)。

**むくみ・尿少ない**▼ナマズ二匹のお腹の中に香菜《シャンツァイ》(中華食材)を入れて、塩なしでゴマ油を少し入れて弱火で火が通るまで煮込む。常食する。

### 栄養素の上手な摂り方

民間でナマズの味噌汁は心臓病や肺病(結核)、黄疸に良いとされます。川魚特有の泥臭さには、皮フ病のない方はショウガを使うことをお薦めします。

# サバ(鯖)

## IPA・DHAが豊富な青背魚の代表、血栓を防ぎ脳の機能を活性化する

### 原産地と別名

サバ科
学　名　Scomber Japonicus
英語名　Mackerel
中国名　青魚(チンユイ)(古名　鯖)
原産地　各地内海

### 自然の属性

| 自然の属性 | |
|---|---|
| 寒熱 | 平 |
| 昇降・収散・潤燥 | 潤 |
| 臓腑 | 脾、胃、心、腎 |
| 季節 | 秋、春 |
| 五味 | 甘 |
| 毒性 | 無毒 |

| 体質・症状 | 相性 |
|---|---|
| 気血両虚・胃腸弱い | ○ |
| 食積痰湿・消化不良 | △ |
| 肝陽亢盛・高血圧 | ○ |
| 気滞うっ血・血行悪い | ○ |
| 陰虚 | ○ |
| 陽虚 | △ |
| 老人 | ○ |
| 小児 | ○ |
| 妊婦 | △ |

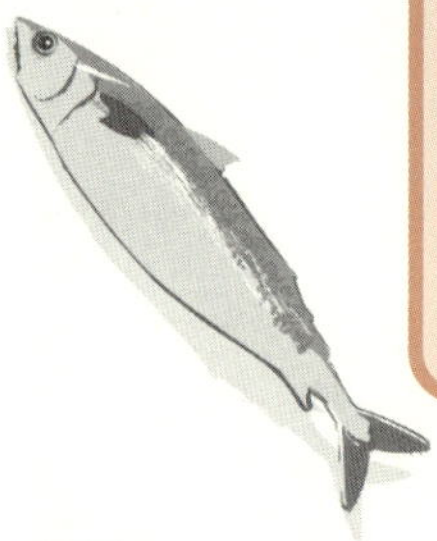

### コラム

日本各地の沿岸に生息して、東シナ海、朝鮮半島、台湾、フィリピン、北欧を回遊する魚です。青背魚で赤身魚の代表であり、日本の食卓の主役とも言えるほどの魚です。サバの肉は気力を高め、余分な水分を除きます。

### 東洋医学的効能

**益気化湿《エッキケシツ》**▼気を高め余分な水分を排泄

**寧心補腎《ネイシンホジン》**▼腎を補給しいらだちを解消

**瀉熱明目《シャネツメイモク》**(胆)▼体にこもった熱を収め、視力を向上させる

### 現代の研究より

**血栓防止作用**▼サバの脂に豊富なEPAという成分には、抗血栓作用、悪玉コレステロールを低下させて善玉コレステロールを増加させる働きがある。

**脳の機能を活性化する作用**▼サバの脂にはDHAという成分が豊富で、DHAは脳と神経に多く含まれ、脳神経組織の発育や機能維持に重要であり、「健脳食」ともいわれている。

**自律神経失調症の予防作用**▼サバにはDHAが一・四四g含まれている。この成分は脳細胞の活性を促進し、不定愁訴の軽減、イライラを防ぎ心を安定させる作用がある。

### 話題の栄養素

**EPA**▼魚類の脂に多く含まれ、n-3系列の多価不飽和脂肪酸でIPA(イコサペンタエン酸)ともいわれています。イヌイットの人たちには血栓症が少なく、動脈硬化もほとんど見られないという事実から、イヌイットの人たちの生活習慣が注目され、よく食べられた魚の研究からEPAという成分が悪玉コレステロールを低下させ、善玉コレステロールを増加させる働きがあるということが解明されました。

**DHA**▼魚の脂肪を摂ると、肝臓から血液へのコレステロールの分泌が減少します。その原因は詳しくわかりませんが、低い水温の中で生活しているためマイナス四五度でも魚の脂肪が液状を保つという現象から、その脂が研究されDHAが注目されています。DHAはもともと脳の神経細胞に含まれている成分で、脂肪酸の合成を促進する酵素の働きを抑制し、血漿中の中性脂肪を減少させ、動脈硬化を防止、脳の発育と働きの維持をするのに役立ちます。

## 体質相性の解説

　青背魚の代表、サバは「平性」ですので普通に食べて問題ないですが、脂が多いため食べ過ぎると胃の負担になりやすく、もともと消化不良のある「食積痰湿」の方は、体の老廃物を除去したほうがよいので控え目に。「陽虚」の方は、タンパク質を控え目に摂ることが弱った腎の負担を軽減することになるでしょう。脂っこいサバ(特に秋のサバ)は「妊婦」の方が食べると下痢しやすく、胎児に不利なので食べないほうがよいでしょう。

## 家庭療法への応用

**脚気**▼サバ三〇〇g(薄切り)、ニラ二五〇gを炒めて適量を食べる。

**めまい**▼サバと豚肉の煮込を常食する。

**むくみ**▼サバの頭の骨を蒸し、日干しして粉末にしたもの九gを、毎日三回に分けて飲む。

**痔**▼サバの新鮮な胆のう(胆汁があるまま)を陰干しし、粉末にして患部に塗る。

**皮膚湿疹**▼サバの胆汁と黄柏《オウバク》(漢方薬、粉末)を混ぜ合わせ、日干しして粉末にし、患部につける。

**急性咽頭炎**▼サバの胆汁を乾燥して粉末にし、青黛《セイタイ》(漢方薬)同量と混ぜ、咽頭部に塗りこむ。

## 栄養素の上手な摂り方

　「腹に金の筋が入ったサバ」は鮮度が高い印です。サバの皮にはビタミン$B_2$が豊富で、口内炎などによいので皮も一緒に食べましょう。焦げたサバの皮には発ガン性があるため、焦げた皮は捨てましょう。サバを焼くときは焦げないように注意しましょう。塩焼きをするときサバの臭みを取るには、塩をふって一時間ほど置いてから焼くか、焼く前に三〇分くらい牛乳に漬けておくと生臭みを減らすことができます。サバの味噌煮も人気メニューで、DHAを効率よく摂れる調理法の一つで少し酢を加えて煮ると旨みが高まりますが、酸っぱい味はしません。サバにはアニサキスなどの寄生虫があり、生食はほとんどしません。しかし、関サバの刺身は有名です。加熱するものも、冷蔵庫に保存するのは一～二日だけにしましょう。

　おろしは発ガン物質を除去するので良い組み合わせですが、なぜか焼きサバについていません。

**ワンポイント**

「秋サバは嫁に食わすな」▼春のサバの脂質の割合は十％であるのに比較して、秋サバの脂質は二〇％になり、味も一層おいしくなります。「秋サバは嫁に食わすな」という言葉には、美味しいものを嫁には食べさせないという意味がありますが、実はもともとの意味は秋のサバが脂っぽくて下痢や腹痛を引き起こしやすいので、子宝のために食べないほうがよいという意味だそうです。

**豆知識**

「サバの生き腐れ」▼この言葉の意味は、サバは傷みの早い魚ということです。鮮度が低下しやすいサバには多量のヒスチジンが含まれ、細菌の酵素により分解され、ヒスタミンを生成しアレルギー様食中毒の原因物質になります。

**古典より**

その胆の味は苦。寒熱性は「寒性」で、無毒。効能は熱を収め、赤目を解消し、視力を回復する。また、妊婦は食べると腹痛、下痢しやすい、と古文献に記載されている。

## 血栓をふせぎ脳の機能を活性化する
# サンマ(秋刀魚)

### 原産地と別名
サンマ科
学　名　Cololabis saira
英語名　Pacific saury
中国名　秋刀魚(チュウダオユィ)
原産地　北太平洋、日本海

### 自然属性と体質相性
サンマはサバと同じく青背の魚です。旬は秋で、その脂質は二〇％以上になり、美味になります。自然属性はサバと同じで、そのため体質相性も大体同じとされています。

### 栄養素の上手な摂り方
サンマは秋のほうがおいしく食べられます。八～九月頃、刺身や寿司だねにもなります。臭みを抑えるためならおろしショウガで食べたほうがよいでしょう。選ぶ時は尾びれのまん中の青色が黄色く変色しているもの、脂のノリのよくないものは選ばないで下さい。

### 栄養素
IPA(EPA)とDHAが多く、血中コレステロールの増加を抑え、脳の活性化を維持します。サバとほぼ同じです。

### ワンポイント
サンマの頭がとがっていて、トカゲのように見えるため英名は saurian(トカゲ類)よりきました。

### 豆知識
サンマは光に集まる習性があるので、その習性を利用して夜間に集魚灯でサンマを集め、四つ手網ですぐい上げるという、棒受網漁法があります。

### 料理論評
**サンマの塩焼き▼**サンマの皮下には脂やコラーゲンが豊富で、焼くと溶けてゼラチンになり、DHAなどと共に落ちてしまいます。少し焦げると香ばしいのですが、焦げた部分に発ガン物質が含まれ、胃ガンの原因となります。日本は胃ガンの死亡率が世界一高いので、焦げたタンパク質、脂肪は食べないほうがよいでしょう。しかし、焼きサンマに添える大根おろしに焦げた部分の発ガン物質を分解する成分があり、その組み合わせは絶妙で理にかなったものです。大根おろしの量は三倍位にするとよいでしょう。

## 体によい栄養素が豊富な庶民の味
# マイワシ(真鰯)

### 原産地と別名
ニシン科
学　名　Sardinops Melanostictus
英語名　Sardine
中国名　鰮・沙丁魚(ウェン・シャーディンユィ)(古名：鰯)
原産地　各地沿海

### コラム
イワシはマイワシ、カタクチイワシ、ウルメイワシなどがあり、共に自然属性や体質相性もサバと同じで、IPA(EPA)とDHAが多く含まれています。マイワシは体側に黒い斑点があり「ななつぼし」といいます。しらすはマイワシ・カタクチイワシの稚魚です。主食は植物性あるいは動物性プランクトンで、いつも大口をあけたまま泳いで捕食します。その生態はまだ全部は把握されていません。その産卵も謎です。メスは産卵すると死ぬといわれています。

イワシの旬は通年ですが、地方によって異なります。秋から冬にマイワシのEPAの含有量はサバ（一・二g／一〇〇g）を上回りトップクラス（一・四g／一〇〇g）となります。

**ワンポイント**

和泉式部はイワシが好きだったそうです。夫は式部に「イワシは女の肌を温めて、顔のつやをよくする美容食よの」といったといわれています。新鮮なマイワシは肉が甘く、臭みもなく、その旨みはイノシン酸やアミノ酸などの成分によるものです。イワシを煮る時は煮崩れしやすいので、なるべく大きいものを選びましょう。

## 栄養素の上手な摂り方

イワシは鮮度の落ちが早く、生臭みが出やすいので、その臭みを消すため、三枚におろしたあと、塩水（海水程度）に十分ほど漬けて血をすっかり洗い落としましょう。

イワシには骨を丈夫にするカルシウムなどが豊富で、しかもカルシウムの吸収を促進するビタミンDも抜群の量を含みます。普段よく食べられるイワシと梅干煮は酸性で、生臭みの成分のトリメチルアミン（アルカリ性）を中和することができ、またイワシが骨まで軟らかくなり骨も食べられ、カルシウムの吸収が一層アップするためお薦めします。

イワシにはビタミン$B_2$も豊富です。$B_2$は口内炎によいビタミンで、アルコールに弱く、熱に強い水溶性ビタミンで、イワシの皮に多く含まれます。$B_2$のためなら料理に料理酒を入れないようにしましょう。イワシに欠けるのはビタミンCや食物繊維で、そのため緑黄色野菜料理と一緒に食べるとその効能がさらに高まります。生臭みや脂のしつこさのため、刺身はおろしショウガで食べたほうがよいでしょう。EPAとDHAの含有量はトップクラスですが、脂の部分に集中しているため摂取するためには脂まで上手に利用するのがコツです。

～下腹太りの改善に～

### イワシの紙揚げ

【材料】
イワシ…八〇g　卵……一個
青シソ……八枚　ネギ…適量

【調味料】
しょうゆ、レモン汁……小さじ一
片栗粉…小さじ一　赤みそ……六〇g
ゴマ油、砂糖、ショウガ汁……少々
サラダ油……四カップ
その他　クッキングペーパー…大一枚

【作り方】
❶イワシの身をこそげとり、鉢に入れてすり潰し、調味料のみそ、しょうゆ、レモン汁、ショウガ汁、砂糖を加え、よく混ぜ、さらに溶き卵、片栗粉を加えてよく混ぜ、みじん切りにした青ネギを加えておく。
❷クッキングペーパーを六cm四方に切り、ごま油を少し塗って青シソを置き、その上に❶のミンチを適量入れ、薄くならして折り包みます。
❸一五〇℃のサラダ油で五分間あげて出来上がり。

この作り方は、まず酒を使用しないため青シソのビタミン$B_2$がいかされ、イワシのEPA、DHAの豊富な脂を逃がさずに、ミソとともに動脈硬化の予防や脳の発育・活性化の働きがあります。また、イワシと青シソはともに利尿作用があり、下腹太りの方を助ける一品です。

# タチウオ(太刀魚)

脂質が多いが胃に負担にならず
老人によい

### 原産地と別名

タチウオ科
学名 Trichiurus lepturus
英語名 Largehead hairtail
中国名 帯魚(ダイユィ)
原産地 西日本から東シナ海

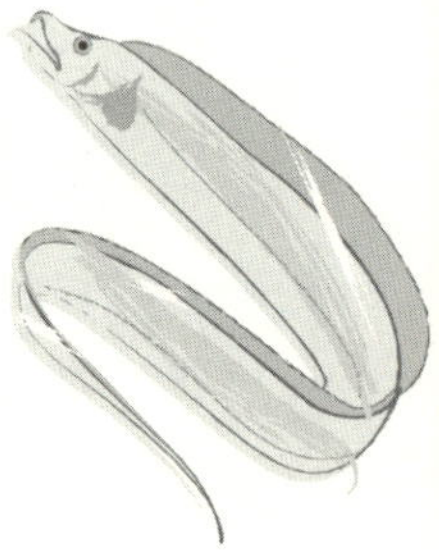

| 体質・症状 | 相性 |
|---|---|
| 気血両虚・胃腸弱い | ○ |
| 食積痰湿・消化不良 | △ |
| 肝陽亢盛・高血圧 | △ |
| 気滞うっ血・血行悪い | ○ |
| 陰虚 | ○ |
| 陽虚 | △ |
| 老人 | ○ |
| 小児 | ○ |
| 妊婦 | △ |

| 自然の属性 | |
|---|---|
| 寒熱 | 微温 |
| 昇降収散潤燥 | 潤 |
| 臓腑 | 脾 |
| 季節 | 夏(四〜五月)秋も |
| 五味 | 甘 |
| 毒性 | 無毒 |

### コラム

太刀に似た姿から「太刀魚」と名づけられたといいます。中国名の意味は「帯のような魚」。表は銀色のウロコで輝いている魚です。暖海性の魚で、南部の島で越冬し冬に産卵のために北上し、群れで大移動しながら生息しています。近年はインド・パキスタンからの輸入が多いようです。

### 東洋医学的効能

**補脾益気《ホヒエッキ》**▼胃腸を補強し体力を高める
**補血潤肌《ホケツジュンキ》**▼血を滋養し、肌を潤す

### 現代の研究より

**急性白血病の治療作用**▼タチウオの白い表皮には「6-TG」という成分があり、急性白血病の治療に高い効果を得るが、むかつき、食欲不振、肝機能障害などの副作用もある。
**止血作用**▼タチウオの表皮の銀粉には止血作用がある。

### 古典より

タチウオはアレルギー体質の方の病気を誘発することや、炎症を引き起こすなどの恐れがあるので、「発物」とされている。肥満の方は食べ過ぎると更に太る。

### 話題の栄養素

**ゲアニン(guanine)**▼タチウオの体表は銀色をしており、ゲアニンという成分の色で、かつて、これを集めてセルロイドで練り、イミテーションパールを作りましたが、近年その中のガンを抑制する成分が注目されています。
**不飽和脂肪酸**▼脂質は最も効率のよいエネルギー源で、十種類以上の脂肪酸があります。炭素と水素と完全に結合したものは飽和脂肪酸、結合していない部分があれば不飽和脂肪酸と呼びます。不飽和脂肪酸の中でもn-9系、n-6系、n-3系の三つの系列に分かれています。n-9系は単価不飽和酸、n-6系(植物由来)とn-3系(魚類由来)は多価不飽和脂肪酸で、体内で合成できない(あるいはされにくい)ため、食品から取らなければならない必須脂肪酸といいます。それぞれの系列をバランスよく摂るのは大事なことで、多価不飽和脂肪酸一に対し単価不飽和脂肪酸一・五が理想的な比率です。タチウオの脂質の多価と単価の比率は一対一・五に近い一対二で、魚類の脂質としては珍しい構成で脂質が多くてもしつこさがないのです。

## 体質相性の解説

タチウオは「温性」で脂っこく、栄養不良の方にはとてもよい補強品です。その脂はサケのようにしつこくはなく、胃腸にやさしいので体弱の方も食べられますが、もともと消化不良がある「食積痰湿」の方や、熱っぽい「肝陽亢盛」の方には逆効果ですので控え目にしましょう。また、高タンパク食なので、腎機能の弱い「陽虚」の方、特に腎不全や肝硬変の方は食べないほうがよいでしょう。タチウオはアレルギー体質の方にアレルギーを誘発させる恐れがあるため食べないほうがよいでしょう。「妊婦」の方は胎児のためにアレルギー源性の恐れがあるものは食べないほうがよいでしょう。

## 家庭療法への応用

**食欲不振**▼タチウオ五〇〇g（ぶつ切）、豆豉《トウシ》（漢方薬）六個、ショウガ三切、陳皮《チンピ》（漢方薬）三g、コショウ一・五g。調味料を煎じて沸騰させた後、タチウオを入れて火が通るまで煮る。毎日適量を食べる（これは胃腸が冷えて食欲不振の方に適するが、食べ過ぎなど他の原因による食欲不振には適さない）。

**胃下垂・脱肛**▼タチウオ五〇〇g、黄耆《オウギ》（漢方薬）二四g、（炒）枳殻《キコク》（漢方薬）九gを煮て、その肉を食べてスープを飲む。

**白血病・胃ガン**▼毎日タチウオの表皮のウロコを料理して食べる。常食すること。

**皮膚の傷口の出血**▼タチウオの銀色のウロコを集めて患部に塗りつけると出血を止める効果がある。

## 栄養素の上手な摂り方

タチウオの体表の銀色の物質は鮮度の目安となり、剥げ落ちたり黄色になったものは鮮度が落ちている印です。脂が多いので塩焼きが一番。脂を除くためなら酒蒸しが一番おいしいです。小さいトゲが両側にあり、まん中には小骨が少ないため背ビレと胸ビレの骨を除けば子供にも食べられます。韓国風ならニンニク・ネギ・赤唐辛子・酒・砂糖・醤油などのタレにつけてから焼き、つけ汁をからませて仕上げると脂っこさが減り、魚臭さも解消できるでしょう。

### ワンポイント

東シナ海の漁業には、大陸の魚類の主役ともいえる四種の魚の大きな漁獲期があり、その四種とはタチウオ、イカ、そして日本ではあまりなじみのない黄魚、小さい黄魚です。タチウオの漁獲期は四・五月の夏期と、秋の後に捕る冬期の大漁の二つです。びっくりするほどの量のタチウオが捕れます。各国の人気料理です。

### 〜〜痩せた老人によい〜〜
### 焼きタチウオ 炸帯魚（ザダイユウ）

【材 料】
タチウオ……一匹（斜めにぶつ切りに）

【調味料】
薄力粉、塩……各少々

【作り方】
❶タチウオに少し塩を振り、薄力粉をうすくつける。
❷熱したフライパンにサラダ油少々をひいて❶のタチウオを焼く。浅いきつね色になったらひっくり返して焼き、完成。

この料理は簡単で、調理する前に塩を振るので魚の表面がシャリッと香ばしい塩味となり、中はさかな本来の味で、塩分の摂りすぎにならず胃の負担にもならず、抗ガン作用のあるゲアニンを効率よく摂れるのでお薦めします。

# ドジョウ（泥鰌）

カルシウムなどミネラルが豊富。強精に

## 原産地と別名

ドジョウ科
学　名　Misguenus anguillicaudatus
英語名　Oriental weather-fish
中国名　泥鰌（ニーチュウ）
（古名　鰌魚）
原産地　各地

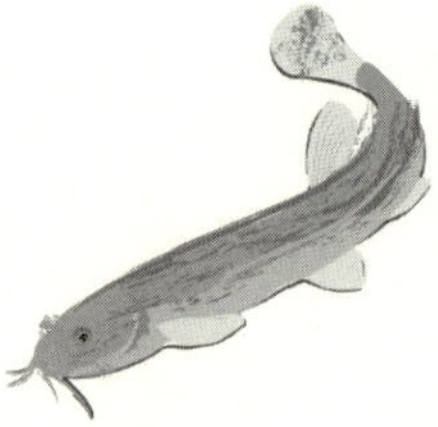

### コラム

ドジョウは日本各地の小川、水田などに生息します。成魚は円筒形で細長く、二〇㎝位で、口の周辺にはヒゲがあり、胸ビレは、オスは長く、メスは短いという特徴があります。冬になるとドジョウは冬眠して体がやせ、味も落ちます。旬は夏季ですが、人工養殖により一年中出回っています。独特の泥臭さがあります。

| 体質・症状 | 相性 |
|---|---|
| 気血両虚・胃腸弱い | ◎ |
| 食積痰湿・消化不良 | △ |
| 肝陽亢盛・高血圧 | ○ |
| 気滞うっ血・血行悪い | ○ |
| 陰虚 | △ |
| 陽虚・腎機能悪い | △ |
| 老人 | ◎ |
| 小児 | ○ |
| 妊婦 | ○ |

| 自然の属性 | |
|---|---|
| 寒熱 | 平 |
| 昇降<br>収散<br>潤燥 | 特になし |
| 臓腑 | 脾 |
| 季節 | 夏 |
| 五味 | 甘 |
| 毒性 | 無毒 |

## 東洋医学的効能

**補中益気《ホチュウエッキ》**▼胃腸を丈夫にして消化吸収力を高め、体力をつける

**祛風利湿《キョフウリシツ》**▼体内の余分な水分を排泄させ、皮膚の湿疹の痒みを収める

**祛湿利黄疸《キョシツリオウタン》**▼余分な水分とこもった熱を収め、黄疸に効果がある

## 体質相性の解説

ドジョウは日本の家庭では普通には食用にされていませんが、中国では古くから体力がつくなどの薬効が知られ、子供の栄養不良や過汗症、黄疸性肝炎、インポテンツなどに用いられます。「気血両虚」で胃腸が弱い方や「老人」のカルシウムの補充には非常によく、また、体内の余分な水分を排泄させる効能があるので、「痰湿」のある方や軽いむくみのある方にもよいです。消化不良のある方や「陽虚」の方は常に体内の水分のめぐり

### 古典より

ドジョウは元気でよく動くため、その特徴を「酋健《チュウジエン》」という。そのために「鰌魚《チュウユウ》」と名づけられた。強身に。海鰌は極めて大きい。江鰌は二四㎝くらい。泥鰌（ドジョウ）は小河、湖、池に。最小のものは十㎝程度。ウロコがなく、自らの粘液で皮がぬるぬるして捕まえにくい。

### 話題の栄養素

**カルシウム**▼カルシウムは骨や歯の主な成分で、摂取量が不足すると骨からカルシウムを溶かしだして使います。そのため骨がもろくなってしまい、骨から出たカルシウムは血管壁にくっつきやすく、動脈硬化のもとになる恐れがあるので、カルシウムを充分に補給しておく必要があります。一〇〇gのドジョウには二九九㎎のカルシウムを含みます。これはシジミやハマグリの一三〇㎎より上回り、トップクラスを誇ります。

や排泄の能力が低下しているので、むくみの解消に適しますが、中でも腎機能の悪い方にとっては、ドジョウは腎の負担になるので食べないほうがよいでしょう。また、もともと体内の水分が不足している「陰虚」の方は控え目に。「肝陽亢盛」の方は補養より少食や断食のほうが体の回復によいので控え目に。

## ◎家庭療法への応用

**咽の乾き**▼ドジョウ十匹を乾燥させて(日干し以外の方法で)、頭と尾を除き、炭になるまで焼く。同量の日干し荷葉《カヨウ》(ハスの葉、漢方薬)と混ぜて粉末にし、十八gを三回に分けて白湯で飲み込む(これは漢方処方「沃焦散《テンショウサン》」という。糖尿病による咽の渇きに効果がある)。

**急・慢性肝炎**▼清らかな水にドジョウを放ち、植物油を数滴入れる。ドジョウがそれを食べることで、腸内の汚れた物が早目に排除される。毎日その水を入れ替えて水の汚れがなくなるまで繰り返す。水の汚れがなくなったらドジョウを加熱乾燥させ、すり潰して粉末にし、三〇gを三回に分け、食後、白湯で飲む。小児は半量にする。

**急性胆のう炎**▼生きているドジョウ二匹の背中の肉を切り出し、カプセルにして白湯で飲み込む。

**インポテンツ**▼ドジョウとエビを一緒に煮て、スープも肉も食べる。

**黄疸・尿の出が悪い時**▼生きているドジョウ十匹の内臓を取り除いて、豆腐1/2丁と一緒に強火で煮る。塩で味を調えて常食する。

## ◎栄養素の上手な摂り方

できるだけ活きているドジョウを使用すること。低脂肪・高タンパク・低エネルギーの食品で、体の新陳代謝を促します。生きているうちに冷凍されたものが市販されていますが、使用前は塩水でよく洗って下さい。滋賀県の「ドジョウのなれずし」も古くから有名です。ドジョウはカリウムの含有量が高いので、食用時、カリウムを補充するための薬を一緒に飲んではいけません。また、シュウ酸やタンニンの豊富な野菜(例えば、ホウレンソウなど)、果物(例えば、ブドウ・カキなど)、茶などと一緒に食べるとカルシウムと結合して消化吸収しにくい物質になり、カルシウムの利用価値が低くなりますので、一緒に摂らないようにしましょう。

~~強精に効果的~~

### ドジョウのスープ

【材　料】ドジョウ……………五匹
ショウガ(薄切り)

【調味料】塩、コショウ、ゴマ油、
サラダ油、料理酒… 各適量

【作り方】

❶生きているドジョウを清水に放ち、少し塩、ゴマ油を入れて、砂をはかせて泥臭さをおさめるため一日置く。

❷ドジョウの内臓を除いて骨と肉を分けておく。

❸熱したフライパンにサラダ油をひいて弱火で骨を揚げて取り出し、次に肉を揚げる。フライパンに先ほどの骨を戻してひたひたまで水を加え、料理酒、ショウガを入れて弱火で煮込む。

❹スープが乳白色になったら骨と肉を取り出して、浮いた油も除き、適量の塩コショウを入れて出来上がり。

スープを連続数日飲むと、過労・疲れによる精力低下によく効きますが、他のインポテンツには適しません。

骨粗しょう症の予防に

# ベニザケ（紅鮭）

**原産地と別名**

サケ科
学名　Oncorhychus norlca
英語名　Salmon
中国名　大馬哈魚（ダーマーハーユィ）紅鱒（ホンズン）
原産地　寒流海域

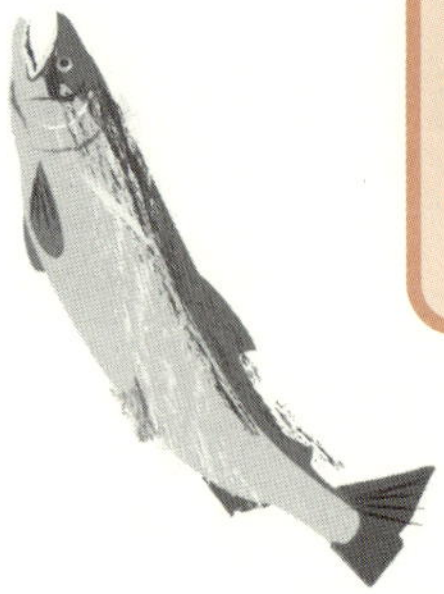

| 体質・症状 | 相性 |
|---|---|
| 気血両虚・胃腸弱い | ○ |
| 食積痰湿・消化不良 | △ |
| 肝陽亢盛・高血圧 | ○ |
| 気滞うっ血・血行悪い | ○ |
| 陰虚 | ○ |
| 陽虚 | △ |
| 老人 | ○ |
| 小児 | ○ |
| 妊婦 | ○ |

| 自然の属性 | |
|---|---|
| 寒熱 | 温 |
| 昇降<br>収散<br>潤燥 | 潤 |
| 臓腑 | 心、肝、胃 |
| 季節 | 秋、冬 |
| 五味 | 甘 |
| 毒性 | 無毒 |

## 東洋医学的効能

暖胃和中《ダンイワチュウ》▼胃を温め胃腸の機能を回復

## 現代の研究より

**老化の防止作用**▼ベニザケには抗酸化作用のある赤色素アスタキサンチンが豊富で、紫外線の照射による皮膚のしわを抑制する効果がある。

**血行をよくする作用**▼サケにはナイアシンやビタミンE、EPAが含まれている。これらは血行をよくして血液をサラサラにする効果がある。

## コラム

自然では秋から冬にかけて産卵のために集団で川をさかのぼり、産卵後、親魚は死にます。孵化して五〇日くらいで幼魚となり川を下り、北太平洋で三～六年生活し、ベニザケは産卵時期にまた川をさかのぼります。鮭にはシロザケとベニザケがあり、シロザケは時期によりさまざまな呼びかたがされていて、アキアジ（秋味）、アキザケ（秋鮭）、メジカザケ（目近鮭）、トキシラズ（時知らず）などがあります。ベニザケは日本では捕れないので、カナダなどからの輸入物がほとんどです。サケ・マスには種類が多すぎるほどあります。シロサケ・ギンザケ・キングサーモンなどは降海型で、淡水で生まれ一生を淡水で過ごす陸封型のイワナ・ヤマメ・ニジマスなども同属です。

## 古典より

少量を食べると胃腸を助けるが、食べ過ぎると体に余分な熱を生じやすく、体に熱がこもりやすくアレルギー反応やめまいを引き起こし、体癬を誘発する恐れがあると『本草綱目』に記載されている。

## 話題の栄養素

**アスタキサンチン**▼動物性食品（サケやイクラ、サクラエビなど）の赤い色素で、植物のカロチンより抗酸化作用が強く、老化防止に期待されています。

**ナイアシン**▼ニコチン酸ともいい、血行をよくし、二日酔いの原因になるアセトアルデヒドを分解する働きもあります。しかし、ナイアシンを大量に摂るとコレステロールや中性脂肪を低下させると同時に糖質の処理能力を妨げるという報告があります。糖尿病の方はご注意。

**EPA（エイコサペンタエン酸）**▼n-3系列の多価不飽和脂肪酸です。EPAは悪玉コレステロールだけを抑え、善玉コレステロールを増加させます。ほかに抗ガン作用もあります。体内で合成できず、植物油のα-リノレン酸が多い食品を摂るとEPAを体内に合成できます。

**DHA（ドコサヘキサエン酸）**▼EPAと同じ魚類の脂肪に多い多価不飽和脂肪酸です。

## 体質相性の解説

サケ、特にベニザケは「温性」で胃腸にやさしく、少しずつ食べれば体に栄養を補給し体を丈夫にする効能がありますが、やはり高カロリー・高脂肪食品ですから、一度に食べ過ぎると消化不良やめまいを引き起こしやすく、特に胃腸の弱い方は適量を心がけましょう。またサケは血行をよくする効能があり、血液に中性脂肪が多い「食積痰湿」の方によいと思われますが、このタイプの方の消化吸収能力はすでに弱くなっているので、油っこいベニザケは胃腸の負担になり、結局逆効果です。血液を改善するためには食物繊維や豆腐、野菜を中心にしたほうがよいでしょう。「食積痰湿」体質の中でも胃腸が強い方は少量摂るとよいでしょう。胃腸が弱く、よく消化不良を起こす方は控え目に。「陽虚」の方はもともと胃腸が冷え、消化吸収能力が低下していて、サケは胃腸の負担になるので避けたほうがよいでしょう。また、「陽虚」で腎機能が低下している方はタンパク質を控え目にしましょう。

## 栄養素の上手な摂り方

サケにはビタミンDが豊富で、カルシウムの吸収を促進するため、カルシウム豊富なサケの骨（缶詰でも市販しています）も一緒に摂りましょう。サケの卵のイクラやスジコにも赤い色素アスタキサンチンが含まれ、しわを防止する効果が抜群です。また、サケの頭の軟骨のムコ多糖は関節を丈夫にしたり、肥満を予防する作用があります。

サケを焼くのなら火にかける前に酒に漬けたほうが魚臭さを消し、おいしくなります。サケは四kg位のオスが一番うまいといわれています。サケはヘルシーな食材で、サケに不足しているビタミンCや食物繊維を含む緑黄色野菜と、サケに豊富に含まれるビタミンB1の吸収を促進するアリシン（ニンニク・タマネギなど）を一緒に摂れば上手な組み合わせになります。

### 豆知識

サケ類の筋肉は寄生虫に感染しているものが多く一般には生食しませんが、生食する場合は必ずマイナス二〇度以下にし、寄生虫を死滅させてから食べましょう。

ベニザケは成長しながら筋肉中の抗酸化作用がある赤色素のアスタキサンチンの量を増やしますが、シロザケではそんなに増えません。旬の頃は卵巣が大きくなっていて、未成熟卵が筋子（スジコ）で成熟したものがイクラといわれています。

### 〜〜動脈硬化によい〜〜
### スモークサーモンのマリネ

【材料】
スモークサーモン………六切
タマネギ　1/3個（薄切り）
セロリー………半本（薄切り）
レモン………五枚（薄切り）
レタス一〇〇g（手でちぎる）
ケッパー………小さじ一

【調味料】フレンチドレッシング

【作り方】
❶生サーモンを一口大に切る。
❷薄切りにしたタマネギを水にさらす。
❸サーモンにタマネギ、セロリ、レモン、ケッパーをフレンチドレッシングで混ぜておく。
❹食べる前にレタスを入れ出来上がり。
この料理はよく食べられるマリネで、家庭料理でもトレビスやエンダイブ、チコリなどサーモンと相性のよい野菜を入れて異なる食感が味わえます。

# サメ(鮫)

## ガン予防効果に注目、更に脚光をあびる

### 原産地と別名

サメ目
学　名　Prionace glauca
英語名　Shark
中国名　鯊魚(シャーユイ)
原産地　各地

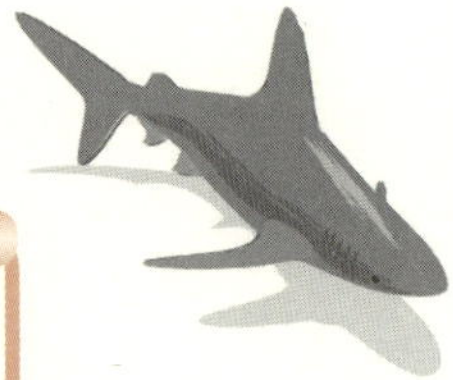

| 体質・症状 | 相性 |
|---|---|
| 気血両虚・胃腸弱い | ○ |
| 食積痰湿・消化不良 | △ |
| 肝陽亢盛・高血圧 | ○ |
| 気滞うっ血・血行悪い | ○ |
| 陰虚 | ◎ |
| 陽虚 | △ |
| 老人 | ○ |
| 小児 | ○ |
| 妊婦 | ○ |

| 自然の属性 | |
|---|---|
| 寒熱 | 平 |
| 昇降<br>収散<br>潤燥 | 潤 |
| 臓腑 | 脾、胃 |
| 季節 | 通年 |
| 五味 | 甘、鹹(塩味) |
| 毒性 | 無毒 |

### ルーツ

サメは胎生で、世界中に二五〇種類以上が生息していますが、このうち食用にされるのはホシザメ、ヨシキリザメ、ネズミザメ、ドチザメ、オナガザメ、ツノザメなどです。サメのヒレを干したものは「フカヒレ」と呼ばれ、中華料理の高級食材とされています。「白翅(パイチー)」が上級品とされています。旬は特にありません。

### 東洋医学的効能

**補脾健胃《ホヒケンイ》**▼消化吸収機能を高める
**益気養血《エッキヨウケツ》**▼気血を滋養する
**益気潤肺《エッキジュンパイ》(フカヒレ)**▼サメのヒレは乾燥から肺を守る
**滋陰潤肺止咳《ジインジュンパイシガイ》(フカヒレ)**▼肺を潤わせ、空咳を回復する
**滋肝明目《ジカンメイモク》(サメのレバー)**▼肝を滋養して視力を回復する

### 現代の研究より

**脳の機能の活性化**▼サメには神経伝達物質アセチルコリン様の効果がある成分が含まれ、毛細血管を拡張して脳の機能を活性化させる。
**美容作用**▼フカヒレの有効成分はコラーゲンで、肌を潤わせ丈夫にする。
**傷の回復を促す作用**▼サメは潰瘍や傷の回復を促進する。
**ガンの予防作用**▼フカヒレのコラーゲンは免疫機能を強化し、ガン細胞に対して効果があるという報告がある。

### 話題の栄養素

**ビタミンA**▼ビタミンAは植物から由来のβ-カロチンと動物由来のレチノールと二種類があり、アブラツノザメの肉一〇〇g中には一五〇〜六〇〇㎎のレチノールを含み、特にサメの肝油はビタミンAの宝庫といえます。とり目に効き、皮膚疾患にもよいです。

**アセチルコリン**▼コリンから作られる神経伝達物質で、アルツハイマー型痴呆を予防する働きがあり、脳の働きを活発にさせ、血中コレステロール値を正常に保ち、動脈硬化を予防する働きもあります。その効能を発揮するためにはビタミン$B_{12}$が不可欠です。

**コラーゲン**▼結合組織に多いタンパク質の一つで、体内タンパク質の三〇〜四〇%を占め、細胞や組織をつなぎ、機能の活性を促し、老化を予防します。血管の弾力を支え、出血を止めるなどの作用があり、ガン細胞に抵抗するための免疫力を高める効果があります。また、美肌にもよいです。

## 体質相性の解説

サメは体の免疫力を高め、栄養不足・気血不足を改善し、体の回復力を高め、治りにくい潰瘍や、傷口を回復する働きがあるため、胃腸の弱い「気血両虚」の方や「陰虚」の方の胃腸を丈夫にします。「食積痰湿」でもともと体内の余分な水分の処理能力が低下している方は、まず、体内に溜まった余分な水分を除去することが優先で、滋養の力と潤いの性質をもつ「フカヒレ」は逆効果となりますから控え目に。「陽虚」の方も、特に腎不全や肝硬変のある方は、腎の働きが低下して体内の余分な水分やタンパク質の排出に不利なので、「潤性」の「フカヒレ」は控え目にしましょう。

## 家庭療法への応用

**傷口が治りにくい**▼サメ肉二五〇gを薄切りにし、塩や酢適量で味をつけ、油で炒めて食べる。

**胃腸虚弱**▼サメのフカヒレ適量を弱火で煮込み、スープを飲む。

**消化不良・腹痛**▼サメのフカヒレを炭になるまでフライパンで乾いりして粉末にし、食後適量を飲み込む。

**とり目**▼サメの肝臓(あるいはサメの肝臓の油。ビタミンAやビタミンDが豊富)一五〇g、ゴマ少々、蒼朮《ソウジュツ》(漢方薬)六gを煎じてそのスープを飲む。

## 栄養素の上手な摂り方

サメはアンモニアの含有量が一四〇〇〜二〇〇〇mgと高く、鮮度が命です。鮮度が低くなると臭くて生食できないので気をつけましょう。肉のアンモニア臭を消すためなら湯引きして酢味噌で食べたり、煮付けにするとよいでしょう。高級中華食材のフカヒレは、水で軟らかく戻してから煮物やあんかけ、汁物などの料理に使われます。フカヒレにはコラーゲンが豊富ですが、よく煮ると、消化しにくいコラーゲンはゼラチンに変化し、一層うまみが高まります。しかし、ビタミンCや鉄分が不足するとその働きも低下します。そのため、ビタミンCや鉄分が豊富な野菜などを一緒に摂るとよいでしょう。また、食物中のコラーゲンはアミノ酸スコア(必須アミノ酸の構成によりつけられた栄養価の評価)が不完全で、完全タンパク質と一緒に摂ることが重要です。例えば、鶏肉の煮込みスープ(アミノ酸スコア一〇〇)を利用してフカヒレあんかけにすると、必須アミノ酸が揃うのでお薦めです。

### コラム

サメは全身が宝物で、肉は五臓六腑の強化作用があり、エラは体の陰を滋養して気を高め、強心に。皮は炭になるまで焼いて魚中毒に。胆汁は咽の炎症に。サメの肉はレチノールを含み、レチノールはビタミンAを補充してくれます。サメの骨は、コラーゲンやコンドロイチン硫酸(皮膚や軟骨に多い)、カルシウムを供給してくれます。近年、骨はガンを予防する働きがあるという報告があり、一層注目されています。サメの肝臓からの肝油やスクワランが血行をよくし、肝臓の機能を助けます。

### 豆知識

サメの中でアブラツノザメはdogfishと名づけられ、それは群れが猟犬のようにタラやオヒョウの群れを襲う習性があるためです。中国語でサメは、昔は「鮫魚」といいましたが、現在は「鯊魚」といいます。それは表面が粗くて砂に似ているため、明時代以前から「鯊魚」と呼ばれています。

# ウナギ(鰻)

## 土用の丑には欠かせない補給品

### 原産地と別名

ウナギ科
学 名　Anguilla japonica
英語名　Eel
中国名　鱔魚(シャンユイ)
(古名　鰻鱺　マンリー)
原産地　各地沿岸

| 体質・症状 | 相性 |
|---|---|
| 気血両虚・胃腸弱い | △ |
| 食積痰湿・消化不良 | △ |
| 肝陽亢盛・高血圧 | △ |
| 気滞うっ血・血行悪い | ○ |
| 陰虚 | ○ |
| 陽虚 | △ |
| 老人 | ○ |
| 小児 | ○ |
| 妊婦 | × |

| 自然の属性 | |
|---|---|
| 寒熱 | 平(微寒) |
| 昇降<br>収散<br>潤燥 | 潤 |
| 臓腑 | 肝、腎 |
| 季節 | 夏 |
| 五味 | 甘 |
| 毒性 | 有毒(生食時)<br>無毒(加熱) |

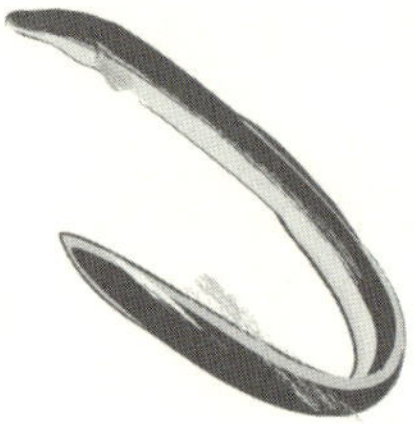

### ルーツ

日本でのウナギの食用の歴史は一〇〇〇年以上もあります。『万葉集』にも、大伴家持が友人に夏やせ防止によいとウナギを薦めたという歌が残っています。平安時代の人々にも滋養強壮食品として愛用されました。

### 古典より

小さいものは食べるのは可。大きくて水に浮くものや、頭が上をむいているものは食用不可。背に白い斑点があり、エラがないものは食用不可。腹に黒い斑点があるものは大毒がある。胎児の障害を引き起こしやすいため、妊娠した婦人はウナギを食べてはいけない。ギンナンと一緒に食べてはいけない。などの記載が『本草綱目』に記載されている。

### 豆知識

天然ウナギの腹は黄色く、産卵のために海へ下る「下りウナギ」は銀色、養殖のものは白色、市販のウナギはフランスウナギが多いです。ほとんどが養殖ものです。ウナギの筋肉にはジペプチドカルノシンが多く、これは抗酸化作用があります。

### 東洋医学的効能

**補虚益血**《ホキョエッケツ》▼気血を滋養する
**祛風湿**《キョフウシツ》▼腰・足の重い痛み、しびれに効く
**殺虫**《サッチュウ》▼骨灰を燃やして家蟻などを殺す

### 現代の研究より

**骨粗鬆症の予防**▼ウナギはカルシウムや、カルシウムの吸収を促進する働きがあるビタミンDを多く含むので、骨粗鬆症の予防効果が期待されている。

**視力を改善する作用**▼ウナギ一〇〇gは成人が一日に必要なビタミンAを満たし(特にきも)、視力改善作用がある。

**動脈硬化の予防**▼ウナギにはDHA(一〇〇g中一・五g)とEPAが豊富で、動脈硬化の予防に役立つ。

**消炎作用**▼ウナギにはEPAが豊富で、関節炎の痛みを緩和する効果があるという報告がある。

### ワンポイント

**ウナギの毒性**▼ウナギの血液や表皮には主として酸性タンパク質(アスパラギン酸、グルタミン酸)が含まれ、毒性がありますが、加熱すると毒性は分解され無毒になります。そのため充分に加熱するのが安全のコツです。

## 体質相性の解説

ウナギは「平性」で、また「微寒性」説もある滋養品ですが、栄養が豊富で消化しにくいため、「気血両虚」で胃腸が弱い方は控え目に摂りましょう。「食積痰湿」で消化不良のある方や、「肝陽上亢」で高血圧の方に必要なことは、体の余分な脂肪や老廃物の分解と排泄ですが、栄養満点のウナギは逆効果ですので控え目に。ウナギの脂に脂肪を減らす働きがあるといっても、毎日食べてはいけません。多目に摂ると逆効果の恐れがあるので控え目に。「陽虚」の方は腎の働きが弱いので、高タンパク食を控え目に。「妊婦」の方は胎児の障害を引き起こす恐れがあるので食べないほうがよいでしょう。

## 家庭療法への応用

**体弱**▼ウナギを蒸して少しずつ食べる。

**空咳**▼ウナギを調味料なしで蒸してその脂を食べる。

**肺炎・高熱**▼蒸したウナギの脂の中に塩少々を入れ、毎日五〇mℓを二回に分けて飲む。

**とり目**▼ウナギ三〇〇g、クロクワイ七個を弱火で煮て、一日一回食べる。

**白斑病**▼ウナギの脂(調味なし)を患部に塗って日に当てる。

**駆虫**▼ウナギの骨を灰になるまで焼いて木クズを加え燃やす。煙が蚊やハエを追い払う。家の白蟻などにも効果がある。

## 栄養素の上手な摂り方

ウナギの皮下にはコラーゲンが豊富ですが、加熱するとゼラチンに変わって流出しやすいので、逃がさないためにはスープや蒸し物にしたほうが多く摂ることができます。ビタミンAはガン細胞の分裂を抑え、皮膚・粘膜を丈夫にしてカゼの予防に役立ちますが、ウナギ一人前には成人が一日に必要な量の三倍もビタミンAを含有しているため、摂りすぎると蓄積され、様々な不調を引き起こすので、ほどほどにしましょう。ウナギは栄養の宝庫といえますが、ビタミンCや食物繊維は含まれないので、ウナギに多いコレステロールを減らすためにもそれらを一緒に摂りましょう。蒲焼に山椒をかけて食べる習慣がありますが、香りがよいだけでなく抗酸化作用のある山椒が、ウナギの脂肪の酸化を防ぎ、消化を助けますので理にかなった組み合わせです。夏、旬の時期の小ぶりのウナギで、光沢があり体が引き締まったものが美味しいといわれています。

### 話題の栄養素

**ビタミンA**▼ビタミンAは動物性食品に多く含まれるレチノールと、緑黄色野菜に多いβ-カロチンの二種類があります。ウナギにはレチノールが多く、レチノールは光の明るさや色を感じる色素(ロドプシン)の生成促進、気管支や胃腸の粘膜を正常に維持して、皮膚の潤いを正常に保つために働きます。ビタミンAが不足すると、とり目や皮膚のかさつき、感染しやすくなる、ガンのリスクが高まるなどの症状が起こります。体内に蓄積できるので、毎日摂らなくても問題になりません。しかし、レチノールを摂りすぎると頭痛や吐き気、発疹などが出る恐れがあるので気をつけましょう。ちなみに、β-カロチンは油と一緒に摂ると吸収率が高まります。一度にβ-カロチンを食べ過ぎると皮膚が黄色になりますが、そのあとは大した障害はみられませんが、近年、β-カロチンを大量に続けて摂るとガンを誘発する恐れがあるという報告もあります。

# コイ（鯉）

乳の出に効果抜群

**原産地と別名**

コイ科
学　名　*Cyprinus carpio*
英語名　Carp
中国名　鯉魚（リーユィ）
原産地　世界中の河、湖

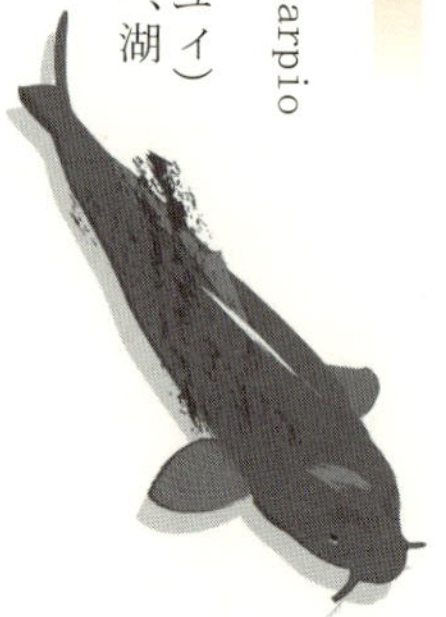

| 体質・症状 | 相性 |
|---|---|
| 気血両虚・胃腸弱い | ○ |
| 食積痰湿・消化不良 | △ |
| 肝陽亢盛・高血圧 | △ |
| 気滞うっ血・血行悪い | ○ |
| 陰虚 | ○ |
| 陽虚 | △ |
| 老人 | ○ |
| 小児 | ○ |
| 妊婦（出産後） | ◎ |

| 自然の属性 | |
|---|---|
| 寒熱 | 平 |
| 昇降<br>収散<br>潤燥 | 潤 |
| 臓腑 | 脾、胃 |
| 季節 | 冬、春 |
| 五味 | 甘 |
| 毒性 | 無毒 |

**ルーツ**

白身魚の淡水魚で、出回っているものはほとんどが養殖ものです。江戸時代から養殖が始まり、各地で盛んになりました。活魚として料理するのが主流です。昔の本『本朝食鑑』には京都の淀川のコイの味が最高で、ついで宇治川、琵琶湖となっています。コイの滝登りの伝説は有名で、実際には登らないのですが、出世の関門を「登竜門」といい縁起のよい魚とされています。平安時代初年、日本最古の料理本の『四條流包丁儀式』では、必ずコイを使いました。コイのウロコに十字の模様があり、中国では模様を「文理」といい、そのためコイは「鯉」と名づけられました。旧暦の新年になると、コイをモチーフとして使い、今年も余裕（鯉魚と同じ発音）があるようにとお祈りします。

**古典より**

コイの側面の皮内には糸のような白い筋があり、魚臭く毒性のある物質を含む。そしてコイの黒い血にも毒があるため料理する前に除くこと。漢方薬の天門冬《テンモンドウ》、麦門冬《バクモンドウ》、朱砂《シュサ》、紫蘇《シソ》、竜骨《リュウコツ》と一緒に服用してはいけない。小豆と一緒に食用すると利尿効果が倍増するが、むくみのない方は特に食べてはいけない。ふらつき、皮膚感染しやすく、痰を生じやすいので気をつけること。コイを焼いたときは煙が目に当たると三日以内に目が傷つく。気をつけること。また病の回復期や下痢のある方は食べてはいけない、と古文献にある。

**東洋医学的効能**

**補脾健胃《ホヒケンイ》**▼胃腸を滋養し機能を高める
**通乳汁《ツウニュウジュウ》**▼乳の出をよくする
**利水消腫《リスイショウシュ》**▼利尿効果があり、むくみを解消する
**利黄疸《リオウダン》**▼黄疸を解消する

**体質相性の解説**

コイは淡水に生息し、寒熱は「平性」の食材ですが、河川の魚で脂っこく、食べ過ぎると余分な熱と痰が生じやすく、のぼせ、ふらつきが起こるなどの事実からみると、もともと熱っぽくのぼせやすい「肝陽亢盛」・高血圧の方にとっては逆効果になるので控え目に。コイの脂は血行をよくする効果がないので、「食積」で消化不良の方には不向きですが、利尿作用があるので、余分な水分がたまった方や妊娠中でむくみのある方は、水分の排泄を助ける目的で少し摂るのはよいでしょう。「陽虚」の方は腎の機能が低下している場合が多いので控え目に。味をつけていないコイのスープは、出産後、体弱で乳の出が少ない方に非常によいのでお薦めします。

## 家庭療法への応用

**産後母乳の出が悪い時**▼コイ適量に少しコショウを加え煮込む。塩分は入れない。身を食べてスープを飲む(体弱で乳の少ない方に適するが、乳が張って乳の出が悪い方には適さない)。

**黄疸・むくみ**▼コイ一匹(一kg)、小豆三〇〜六〇gを調味料なしで煮込んで食べる。常食する。

**咳・喘息**▼コイの頭一個、ショウガ、酢、ニンニクと一緒に煮て食べる(これは空咳の方にはよいが、痰の多い喘息には適さない)。

**顔面麻痺**▼コイの血を患部の顔に塗りつける。

**腹水**▼コイ五〇〇g、小豆五〇gを一緒に煮て調味料なしで朝一回食べる。重症の方はコイ一kg、小豆一〇〇gを同様に煮て二回に分けて食べる(これは肝硬変を伴った腹水や、慢性腎炎のむくみに適するが、ガンの腹水などには適さない)。

**不正出血**▼コイのウロコを焼いて灰にし、十八gを三回に分けて食べる(これは更年期の大出血と、子宮筋腫の不正出血に適するが、ガンや感染による不正出血には適さない)。

## 栄養素の上手な摂り方

コイにはビタミンDやE・A・$B_2$・$B_1$などが含まれ、ミネラル類のカルシウム・鉄分なども多く含まれています。昔からコイの薬用が民間でよく知られています。生食は肝臓ジストマの幼虫が寄生している恐れがあるので、注意しましょう。必ず活魚を手に入れ、一〜二日きれいな水に放ち、泥を吐かせます。さばく時には胆のうを潰さないように丁寧に取り除くことです。さもなければ全体に苦味がうつってしまいます。味噌煮・甘露煮ともにおいしいです。

**酢豚と酢鯉**▼中華料理の「糖酢鯉魚《タンツーリーユィ》」は春秋時代にさかのぼるほど古いメニューです。魚と酢の相性がよく、河魚の臭みと油っぽさを酢で抑制するため理にかなった一品ですが、その後、材料が豚に移行し「酢豚」というメニューになりました。しかし、古籍には酢と豚肉は相性が悪く、体に余分な熱がこもりやすいと記載されています。日本では定番の料理になっていますが、体が熱っぽい方は気をつけましょう。

### コラム

コイは肉だけでなく全身が薬用になります。例えば、肉は利尿・むくみに。コイの胆は苦く「寒性」、無毒で、目が熱っぽく赤くなり痛む時に。また、緑内障にも小児の咽の腫痛にも効きます。コイの脂肪は精神の安定に。コイの脳はてんかんや突発性難聴・緑内障に。コイの血は小児の化膿性皮膚炎に。コイの腸は小児の皮膚病・痔ろうに。コイの歯は尿結石に。コイのウロコは婦人のうっ血による腹痛に。ウロコの灰は吐血・不正出血に。

### 豆知識

- コイは胃袋がないので、一日中餌を食べます。
- 旬は春・冬で、冬のコイは味がよく、淡水魚なので脂がより多いですが、海水魚の脂肪酸成分と異なり、DHAはありません。
- コイは捕まえると一度だけ強く跳ね、あとはじっとしているので「まな板のコイ」という言葉ができ、度胸のよい様子を示します。
- コイの皮には一〇〇g当たり一・四mgのビタミン$B_2$を含み、他魚より多く、ビタミン$B_2$は口内炎の予防に効果があります。

# フナ（鮒）

## 乳の出をよくする魚

### 原産地と別名

コイ科
学　名　Carassius carassius
英語名　Crucian carp
中国名　鯽魚（ジーユィ）
（古名・鮒魚　フーユィ）
原産地　世界各地、河川・湖沼

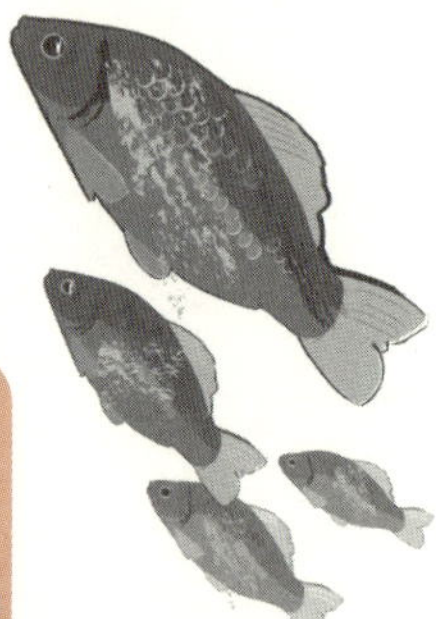

| 体質・症状 | 相性 |
|---|---|
| 気血両虚・胃腸弱い | ◎ |
| 食積痰湿・消化不良 | ○ |
| 肝陽亢盛・高血圧 | △ |
| 気滞うっ血・血行悪い | ○ |
| 陰虚 | ○ |
| 陽虚 | △ |
| 老人 | ○ |
| 小児 | ○ |
| 妊婦・出産後 | ◎ |

| 自然の属性 | |
|---|---|
| 寒熱 | 微温 |
| 昇降<br>収散<br>潤燥 | 潤 |
| 臓腑 | 脾、胃 |
| 季節 | 冬、春 |
| 五味 | 甘 |
| 毒性 | 無毒 |

### 豆知識

フナはいつもくっついて泳ぐため「鮒」と名づけられています。フナは雑食せず、泥を好んでいます。冬になると産卵の準備のため、肉が厚く、一番おいしい時期となり、中国では古くからご馳走とされ、『呂氏春秋』には〝魚の美味しい者、洞庭湖の鮒〟という言葉が残っています。

### 古典より

フナと鹿肉、カラシ、鶏肉、豚のレバーを同時に食べるとアレルギーを誘発しやすく、皮膚の炎症を引き起こしやすい。漢方薬の厚朴《コウボク》、天門冬《テンモンドウ》、麦門冬《バクモンドウ》と一緒に食べてはいけない。寄生虫や菌があるので生食不可。必ず活魚を料理する。豚肉や砂糖と一緒に食べてはいけないなどと古典に記載されている。

### コラム

古くからフナの薬効は知られ、肉だけでなく全身が宝物です。フナの肉は胃腸を温めて丈夫にし、利尿してむくみを解消します。フナの卵は目に良く、フナの頭は焼いて粉末にして咳に。骨は炭になるまで焼き、粉末にして皮膚病に。フナの胆はジフテリアに。フナの脳は難聴に。

### 東洋医学的効能

**補脾健胃《ホヒケンイ》**▼胃腸の機能を高める
**利水除湿《リスイジョシツ》**▼利尿してむくみを解消する
**下乳《ゲニュウ》**▼乳の出をよくする
**止血便《シケツベン》**▼下血を解消する

### 体質相性の解説

フナは「微温性」で胃腸にやさしく、「気血両虚」で胃腸の弱い方に良いのでお薦めします。必ず骨が軟らかくなるまで煮るのがコツです。また、妊娠に伴いむくみのある方や、出産後、乳が少なく出が悪い方にも非常に良いのでお薦めします。「食積痰湿」の方は、補養より消化不良を解消したほうがよいので控え目にしましょう。しかし、塩を加えないフナのスープは利尿作用があるため、「痰湿」を伴うむくみのある方には良く、スープとともにフナの身も食べましょう。もともと熱っぽい「肝陽亢盛」の方は、「温性」のあるフナは控え目に。「陽虚」で腎機能の悪い方はタンパク質を控え目にしたほうがよいでしょう。

### 家庭療法への応用

**食欲不振**▼フナ一匹の腹に草豆蔲《ソウズク》（漢方

薬）六gの粉末をいれ、糸で縛ってショウガと陳皮《チンピ》（漢方薬）六g、コショウ〇・五g、塩少々で煮て食べる。

**痔・下血**▼ウロコがついたままのフナ一匹の内臓を除く。明礬《ミョウバン》（漢方薬）二gを蓮葉で包み、糸で固定して焼いた灰（熱いまま）を、フナの腹に入れて火が通るまで加熱し、調味料を入れて食べる。

**足のむくみ**▼フナ三匹、商陸《ショウリク》（漢方薬）十g、小豆十gをフナの腹に入れて糸で固定し、骨が軟らかくなるまで煮、小豆を食べてスープを飲む。魚は捨てる。

**母乳の出が少ない**▼フナ二五〇g、タラ一〇〇g、漏芦《ロウロ》（漢方薬）六〇g、鐘乳石《ショウニュウセキ》（漢方薬）六〇gを水と日本酒等量で軟らかくなるまで煮る。そのスープを徐々に（毎日少しずつ）飲むと乳量が増す。

**小腸ヘルニア**▼毎食フナ一匹を小茴香《ショウウイキョウ》（漢方薬）と一緒に煮て食べる。

**小児の毛髪が少ない場合**▼フナを炭になるまで焼いて、粉末にし、味噌でペーストにして、患部に塗りつける。

## ◎栄養素の上手な摂り方

フナ寿司は、多目の塩をフナの腹部に詰めてから一～二カ月塩漬けにしているので、寄生虫の心配はありません。フナを料理する時はショウガを用いてその臭みを除きますが、ショウガをフナと一緒にお湯に入れると、フナの汁が流れてショウガの効果が減るので、ショウガは後で入れましょう。ジュンサイと一緒にスープにすると、ジュンサイのぬるぬるした成分、ムチンによって胃腸に一層優しくなります。胃腸が弱く食欲不振の方にお薦めします。フナの肉は小骨が多いため、食べるのが面倒で、子供には食べさせ難いですが、骨についた肉が一番おいしいということを食通の方はよく知っています。骨が軟らかくなるまでよく煮るか、気をつけて小骨をとって食べましょう。また、南蛮漬けのような調理方法があり、それは酢を使って時間をかけて弱火で煮込んだフナ料理で、甘酸っぱく骨まで食べられます。

### ～骨を丈夫に～ フナの酢煮込み

【材料】

フナ（十五～二〇cm）……二匹
長ネギ（ぶつ切り）……一本
ショウガ（薄切り）……三枚
赤トウガラシ（輪切り）…少々

【調味料】

サラダ油……大さじ三
しょうゆ……大さじ二
三温糖……大さじ二
塩……少々
料理酒……大さじ二
酢……大さじ二
水……半カップ

【作り方】

❶フナのエラと内臓を取り除いて血をよく洗い、キッチンペーパーで余分な水を取り、酒、塩、三温糖に十分間漬ける。

❷熱したフライパンにサラダ油を引いて加熱し、フナを両面焼いたら❶の残りの調味料を、しょうゆ、酢、水、ネギ、ショウガ、トウガラシの順に入れ、弱火で煮込む。汁がなくなり骨が食べられる程度に煮えたら出来上がり。

この料理は熱くても冷めても美味しく食べられます。骨も頭も食べることができます。カルシウムが酢の力で軟らかくなり、消化吸収しやすくなって骨を丈夫にするのに役立ちます。砂糖はフナと相性が悪いですが、酢を入れてその相性の悪さを収めることで旨みが高まり、カルシウムの吸収も高まる一品です。

# ハモ（鱧）

カルシウムとコラーゲンが豊富。骨を丈夫に

### 原産地と別名

ハモ科
学名　Muraenesox Cinereus
英語名　Pike conger
中国名　海鰻鱺（ハイマンリー）（古名　鱧　リー）
原産地　各地沿岸

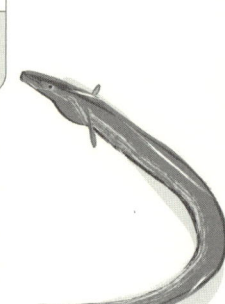

### ルーツ＆豆知識

ハモは暖海性魚で、本州中部以南の沿岸に生息します。昔引き網で大量に獲れましたが、近年減少しています。うなぎ・アナゴと近縁で腹びれがなく、灰色・白身で小骨が多く、脂質含有量は13％と多いですが、うなぎほどはありません。関西の料理によく使われます。

### 体質相性の解説

ハモは「寒性」のもので気を降ろす効能があるため、もともと熱っぽくのぼせやすい「肝陽亢盛」で高血圧の方にはよいですが、胃腸の弱い「気血両虚」の方や「老人」、「小児」などは、胃腸が冷えて体によくないため控え目に。「妊婦」の方は、「寒性」の食品が胎児の発育に不向きですから控え目に。

### 家庭療法への応用

**むくみ**▼ハモ五〇〇g、トウガン（角切り）二〇〇gを煮て長ネギの白部（ぶつ切り）十g、塩で調味して食べる。できるだけ塩分は少なくする（胃腸が弱く栄養不良によるむくみに適するが、飲みすぎや他の病でのむくみ、腹水には不適）。

### 東洋医学的効能

**補脾益気**《ホヒエッキ》▼胃腸を滋養し体力をつける
**利水**《リスイ》▼利尿作用がある

| 体質・症状 | 相性 |
|---|---|
| 気血両虚・胃腸弱い | △ |
| 食積痰湿・消化不良 | ○ |
| 肝陽亢盛・高血圧 | ◎ |
| 気滞うっ血・血行悪い | ○ |
| 陰虚 | ○ |
| 陽虚 | △ |
| 老人 | △ |
| 小児 | △ |
| 妊婦 | △ |

| 自然の属性 | |
|---|---|
| 寒熱 | 寒 |
| 昇降収散潤燥 | 潤 |
| 臓腑 | 脾 |
| 季節 | 夏 |
| 五味 | 甘 |
| 毒性 | 有毒（皮）<br>無毒（加熱） |

### 話題の栄養素

**カルシウム**▼体のカルシウムの九十九％は骨や歯にあり、残りの一パーセントは神経や筋肉・血液にあって、精神安定剤のような働きをします。不足すると、カルシウムの貯蔵庫である骨から取り出され、多いと骨に貯蔵します。骨から放出されたカルシウムは、血管壁などに沈着しやすく、高血圧・動脈硬化・糖尿病などの誘因にもなります。日本人はカルシウム不足の傾向があり、平均成人必要量の八割強位の摂取量で、それとともに日本人の食生活には、カルシウムの吸収を阻害する素因が多く、例えば、食物繊維と一緒に摂ると、繊維にとり込まれて吸収できず、便から排泄されてしまいます。また、ホウレン草のようなシュウ酸が豊富な野菜と一緒に食べると、シュウ酸がカルシウムと結合して吸収できず便と一緒に排泄されてしまいます。更によく飲む煎茶・緑茶にはカテキンを多く含み、カルシウムと結合して吸収できなくなります。一〇〇gのハモには二〇〇mgのカルシウムを含み、タンパク質と一緒にすると吸収しやすくなりますが、更に梅肉ソース・酢味噌を加えると、吸収率がグッと高くなります。

**尿の出が悪い時・咳・痰**▼ハモ五〇〇gを水一ℓで煮て、魚肉は取り出す（別の料理にして食べる）。その汁に沢瀉《タクシャ》十g、沢漆《タクシツ》十g、桑白皮《ソウハクヒ》十g、紫蘇十g、杏仁《キョウニン》十g（いずれも漢方薬）を加え三〇〇mlになるまで煎じ、毎日二回に分けて食前に飲む。

**皮膚病の痒み**▼ハモ一匹の腹部に、蒼耳《ソウジ》（漢方薬）の葉適量をつめる。蒼耳の葉六〇gを鍋にしいてハモを葉の上に置く。魚の高さの半分まで水を加え、弱火で煮込む。火が通ったら薬と魚の皮は捨て、スープごと食べる。

**痔・下血**▼ハモ三〇〇gを長ネギの白部とニンニクとともに煮込み常食する（この料理を食べる時は生もの、冷たいもの、毒性のあるものは禁食）。

## 栄養素の上手な摂り方

必ず活魚を使い、身に張りがあり色が鮮やかなものがよいです。すまし汁の具、甘煮、蒲焼、天ぷら、キュウリと酢の物（はもきゅう）など、実にさまざまな料理に使えます。ウナギのような脂っこさがあるため、梅肉ソース、酢味噌などをつけると脂っこさを感じないだけでなく、骨も軟らかくなって、カルシウムの吸収を促進する働きもあります。

コラーゲンを摂るためには、皮を焼いて酢の物にしたり、皮のまま煮込んでスープにします。コラーゲンがゼラチンとなってスープに流出するため、スープも飲みましょう。

### コラム

**ハモと関西の祭り**▼ハモは、大阪の天神祭や京都の祇園祭によくみられる食材です。また、江戸中期から続く京都の丹波篠山の「ハモ祭り」は、毎年十月十六日に沢田八幡神社で行われます。なぜハモ祭りの行事をするかというと、昔、丹波篠山地方には蛇が多く、蛇を何とかして退治してほしいという願いからだそうです。

### ワンポイント

**「ハモの季節は柳家さん……で」**▼日本の伝統食文化の中心地、京都で「日本伝統ハモ料理は？」とたずねると友人は「ハモの季節は柳家さん……で」と口コミの名店を教えてくれました。京都三条通富小路角にある「柳家本店」のハモのお薦め料理は、ハモの落とし、ハモの箱寿司、ハモの汁物、ハモのデザートというコースになっていて美味しくいただいたことがあります。淡味の白身魚にいろいろな料理法があり、さまざまな味を楽しむことができました。このコースは胃腸を滋養して体力をつけ、淡味で、タンパク質の利尿作用により、体内の余分な水を排泄するので、むくみの解消や夏バテに絶妙なコースです。

### 古典より

ハモは生命力が強い魚で、皮にはウロコがなく、粘っこいタンパク質に小毒があり、特有の生臭さがある。慢性持病を誘発しやすいため〝多食不可〟と古書籍に記載されている。

| ハモとウナギ・ヒラメ栄養素の比較 | ハモ | ウナギ | ヒラメ |
|---|---|---|---|
| タンパク質 | 19.5g | 16.4g | 19.1g |
| 脂質 | 12.7g | 21.3g | 1.2g |
| カルシウム | 22.0mg | 95mg | 15mg |
| リン | 270mg | 230mg | 200mg |
| 鉄 | 2.0mg | 1.0mg | 0.5mg |

# アワビ（鮑）巻貝

高タンパク質、低脂肪で体の補給によい

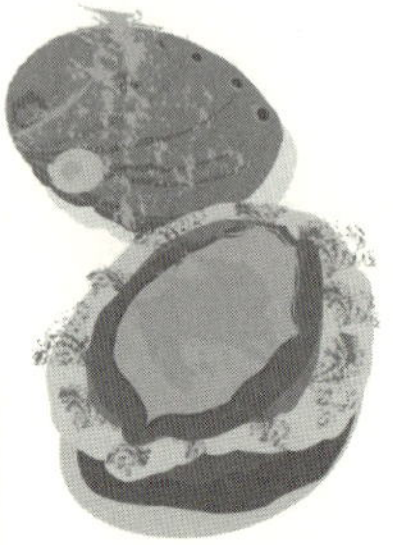

**原産地と別名**

学　名　ミミガイ科　*Nordotis discus*
英語名　Abalone
中国名　鮑魚（バオユィ）
産　地　各地沿海

| 体質・症状 | 相性 |
|---|---|
| 気血両虚・胃腸弱い | △ |
| 食積痰湿・消化不良 | △ |
| 肝陽亢盛・高血圧 | ○ |
| 気滞うっ血・血行悪い | ○ |
| 陰虚・微熱 | ○ |
| 陽虚・冷え症 | × |
| 老人・食欲あり | ○ |
| 小児 | ○ |
| 妊婦 | ○ |

| 自然の属性 | |
|---|---|
| 寒熱 | 平 |
| 昇降<br>収散<br>潤燥 | 潤 |
| 臓腑 | 肝、腎 |
| 季節 | 夏 |
| 五味 | 鹹（塩味） |
| 毒性 | 無毒 |

**コラム**

アワビを薄くむいて乾燥させた「熨斗《ノシ》アワビ」は日本の中世以来作られ、慶事や神饌に使われています。室町時代にアワビの身をたたいて薄くのし、干し物にしたのが始まりといわれています。

**豆知識**

タウリンを含まない飼料で飼われているネコには盲目のものが多いのですが、タウリンを添加すると症状が改善されます。また、牛乳にはタウリンはありませんが母乳にはあるため、母乳から人工乳に替えたい場合、タウリンを添加したミルクを選んだほうが赤ちゃんの目を守ることができるでしょう。

## 東洋医学的効能

**滋陰清熱《ジインセイネツ》**▼体を潤しその微熱を収める
**養肝明目《ヨウカンメイモク》**▼肝の機能を高め視力を改善

## 現代の研究より

**抗ガン作用**▼アワビには多糖という成分が含まれ、それは明確な抗ガン作用を示すと言う報告が多くあった。
**抗菌作用**▼アワビは血中の白血球の増生を促進し結核菌の抑制作用が認められている。
**アワビの毒性作用**▼アワビの餌はアラメやワカメのような褐藻類であり、春先にアワビの内臓を食べると光過敏症となり、顔・手・指などがやけどのようになる人もいる。これはクロロフィルの分解物が原因とされている。

## 話題の栄養素

**カルシウム**▼アワビのカルシウムの含有量はカキの三倍以上です。カルシウムは人体の重要な組成成分で、主に骨や歯に蓄積されます。一％程は神経や筋肉・血液にあり、精神を安定させ、筋肉の収縮を円滑にして心臓の拍動を規則正しく保ち、血液の凝固作用を促進するなどの重要な作用があります。
**アルギニン**▼アワビに含まれたアルギニンは「元気の素」と呼ばれ、子供の成長発育に欠かせない必須アミノ酸で、アルギニンが尿素の生成に関与します。
**タウリン**▼アワビのタウリンの含有量はトップクラスです。タウリンには交感神経抑制作用があるため、食塩由来の高血圧を改善して、高血圧を原因とする脳卒中・心臓病・肝臓病の予防に効果があります。心不全の治療薬にも使われています。

### ◎体質相性の解説

アワビは身肉と殻の効能が同じです。タンパク質の含有量はカキの二倍以上ですが、消化しにくいため、胃腸が弱い「気血両虚」の方は控え目に。もともと消化不良の「食積痰湿」の方は逆効果になる恐れがあるので控え目に。また、冷え症のある「陽虚」の方は腎機能が低下しているため控え目に。微熱が出やすい「陰虚」の方は、微熱を収める働きのあるアワビは非常に適しています。しかし、少しずつとるのがコツです。

### ◎家庭療法への応用

**高血圧・網膜出血▼**石決明《セッケツメイ》(アワビの貝殻・漢方薬)九g(砕く)、黄色菊花《キッカ》六g、決明子《ケツメイシ》(漢方薬)六gを煎じて二〇〇㎖を毎日二回に分けて飲む。

**肺結核・リンパ結核・寝汗▼**アワビを適量毎日食べると症状が改善する。

**とり目・網膜乾燥症▼**アワビ三〇g、石決明《セッケツメイ》(アワビの貝殻・漢方薬)三〇g(砕く)、クコの実三〇g、菊花一〇gを煎じ、毎日二回に分けて飲む。

**胸やけ▼**石決明《セッケツメイ》(アワビの貝殻・漢方薬)を十五～五〇gを煎じ、毎日三～四回に分けて飲む。

**慢性肝炎▼**薄切りにしたアワビ三〇g、米一〇〇gを煮て粥にして常食する。

### ◎栄養素の上手な摂り方

アワビのタウリンを摂るためには、アワビを蒸したあとに残ったタウリンの豊富な汁をあんかけにします。夏季の旬期に作られる、内臓の塩辛「としろ」は酒の肴になります。料理をするときに切り目を入れ、厚みのあるアワビに味が滲みるようにする方がおられますが、ナイフで切った部位は先に熱を受け味が悪くなります。切り目をいれずにそのまま時間をかけて蒸す調理法が一番よい味だと昔から知られています。胃腸の弱い方には、アワビのお粥が胃腸の負担を軽減する調理法ですからお薦めします。

～疲れ目や視力の回復によい～

#### アワビの人参・赤キャベツのあんかけ

【材料】

新鮮なアワビ…一個(内臓は除き、捨てずに薄切りにして、二カ月間塩漬けにし、夏季の「としろ」の肴に)

人参…拍子切り六切に(あらかじめ軽く煮る)

赤キャベツ…五・六枚(アワビ大に切る)

チンゲン菜…一株(アワビ大に切る)

【調味料A】

塩…………小さじ一

とりがらスープ………一杯

調理酒…………二〇g

ゴマ油、胡椒、砂糖…少々

【調味料B】

長ねぎ…………三㎝を六切

ショウガ…………六片

【調味料C】

片栗粉…………大さじ一

水…………大さじ二

【作り方】

熱したフライパンに油大さじ三をひいて、Bの調味料を香りが出るまで軽く炒め、あらかじめ用意した人参・赤キャベツ、チンゲン菜を入れて軽く炒め、Aの調味料を加える。蓋をして、沸騰させたあと二分ほど煮て最後にアワビを入れ、Cの調味料を加え、とろみが出たら出来上がり。

この料理はアワビのタウリンや人参のβ-カロチン、赤キャベツのアントシアニンを合わせて疲れ目を回復させ、網膜の働きをたすける効能があり、アルコール(酒)を加えてそれらの吸収を促進し、また、油で炒めることによりβ-カロチンの吸収を促進します。目によい一品です。

# ホタテガイ（帆立貝）

動脈硬化を防ぐタウリンがトップクラス

**原産地と別名**

学　名　イタヤガイ科　Patinopecten yessoensis
英語名　Scallop
中国名　扇貝（シャンベイ）
原産地　寒海域

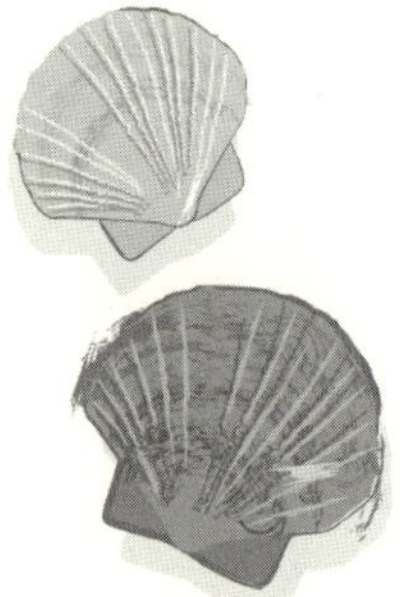

| 体質・症状 | 相性 |
|---|---|
| 気血両虚・胃腸弱い | ○ |
| 食積痰湿・消化不良 | ○ |
| 肝陽亢盛・高血圧 | ○ |
| 気滞うっ血・血行悪い | ○ |
| 陰虚 | ○ |
| 陽虚・腎弱い | × |
| 老人 | ○ |
| 小児 | ○ |
| 妊婦 | ○ |

| 自然の属性 | |
|---|---|
| 寒熱 | 平 |
| 昇降<br>収散<br>潤燥 | 潤 |
| 臓腑 | 脾、胃 |
| 季節 | 冬から春 |
| 五味 | 甘、鹹（塩味） |
| 毒性 | 無毒 |

**豆知識**

海底を移動するときに開く殻が帆掛け舟の帆のように見えたため、帆立貝と名づけられました。一夜にして五〇〇mも移動したという記録があり、他の貝よりジャンプ力を持っているのは、貝柱の力です。

**コラム**

**ネコとネズミ▼**昔、アメリカの飼い猫が盲目になることが多く、その理由はタウリンが含まれない餌にありました。ネコは体内でタウリンの合成ができないので、飼料にタウリンを大量補充したあと視力が改善しました。ネズミは体内でタウリンの合成ができるのでタウリンの旨味があり、それがネコの好物になる原因かもしれないといわれています。

## 東洋医学的効能

**調中下気《チョウチュウゲキ》▼**消化を促す
**止渇利臓《シカツリゾウ》▼**咽の乾きを収め、各臓の機能を回復する
**去滞縮尿《キョタイシュクニョウ》▼**消化不良（食滞）を解消し、尿の出を回復する

## 現代の研究より

**疲れ目を回復する作用▼**ホタテガイは疲れ目によいと古くから民間の食事療法で知られているが、ホタテガイのタウリンの働きと考えられている。

## 体質相性の解説

ホタテガイは「平性」で体を潤して機能を促進する食品で、胃腸にやさしいため、特に問題にはなりませんが、タンパク質の豊富なホタテガイは、「陽虚」で腎機能の弱い方には腎の負担になりますから控え目に。

## 話題の栄養素

**タウリン▼**一〇〇gのホタテガイの貝柱には七六九mg～一〇〇六mgのタウリンを含み、魚介類の中でトップクラスです。そもそもタウリンは一八二七年、牛の胆汁の中から分離してできた硫黄を含むアミノ酸で、タウリンと命名され、他のアミノ酸と結合できず遊離状態で存在し、あるいは胆汁酸と複合しています。大量に摂っても副作用はなく、悪玉コレステロールを降下しながら善玉コレステロールのレベルを維持する働きがあるので、動脈硬化の防止にとても役立ちます。また、肝の働きを助ける効能があります。

## 家庭療法への応用

**精力減退▼**乾貝（干し貝柱）五個を水でもどし、鶏肉一五〇gと肉が軟らかくなるまで弱火で煮て塩で味を調整し、常食する。

**低血圧▼**乾貝五個はもどしてほぐす。党参《トウジン》（漢方薬）十gとともにスープにして、塩で味を調整して常食する。

**視力の回復▼**乾貝五個をもどし弱火で煎じて、セロリ一本の葉のざく切りを入れ、さらに煎じて塩コショウで味を調えて常食する。

## 栄養素の上手な摂り方

ホタテガイは高タンパク低カロリーで、タウリンや、嗅覚障害を回復させる亜鉛、酸素の供給に欠かせない鉄、糖質や脂質の代謝に関与するビタミン$B_2$などを豊富に含みます。タウリンの働きを助けるのは食物繊維で、組み合わせると一層効果が高まります。普通の成人に必要な亜鉛はごく少量で、普通に食事すれば不足にはなりません。ストレスの多い方は亜鉛の消耗量が増します。カキやホタテガイなどから摂るほうがよいでしょう。ホタテガイの旨味はコハク酸やグリシン、グルタミン酸、イノシン酸、アラニンなどの成分から生まれ、生食や鮨だね、刺身、煮物、揚げ物、スープ、ムニエルなどの料理でもおいしく食べられますが、干し貝（「乾貝」という）のほうが味や栄養、効能ともに上回り、高級中華料理食材としてよく使われています。ホタテガイの内臓は特に腸に毒を持っている恐れがあるので、殻つきの貝は貝柱とヒモ以外は食べないように注意しましょう。春から夏にかけては養殖場で有毒プランクトンが発生し、ホタテガイの餌となり腸に蓄積します（他の大きい貝の仲間のイタヤガイ、ヒオウギガイ、アカザラガイなども同様に腸は食用不可）。新鮮な貝柱はつやと透明感があり、弾力があります。ワタが黒ずんでいるものは鮮度が落ちています。

### ワンポイント

貝の形が扇によく似ているので、中国では「扇貝《サンプイ》」と名づけられました。扇貝は三〇〇種以上があり、日本でホタテガイといわれるのは「蝦夷扇貝《シャイシャンポエ》」のことです。

### 〜動脈硬化・高血圧に〜
### セロリとホタテ貝柱の焼きびたし

【材料】
ホタテ貝柱……………三個
セロリ（縦薄切り）…1/2本
トウガラシ（小口切り）…少々

【調味料】
だし汁…………大さじ一
しょうゆ、みりん…小さじ一

【作り方】
❶鍋にトウガラシ、みりん、だし汁、しょうゆ、セロリを入れて煮て、沸騰したら火からおろす。
❷焼き網にホタテ貝柱をのせ、少し焼き目がついたら返して焼いて、熱いうちに❶につけて味をなじませる。冷めるまで置く。

この料理はホタテの加熱時間が少なく、熱しすぎると減ってしまうタウリンを生かします。高血圧を降ろす効能のあるセロリとともに、動脈硬化・高血圧の予防・回復に効果のある一品です。トウガラシがちょっとピリ辛く、赤色で食欲を増進します。

ともに風邪の予防のパワーを発揮することができます。この料理は冷蔵庫で二日間保存できますが、繰り返し加熱しないようにできるだけ早目に食べるようにしましょう。痔の方には適しません。

# アサリ(浅蜊)

## ミネラルが豊富　貧血や味覚障害・むくみの予防に

**原産地と別名**

マルスダレガイ科
学　名　Ruditapes philippinarum
英語名　Short-neck clam
中国名　蛤蜊(ゴーリー)
原産地　各地沿海

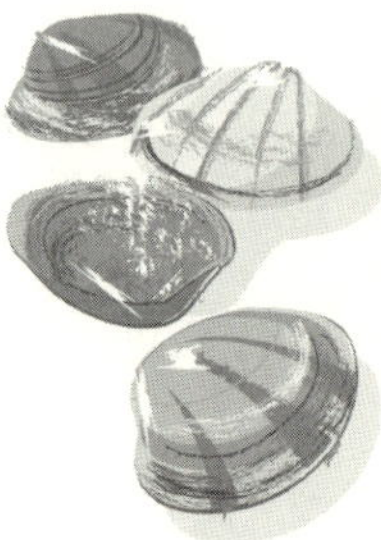

| 体質・症状 | 相性 |
|---|---|
| 気血両虚・胃腸弱い | △ |
| 食積痰湿・消化不良 | △(身肉) |
| 肝陽亢盛・高血圧 | ○(身肉) |
| 気滞うっ血・血行悪い | ○ |
| 陰虚・微熱 | ◎ |
| 陽虚・冷え症 | △ |
| 老人・下痢 | ○ |
| 小児 | ○ |
| 妊婦 | ○ |

| 自然の属性 | |
|---|---|
| 寒熱 | 微寒 |
| 昇降収散潤燥 | 潤、降(身肉) |
| 臓腑 | 肺、胃、脾、腎 |
| 季節 | 春～初夏 |
| 五味 | 鹹(塩味) |
| 毒性 | 無毒 |

### コラム

アサリはタンパク質・脂肪・カルシウム・リン・鉄分・ヨウ素・ビタミンB族($B_{12}$)を豊富に含みます。また、殻には硫酸カルシウムをはじめ有機カルシウム・可溶性アルミニウム化合物・ナトリウム・カリウム・マグネシウム・リンなど二〇数種類の微量ミネラルの宝庫です。その他に鉄・亜鉛・銅・マンガン・コバルトなどが含まれます。よい環境に生息しているアサリは、殻が薄く模様が美しく、水質の悪い浅海に生息しているものは殻が厚く黒ずんでいます。アサリの旨みは身肉から出てくるエキスや殻との間の液体に含まれている、タウリンや窒素、グリシンなどの成分の味です。アサリの漢字は「蛤蜊」とされていて、これは蛤類のものは人に利益があるという意味で名づけられました。

### 東洋医学的効能

**潤五臓止消渇《ジュンゴゾウシショウカツ》**▼五臓を潤わせて補養し、糖尿病に効果がある

**清熱化痰止咳《セイネツケタンシガイ》**▼体にこもった余分な熱を収め、粘い痰の多い咳を鎮める

**軟堅散結《ナンケンサンケツ》**▼地域性甲状腺腫に有効

**制酸止痛《セイサンシツウ》**▼胃酸を中和して胃の痛みや胸やけを緩和する

**治湿疹《チシッシン》**▼湿疹に湿布をすると有効

**治湯傷《チトウショウ》**▼やけどに効果がある

**醒酒《セイシュ》**▼煮物にすると二日酔いを解消する

### 現代の研究より

**抗菌作用**▼海藻・牡蠣《ボレイ》・蛤蜊粉《ゴウリフン》(いずれも漢方薬)からなる「藻蛤冲剤《ソウゴウチュウザイ》」という漢方薬にはマウスの耳の炎症や急性腹膜炎に対して有効であるという報告がある。

**抗ガン作用**▼アサリの殻には蛤素《ゴウソ》(mercene)を含み、抗ガン作用が認められた。

### 話題の栄養素

**ビタミン$B_{12}$**▼化学名はコバラミンといい、植物には存在せず微生物と動物に含まれる赤い色のビタミンです。葉酸と共に血液中のヘモグロビンの合成を助けます。また、$B_{12}$は$B_1$と共に神経に関わり、不足すると手足がしびれ、気分がふさぎこむなどの恐れがあります。ビタミン$B_{12}$は腸内細菌によって合成できるので、よほど偏食でなければ不足はありません。また、タウリンと共に血中のコレステロールの増加を抑制し、肝臓の働きを助けます。

**コハク酸**▼アサリには他の貝類よりも十倍も多く含まれていて、糖の代謝に参与します。

## ◎体質相性の解説

アサリは「微寒性」で、殻は余分な熱を収め、痰を鎮める効能がありますので、「肝陽亢盛」の高血圧の方には良いのですが、身肉の部分にはその効能がありません。漢方薬の蛤利粉《ゴウリフン》（アサリの殻を粉にしたもの）に「痰湿」をとる効能がありますが、栄養の豊富な身肉のほうは、「食積痰湿」の方の体内老廃物を除くためには不利ですのでほどほどに。胃腸の弱い「気血両虚」の方は胃の負担になりやすいので控え目に。「陽虚」の方はもともと腎機能が弱く、高タンパク食品は腎の負担になるため控え目に。「陰虚」の方は毎日少しずつ摂るのがコツでしょう。

## ◎家庭療法への応用

**黄疸**▼アサリを適量煮て常食する（これは黄疸を伴うむくみに非常によいが、甲状腺腫（甲状腺機能低下）の方や生理が止まらない方、おりものが黄色く粘りのある方にも有効）。

**肺結核**▼アサリとニラをいっしょに煮て食べる。あるいはユリ根、玉竹《ギョクチク》（漢方薬）、山芋と一緒に煮て、そのスープを飲み、食べる）。

**糖尿病**▼アサリを弱火で軟らかくなるまで煮て常食する。

**慢性気管支炎**▼蛤蜊粉《ゴウリフン》（漢方薬。アサリの殻の粉）五g、青黛《セイタイ》（漢方薬）〇・五gをハチミツで丸薬にして毎日三〇gを二回に分けて飲む。

**やけど**▼蛤蜊粉《ゴウリフン》（漢方薬）を芥子油で混ぜ、患部に塗る（これはお湯による火傷にのみ適する）。

**二日酔**▼アサリを煮て食べる。

## ◎栄養素の上手な摂り方

ミネラルと微量元素は殻に含まれるので、殻ごと煮るお吸い物などの調理法はとても体によいといえます。料理前に三％（海水の濃度）の食塩水に一～二時間漬けて砂をはかせます。味噌汁やスパゲティの具に、酒蒸し・バター焼きにもよく利用されています。

アサリは、春の二～四月は身肉が太り、旨味も増えます。ただ、夏になると中毒に注意し、よく加熱してください。

### ～貧血に～
### アサリのニラ炒め

【材料】
アサリ……一〇〇g
ニラ……四〇g

【調味料】
コショウ……少々
料理酒……小さじ一
塩、レモン汁、ゴマ油…少々
固形スープの素……半個
（すり潰す）
片栗粉、水……少々

【作り方】

❶アサリを浄水に浸して半日ほど暗所に置く（十％の塩水でもよい）。その後きれいに洗っておく。ニラは二・五cmくらいに切っておく。

❷水に固形スープと片栗粉を溶き混ぜる。

❸油をひいて熱したフライパンにアサリを入れ、酒、レモン汁、コショウ、塩の順に入れて軽く炒め、ニラを入れてさらに炒める。アサリの口が少し開いたら❷の調味料を入れて軽く炒め、とろみが出たらゴマ油をふりかけ、出来上がり。

この料理はニラのビタミンCや鉄分、アサリの豊富な鉄分、ビタミン$B_{12}$が造血を促進し、とろみによりアサリやニラの水溶性成分（ニラのビタミン$B_2$、アサリのビタミン$B_{12}$など）をまとめて摂りやすくなります。

# ハマグリ（蛤）

## 女性に縁のある貝。美肌・貧血に

### 原産地と別名

マルスダレガイ科
学　名　*Meretrix lusoria*
英語名　Hard clam
中国名　海蛤（ハイゴー）
（古名　文蛤　ウエンゴー）
原産地　内湾性の貝は海の内湾
外洋性のものは朝鮮ハマグリ

| 体質・症状 | 相性 |
|---|---|
| 気血両虚・胃腸弱い | △ |
| 食積痰湿・むくみ | ○ |
| 肝陽亢盛・高血圧 | ○ |
| 気滞うっ血・血行悪い | ○ |
| 陰虚 | ○ |
| 陽虚 | △ |
| 老人 | ○ |
| 小児 | △ |
| 妊婦 | ○ |

| 自然の属性 | |
|---|---|
| 寒熱 | 寒 |
| 昇降<br>収散<br>潤燥 | 特になし |
| 臓腑 | 脾、心、肺 |
| 季節 | 秋から翌年春 |
| 五味 | 鹹（塩味） |
| 毒性 | 無毒 |

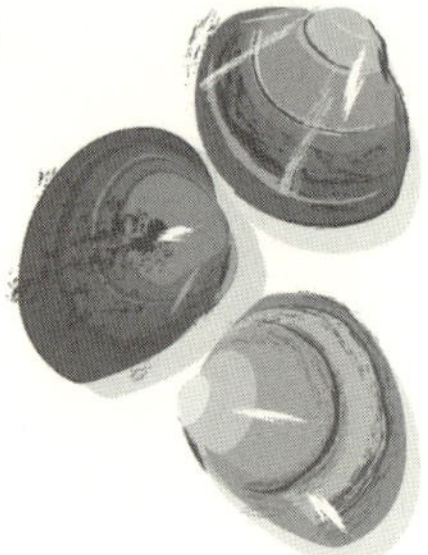

### ルーツ

朝鮮ハマグリ（外洋性）は日本の沖合いに生息しますが、シナハマグリは日本に生息していません。日本ハマグリ（内湾性の貝）は殻が薄く、比較して朝鮮ハマグリ（外洋性の貝）の殻は厚く白く、碁石に使われます。北海道南部から九州まで分布。内湾の塩分の薄い砂泥底に住みます。産卵期は五〜十月。

### 豆知識

**ハマグリの貝あわせ▼**同じ貝では左右の殻の模様が相対形をしていて、よくかみ合わせることができますが、異なる貝では同じ大きさのものでも決してかみ合わないため、平安時代には貝に絵を描いて貝あわせに使用されました。

昔、西行法師が「潮そむるますほの小貝ひろふとて色の浜とはいうやあるらん」という名句を世に残し、夫婦和合に結びつくような縁のあるものはハマグリの貝あわせのようなものとしています。そのため、結婚の披露宴の日本料理には、ハマグリの潮汁が欠かせません。ハマグリのようにぴったりとした縁起を祈願するためのものです。

### 東洋医学的効能

**平喘止咳《ヘイゼンシガイ》**（殻）▼喘息を収め、咳を止める

**利尿消腫《リニョウショウシュ》**▼利尿してむくみを解消する

**軟堅散結《ナンケンサンケツ》**（殻）▼腫瘤（地域性甲状腺腫など）を軟らかくさせる

### 現代の研究より

**貧血の予防作用▼**ヘム鉄分の豊富なハマグリは貧血の回復に効果があり、その上赤血球の生成を促して、ビタミン$B_{12}$や葉酸も多く含まれる。貧血の予防に役立つ。

**抗菌作用▼**ハマグリの殻には炎症の抑制作用があるという報告がある。

**ガンの予防作用▼**ハマグリの殻の中の成分（mercene）にガンの抑制作用がある。

### 体質相性の解説

ハマグリは「寒性」で「陰」を滋養して利尿作用のある貝です。「食積痰湿」でむくみのある方のむくみを解消しますが、たくさん摂ればいいというものではありません。ハマグリは高タンパクで、消化しにくい食品ですので、食べ過ぎると消化不良の解消に不利です。「気血両虚」の貧血の方は弱火で煮込んだ味噌汁な

どのスープならお薦めですが、その身肉は「寒性」ですから、胃腸が弱く「気血両虚」で冷え症の方には適しません。利尿作用があり、肝にこもった余分な熱を収め、肝の機能を高めるので、「肝陽亢盛」で二日酔いや糖尿病の方にお薦めします。また、「寒性」で高タンパクですので「陽虚」で腎臓の弱い方には不利です。特に、腎機能が悪い方は食べないほうがよいでしょう。「寒性」で消化しにくいため小児の成長・発育に不利なので控え目に。痔病のある方は、ハマグリだけでなく全部の貝介類を控え目に。

## ◎家庭療法への応用

**黄疸**▼ハマグリの身肉をよく煮込んで常食する。

**肺結核・寝汗**▼ハマグリとユリ根、ヤマイモ適量を煮て常食する。

**糖尿病**▼ハマグリを弱火で煮込み、常食する。

**むくみ**▼ハマグリの身肉を煮込んで常食する。

**生理不順（更年期の大出血・子宮筋腫による不正出血）**▼ハマグリの殻を焼いて粉末にし、十五gを白湯で頓服する。

## ◎栄養素の上手な摂り方

ハマグリは調理前に三%の塩水に二時間くらい漬けて、砂吐きをさせます。ビタミン$B_1$分解酵素が含まれているので必ず加熱してから食べること。ハマグリはタウリンやカルシウム、鉄分、マグネシウム、亜鉛などミネラル類をバランスよく含んでいます。旬は十二～三月。

殻につやがあるものが新鮮でおいしく食べられます。殻をつけたまま焼いて食べるのなら、貝をつなぎ合わせている蝶番の部分を切っておくと大事な汁が飛び出しません。焼き過ぎないようにしましょう。ハマグリにはβ-カロチンやビタミンCなどが含まれていませんので、緑黄色野菜と一緒に組み合わせるとよいでしょう。ハマグリには貧血によい鉄分、ビタミン$B_{12}$、葉酸が共に含まれ、毎日五個くらい少しずつ摂るのがよいでしょう。貧血には、クエン酸やビタミンCが豊富なレモン汁をかけて食べると風味もよく、有効成分を上手に利用できます。軽く煮てから冷凍保存できます。

いずれも活きているものを食用にするのが安全ですので、買い物や料理の時にチェックすることが肝要です。

～～疲労回復に～～

### ハマグリのパセリ焼き

【材料】新ハマグリ……六つ
パセリ……一本
卵黄……一個分

【調味料】バター、レモン汁……少々
塩、コショウ、料理酒大さじ二

【作り方】

❶砂をはかせたハマグリをよく洗って鍋に入れ、パセリ一本、料理酒大さじ二を加え、蓋をして火にかけ少し蒸す。ハマグリの口が少し開いたら殻をはずして一度身を取り出し、片方の殻にバターを塗ってその上に取り出した身を置く。

❷塩、コショウとパセリのみじん切りと卵黄をよく混ぜ、❶の上に置いてオーブントースターで一〇分間焼く。レモン汁をかけて出来上がり。

この料理はハマグリのタウリン、カルシウム、ヘム鉄分と卵黄のビタミン$B_2$、Eとパセリに豊富なビタミンCの組み合わせの上に、疲労回復によいレモンのクエン酸の相乗効果があります。食欲も促す一品です。

# バカガイ（馬鹿貝）

## タウリンが多く、血中コレステロールの解消に

### 原産地と別名

バカガイ科
学　名　Mactra chinensis
英語名　Hen clam
中国名　西施舌（シーシーショー）
　　　　貴妃蚌（グイフェイバン）
原産地　各地沿海

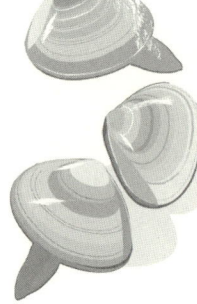

### ルーツ

各地沿岸に広く生息して、日本では北海道から九州の沿岸にかけてよく採れます。古くは「港貝（ミナトガイ）」という優雅な名がついていましたが、潮の干満や環境に敏感でよく生息場所を替えるので「場替貝」と呼びかたが変わったという説があります。また、太陽に向けて大口を開けて無防備に殻から舌のような赤い足を出すので「馬鹿貝」という名がつけられたとも言われます。千葉県青柳村で採れたので別名は「アオヤギ（青柳）」ともいいます。

### 東洋医学的効能

**滋陰養液《ジインヨウエキ》**▼体を潤わせ、乾燥した肌を回復する

**清熱涼肝《セイネツリョウカン》**▼肝にこもった余分な熱を収め、肝の働きを助ける

### 現代の研究より

**ガンの予防作用**▼バカガイの貝柱はガンを抑制する作用を示し、これは貝に含まれる肝臓の働きを助けるグリコーゲンの働きと考えられる。

**糖尿病の予防作用**▼バカガイはアサリ、ハマグリよりアラニンの含有量が多く、糖尿病回復の働きがあると考えられる。

**免疫力を高める作用**▼バカガイの赤色部分にはカロチノイドを含み、抗酸性作用があり、アラニンの白血球の増生を促す働きと共に免疫力を助ける。

**血中コレステロールの降下作用**▼バカガイにはタウリンが豊富で血中コレステロールを降下する働きがある。

| 体質・症状 | 相性 |
|---|---|
| 気血両虚・胃腸弱い | △ |
| 食積痰湿・消化不良 | ○ |
| 肝陽亢盛・高血圧 | ○ |
| 気滞うっ血・血行悪い | ○ |
| 陰虚・微熱 | ◎ |
| 陽虚・冷え症 | △ |
| 老人・下痢 | △ |
| 小児 | ○ |
| 妊婦 | ○ |

| 自然の属性 | |
|---|---|
| 寒熱 | 涼 |
| 昇降<br>収散<br>潤燥 | 潤 |
| 臓腑 | 脾、胃、肝 |
| 季節 | 冬 |
| 五味 | 甘 |
| 毒性 | 無毒 |

### 話題の栄養素

**アラニン**▼貝類に豊富な旨味の成分で、近年糖尿病に対するアラニンの働きが注目されています。また、白血球の中の好中球の増生を促す働きもあり、免疫力を高めます。

**タウリン**▼硫黄に含まれるアミノ酸の一種です。貝類には多く、高血圧、脳卒中、心臓病の予防に効果があります。また、タウリンは心筋の収縮力を高めてうっ血性心不全を防ぐ働きがあります。他に、コレステロールの排泄を促します。そのため、コレステロールが原因の胆石症を防ぎます。バカガイのタウリン含有量はトップクラスです。

**グルタミン酸**▼バカガイの甘味成分で、血中のナトリウムを排除するため血圧降下に役立ちます。脳神経の働きを助けます。

## 体質相性の解説

バカガイは「涼性」であり、栄養素が豊富ですが消化吸収しにくいので、もともと胃腸の弱い「気血両虚」の方は控え目にしましょう。また、「涼性」でタンパク質の含有量が高く、「陽虚」の方は弱い腎臓の負担になりますから控え目に。下痢っぽい老人も控え目に。他のタイプの方は普通に摂るとよいです。

## 栄養素の上手な摂り方

バカガイは生食または軽く煮たり、酢の物、サラダ、唐揚げ、炒め物、さらに弱火でゆっくり煮るなど、どんな調理法でも旨味が濃く、中国福建省の料理ではバカガイを「神品」(神の仕業)としています。いつも美しいうすい朱色の足を出しており、貝の上を軽く叩くと足が縮むのは新鮮な印です。レモンや酢の物、鮨めしのような酸味と一緒に食用にするとその特有の生臭さも抑えられておいしく食べられます。バカガイには腸炎ビブリオがつきやすく、三〜四月頃、内膜が赤くなった時は生食をすると腸炎を引き起こしやすいので必ず熱した後食べましょう。

殻つきのものは、三%くらいの塩水につけて何回も水を取り替えても砂や泥が残っているので、内臓を完全に除いてから調理しましょう。

納豆と一緒に食べると血行をよくし、糖尿病への効果も高めます。貝柱は生シイタケ、三つ葉といっしょにかきあげにすると磯の風味が生じます。

〜血行をよくして動脈硬化の予防に〜

### バカガイのニンニク蒸し

【材　料】
バカガイ……………三個
ニンニク……………一房
青ネギ………………三〇g

【調味料】
塩、サラダ油、料理酒、
ミリン……………少々

【作り方】
❶小さいナイフでバカガイを開き、砂を取り出すために身の中央部を軽く割き、きれいに洗う。
❷ニンニクをすり潰してバカガイの上に載せ、料理酒、ミリンを加え、ふきんで包んだ蓋をして六〜八分蒸す。少し熱が通ったら取り出す(分からない場合は箸で少し刺してみて、差し込むことができればOK)。
❸熱したフライパンにサラダ油をひき、塩を入れて青ネギを入れ、軽く二〜三分炒め、その油をバカガイにかけて出来上がり。

【注意点】
①バカガイの砂をきちんと除くこと。砂が残っていると食べられません。
②蒸す時間が長すぎると身が硬くなり、時間が不十分だと半生になってしまいます。
③蒸すとき蓋についた水がバカガイに落ちると味が薄くなり、生臭みが出るため蓋にふきんをかけること。

この料理は、バカガイのタウリンの吸収を促進するニンニクの食物繊維と、ニンニクを蒸して熱した時にアリシンが血流をよくするアホエンに変化して、タウリンとともに血行をよくする働きをします。

### 古典より

バカガイは紀元前から美しい名があり「西施舌《シーシーショー》」という。西施は紀元前春秋戦国時代の越国の絶世の美人の名で、越王勾《コウ》践《セン》に寵愛された。越王勾践が呉国を滅亡させた後、西施に嫉妬した勾践の后が西施を海に投げ、それ以後沿岸の泥に人の舌のようなピンク色の足を出す貝が現れた。これを西施の舌が変化した貝であるとして「西施舌」と名づけた。

# イカ（烏賊）

## 胃腸を温め血行をよくする働きも

### 原産地と別名

学　名　アカイカ科　Todarodes pacificus
英語名　Spuid, cuttelefish
中国名　墨魚（モーユィ）
原産地　各地

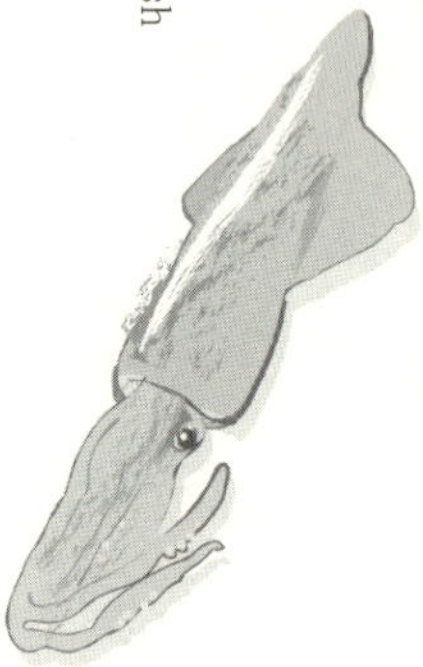

| 体質・症状 | 相性 |
|---|---|
| 気血両虚・胃腸弱い | △ |
| 食積痰湿・消化不良 | △ |
| 肝陽亢盛・高血圧 | ○ |
| 気滞うっ血・血行悪い | ◎ |
| 陰虚・微熱 | ◎ |
| 陽虚・冷え症 | △ |
| 老人・下痢 | △ |
| 小児 | ○ |
| 妊婦 | ○ |

| 自然の属性 | |
|---|---|
| 寒熱 | 平 |
| 昇降<br>収散<br>潤燥 | 潤 |
| 臓腑 | 脾、肝、腎 |
| 季節 | 春から晩秋 |
| 五味 | 鹹（塩味）、甘 |
| 毒性 | 無毒 |

### ルーツ

冷凍フライ用のアカイカ、刺身用のヤリイカ（Loligo bleekeri）の旬は秋から冬にかけて。コウイカ（Sepia esculenta）は晩春から初夏。スルメイカ（Todarodes pacificus）・アオリイカ（Sepioteuthis lessoniana）は家庭料理全般に使われ、四季もあります。その中のアオリイカは刺身としては一番おいしいという定評があります。スルメイカをイカの代表として説明します。

### 東洋医学的効能

**養血滋陰《ヨウケツジイン》**▼血液を補強し、体を潤す

**補肝腎《ホカンジン》**▼肝と腎を補い、機能を回復する

### 現代の研究より

**血中コレステロール値の増加を抑制する作用**▼イカにはコレステロールが多く含まれている。それとともにタウリンも豊富に含まれ血液中のコレステロールの増加を抑制する作用がある。タウリンは熱に弱いので、あまり加熱しないように。

**体力強化作用**▼イカの墨の黒色はアミノ酸のチロシンが変化して生成され、その変化によりドーパ（dopa）という神経伝達物質となる。また、そのチロシンは腎上腺ホルモンや甲状腺ホルモンの基本成分で、いずれも体を丈夫にする働きがある。

### コラム

イカの甲は「烏賊骨《ウゾクコツ》」という漢方薬であり、生臭く、少し塩味で渋みもあります。寒熱は「微温性」で効能は「収斂止血」（止血作用）。おりものを収め、早漏に効果があるほか、胃・十二指腸潰瘍などの広い範囲に利用されています。イカの墨汁はセピア（こげ茶色）ともいい、アミノ酸類が多く含まれ、血行をよくするほか視力の改善に。また、その中の汁のリゾチウムには抗ガン作用があるといわれています。

### 話題の栄養素

**タウリン**▼イカはタウリンの含有量がトップクラスです。タウリンは肝臓の解毒機能を強化し、血中コレステロールの増加を防ぎます。

**コレステロール**▼イカにはコレステロールが多く含まれるため味はよいです。コレステロールを体中に運ぶ役割をするリポタンパクがＬＤＬで、悪玉コレステロールといい、体内で余ったコレステロールを回収するのはＨＤＬでこれを善玉コレステロールとよんでいます。コレステロールは生命を維持するために欠かせない成分ですが、問題はＬＤＬとＨＤＬの比率で、ＬＤＬが多くなると動脈硬化に結びつきやすいとされています。

## 体質相性の解説

イカは潤いの性質を持ち、肝や腎を補います。しかし消化吸収しにくく、胃腸の弱い「気血両虚」の方や「老人」は控え目に。もともと消化不良のある「食積痰湿」の方は、消化しにくいイカは逆効果になるため控え目に。「陽虚」の方は冷え症で腎機能が悪く、腎の負担になるため控え目に。また、イカ墨は血行をよくする働きがあり、イカ料理よりもその墨汁を酢で調味して食べると非常によいです。微熱のある「陰虚」の方にはイカの潤いの性質はよいのですが、消化を考えて一度にたくさんを摂らないように。

## 家庭療法への応用

**生理不順（若い女性の生理がとまったとき）**▼イカ三〇gと桃仁《トウニン》（漢方薬）十gを煎じて毎日食べる。

**胃・十二指腸潰瘍・胃酸過多**▼イカの甲を極めて細かい粉末にして、毎日九gを三回に分け、砂糖水で飲み込む。

**外傷出血**▼イカの甲を細かい粉末にして塗り付けると血が止まる（大出血には適しません）。

## 栄養素の上手な摂り方

イカを軽く煮たり、時間をかけて煮たりすると軟らかく食べることができますが、中途半端に加熱するとイカが硬くて食べにくくなり、生イカと同様、消化しにくくなります。イカを加熱するとイカ特有の臭いが出ます。これはイオンを含むタウリンが加熱で分解されるためです。加熱しすぎると失われますので、イカのタウリンを摂る目的であれば、生イカのほうがよいでしょう。

## 論評

最近はコレステロールの印象が悪く、そのためにイカを食べたくなくなる方もいるそうです。しかしこれはナンセンスなことです。なぜならコレステロールは体の細胞膜や副腎皮質ホルモンの合成、神経伝達物質への関与など、生命活動を維持するために欠かせない物質だからです。適量を食べるとよいでしょう。

～若くて生理がこない方に～

### イカと桃仁と三七のあんかけ

【食　材】アオリイカ……二はい

【薬　材】桃仁（漢方薬）砕く…三g
三七（漢方薬）粉末…三g

【調味料A】花椒（中華調味料）…数個
八角（大ウイキョウ）一個
塩…少々、ショウガ…二切

【調味料B】生姜千切……少々
生ネギ千切……少々
塩……小さじ一
コショウ……少々

【調味料C】片栗粉と水…各大さじ一
混ぜて水溶き片栗粉に

【調味料D】ゴマ油……少々
サラダ油……大さじ三

【作り方】

❶小イカの胴二はい分（二四〇g）は皮をむいて一枚に開く。表側から包丁を四五度くらいに寝かせて七～八ミリ間隔の斜め格子の切り目を深く入れ、大き目の短冊切りにする。

❷大きい鍋にAの調味料を入れ、たっぷりの水を沸騰させ❶のイカを入れて花のように開いたら取り出しておく。

❸熱した中華鍋に油を入れて十分に熱したらBの調味料を入れて軽く炒め、❷のイカとCの調味料の水溶き片栗粉、桃仁末、三七粉を入れてとろみがでたらゴマ油をふり掛けて出来上がり。

この料理はイカの補給作用と桃仁や三七の血行をよくする作用とを合わせて、生理不順に効果がある一品。

低脂肪で若さを保つ長寿食品

# エビ（海老）

### 原産地と別名

クルマエビ科
学　名　Peaaeus japonicus
英語名　Prawn(Shrimp, Lobster)
中国名　海蝦（ハイシア）
原産地　各地沿海

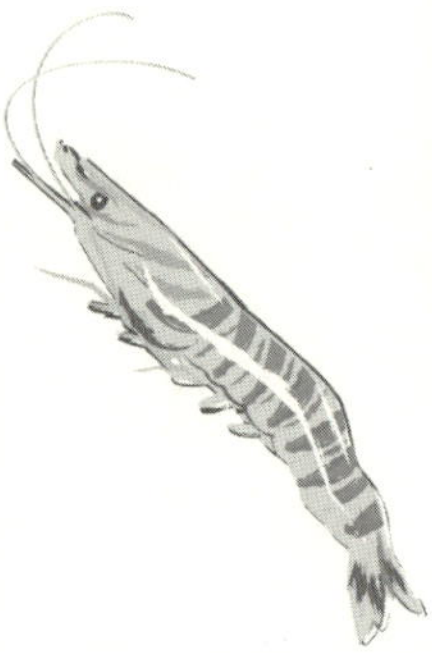

| 体質・症状 | 相性 |
|---|---|
| 気血両虚・胃腸弱い | ○ |
| 食積痰湿・消化不良 | △ |
| 肝陽亢盛・高血圧 | △ |
| 気滞うっ血・血行悪い | ◎ |
| 陰虚・微熱 | △ |
| 陽虚・全身冷え | ○ |
| 老人 | ○ |
| 小児 | ○ |
| 妊婦 | ○ |

| 自然の属性 | |
|---|---|
| 寒熱 | 温 |
| 昇降<br>収散<br>潤燥 | 潤 |
| 臓腑 | 脾、肺、肝、腎 |
| 季節 | 春、初冬 |
| 五味 | 甘 |
| 毒性 | 無毒 |

### ルーツ

エビの種類は世界中に約三千種も生息していて、日本産のものだけでも七百種くらいあります。常時食用としているエビはクルマエビ、イセエビ、ホッコクアカエビ（アマエビ）などがあります。ここではクルマエビをエビの代表として説明します。クルマエビには十数本の紫褐色の横紋とまだら模様があります。そのため、マダラエビとも呼ばれます。

### 東洋医学的効能

**補腎《ホジン》**▼腎を丈夫にする
**壮陽《ソウヨウ》**▼精力を高める
**開胃《カイイ》**▼食欲を促進する

### 現代の研究より

**平滑筋の収縮を促進する作用**▼エビの水での抽出液はマウスの胃・十二指腸・膀胱・子宮の平滑筋の収縮を促進する働きがあり、これらの機能を高める。これはセロトニンの働きに関わると考えられている。

**催乳作用**▼マウスを使った研究によると、エビの成分はマウスの乳汁の分泌を促進するという報告がある。

### 豆知識

エビは大きく分けると歩行型と遊泳型の二種類があります。歩行型をロブスター、遊泳型をシュリンプとプラウンに分けて呼んでいます。シュリンプは小エビ、プラウンはクルマエビのことと思えばよいでしょう。

### 話題の栄養素

**キチン・キトサン**▼天然の高分子化合物で多糖ともよばれ、カニ・エビなどの殻、イカの軟骨などにも含まれる動物性の食物繊維です。キトサンは利用しやすいものです。肩こりや不眠症の改善、便秘の解消、有害成分の排泄に有効です。また近年、抗ガン作用があり、生活習慣病や老化の防止にも効果があると確認されました。

**タウリン**▼エビの特に殻にはタウリンが多く含まれます。血中コレステロールの増加を抑制し、目の網膜の発育を促進し、視力回復の働きもあり、小児の網膜の発達には欠かせません。牛は体内でタウリンの合成ができるので牛乳には含まれておらず、そのため人工調整乳の中には必ず入れられています。

**アスタキサンチン**▼エビやカニなど魚介類にはアスタキサンチンというカロチノイド系の赤い色素が多く含まれ、強い抗酸化作用があり悪玉コレステロールが血管につくのを防ぎ、目の網膜にも作用し視力低下を防ぐ作用もあります。

## 体質相性の解説

エビは「温性」の海鮮で、栄養豊富な長寿食品とされています。胃腸が弱い「気血両虚」や「老人」の方も食べられますが、たくさん食べると体にこもる余分な熱を生じやすく、ふらつきなどの不安定な症状を引き起こしやすいため、「肝陽亢盛」の方や、微熱のある「陰虚」の方は控え目に。「食積痰湿」の方は補強より老廃物を排除するのが優先ですので控え目に。また、特にエビの殻には血行をよくする効果があるため、「気滞うっ血」の方は、少量を常食するとよいでしょう。

## 家庭療法への応用

**こむらがえり**▼新鮮な生エビ三〇g、補《ホ》骨脂《コッシ》(漢方薬)九gを煎じて飲む。

**インポテンツ**▼活きているクルマエビ若干匹を酒に漬けおく。炒めて常食する。

**皮膚潰瘍**▼新鮮な生エビ・カキを同量挽き潰し、泥状にして患部に塗り付ける。

**自律神経失調症**▼エビの殻十五g、酸棗仁《サンソウニン》(漢方薬)九g、遠志《オンジ》(漢方薬)九gを煎じて常飲する。

**乳腺炎**▼新鮮な生エビに酢を加え、弱火で充分に加熱して搗き潰し、患部に貼り付ける。

**古典より**

糖やとり、豚肉と一緒に食べないように。腹部が真っ黒のエビや煮ても赤く変わらないエビも食べてはいけない。食べすぎは皮膚病や冷え症、慢性腹痛を引き起こしやすい、アレルギーなどを誘発しやすい、などの勧告が古文献に記載されている。

## 栄養素の上手な摂り方

エビのコレステロール値は牛ロースの約二倍、豚ヒレの約三倍と決して低いとはいえません。しかし、血中コレステロールの増加を抑制する成分、タウリンやキトサンなどはエビの殻に多いので、殻のスープと共に摂るとよいのですが、さらにその吸収を促進する食物繊維を多く含む食材と組み合わせることをお薦めします。

エビ天ぷらは、コレステロールが高いので控え目に。強心剤などの薬を服用している方は、皮ごと食べられるエビにはカルシウムが豊富なので、薬と一緒に食べないようにしましょう。貧血の方で鉄剤を服用している方は、エビの殻のカルシウムと鉄分とが結合して吸収されない物質を形成しやすく、またエビの成分はビタミンCと結合して、ヒ素になりやすいので、それぞれ一緒に食べないようにしましょう。

〜〜インポテンツ・早漏によい〜〜

### 小エビとニラの炒め

【材　料】
小エビ……………三〇g
ニラ(二cm大切り)二五〇g
卵…………………一個

【調味料】
塩、醤油……………少々
片栗粉……………大さじ二
ゴマ油……………少々
サラダ油…………大さじ三

【作り方】
❶卵をといて片栗粉を入れ、ごま油で卵液を作る。
❷小エビを❶に入れ混ぜておく。
❸熱した中華鍋に油を引き、充分に熱したあと❷を入れて炒める。卵が固まった後、ニラを入れて軽く炒め、醤油・塩を入れて混ぜ出来上がり。これは体が弱った方の腰痛や頻尿、インポテンツ、早漏などによい一品です。

# タコ(蛸)

## タウリンが豊富。視力の回復に

### 原産地と別名

マダコ科
学　名　Octopus vulgaris
英語名　Octopus
中国名　章魚(ジャンユイ)
原産地　各地浅海

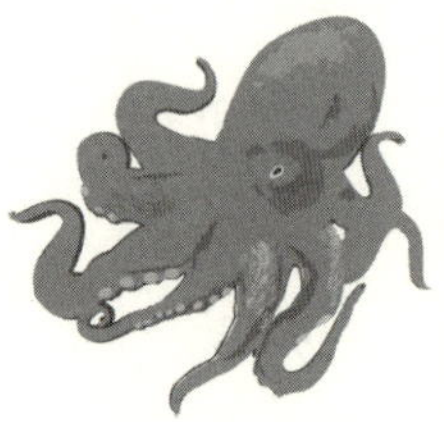

| 体質・症状 | 相性 |
|---|---|
| 気血両虚・胃腸弱い | △ |
| 食積痰湿・消化不良 | △ |
| 肝陽亢盛・高血圧 | ○ |
| 気滞うっ血・血行悪い | ○ |
| 陰虚 | ○ |
| 陽虚・腎機能悪い | × |
| 老人 | ○ |
| 小児 | ○ |
| 妊婦 | ○ |

| 自然の属性 | |
|---|---|
| 寒熱 | 寒 |
| 昇降<br>収散<br>潤燥 | 収 |
| 臓腑 | 肝、脾 |
| 季節 | 秋、冬 |
| 五味 | 甘、鹹(塩味) |
| 毒性 | 無毒 |

### ルーツ

弥生時代の遺跡からタコ壷が見つかり、古くから日本人はタコを食用にしていたことがわかりました。現在、日本・イタリア・ギリシャ・スペインなどの国以外ではタコを食用にしません。

### 東洋医学的効能

**補虚催乳**《ホキョサイニュウ》▼出産後、乳の出をよくする
**養血益気**《ヨウケツエッキ》▼体の気血を補う
**収斂生肌**《シュウレンセイキ》▼生タコは皮膚の炎症を抑える効果がある

### ◎体質相性の解説

タコは「寒性」ですが、「温性」のショウガと一緒に食べると胃腸を冷やさず下痢しにくくなります。しかし消化しにくく、胃の負担になるため、「気血両虚」で胃腸の弱い方は控え目に。また、その補養の効能は消化不良のある「食積痰湿」の方には逆効果ですので、控え目にしましょう。タコは高タンパク質ですので、「陽虚」で腎機能の悪い方には腎の負担になり、生・加熱を問わず食べないほうがよいでしょう。

### コラム

タコは日本では漁獲量が少ないため、アフリカ諸国からの輸入品がほとんどです。日本で主に食べられているのはマダコ(本州以南各地沿岸の岩礁地帯に住む。胴と腕をあわせて六〇㎝)、ミズダコ(北海道・東北地方。体長三mにもなる)、イイダコ(全国浅海。内湾の砂泥地に住み、冬に産卵。十～二五㎝)、テナガダコ(中国地方。中型で六〇㎝)です。

### 話題の栄養素

**タウリン**▼旨味のあるタコには一〇〇gに五二〇㎎のタウリンを含み、エビの一〇〇g中一五〇㎎と比較してもはるかに多く含まれています。タウリンは胆汁酸の分泌を促してコレステロールを分解し、体外に排出します。また、肝臓の働きを助け、疲労回復・視力低下予防などの働きがあります。

**オモクローム(ommochrome)**▼タコ類の表皮に多く含まれる色素で、環境に応じて色が変わり、身を守ります。加熱すると赤色になります。

**ベタイン**▼タコにはベタインが多く、旨味(甘味)の一つと考えられています。もともとタコの浸透圧調節作用を担います。

## ◎家庭療法への応用

**体弱▼**タコをショウガと炒め、少し酢で味を調えて少量を常食する。

**皮膚炎▼**タコをすり潰して冰片《ヒョウヘン》(漢方薬)少しを混ぜて患部に湿布する(これは皮膚の炎症で発赤・腫脹のあるタイプに適応するが、アトピーのようなカサカサタイプには適さない)。

**産後母乳の出が悪い時▼**干しタコを弱火で煎じて(塩は入れない)、できたスープを常飲する(出産後、体が弱くて乳の少ない方には適するが、乳房の腫れと痛みがあって出の悪い方には適さない)。

## ◎栄養素の上手な摂り方

タコの内臓にはビタミン・ミネラルがバランスよく含まれています。タコはタンパク質が豊富でアミノ酸スコアは八十八と含硫アミノ酸がやや低いだけです。そのため、内臓ごと食べるイイダコのほうが栄養豊富といえるでしょう。タコの卵巣は海藤華《カイトウゲ》と呼ばれ、煮ておいしく食べられます。タコは消化に悪いので胃腸の弱い方は時間をかけて煮込みましょう。ゆでたものはからだの表面が茶色のものがよいです。タコのやわらか煮をするときは、塩でよくもみ、足を大根などで叩いてから頭を裏返し、スミの袋を破らないように取り除いて、水で洗って頭を元の形に戻し、大根で大根の汁が出るくらいまでよく叩いて煮るとよいでしょう。あるいは大根おろしをたっぷりと入れた湯で二〇～三〇分ゆでて冷めるまでおくと軟らかく出来上がります。生食は塩でぬめりを落とし、ゆがいてから、刺身や酢の物にしましょう。タコを食べすぎるとじんま疹が出ることがあるので、アレルギー体質の方は注意しましょう。保存したい時はゆであがったものをラップに包んで冷蔵してよいでしょう。タウリンをよく摂るためにはタコを軽くゆで薄く切ってからドレッシングをかけて食べるとよいでしょう。

～～視力の回復に～～

### タコとセロリのサラダ

【食材】
ゆでタコ……一〇〇g(薄切り)
セロリ……1/2本(薄切り)
キュウリ……1/3本(細切り)
赤ピーマン……1/2個
タマネギ……少々(薄切り)

【調味料】
花オリーブオイル……大さじ二
酢、塩、コショウ……少々
干しバジル……少々

【作り方】
❶酢に干しバジルを入れて混ぜておく。バジルが軟らかくなったあと、オリーブオイルを加える
❷キュウリに少し塩と酢をかけておく。
❸タマネギを水にさらして辛味を少し抜いて塩少々をかける。
❹熱したフライパンにオリーブオイル大さじ一をひいてピーマンを軽く炒め、塩・コショウ少々を加えて軽く炒めて器に入れ、薄切りにしたゆでタコ、❷のキュウリ、❸のタマネギ、最後に❶のオリーブオイルなど調味料を入れ、混ぜて出来上がり。

この料理は軽く加熱することにより熱に弱いタウリンが充分に残り、タウリンの吸収を促進する効能があるセロリ、タマネギ、キュウリなどの食物繊維や、ビタミンC、Aの豊富な赤ピーマンの組み合わせで、最後に少し酸味のあるオリーブオイルでまとめ、コレステロール値を降下して血行をよくし、目によい一品です。

強精強壮作用が知られる

# ウニ(海胆)

**原産地と別名**

オオバフンウニ科

学　名　*Hemicentrotus pulcherrimus*

英語名　Sea urchin

中国名　海胆(ハイダン)

原産地　各地沿海

| 体質・症状 | 相性 |
|---|---|
| 気血両虚・胃腸弱い | ○ |
| 食積痰湿・消化不良 | ○ |
| 肝陽亢盛・高血圧 | ○ |
| 気滞うっ血・血行悪い | ○ |
| 陰虚・微熱 | ○ |
| 陽虚・冷え症 | △ |
| 老人・下痢 | ○ |
| 小児 | ○ |
| 妊婦 | ○ |

| 自然の属性 | |
|---|---|
| 寒熱 | 平 |
| 昇降<br>収散<br>潤燥 | 特になし |
| 臓腑 | 心、肺 |
| 季節 | 春(バフンウニ)<br>夏(ムラサキウニ)<br>秋(アカウニ) |
| 五味 | 鹹(塩味)、甘、苦 |
| 毒性 | 無毒 |

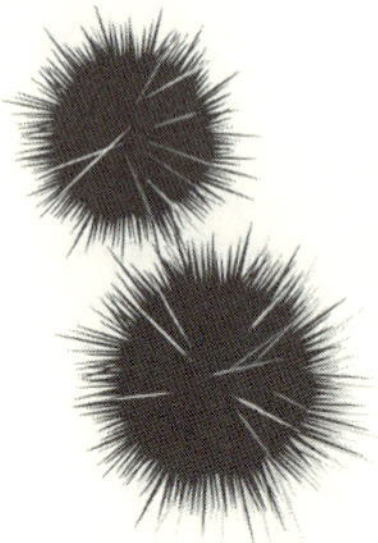

**コラム**

棘皮(キョクヒ)動物のウニ綱に属します。浅海の岩礁のくぼみ、割れ目、岩の下に住むものが多く、食用種としてはアカウニ、バフンウニ、ムラサキウニなどが日本全国の沿岸にみられます。食用にされるのは生殖器です。そのため、旬が重要で、種類により出回る時期が違います。

**アカウニ**▼偏平型で体が暗褐色をしていて、殻径が五～八㎝、旬は八～十月です。

**バフンウニ**▼北海道地区では「ガゼ」とも呼ばれます。短く密生したトゲがあり、緑褐色で殻径が五㎝、旬は三～四月です。

**ムラサキウニ**▼体が暗紫色をしています。旬は六～八月です。江戸時代には天下の三大珍味といわれていました。

## 東洋医学的効能

**軟《ナン》堅《ケン》散《サン》結《ケツ》**▼腫瘍の固まりを軟らかくする

**補《ホ》腎《ジン》平《ヘイ》喘《ゼン》**▼体を強くして喘息をおさめる

## 現代の研究より

**ガン細胞の抑制作用**▼バフンウニからの抽出物質にはガン細胞の増殖を抑制する作用がある。

**毒性作用**▼ウニの球状のトゲから出る毒のある液から抽出された物質は、強い毒性作用を示す。例えば、赤血球の溶血作用や息切れ、筋肉マヒ、けいれん、死亡まで様々な症状がみられる。

**抗酸化作用**▼ウニのβ-カロチンには抗酸化・抗老化の働きがある。

## 話題の栄養素

**メチオニン**▼含硫アミノ酸で、必須アミノ酸です。アレルギー症状を引き起こすヒスタミンの作用を防ぎます。メチオニンは抑うつ症状の改善に即効性があります。不足すると尿を作る機能が低下してむくみが起こります。旨み成分の一つで、ウニには豊富に含まれます。

**グルタミン酸**▼コンブなど海産品によくみられるアミノ酸です。脳の機能を活性化し、精神分裂病やボケの治療にも効果があります。効果があるといっても長期の大量摂取によって不眠、幻覚などの症状が起こるなどの副作用があるという報告があります。

**β-カロチン・ビタミンA**▼ビタミンAにはレチノールとβ-カロチンの二種類があります。一般にレチノールはAの形で直接吸収されます。β-カロチンは緑黄色野菜に多く、体内でAに変わります。しかし、ウニには魚介類には稀なβ-カロチンなどのカロチノイドが豊富で、そのビタミンAの効力は二〇〇IU位です。ビタミンAは目の色素(ロドプシン)の生成を促すことや、胃腸や気管支などの粘膜を正常に保ち、肌のツヤを生み出すなどの効果があげられます。

## 体質相性の解説

ウニは「平性」で味は甘苦く塩味があり、古い本では胃腸を丈夫にするという記載があります。胃腸が弱い「気血両虚」の方によいですが、生で食用にすると下痢をしやすいので気をつけましょう。ウニに限りませんが、生ものを食べすぎると胃腸の消化吸収力が弱い「小児」の胃の負担になり逆効果になります。健康な方は疲れたときの強精「元気のもと」となりますが、いずれも食べ過ぎないようにしましょう。「陽虚」の方は消化吸収力が弱く、腎機能の弱い方が多いので、特に腎不全の方は、腎の負担にならないように、タンパク質の多い食品を控え目にしたほうがよいでしょう。

## 家庭療法への応用

**やけど**▼ウニをすり潰して患部に貼り付ける(これは火によるやけどに効果あり)。

**頚部リンパ結核**▼ウニ六g、海藻《カイソウ》十五g、夏枯草《カゴソウ》十五g、浙貝母《セツバイモ》九g(三種いずれも漢方薬)を合わせて二〇〇mlまで煎じて二回に分けて飲む。

**赤目**▼ウニを常食。

**喘息**▼ウニを常食(これは体が熱っぽく咽が乾き、痰が黄色で粘りのあるタイプの喘息に適しますが、寒気があり咽が乾かず痰がうすいサラサラの喘息には適さない)。

## 栄養素の上手な摂り方

ウニの旨味成分は主に遊離アミノ酸のグリシン、アラニン、グルタミン酸、バリン、メチオニン、核酸成分のIMP(イノシン酸)、GMP(グアニル酸)で、特にバリン、メチオニンはウニの独特の風味に欠かせない成分です。生のままワサビ醤油で食べるのが一番風味がよく、ワサビの強い抗菌作用が下痢から守ってくれます。殻ごと焼いたウニも美味しく、レモン汁をかけると一層風味が高まり、ワインにもよく合います。ウニに欠けているバリンが大豆製品に豊富で、大豆に欠けているメチオニンがウニに豊富ですので、冷奴の上にのせて食べると、上手な組み合わせでお薦めします。生ウニは新鮮さが命です。早目に食べましょう。生ウニはふっくらと盛り上がり、オレンジ色でつやのあるものを選びましょう。ミョウバン液で処理したウニは形が崩れにくくなりますが、そのミョウバンの濃度が高すぎると、舌で渋みと苦みを感じます。

## 論評

**ウニは下痢によい?**▼ウニは江戸時代には天下三大珍味といわれ大事にされていました。日本の古い薬草書には胃腸を丈夫にし、酒を少し入れたものは下痢・腹痛によいとされていますが、それに反論を唱える方もいます。これは前者は慢性下痢の話で、「元気の素」とされるウニは弱い胃腸を丈夫する効能があり、少量食べてよいでしょう。しかし、後者は急性下痢の初期の話で、急性下痢の場合は補強するものは治療に逆効果で、使わないほうがよいということです。

### 豆知識

ウニは「雲丹」または「海胆」と『大言海』という本に記載されていますが、漢語では「海胆《ハイダン》」という文字を使っています。ウニの外殻にはトゲが多く栗の毬(イガ)に似ているため、「海栗」とも書き「ウニ」といわれます。

# スッポン(鼈)

肝の機能を強化する作用
血行をよくする作用

**原産地と別名**

スッポン科
学　名　Amyda sinensis (Wicgmann)
英語名　Fresh-water turtle, Soft-shelled turtle
中国名　甲魚(ジアユイ)元魚(ユアンユイ)
原産地　各地沿海

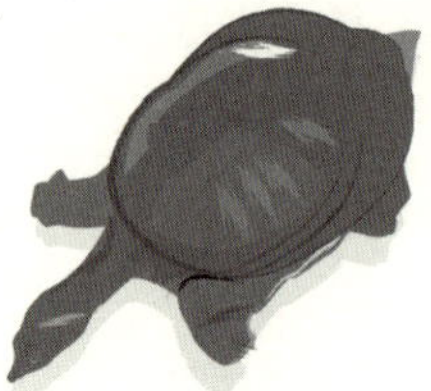

| 自然の属性 | |
|---|---|
| 寒熱 | 平 |
| 昇降<br>収散<br>潤燥 | 潤 |
| 臓腑 | 肝、腎 |
| 季節 | 冬 |
| 五味 | 甘 |
| 毒性 | 無毒 |

| 体質・症状 | 相性 |
|---|---|
| 気血両虚・胃腸弱い | ○ |
| 食積痰湿・消化不良 | △ |
| 肝陽亢盛・高血圧 | ○ |
| 気滞うっ血・血行悪い | ◎ |
| 陰虚・微熱 | ◎ |
| 陽虚・冷え症 | × |
| 老人・下痢 | △ |
| 小児 | ○ |
| 妊婦 | × |

**コラム**

スッポンの肉は「平性」で、その甲は「寒性」です。その煎じ汁を飲むと肝臓を滋養して肝の働きを強化することにより、体力をつけます。空咳・生理不順・微熱に効果があります。スッポンの味は鹹(塩味)です。体を滋養し、のぼせ・肝臓腫大・寝汗・閉経・肺結核に効果があります。また、スッポンの甲らから抽出したコラーゲンは微熱に、スッポンの頭は小児の脱肛や子宮下垂症に、スッポンの血は肺結核の微熱にそれぞれ効果があります。

## 話題の栄養素

**多糖**▼多糖は十個以上の単糖が結合した糖で、自然食品の中で数百もの種類が発見されています。広く茸類を初め、その他の植物や動物に含まれています。多糖類には様々な効能がありますが、いずれも体の機能を高め、免疫力を高める働きがあります。また、老化を防止し、疲れを解消し、さらに抗ガン作用も注目されています。スッポンの強身作用は多糖に関連すると指摘されています。

**コラーゲン**▼スッポンには、特に甲らのあたりにコラーゲンが豊富に含まれてい

## 東洋医学的効能

**滋陰涼血《ジインリョウケツ》**▼体を滋養して、血液中にこもった余分な熱を収める

**軟堅散結《ナンケンサンケツ》**▼体内の気血の巡りを良くして、肝硬変などに効果がある

## 現代の研究より

**免疫力を高める作用**(殻)▼スッポンには多糖という成分が含まれ、免疫力を高める作用がある。

**血行をよくする作用**(殻)▼スッポンの多糖は溶血素を高める働きがあり、血液循環を促すことが確認されている。

**抗ガン作用**▼スッポンの血清の中の成分は、各種のガン細胞に強い抑制力を示す。しかし、五〇度で一〇分加熱するとその抗ガン作用が失われてしまうという実験結果もあり、その有効成分は熱に弱いことも特徴である。

**抗疲労作用**▼スッポンの多糖は筋肉の収縮力を高め、疲労に対する耐性を高める働きがある。

**血中ヘモグロビン(Hb)を増やす作用**▼スッポンの甲らから抽出されたゼラチンは血中ヘモグロビンを増やす。

## 体質相性の解説

スッポンは甘味の「平性」で、体を滋養して微熱を収めます。そのため、もともと陰分不足により微熱のある「陰虚」の方にはとても良いです。また、血行をよくする働きがあるため、「気滞うっ血」の方にも良いのでお薦めします。しかし、消化しにくいため、食べ過ぎると胃腸の負担になりますので、体内に痰や消化不良のある「食積痰湿」の方、下痢っぽい「老人」は控え目にしましょう。もともと冷え症のある「陽虚」の方は、腎臓の機能が低下しているため、高タンパク質を含むスッポンは腎臓の負担になり、腎機能を一層悪化させる恐れがあるので、食べないほうがよいでしょう。スッポンは溶血を促進し血栓を溶かして血行をよくする働きがありますが、胎児に悪影響を与える恐れがあるので、妊娠している方は食べないほうがよいでしょう。カゼなど急性病の方は、スッポンのような栄養満点食品を食べると、その邪気を追い払いにくくなる恐れがあるため、食べないようにしましょう。

ます。コラーゲンは動物の結合組織・関節に多く含まれるタンパク質の一種で、加熱するとゼラチンになるものです。人体のタンパク質にはコラーゲンが三〇～四〇%を占め、体の形成や再生に不可欠です。機能の活性を促し皮膚や骨、目の老化を防止し、血管の弾力を守り丈夫にする働きもあります。また、ガン細胞に対する免疫強化に役立ちます。

## 家庭療法への応用

**肺結核・微熱**▼スッポン一匹の頭を切り取り、血を採取する。数回に分け、その日のうちに温めた紹興酒で飲む。

**ギックリ腰**▼乾燥したスッポンの甲ら（漢方薬の鼈甲《ベッコウ》）を砂で炒め、砕いて粉末にして、六gを二回に分けて飲む。

**てんかん**▼発作のないときに、スッポンを煮てゴマ油や塩で味をつけ、毎日一匹、七日間続けて食べる。子供は量を減らすこと。

**虫刺され**▼スッポンの肉を煮て食べ、血も飲むと治りやすい（蚊やミツバチの傷にもよい）。

**脳卒中・顔面神経麻痺**▼スッポンの血を適量患部に塗る。

**肝硬変・腹部の張り**▼スッポン一匹（内臓と頭と血を取り除いたもの）、檳榔子《ビンロウジ》（漢方薬）十二g、ニンニク少々を煮てスープごと食べる。数日続けること。

## 栄養素の上手な摂り方

スッポンの甲らは「鼈甲《ベッコウ》」という漢方薬ですが、スッポンは十七種のアミノ酸と十一種のミネラルを含み、さらにコラーゲン・ビタミンDも含んだ、非常に栄養価の高いものです。体力の弱い方が毎日少量を摂れば、体力の回復に非常に良いのですが、体が虚弱でない方は食べ過ぎると消化不良を起こす恐れがあるので食べ過ぎないように。スッポンの血の活性は加熱により失われますので、生で飲むか、温かい黄酒（紹興酒）と一緒に飲むのがよいでしょう。甲らのコラーゲンを摂るためには、弱火でじっくり煮るとコラーゲンがスープに溶け出すので、そのスープを飲むのがよいでしょう。スッポンは体を滋養するものですが、体力をつける作用があるため「熱性」であるとよく誤解されます。確かに食べた後、体が温かいと感じるその理由は、調理時にスッポンの生臭さを抑えるため、生姜や八角(大ウイキョウ、漢方薬)、コショウなどの「熱性」の強い調味料を加えるので、その料理の性質が「熱性」に変わるということです。気をつけましょう。

**ワンポイント**

スッポンは蚊に弱く、刺されると死んでしまいます。しかし、スッポンの甲らを焼くとその煙は蚊を殺します。まるでお互いに復讐しているかのようです。

～～めまい・寝汗によい～～

## スッポンと鶏肉の蒸し物

【材　料】活きているスッポン……………一匹
鶏胸肉……………………六〇ｇ
鶏もも肉…………………二〇〇ｇ

【調味料】ネギ（三㎝段切）…六切れ
ショウガ（スライス切）六切れ
料理酒・紹興酒…………各少々
塩、コショウ……………少々
とりがらスープ　五〇〇㎖（A）

【作り方】

❶スッポンの内臓を除き、ぶつ切りにする。鶏もも肉もぶつ切りにして、一〇〇〇㏄の沸騰したお湯で軽く煮て取り出し、そのスープ(B)は置いておく。

❷取り出したスッポンと鶏もも肉を冷水で洗って器に入れ、ネギ、ショウガ、料理酒、塩、コショウなど調味料を加え、とりがらスープ(A)一〇〇㎖を入れ、二時間ほど置いておく。

❸鶏胸肉を包丁の背でペースト状にして、冷たいとりがらスープ(A)一二〇㎖と混ぜておく。

❹❶のスッポンのスープ(B)を加熱しながら、1/3の❸の鶏ペーストを入れ、箸で同方向に混ぜ、沸騰したらアクや鶏肉の屑を取り除いて捨てる。残った2/3の❸の鶏ペーストを入れ、同様にしてアクや鶏肉の屑を取り除く。

❺❹のスープに蒸したスッポンと鶏もも肉を入れ、大きい器に入れてスープが沸騰するまで器ごと蒸して出来上がり。

このスープは三日間冷蔵保存できます。一回分を取り出して、温めて食べて下さい。手間がかかりますが、このように調理すると、消化吸収しやすくなります。少しずつ摂るとめまいや寝汗を改善しますので、お薦めします。

**古典より**

スッポンは耳がないため目で声を判断することしかできない。また、スッポンを食べ過ぎると余分な水分が溜まりやすく、むくみやすくなる。

**食べてはいけないスッポン**▼死んだもの、三足、赤足、片目、目が陥凹、腹部に王字や十字・蛇形のあるスッポンは毒があり、食べてはいけない。

**スッポンと組み合わせてはいけない食材**▼鶏卵や鴨卵と一緒に食べてはいけない。豚肉は一緒に食べてはいけない。からしのような香辛料と一緒に食べると皮膚の炎症が治りにくくなる、などの勧告が古文献に記載されている。

**豆知識**

一般に素食と思われている中国の佛教僧は、素食ですが、どのような食物を食べてはいけないかを調べてみると、ニンニク、らっきょう、阿魏《アギ》(漢方薬)、葱、ニラなどが挙げられ、「葷《ホン》」(香辛料)といいます。スッポンや魚介や肉などは「腥《シン》」(なまぐさ)といいます。そもそも佛教経文には、素食という規定はありません。元来、佛教僧は、托鉢するため、自ら殺さず、他人が殺すよう誘わず、殺すところを見ていなければ、肉や魚を食べます。中国の南北朝の梁武帝が終身素食を提唱したところから、中国の佛教の素食が始まりました。

# カニ（蟹）

## 肝の機能を強化する低カロリー食品

**原産地と別名**

学　名　Chionoecetes opilio
英語名　Queen crab
中国名　螃蟹（パンシェ）
原産地　各地周辺近海

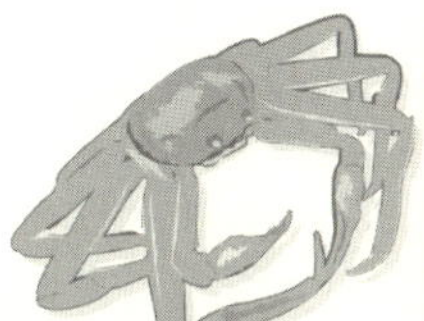

| 体質・症状 | 相性 |
|---|---|
| 気血両虚・胃腸弱い | △ |
| 食積痰湿・消化不良 | ○ |
| 肝陽亢盛・高血圧 | ○ |
| 気滞うっ血・血行悪い | △ |
| 陰虚・微熱 | ○ |
| 陽虚・冷え症 | × |
| 老人・下痢 | △ |
| 小児 | △ |
| 妊婦 | △ |

| 自然の属性 | |
|---|---|
| 寒熱 | 寒 |
| 昇降<br>収散<br>潤燥 | 降 |
| 臓腑 | 腎、肝、心 |
| 季節 | 冬 |
| 五味 | 鹹（塩味） |
| 毒性 | 無毒 |

**コラム**

カニは甲殻類に属し、陸上から深海まで非常に多種類のカニが生息しています。日本近海だけでも八〇〇種類以上が生息していますが、日常食用にしているのは東北地方以南から九州沿岸の内海に生息するタウリンを多く含むガザミ（Portunus trituverculatus）、アミノ酸組成に偏りが目立つケガニ（Erimacrus isenbeckii）、松葉ガニともいう日本海産のズワイガニ（Chionoecetes opilio）、遊離アミノ酸の含有量が最高であるタラバガニ（Paralithodes comtschaticus）などがあります。ズワイガニの英語名はクイーンクラブ（Queen crab）で、タラバガニの英語名はキングクラブ（King crab）です。

**話題の栄養素**

**カルシウム**▼魚類のカルシウムの含有量が一〇〇g中に六五．七mgであることと比べて、カニ類は一一七．〇mgも含み非常に豊富です。体重五〇kgの成人の体内には約一kgのカルシウムが含まれ、その九九%は骨や歯に存在し、骨格や歯を支えています。残りの一%は神経や筋肉・血液にあって精神安定剤のような働きや、筋肉の収縮を円滑にして心臓の拍動を規則正しく保ったり、血液の凝固作用の促進など重要な働きを担っています。

### 東洋医学的効能

**清熱退黄疸《セイネツタイオウダン》**▼肝にこもった熱を収め、黄疸を解消する
**補骨生髄《ホコツセイズイ》**▼骨や骨髄の再生を促進する
**活血散瘀《カッケツサンオ》**▼血行を促してうっ血を解消
**解漆毒《ゲシツドク》**▼漆などの毒を解く

### 現代の研究より

**血中コレステロール値を降下させる作用**▼カニにはコレステロール値を抑制するタウリンが多く含まれ、心臓・肝臓の機能促進に関係する。

**高血圧を降下する作用**▼カニの甲らにはタウリンが多く含まれ、これには交感神経を抑制して、食塩の摂りすぎによる高血圧を降下する働きがある。

**うっ血性心不全の予防作用**▼カニの甲らのタウリンは、血中のカルシウム濃度を調節する重要な役割をはたす。カルシウム濃度は心筋の収縮力を高めてうっ血性心不全を防ぐ働きがある。心不全の治療に医薬品として用いられている。

**血行をよくする作用**▼ビタミンB群のバックアップに必要な成分ナイアシンが含まれ、血行をよくする。

## 体質相性の解説

カニは「寒性」食品で、吸虫の幼虫が寄生している恐れがあるので、生食は禁物です。しかし、加熱してもその「寒性」は変わらないため、胃腸が弱い「気血両虚」の方は控え目に。胃腸が冷えると成長や発育に不利なので「小児」や「妊婦」も控え目に。たくさん食べると痰を生じやすいので、痰が多く、体内に余分な水分が溜まりやすい「食積痰湿」の方も控え目に。もともと冷え症のある「陽虚」の方には「寒性」のカニは非常に不利で、またそのタンパク質は腎の負担になるため食べないほうがよいでしょう。もちろん冷え症のある老人や、下痢気味の方も回復のためにカニを食べないほうがよいでしょう。また、カニはうっ血を回復する効果があり、炎症で局部的な熱によって血行が悪くなった場合に、食用でも外用でも「寒性」と併せて効果がありますが、「気滞」によってうっ血になった方は冷えると血行の改善に不利なので控え目に。また、カニの甲らは中性脂肪が高く血液がドロドロの方にはよいでしょう。

### 話題の栄養素

**タウリン**▼一八二七年、牛の胆汁から分離された硫黄を含有するアミノ酸がタウリンと命名されました。他のアミノ酸と結合してタンパク質を形成することができず、遊離アミノ酸あるいは胆汁酸として存在しています。その効能は悪玉コレステロールを抑えて善玉コレステロールを助け、動脈硬化を予防する働きがあります。また、肝機能を回復する働きや血中カルシウム濃度を調節する働きなどがあります。カニの甲らには豊富です。

**キチン・キトサン**▼カニの殻などに含まれるキチン・キトサンには体内の有害物を排泄する作用があり、免疫を高める働きがあります。その抗アレルギー作用が知られ、現代医療での手術の縫合糸や人工血管・人工臓器など医療用素材として広く利用されています。

## 家庭療法への応用

**脱臼**▼二五〇gの河ガニを潰し、温めた紹興酒を適量に入れ、二〇分ほど漬けてその汁を飲む。これを数回繰り返し、残りの潰したカニを患部に貼り付けて温湿布する。

**打撲**▼三〇～五〇gの河のカニを弱火であぶって乾かし、粉末にして毎日十gを焼酎で飲む。毎日二回飲むこと。

**黄疸**▼五〇gの河ガニを弱火であぶって乾かし、粉末にして紹興酒を少し混ぜて丸め、小さい丸薬にする。六〇gを毎日二回に分けて温水で飲む。

**蚊よけ**▼カニの殻を適量火で燃やす。その煙に蚊を殺す作用がある。

**米虫よけ**▼カニの殻とニンニク数個を米の容器に置くと蟻や虫をよける作用がある。

**漆かぶれ**▼生のカニを潰して患部に貼り付ける。

### 古典より

**カニを食べてはいけない方**▼死んだカニやカニの内臓を食べてはいけない。凡そ胃腸が冷えている方、風邪を引いたとき、咳と痰があるとき、下痢しているとき、もともと痙攣やめまい・手が震える(パーキンソン病)、顔面神経麻痺等の方はカニを食べてはいけない。

**カニと相性の悪い組み合わせ**▼柿と一緒に食べると腹痛を、梨と一緒に食べると嘔吐・腹痛・下痢を、ピーナツとあわせると下痢を起こす。また、効能が正反対のドジョウと一緒に食べるとどちらの効能も阻まれる。それぞれ気をつけるようにという勧告が古文献に載せられている。

## 栄養素の上手な摂り方

　カニの旬は種類によって違いがあり、ズワイガニの場合一～三月、タラバガニとケガニは冬になります。ガザミの場合は身は夏がおいしく、卵巣は冬が美味しい季節です。カニの身は軟らかく腐敗が早いため、加熱殺菌し急速冷凍して保存しましょう。カニの甲らにはタウリン、ナイアシン、ミネラル類が豊富ですが、各種のビタミンはあまり含まれていません。不足するビタミン類を緑黄色野菜や様々な柑橘類などを組み入れて補い、献立全体で栄養効果を高めることが大切です。

　しかし、食物繊維の多いゴボウ・大根・白菜などと一緒に食べるとカルシウムの吸収が阻害されます。また、シュウ酸の多いほうれん草や柿などと一緒に食べるとカルシウムとシュウ酸が結合して消化吸収できない物質を形成しますので、それぞれ組み合わせせないようにしましょう。

　また、カニの殻に豊富に含まれるタウリンには動脈硬化を予防する作用があります。殻を軽く煮てスープにし、その特別うまみのあるスープを飲むと効果的に摂ることができます。例えば、カニ鍋のような料理がお薦めです。日本のカニ料理に定番の生姜と酢は生臭みを抑えて美味しいだけでなく、殺菌やカニの「寒性」を抑える作用があり、理にかなった組み合わせです。また、手についた生臭いにおいは、焼酎や濃い菊花茶で洗うことで落とすことができます。

### ～～血行をよくする料理～～
### カニとピーマンの紅花油炒め

【材　料】
カニ……………………一匹
ピーマン……一個（ぶつ切りにする）

【調味料A】
片栗粉…半杯、油（紅花油）…適量

【調味料B】
葱・ニンニクみじん切り………少々
豆豉《ドウチ》（中華材料）細切り……大さじ一

【調味料B】
酒（五加皮酒）……………大さじ一
塩・砂糖……………各小さじ一
水…………………………半カップ

【作り方】
❶カニの内臓を除き、水分をとる。足の殻は味が滲みるように切り目を入れ、ぶつ切りにする。切り口に片栗粉をつける（揚げる時に身が脱落するのを防ぐ）。
❷熱した中華鍋に紅花油をひいてさらに熱し、カニを入れる。カニが黄金色になったら取り出す。油は別においておく。
❸中華鍋に❷の残った油を大さじ一入れ、ぶつ切りのピーマンを入れ、水大さじ一を加えて軽く炒める。できたら鍋から取り出しておく。
❹❷の残りの油大さじ三を中華鍋に入れて熱し、調味料Bを香りが出るまで炒め、❷のカニ、Cの調味料を入れ、蓋をして二～三分おく。時々混ぜ、水分がだんだん少なくなってきたら❸のピーマンを入れて混ぜ、出来上がり。

　この料理はカニの「寒性」で血行をよくする作用と、紅花油（サフラン）と五加皮酒の、ともに「温性」で血行をよくする作用とを合わせてうっ血をとりのぞく効能があります。妊娠中の方は、血行を強く促進するカニよって流産を引き起こす恐れがあるので適しません。気をつけましょう。

血行をよくして高血圧に

# クラゲ(水母)

### 原産地と別名

クラゲ科
学名　*Rhopilema esculenta*
英語名　Jelly fish
中国名　海蜇(ハイジョー)
　　　　水母(シュイムー)
原産地　各地沿海

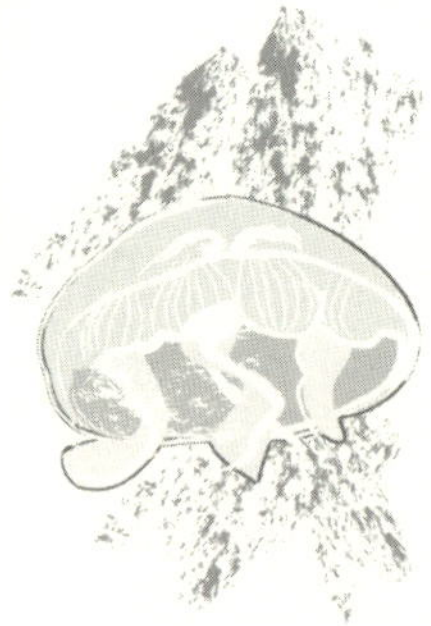

### ルーツ

日本では六～九月、瀬戸内海、九州でビゼンクラゲを漁獲することができます。九州から陸奥湾に分布するスナイロクラゲは夏に東北地方でよくとれます。海岸あたりによく見られるカツオノエキボシは海水浴客の皮膚を傷つけて嫌われます。また、ミズクラゲは大量発生して漁業を妨げたり、発電所の取水口を塞ぐなどがよく知られています。クラゲは有害種が多く、水産品として利用できるものは少ないのです。

| 体質・症状 | 相性 |
|---|---|
| 気血両虚・胃腸弱い | △ |
| 食積痰湿・消化不良 | ◎ |
| 肝陽亢盛・高血圧 | ◎ |
| 気滞うっ血・血行悪い | ○ |
| 陰虚 | ○ |
| 陽虚 | △ |
| 老人 | △ |
| 小児 | ○ |
| 妊婦 | ○ |

| 自然の属性 | |
|---|---|
| 寒熱 | 平 |
| 昇降<br>収散<br>潤燥 | 潤、降 |
| 臓腑 | 肝、腎、大腸、肺 |
| 季節 | 通年 |
| 五味 | 鹹(塩味)、微渋 |
| 毒性 | 無毒(脱水後)<br>有毒(鮮) |

### 東洋医学的効能

**清熱化痰《セイネツケタン》・止咳平喘《シガイヘイゼン》**▼体にこもった余分な熱を収め、痰を消して咳と喘息を収める

**消積《ショウセキ》**▼消化不良を解消する

**潤腸通便《ジュンチョウツウベン》**▼大腸を潤し、便通を改善

### 現代の研究より

**血圧の降下作用**▼クラゲには血管拡張作用があり、足の冷えを伴った血行の悪いタイプの高血圧に効果がある。

**毒性作用**▼クラゲの表面にはぬめりのある毒性タンパク質の成分がある。

**毛細血管の拡張作用**▼クラゲは毛細血管を拡張させ、狭心症に効果がある。

### ◎体質相性の解説

クラゲは生で食べる場合は余分な熱を収めますが、消化しにくいため、「気血両虚」で胃腸の弱い方や、消化力が衰えている「老人」、「陽虚」で胃腸が冷たく消化力が衰えた方は控え目にしましょう。しかしよく加熱したクラゲは消化不良を解消し、高血圧を降ろす働きがあるので、「食積痰湿」の方や「肝陽亢盛」の方は少しずつ食べてよいでしょう。

### ◎家庭療法への応用

**慢性気管支炎**▼クラゲ三〇gを弱火で軟らかくなるまでよく煮て、乾燥させて粉末にし、牡蠣《ボレイ》粉末(漢方薬)五g、蛤粉《ゴウフン》(漢方薬)五g、ハチミツ三gを混ぜ合わせて丸薬にし、三回に分けて食後に飲み込む。十日間続ける。

**空咳**▼クラゲを水に漬け、塩味を抜いて薄切りにし、氷砂糖を入れてかき混ぜ、蒸して適量を食べる(「陰虚」による空咳に適応。カゼによる咳には不向き)。

**高血圧**▼クラゲ一二〇gを浄水に漬けて塩味を抜き、黒クワイ三六〇g(洗って皮のまま)、水一〇〇〇㎖を加え二五

〇mlまで煎じて、二回に分けて食べる。

**胃・十二指腸潰瘍**▼クラゲ五〇〇g、ナツメ五〇g、黒糖二五〇gを弱火でペースト状になるまで煮詰め、毎日二さじを二回に分けて食べる。

**出産後母乳が出ない**▼脱水していないクラゲを細切りにし、完全に火が通るまでよく煮て、毎日一回、茶碗一杯分を二日間続ける。

**膝関節痛**▼クラゲの皮を患部に湿布する。

**皮膚の局部の腫れ**▼クラゲの皮を砂糖で軟らかくなるまで揉み、患部に貼り付ける(まんなかに穴を作ること)。

**小児消化不良**▼黒クワイ適量、クラゲ適量を一緒に煮てクラゲを除き、黒クワイを毎朝四つ食べる。

**便秘**▼クラゲ三〇g、黒クワイ四つを二〇〇mlまで煎じて、スープを適量飲む(便が乾燥して出にくい方に適応)。

**頭痛**▼クラゲの皮を適当な大きさに切って両コメカミに貼り付ける。

## ◎栄養素の上手な摂り方

クラゲは九四%くらいが水分で、五%にはカルシウムやリン、鉄分、ヨウ素、タンパク質、その他がバランスよく含まれています。血圧降下作用と血管拡張作用があるため、近年注目されてきました。中華料理の前菜がよく知られていますが、日本の庶民の食卓にはあまり見られません。ウニとクラゲの和え物が、市販されていますが、消化不良を解消するクラゲと胃腸の機能を高めるウニは、共に胃腸を丈夫にするため良い組み合わせです。

海でとれたクラゲを処置せずそのまま生で食べるのは、食物中毒を引き起こしやすいので、必ず塩やミョウバンに繰り返し漬けて脱水させ、毒性タンパク質を除いて食べます。食中毒の症状は嘔吐、腹痛などです。果酸の多い果物などとは相性が悪く、一緒に食べるとおなかが張りやすい、胃もたれなど消化不良の症状が現れます。

### コラム

クラゲは「平性」ですが、クラゲの皮は去痰や食滞を消す作用があります。腫れやおりもの、関節病に効果があります。クラゲは目がありませんが、エビがその傘の下についていて、エビが動くとクラゲも動くのです。時々、潮に寄せられて浮き、エビが去ってしまったため、帰れなくなったクラゲが漁獲されます。

### ～血行をよくして高血圧によい～
### クラゲとネギの和え物

【材料】
クラゲ……………一〇〇g
万能ネギ……………少々

【調味料】
サラダ油……………少々
固形とりがらスープ…少々
塩……………少々

【作り方】
❶市販の塩漬けのクラゲの皮を浄水に三〇分ほど漬け、水できれいに洗って水分を除いて千切りにする。
❷❶のクラゲに塩と固形とりがらスープを加え、よく混ぜてみじん切りのネギをその上に載せておく。
❸熱したフライパンに油を入れ充分に加熱し、❷のクラゲの上にかける。すぐに混ぜれば出来上がり。

この料理は血行をよくして毛細血管を拡張し、血圧を降下します。足が冷えて頭が熱っぽい高血圧の方に適しますが、食べ過ぎや顔色が赤い高血圧の方には適しません。中華料理の前菜として有名な一品です。

# ナマコ(海鼠)

## 海の人参といわれ、肝臓によい海鮮

### 原産地と別名

ナマコ科
学　名　*Stichopus japonicus*
英語名　Sea cucumbe
中国名　海参(ハイシェン)
原産地　各地

| 体質・症状 | 相性 |
|---|---|
| 気血両虚・胃腸弱い | △ |
| 食積痰湿・消化不良 | △ |
| 肝陽亢盛・高血圧 | ○ |
| 気滞うっ血・血行悪い | ○ |
| 陰虚・微熱 | ○ |
| 陽虚・冷え症 | ○ |
| 老人・下痢 | △ |
| 小児 | ○ |
| 妊婦 | ○ |

| 自然の属性 | |
|---|---|
| 寒熱 | 温 |
| 昇降<br>収散<br>潤燥 | 潤 |
| 臓腑 | 心、腎 |
| 季節 | 冬から春 |
| 五味 | 鹹(塩味)、甘 |
| 毒性 | 無毒(加熱)<br>小毒(生食) |

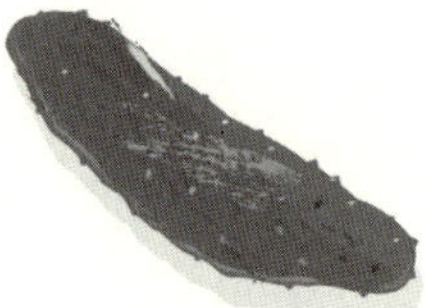

### 豆知識

**氷砂糖とナマコの煮物と肝硬変**▼中国の臨床実例です。肝硬変で腹水のある患者で、食欲がなく腹部が張り、一流の病院で治療をしたが効果がなく、医者も匙を投げた状態で、患者は最後に海の珍味「海参(ナマコ)」を食べたい、と毎日、甘くて軟らかい氷砂糖とナマコの煮物だけを食べました。すると段々と健康になっていき、同じ病院で再検査をしたところ、腹水がなく肝硬変もよくなっていた、ということです。

### 話題の栄養素

**コラーゲン**▼ナマコは九〇%が水分で、残りのほとんどはコラーゲンからできています。コラーゲンは体の関節や結合組織に多く含まれるタンパク質の一つで、加熱して水に溶かすとゼラチンになります。ビタミンCや鉄とともに摂ると、吸収しやすくなります。

**ムコ多糖**▼多糖は一〇〇個以上のブドウ糖から組成した糖分子で、天然の多糖は数百種もあり、大きく分けて真菌多糖と植物多糖があります。また、ムコ多糖は粘度のある多糖で、植物多糖より吸収・利用されやすい性質があり、水解して最終的に単糖になります。ムコ

### 東洋医学的効能

**補腎益精《ホジンエキセイ》**▼腎を補し、精力を高める
**養血潤燥《ヨウケツジュンソウ》**▼血を養い、乾燥した体を潤す
**通便《ツウベン》**▼便通をよくする
**縮尿《シュクニョウ》**▼頻尿を改善する

### 現代の研究より

**記憶力を高める作用**▼新鮮なナマコには記憶力を高める効果がある。

**鎮痛作用**▼二〇%のナマコ抽出液にはモルヒネと同じレベルの鎮痛作用がある。

**免疫力を高める作用**▼ナマコのムコ多糖類成分は免疫力を高める働きがある。

**老化を予防する作用**▼ナマコから精製された溶液には老化を予防する働きが認められた。

**抗真菌作用**▼生ナマコの毒素は真菌を抑制する効果がある。

**抗ウイルス作用**▼ナマコのムコ多糖類はヘルペスウイルスに対して著しい抑制作用がある。しかし、ヘルペス性角膜炎には効果はない。

**血中コレステロール値の降下作用**▼ナマコの抽出液には著しくコレステロールを降下する効果がある。

## ◎体質相性の解説

ナマコは「温性」で潤いの性質を持つ食材です。ただし、消化吸収しにくく、「痰」を生じやすいため、元々「痰」の多い「食積痰湿」や、下痢をしやすい「気血両虚」の方、下痢気味の方、「老人」は控え目に。また、ナマコにはタンパク質が豊富なので、腎の負担になりやすいため、元々腎の弱い「陽虚」の方は控え目に。

## ◎家庭療法への応用

**痩せ・微熱・乾燥肌▼**ナマコ二〇g、米五〇gでお粥を作り毎日食べる。

**乾燥性便秘症▼**ナマコ二〇g、豚の腸五〇g、キクラゲ適量を弱火で煮て食べ、スープも飲む。

**インポテンツ▼**ナマコ十五g、小茴香《ショウウイキョウ》（漢方薬）六gを弱火で煮て、二回に分けショウガ汁をかけて食べる。

**肝硬変▼**ナマコと麦芽糖（maltos）を弱火で軟らかくなるまで煮て常食する。

**虚弱体質▼**ナマコ一つを軟らかくなるまで弱火で煮て、常食する。

## ◎栄養素の上手な摂り方

ナマコは九〇％が水分で、残りはコラーゲンとなります。その他には食物繊維の供給源となります。表面の粘質物はグルコサミンやマンノーズなどからなる多糖類です。これは貴重な栄養素ですので上手に利用しましょう。ナマコの生殖器を乾燥させたものに高級珍味の「くちこ」があります。酒の肴として逸品です。食塩や酢で処理すると、生のナマコも食べられます。中華料理では炒め物やあんかけ、煮物、スープなどの調理がほとんどです。いずれもナマコを軟らかくなるまで調理しますが、それは吸収しやすくするためです。

多糖はさまざまな効能があります。例えば、免疫を強化する作用、抗ガン作用、肝機能を強化する作用、腸や呼吸器の粘膜の保護作用、腸内のでんぷん酵素を抑え血糖を降下させる作用、胃潰瘍の予防、コレステロールや糖の吸収を抑制して太らないようにする作用があります。その他、老化予防の効果もあります。

**サポニン▼**ナマコにはサポニンが含まれ、体内で脂質の過酸化を抑え、高脂血症・動脈硬化・高血圧を予防する働きがあります。また、腸から吸収された脂質や糖の変化を抑制して脂肪細胞への貯留を抑制し、肥満を予防する効果があります。

### 〜インポテンツに〜
### ナマコの小茴香のあんかけ

【材　料】ナマコ（新鮮な生）三〇〇g
（内臓を取り除く）

【調味料A】油
ネギ（斜切り）……六切
ショウガ（薄切り）…六枚

【調味料B】料理酒……大さじ一
醤油……大さじ三
砂糖……小さじ一
小茴香《ショウウイキョウ》、コショウ……少々
とりがらスープ…半カップ

【調味料C】片栗粉……小さじ一
水……小さじ二

【作り方】
❶ナマコをぶつ切りにする。
❷熱した中華鍋に油を引き、さらに熱してAのネギ、ショウガを軽く炒めて香りを出す。ナマコを入れて軽く炒め、Bの調味料を入れて混ぜ、蓋をして弱火で十分ほど煮込み、汁が少し残るくらいでCを入れ、とろみがでたら出来上がり。

これは若くて食欲のないインポテンツの方によいのですが、暴飲暴食により発病した人には適しません。少しずつ摂るのがコツです。

肝臓機能を強化して免疫力を高める

# マガキ（牡蠣）

## 原産地と別名

学　名　イタボガキ科 *Crassostrea gigas*
英語名　Oyster
中国名　牡蠣（ムーリー）
原産地　各地沿海

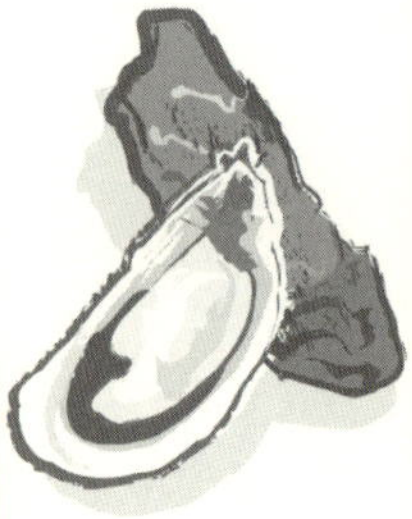

| 体質・症状 | 相性 |
|---|---|
| 気血両虚・胃腸弱い | ○ |
| 食積痰湿・消化不良 | △ |
| 肝陽亢盛・高血圧 | △ |
| 気滞うっ血・血行悪い | ○ |
| 陰虚・微熱 | ○ |
| 陽虚・冷え症 | △ |
| 老人・寝汗 | ○ |
| 小児・不安 | ○ |
| 妊婦 | ○ |

| 自然の属性 | |
|---|---|
| 寒熱 | 温（身肉）<br>涼（殻） |
| 昇降<br>収散<br>潤燥 | 潤 |
| 臓腑 | 肝、胆、腎 |
| 季節 | 冬、初春 |
| 五味 | 鹹（塩味、殻）<br>甘（身肉） |
| 毒性 | 無毒 |

## ルーツ

紀元前から欧米人が生食する唯一の水産物で、世界各国で強精食品として利用されています。日本産カキは塩分の淡い海域に生息しています。生産量の多いのは広島、宮城、岡山、岩手の各県です。市販のものは近海養殖場のものが多いです。その場合、汚染を心配する声もあがります。

## コラム

各地沿岸の旬は冬季で、イギリスでは「Rのつかない月（五～八月）には食べるな」という勧告があり、一方日本では「桜が散ったら食べるな」という先人たちの知恵があります。その頃から産卵して味が悪くなる上、中毒を起こしやすいからだそうです。冬季の旬のカキにはグリコーゲンの含有量が四～六％と高く、旨味も最高です。しかし、日本の夏ガキ（岩ガキ）は夏が旬です。このカキは殻が冬より大きく、身が小さくなります。

## 古典より

カキは漢方薬の麻黄《マオウ》や辛夷《シンイ》、呉茱萸《ゴシュユ》との相性が悪いとされている。ところが現代のエキス剤には以上の薬と合わせる処方が少なくない。例えば「麻黄湯《マオウトウ》」や「葛根湯加川《カッコントウカセン》芎辛夷《キュウシンイ》」「当帰四逆加呉茱萸生姜湯《トウキシギャクカゴシュユショウキョウトウ》」「辛夷《シンイ》清肺湯《セイハイトウ》」など。それぞれ気をつけて漢方専門医に相談したほうがよいでしょう。

## 東洋医学的効能

**重鎮安神《ジュウチンアンシン》（殻）**▼精神を安定させる

**潜陽滋陰《センヨウジイン》（殻）**▼陰分を滋養してのぼせを解消する

**軟堅散結《ナンケンサンケツ》（殻）**▼腫瘤（例えば頚部リンパ腫大・子宮筋腫など）を軟らかく小さくする効能がある

**収斂固渋《シュウレンコジュウ》（殻）**▼過汗症、寝汗、遺精に効果がある

**美顔《ビガン》（肌）（肉）**▼冬季に肌を滋養して美顔に効果がある

**補虚調気血《ホキョチョウキケツ》（肉）**▼血行をよくし、生理不順、生理痛を改善する

## 現代の研究より

**胃・十二指腸潰瘍を回復する作用**▼カキの殻にはアルカリ性の炭酸カルシウムを含み、粘膜の潰瘍を収斂して痛みを止め、胃酸を抑制する作用がある。

**過汗症を回復する作用**▼臨床上、過汗症に効果がある。

**免疫力向上作用**▼カキの殻の水溶性成分は、免疫リンパ細胞のT細胞の増生を促し、キラー細胞の活性を促し、免疫力を高めることを助ける。

**ガンの予防作用**▼カキの殻の水溶性成分は、ガン細胞を抑制する効果を示す。

**脳血栓の予防作用**▼カキ多糖という成分は、血脂の降下作用や血行をよくする作用により血栓の形成を防ぐ。

**肝臓機能を高める作用**▼カキ肉から抽出された成分には肝機能を回復する作用が確認された。

## 体質相性の解説

身肉は甘味で「温性」、肝臓機能を強化する効果があります。虚弱の方の滋養によいのですが、吸収を考えて「気血両虚」で胃腸の弱い方は一日一個くらい食べるとよいでしょう。しかし、消化不良のある「食積痰湿」の方には身肉より殻に痰を除く効果があり、咳や喘息によいでしょう。身肉は「肝陽亢盛」で高血圧の方は食べると逆効果です。高血圧に効果がある成分は身肉ではなく殻にあります。他の体質の方は少し食べるくらいがよいでしょう。痔病の方はカキを食べると痔が誘発されやすいので控え目に。

## 家庭療法への応用

**寝汗**▼カキの殻十五gに水五〇〇mlを加え、二〇〇mlまで煎じ、その汁を二回に分けて飲む。数日間続け、汗が収まったあとも二～三日飲む。

**胃・十二指腸潰瘍**▼生竜骨《リュウコツ》（漢方薬）三〇g、牡蠣《ボレイ》（カキ殻を焼いたもので、漢方薬）三〇gに水五〇〇mlを加え二〇〇mlまで煎じ、二回に分けて飲む。六日ごとに一日休み、三週間続ける。

**子宮下垂症**▼升麻《ショウマ》（漢方薬）十六g、牡蠣《ボレイ》（漢方薬）十二gを水で二〇〇mlまで煎じ、三回に分けて空腹時に飲む。下垂の程度がひどい時は三カ月間連続の服用が必要。

**アレルギー性皮膚紫斑病**▼生牡蠣《ナマボレイ》（漢方薬）九〇gに水一ℓを加え六〇〇mlまで煎じ、三回に分けて飲む（十三才までは半量。五才までは四分の一量）。

**めまい**▼牡蠣《ボレイ》（殻）、竜骨《リュウコツ》各十八g、菊花《キッカ》

### 話題の栄養素

**鉄分**▼鉄分は成人の体内に約四gが含まれ、その七割は酸素を運ぶ機能鉄で、残りは肝臓に貯蔵されています。鉄が不足すると酸素不足状態になりやすく、息切れやめまいなどの貧血状態もあらわれます。体内の鉄分は再利用できるので、一日一mgを補充すればよいとされています。動物性食品の中のヘム鉄は吸収率が十五～二五％と高く、非ヘム鉄は二・五～五％しか吸収されません。ビタミンCや酸性食品と一緒に食べると非ヘム鉄の吸収率は少し高まります。生カキ肉のヘム鉄の含有量は一〇〇g中一・九mgでトップクラスです。

**亜鉛**▼亜鉛は体内の二〇〇種以上の酵素の合成に必須の成分で重要なミネラルです。細胞の再生などに深く関わります。インスリンの構成成分でもあります。不足すると子供の発育の遅れ、肌荒れ、傷の治りが悪い、脱毛、爪に白い斑点が出る、特に味覚や嗅覚の異常を起こしてカゼや感染症にかかりやすいなどが起こります。成人の一日に必要な量は、男性十～十二mg、女性九～十mgとごく微量で、大きいカキ一個（十四mg）だけで一日の量を満たします。二g以上摂ると急性中毒を起こします。しかし、食品からとるならそれほど食べすぎにはならないので問題はありません。濃縮した亜鉛食品による過剰摂取や、極端なダイエット時の亜鉛不足に気をつけましょう。

**グリコーゲン**▼カキの糖質の大部分はグリコーゲンで、肝臓の働きを助け肝機能を強化します。

**タウリン**▼カキのヌルヌルの成分にはタウリンが含まれます。魚介類には多く含まれ、肝臓内の中性脂肪を減らしたり、肝臓内でアルコールの分解を助けたりして、肝臓の負担を減らすのに役立ちます。また、タウリンの分布は主に脳神経、心臓、肝臓に集中し、特別重要な働きがあります。児童の視神経の発育に必須の栄養素とされています。

~~免疫力を高め、カゼの予防に~~

## カキの豆豉ピーマンあえ

【材料】

活カキ……………五〇〇g
長ネギ………一本(一㎝に切る)
豆豉《ドウチ》(中華食材)………大さじ二
赤ピーマン(乱切り)………二個
ショウガ(みじん切り)大さじ一
ニンニク(みじん切り)大さじ一

【調味料】

塩…………………少々
しょうゆ………大さじ二～三
固形とりがらスープ………少々
水…………………大さじ一
片栗粉………………小さじ一

【作り方】

❶カキ肉を取り出し器に入れ、塩小さじ半分を加えて軽く混ぜる(破らないように注意)。浄水でさらっと洗って大きいカキは半分に切る(小さいのは切らない)。
❷沸騰した鍋に❶のカキを入れて二〇秒ほどしたら取り出しておく。
❸しょうゆ、固形とりがらスープ、水、片栗粉を混ぜておく。
❹大きいフライパンにサラダ油大さじ四をいれて熱し、ショウガ・ニンニク・豆豉を入れて軽く炒めたら❷のカキ、ネギ、ピーマンを入れてかるく炒め、❸の調味料を入れてとろみがでたら出来上がり。

この料理は漢時代の古籍『傷寒論』のカゼの薬「葱豉湯《ソウシトウ》」という処方を活用したものです。スープ(この料理は多目に水を入れる)にして飲めば更に効果があります。体力を高めるとともにカゼの予防のパワーを発揮することができます。冷蔵庫で二日間保存できますが、繰り返し加熱しないようにできるだけ早目に食べるようにしましょう。痔の方には適しません。

九g、枸杞子《クコシ》十二g、首烏《シュウ》十二g(いずれも漢方薬)を水で二〇〇㎖まで煎じ、二回に分けて飲む(これはのぼせのある高血圧を伴ったためまいに適するが、カゼによるめまいには適さない)。

### 栄養素の上手な摂り方

カキは「海のミルク」といわれるほど優れた栄養豊富な食品で、牛乳のようにバランスがよい食物です。カルシウムや鉄分、亜鉛、マグネシウム、銅などのミネラルを含み、ビタミンB群やEも多く、旨味はタウリンやグリコーゲン、アラニン、グリシンなどのアミノ酸によるものです。旬の季節なら生食も大丈夫です。料理する前におろし大根か濃い塩水でサッと汚れを落として使いましょう。

生カキの旬は十一月から三月で、鮮度が命です。その鮮度は判断しにくいですが、カキの身が丸く盛り上がって、身のふちに黒みがあり、鮮やかでつやがあるものを選びましょう。

**豆知識**

カキの中国名は「牡蠣《ボレイ》」といいます。先人たちは牡蠣がどのように繁殖するか、よく考えても分かりませんでした。そのため牡蠣は雄体であると判断し、「牡(オス)」と名づけました。「蠣」とは粗くて大きいという意味です。現代の研究によるとカキは普段は雌雄同体であり、繁殖期になるとステロイドホルモンにより雌雄が分かれ、海中で体外受精をします。フランスガキなどのように殻の中で受精して、幼生してから海水に放出するタイプもあります。

伝説▼イギリスのテムズ河の河口のカキは世の絶品といわれ、そのためにジュリアスシーザーはドーバー海峡を越えてイギリス遠征を企てたといわれています。

**ワンポイント**

カキの毒▼生カキを食べて中毒を起こすことは少なくないですが、その原因はカキによくみられるウイルスSRSVで、中毒症状は下痢、吐き気、発熱などです。

## 魚　類

| 体質と魚類相性表 | 気血両虚 | 食積痰湿 | 肝陽亢盛 | 気滞うっ血 | 陰虚 | 陽虚 | 老人 | 小児 | 妊婦 |
|---|---|---|---|---|---|---|---|---|---|
| マダイ(真鯛) | ◎ | △ | ○ | ○ | ○ | △ | ◎ | ○ | ○ |
| マフグ(河豚) | ◎ | ○ | △ | ○ | △ | △ | ○ | ○ | ○ |
| ヒラメ(鮃) | ◎ | ○ | ○ | ○ | ○ | △ | ○ | ○ | △ |
| カレイ(鰈) | ◎ | ○ | ○ | ○ | ○ | △ | ○ | ○ | △ |
| ナマズ(鯰) | ○ | △ | △ | ○ | ○ | △ | ○ | ○ | ○ |
| サバ(鯖) | ○ | △ | ○ | ○ | ○ | △ | ○ | ○ | △ |
| サンマ(秋刀魚) | ○ | △ | ○ | ○ | ○ | △ | ○ | ○ | △ |
| イワシ(真鰯) | ○ | △ | ○ | ○ | ○ | △ | ○ | ○ | △ |
| タチウオ(太刀魚) | ○ | △ | △ | ○ | ○ | △ | ○ | ○ | △ |
| ドジョウ(泥鰌) | ◎ | △ | ○ | ○ | △ | △ | ◎ | ○ | ○ |
| ベニザケ(紅鮭) | ○ | △ | ○ | ○ | ○ | △ | ○ | ○ | ○ |
| サメ(鮫) | ○ | △ | ○ | ○ | ◎ | △ | ○ | ○ | ○ |
| ウナギ(鰻) | △ | △ | △ | ○ | ○ | △ | ○ | ○ | × |
| コイ(鯉) | ○ | △ | △ | ○ | ○ | △ | ○ | ○ | ◎ |
| フナ(鮒) | ◎ | ○ | △ | ○ | ○ | △ | ○ | ○ | ◎ |
| ハモ(鱧) | △ | ○ | ◎ | ○ | ○ | △ | △ | △ | △ |

## 貝介類他

| 体質と貝介類他相性表 | 気血両虚 | 食積痰湿 | 肝陽亢盛 | 気滞うっ血 | 陰虚 | 陽虚 | 老人 | 小児 | 妊婦 |
|---|---|---|---|---|---|---|---|---|---|
| アワビ(鮑)巻貝 | △ | △ | ○ | ○ | ○ | × | ○ | ○ | ○ |
| ホタテガイ(帆立貝) | ○ | ○ | ○ | ○ | ○ | × | ○ | ○ | ○ |
| アサリ(浅蜊)(身肉) | △ | △ | ○ | ○ | ◎ | △ | ○ | ○ | ○ |
| ハマグリ(蛤) | △ | ○ | ○ | ○ | ○ | △ | ○ | △ | ○ |
| バカガイ(馬鹿貝) | △ | ○ | ○ | ○ | ◎ | △ | △ | ○ | ○ |
| イカ(烏賊) | △ | △ | ○ | ◎ | ◎ | △ | △ | ○ | ○ |
| エビ(海老) | ○ | △ | △ | ◎ | △ | ○ | ○ | ○ | ○ |
| タコ(蛸) | △ | △ | ○ | ○ | ○ | × | ○ | ○ | ○ |
| ウニ(海胆) | ○ | ○ | ○ | ○ | ○ | △ | ○ | ○ | ○ |
| スッポン(鼈) | ○ | △ | ○ | ◎ | ◎ | × | △ | ○ | × |
| カニ(蟹) | △ | ○ | ○ | △ | ○ | × | △ | △ | △ |
| クラゲ(水母) | △ | ◎ | ◎ | ○ | ○ | △ | △ | ○ | ○ |
| ナマコ(海鼠) | △ | △ | ○ | ○ | ○ | ○ | △ | ○ | ○ |
| マガキ(牡蠣)(身肉) | ○ | △ | △ | ○ | ○ | △ | ○ | ○ | ○ |

第**6**章

# 肉類

「肉雖多、不使勝食気」
(肉多しと雖も、食気勝らしめず)
(肉食が多くても、摂取量は植物性食品を越えないようにしようの意)
—『論語』郷党篇—

# 鶏肉

## 良質なタンパク質 ビタミンAが豊富

### 原産地と別名

キジ科
学　名　Gallus domesticus Brisson
英語名　Chicken
中国名　鶏肉（ジーロウ）
原産地　各地

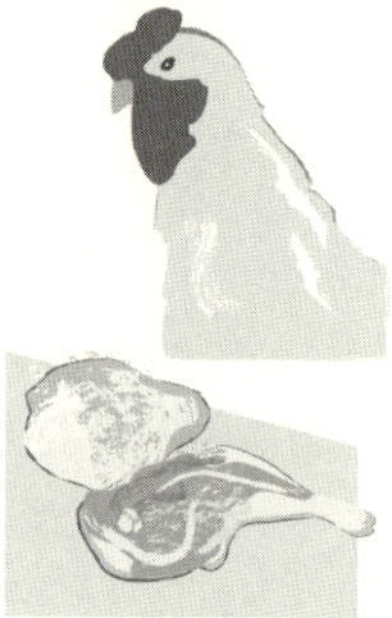

| 体質・症状 | 相性 |
|---|---|
| 気血両虚・胃腸弱い | ◎ |
| 食積痰湿・消化不良 | △ |
| 肝陽亢盛・高血圧 | △ |
| 気滞うっ血・血行悪い | ○ |
| 陰虚・微熱 | ○ |
| 陽虚・冷え症 | △ |
| 老人・下痢 | ○ |
| 小児 | ◎ |
| 妊婦 | ◎ |

| 自然の属性 | |
|---|---|
| 寒熱 | 温 |
| 昇降<br>収散<br>潤燥 | 潤、昇 |
| 臓腑 | 脾、肺 |
| 季節 | 通年 |
| 五味 | 甘 |
| 毒性 | 無毒 |

### 東洋医学的効能

**益気養血**《エッキヨウケツ》▼気血を補う
**温中補脾**《ウンチュウホヒ》▼胃腸を温め、胃腸を丈夫にして機能を回復する
**補腎益精**《ホジンエキセイ》▼腎の機能を回復して生殖機能を高める

### 現代の研究より

**脂肪肝の予防**▼鶏肉のタンパク質には消化しやすいメチオニンが含まれ、脂肪肝を予防する働きがある。
**肌の老化防止作用**▼鶏肉、特に手羽にはコラーゲンがたっぷり含まれている。シワの防止や、つやを出すなど、肌の若さを保つ働きがあると考えられている。

### ワンポイント

日本では改良種のブロイラーの肉が主流ですが、集団飼育のため、鶏に抗生物質を食べさせ、ケンカを防ぐためにくちばしの先を機械で平たくし、室温は自動調節され、飼料も「飼料」と言えないほど高タンパク質で、世界人口の2/3の途上国の人々より高質な食料をとっていますが、このように生産されたブロイラーは水っぽい・脂っこいなどの指摘があります。近年、より美味しい地鶏の生産が急増しています。地鶏の肉質は硬めですが、うま味やコクが強いので、水っぽいブロイラーより人気があります。

### 話題の栄養素

**タンパク質**▼英語のタンパク質という言葉はギリシア語由来で「最重要の」という意味です。体の組成成分であり、酵素や神経伝達物質などの合成に関わり、成長、発育、繁殖、哺乳に欠かせない重要なエネルギー源です。鶏のタンパク質には人体に必要な必須アミノ酸が揃っています。

**コラーゲン**▼動物の関節や皮膚に多く含まれるタンパク質の一種で、タンパク質の全体の三〇～四〇％はコラーゲンです。鶏の皮膚組織は水分を除くと七〇％がコラーゲンで、つややかな皮膚や髪の毛をつくり、軟骨や細胞、組織をつなぎ、機能の活性を促し、目をよくし、老化を防止するなどの効能があります。また、コラーゲンは関節や軟骨にも多く、潤滑油のような働きをしていますが、それはビタミンCと一緒に摂らなければ十分に働くことができません。

**ビタミンA**▼ビタミンAは鶏の油脂に溶け出しているビタミンです。そもそもビタミンAにはレチノールとβ-カロチンの二種類があります。レチノールはAの形で動物性食品に含まれています。プロビタミンAといわれるβ-カロチンは緑黄色野菜に多く、体内でAに変わります。一〇〇gの鶏肉には三二μgのビタミンA（レチノール）が含まれ、他の肉より多いのです。

## 体質相性の解説

鶏肉は甘味で「温性」をもち、栄養価が高く、胃腸にやさしいので、胃腸の弱い「老人」、「小児」、「妊婦」、「気血両虚」の方や病後の回復などに非常に良いでしょう。消化不良のある「食積痰湿」の方や、熱っぽい「肝陽亢盛」の高血圧の方は控え目に。「陽虚」で腎機能の悪い方、尿の出が悪い方などは高タンパク食を控え目に。鶏肉は気血を補養しますが、体に余分な熱がこもりやすく、痙攣症状を促進し、持病を誘発する恐れがあるので、乳ガンなど難病をもつ方は控え目に。

## 家庭療法への応用

**リウマチ▼**メス鶏一匹、ザクロの皮九〇gを煎じてスープを飲み、鶏肉を食べる(食量は個人の体の消化吸収力による)。

**貧血・めまい▼**メス鶏肉二五〇g、当帰《トウキ》(漢方薬)三〇g、川芎《センキュウ》(漢方薬)十五gを肉が軟らかくなるまで蒸す。

**出産後▼**メス鶏一匹の内臓を除いてユリ根三房、米二五〇gを中に詰めて縫い、五香粉《ゴコウフン》(中華調味料)を加え、軟らかくなるまで煮て、少しずつ適当に食べる。

**子宮下垂・脱肛・痔▼**メス鶏一匹、何首烏《カシュウ》(漢方薬)二〇gを弱火で煮てスープを飲む。

### 古典より

**食べてはいけない鶏▼**旧暦四月に卵を抱いている親鶏や五色の鶏、黒色で頭部の毛が白い鶏、六本の爪をもつ鶏、死んでも足が伸びない鶏を食べてはいけない。

**鶏と組み合わせてはいけない食材▼**ニンニク、カラシ(芥)、李(スモモ)、魚の汁、鯉、生ネギ、もち米。また、小児が鶏を食べると、回虫を生じやすいという勧告をしたのは、養生法を世に知らせた古代の著名な医学家である陶弘景だった。

### 豆知識

鶏は腎を持たず、小腸が弱いなどの特徴があります。〝稽(同じことをする)なり。毎朝定時に鳴くものなり〟ともいい、また、風のような動く特徴(とび、動く、変わりやすい、けいれんなどの特徴)があります。

## 栄養素の上手な摂り方

肉類の中で鶏肉は高タンパク質・低脂肪で知られていますが、近年の飼育法で脂肪が多くなり、ブタ肉以上とまで言われています。一番多い部分は皮で、皮を除けばよいのですが、大事なコラーゲンも失います。この場合は、皮と肉を一緒に弱火でよく煮ることで、脂肪やコラーゲンがスープに溶け出します。それを冷やすと、油はスープの表面に凝固し、コラーゲンはスープに残ります。そのコラーゲン入りスープは中華料理の旨味とも言えるでしょう。

鶏の頭や足の先、手羽の先、尾部を除いて料理するのは中国では古くから先祖代々の習慣で、「老鶏頭はヒ素だ」ということわざがあります。現代研究により、尾部はリンパの集中部であり、鶏のウイルスや発ガン物質などが貯存される部位だと分かりました。ところが、これらの部位の味は美味しくて、特に好んでいる方もいます。

## 論評

**鶏と卵を出産後の栄養補給に▼**出産時、大量の出血や汗、激痛に耐えるなどにより体力を大部消耗するため「栄養満点の食事を補給するのは当たり前だ」と考えられ、中国では産後は牛肉より、鶏肉や卵を好み、毎日地鶏一羽ほど食べるべきだと主張する方もいます。これを「先祖の知恵」としていますが、古文献を調べてみると〝産後鶏肉や卵を食べても胃腸が強い方に対しては問題ないが、弱い方の胃の負担になる恐れがあることを、皆は分かっていない〟という勧告がありました。これは産後は、大出血のため胃腸も消化吸収力がかなり低下しているので、あまり胃腸に負担のかからない鶏のスープを毎日適量飲むべきだという主張で、決して鶏肉も多量に食べる主張ではありません。体が弱り、胃腸の消化吸収力が低下している方に、栄養満点食は逆効果ですから気をつけましょう。

**コラム**

**鶏の皮▼**肌の美容に。オス鶏の冠血は皮膚の白斑病に。鶏の血は精神安定に。

**砂のう▼**尿漏れやのどの詰まりに。

**砂ぶくろの内皮▼**「鶏内金《ケイナイキン》」と呼ばれ、消化促進作用の強い漢方薬で、下痢や頻尿、切り傷などにも効能があります。近年、抗ガン作用も話題になりました。

**鶏の肝臓▼**苦く、甘味で「温性」、無毒です。ビタミン$B_2$、A、鉄分が豊富に含まれ、肝臓を強化する働きや鳥目、貧血、抵抗力増強、インポテンツに。

**鶏の卵▼**成人の必須アミノ酸の八種類が含まれ、ビタミンA、$B_1$、$B_2$、D、E、ナイアシンなども豊富で、さらに鉄分やリン、カルシウムなどのミネラルも含有するため、栄養価が高く理想的な栄養源です。毎日一～二個を摂るのは大丈夫です。

～～産後の元気をつける料理～～

## 天下第一のスープ

【材料】

鶏…半匹約二五〇g　薏苡仁《ヨクイニン》……七〇g
椎茸………十五g　タケノコ…十五g
ハクサイ芯…十五g　ハム………十五g
干しエビ……十g

【調味料】

ネギ………五g　ショウガ……五g
花椒………三g　料理酒……三〇g
鶏スープ一五〇〇ml　塩………三g
酢………二〇ml　梅………一つ
コショウ……少々　ゴマ油……少々

【作り方】

❶きれいに洗った鶏肉をたっぷりの沸騰したお湯に入れて、一分間軽く煮、取り出して洗う。ネギ、ショウガ、花椒を布で包む。椎茸、タケノコ、ハクサイ、ハムなどを千切りにしておく。干しエビを洗う。梅は種を取り除き、ミンチにしておく。

❷❶の鶏肉、鶏スープ、薏苡仁、料理酒十五ml、❶の調味料の包み、干しエビを鍋に入れて、強火で沸騰したら、弱火にし、四〇～六〇分位煮る（肉と薏苡仁が十分に軟らかくなるまで煮るのがポイント）。鶏肉を出して手で糸状にさいておく。

❸❷の鍋の調味料の包みを取り出す。梅のミンチ、糸状の鶏肉、椎茸、タケノコ、ハクサイ、ハム、料理酒十五ml、塩、コショウなどを入れて再度沸騰させたあと、酢、ゴマ油を振り込むとできあがり。

この料理は、春秋時代の偉大な詩人である屈原の『天問篇』に記載された料理で、中国ではスープについての最初の記載であり、そのため〝天下第一のスープ〟とよばれています。

これは、堯帝《ギョウテイ》の時代の彭祖《ホウソ》という有名な調理師が堯帝の大好物であったトリスープを作ったというもので、もともとキジと薏苡仁、塩、梅などを組み合わせたものですが、その配合は、鶏肉を食べると体に余分な熱がこもりやすいという短所をカバーして、梅のクエン酸が油っこい食感を抑え、タンパク質の消化吸収を促進し、バランスをとり、理にかなった一品です。今回紹介したスープは時代のながれとともに少しずつ改変されたものです。

# たまご(卵)

## 最高のタンパク価をもつ元気の源

**原産地と別名**

英語名　Egg
中国名　鶏蛋(ジーダン)
原産地　各地

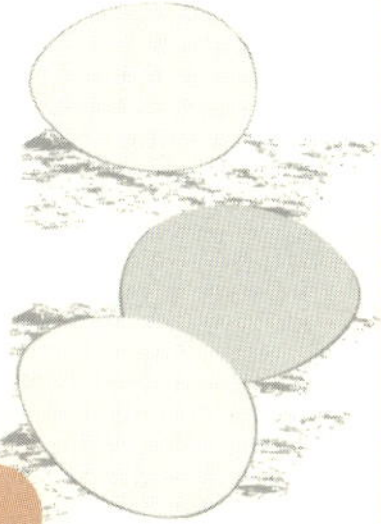

| 体質・症状 | 相性 |
|---|---|
| 気血両虚・胃腸弱い | ◎ |
| 食積痰湿・消化不良 | ○ |
| 肝陽亢盛・高血圧 | ○ |
| 気滞うっ血・血行悪い | ○ |
| 陰虚・微熱 | ○ |
| 陽虚・冷え症 | △ |
| 老人・下痢 | ◎ |
| 小児 | ○ |
| 妊婦 | ◎ |

| 自然の属性 | |
|---|---|
| 寒熱 | 平<br>黄身(温)<br>白身(微寒) |
| 昇降<br>収散<br>潤燥 | 潤 |
| 臓腑 | 肺、脾、胃、大腸 |
| 季節 | 通年 |
| 五味 | 甘 |
| 毒性 | 無毒 |

### ルーツ

古代ギリシャ時代から卵は利用されていましたが、日本では安土桃山になってから伝わりました。江戸時代の文献に「落玉子」という記載があり、病人や幼児に使われる栄養品でしたが、広く一般にも使われるようになったのは、明治時代以後のことです。

### コラム

卵白は、甘味で、「微寒性」、無毒。その効能は赤目、下痢、難産、黄疸に。卵の黄身は、甘味で、「温性」、無毒。その効能は出産後の下痢、小児発熱、不眠、むかつき、尿の出が悪い方に。孵化した卵皮は「鳳凰巣《フォンホァンツァオ》」ともいう。尿の出のわるい方、小児の皮膚炎症に。卵の白膜は「鳳凰衣《フォンホァンイ》」という。咳に。

### 古典より

黄色鶏卵は上、黒色鶏卵は次だ。酒と酢に合わない。たくさん食べるとお腹が鳴りやすい。ネギやニンニクと同時に食べると、息切れしやすい。韮と一緒に食べるとあちこち痛みを引き起こしやすい。スッポンと一緒に食べると体力を損う。妊娠する方が卵と鯉を一緒に食べると新生児の皮膚疹を引き起こしやすい。もち米と同時に食べると小児の寄生虫に関わる。小児の痘疹の時は卵を禁食。という勧告が古文献に記されている。

### 東洋医学的効能

**安五臓《アンゴゾウ》**▼五臓を補い、その機能を高める
**寧心《ネイシン》**▼心の機能を回復する
**養血安胎《ヨウケツアンタイ》**▼血を養い、胎の安定を促す
**止痢《シリ》**▼下痢をとめる

### 現代の研究より

**抗うつ・抗アレルギー作用**▼卵には成人の必須アミノ酸の八種が含まれ、その中でメチオニンは大豆よりも豊富で、抗うつ・抗アレルギーに効果がある。

**貧血の予防作用**▼卵には吸収しやすい鉄分が含まれ、貧血の予防にもよい。

**動脈硬化の予防**▼卵の黄身に含まれるレシチンという脂肪を溶かす作用をもつ成分に、動脈硬化を予防する働きがあると最近の研究で分かった。しかし、卵の黄身はコレステロールの含有量が高い食品(一〇〇g中一四〇〇㎎)であり、成人で一日五〇〇㎎で十分である。

**口内炎・口角炎を回復する作用**▼生卵の黄身を綿棒で患部に塗ると痛みが収まり回復も早くなるという臨床効果があり、卵黄のビタミン$B_2$などの成分の働きであると考えられている。

## 体質相性の解説

卵は、母乳の次に栄養価が高く、消化吸収しやすい食品です。胃腸の弱い「気血両虚」の方は少量を摂れば非常によいです。もともと消化不良のある「食積痰湿」の方は補強より老廃物を排除するのが最優先ですので控え目に。特に、冷え症のある「陽虚」で腎機能の悪い方は制限を。「老人」で腸が弱く下痢っぽい方はゆで卵少量を常食するとよいでしょう。「妊婦」には吸収しやすい補強品ですが、適量にしましょう。

## 家庭療法への応用

**胃・十二指腸潰瘍**▼生卵十二個をよくといて氷砂糖五〇〇g、紹興酒五〇〇㎖を加え、弱火で濃い黄色になるまで煮る。食前、大さじ一を毎日三回食べる。

**火傷・凍瘡**▼卵黄油《ランオウユ》（漢方薬）を患部に毎日数回塗る。

**貧血**▼卵二個、ナツメ十個、黒砂糖少々。弱火でスープをつくり常食する。

**自律神経失調症**▼卵二個、クコの実十五g、ナツメ十個を煎じ、常食する。

### 話題の栄養素

**鉄分**▼卵には鉄分が豊富で、特に一〇〇g中黄身には六mgの鉄分が含まれます。成人の体内には約四gの鉄分があり、その七〇%が酸素を運ぶための機能鉄で、残りは肝臓などにある貯存鉄です。鉄分の代謝により、毎日補給する鉄分の量は一mgぐらいです。動物性食品にはヘム鉄が含まれ、その吸収率は十五～二五%で、卵の鉄もヘム鉄で、これと比べて、野菜や穀物に含まれた非ヘム鉄の吸収率二～五は%しかありません。

**必須アミノ酸**▼卵は栄養価の高い食品で、成人に必要な必須アミノ酸が揃ってバランスよく含まれています。これらのアミノ酸は九種類もあり、体内では合成出来ず、欠けると、様々な機能障害が発生します。例えば、メチオニンは尿をつくる機能を促進したり、抗うつ、抗アレルギー、動脈硬化の防止などに。トリプトファンは精神安定物質をつくるなどの働きに。リジンは体の組織の成長と修復に関わるほか、抗体、ホルモン、酵素の合成にも。

**レシチン**▼レシチンはホスファチルコリンともいわれ、コレステロールを乳化して肝臓へ運び、排泄させる働きがあり、主に卵の黄身、大豆などに含まれます。

**ビタミン$B_2$**▼リボフラビンともいわれ、水溶性（水に溶け出す）で熱に強いビタミンです。糖質、脂質、タンパク質の代謝に関わり、「発育のビタミン」とも呼ばれています。また、抗酸化作用があり、老化、動脈硬化、ガンの予防に有効と考えられます。体内に貯蔵できず、毎日摂る必要があります。動物性食品に多いので、適当に摂ったら不足する事はないのですが、酒をよく飲む方は$B_2$の吸収が妨害されてしまうので、気をつけましょう。

## 栄養素の上手な摂り方

卵はタンパク質のアミノ酸が理想的なバランスで含まれ、「完全食品」といわれています。また、ビタミンC以外のビタミンのほとんども含まれるほか、吸収のよい鉄分、リンも豊富です。卵白はよく加熱して固くなると吸収によいのですが、卵黄では半熟がベストとされています。ゆでる時間は一〇〇℃で五～十分ぐらいでよいでしょう。

卵の黄身はコレステロールが非常に高い反面、脂肪を溶かす成分もあり、動脈硬化の予防の働きもあります。しかし、卵をたくさん食べてもよいと誤解してはいけません。一日一～二個なら問題にはなりません。毎日卵を二つ食べると死亡率が高くなるという報告があります。詳しい根拠は分かりませんが、万人に当たるとはいいきれないでしょう。なぜなら、毎日少食の方は、他の栄養素を過剰に摂らないので一日二つの卵は死亡させるより生かす食品であると思われます。また、肉など食べない老人や体弱の方は消化吸収力が弱いので全部吸収されるというわけではなく、特別禁卵でない方は、一日に卵二つで死へ導かれることはないでしょう。卵にはビタミンCが含まれておらずビタミンCと組み合わせると余分な心配は必要ないと思われます。Eも少ないため、CとEの多い食品と一緒に組み合わせて食べましょう。

## 論評

**温泉卵**▼温泉卵はどろっとして口当たりがよいですが、黄身はほとんど未熟で、卵白の凝固度も足りないため、消化によいとはいえません。胃腸の強い方にはよいですが、弱い方は気をつけましょう。

**とろろ芋**▼ヤマノイモをすりおろして生卵を入れます。しょう油を少し入れても美味しく、栄養満点で胃腸の消化吸収能力が強い方には非常に良いのですが、ヤマノイモも生卵も消化しにくく、胃腸の弱い方はお腹が張る恐れがあるのでほどほどに。

**半熟卵**▼卵白は固まり、黄身は半熟のものが最高に吸収しやすい状態でお薦めします。

**目玉焼き**▼一日に目玉焼き一つぐらいは食べても大丈夫です。消化吸収されやすいように卵白が固く、卵黄が半熟の焼き加減をお薦めします。

| 卵名 | タンパク質 | 脂質 | 鉄分 | 亜鉛 | A | $B_1$ | $B_2$ | コレステロール |
|---|---|---|---|---|---|---|---|---|
| 鶏卵（全卵） | 12.3g | 10.3g | 1.8g | 1.3g | 140g | 0.06g | 0.43g | 420mg |
| ウズラ卵（全卵） | 12.6g | 13.1g | 3.1g | 1.8g | 350g | 0.14g | 0.72g | 470mg |
| アヒル卵（全卵） | 12.6g | 13g | 2.9g | 1.67g | 261g | 0.17g | 0.35g | — |
| 烏骨鶏卵黄 | 15.2g | 19.9g | 0.5g | 3.10g | 179g | 0.07g | 0.36g | — |
| 烏骨鶏卵白 | 9.8g | 0.1g | 微量 | 0.01g | 微量 | 微量 | 0.31g | 1mg |
| 鶏卵白 | 11.6g | 0.1g | 1.6g | 0.02g | 微量 | 0.04g | 0.31g | 1mg |
| 鶏卵黄 | 15.2g | 28.2g | 6.5g | 3.79g | 438g | 0.33g | 0.29g | 1400mg |

### ワンポイント

清時代のラストエンペラー皇帝溥儀《フギ》（六歳で即位）は大臣を叱ると、罰としてかたゆで卵の黄身を数個食べさせました。なぜなら、これは皇帝の子供の頃の記憶の中で一番苦しいことだったからです。

### トマトと卵の炒めもの

【材料】
卵……二個（よくといて）
トマト……一個（乱切り）
塩……少々
ネギ……みじん切り少々
サラダ油……大さじ三

【作り方】
❶といた卵に塩少々、ネギ少々を入れてよく混ぜておく。
❷熱したフライパンに油を入れ、さらに熱して卵を炒め、卵が固くなったらトマトを入れてさらに炒め、三温糖を入れて炒めると出来上がり。

これは簡単で美味しい家庭料理で、トマトには卵に含まれていないビタミンCなどが含まれていてよい組み合わせです。

# 烏骨鶏

## 虚弱の補薬、婦人によい食品

**原産地と別名**

キジ科
英語名　Black-bone chicken
中国名　烏鶏(ウージー)
原産地　東アジア

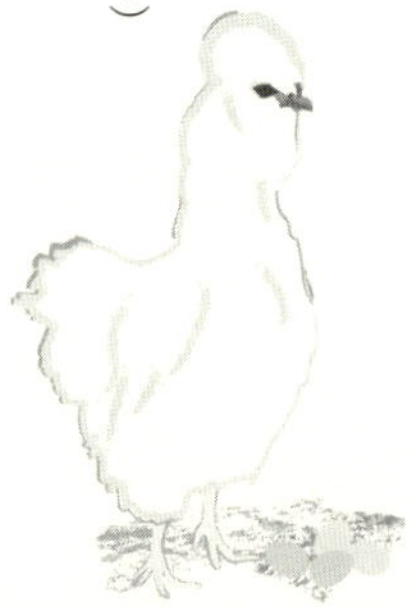

| 体質・症状 | 相性 |
|---|---|
| 気血両虚・胃腸弱い | ○ |
| 食積痰湿・消化不良 | △ |
| 肝陽亢盛・高血圧 | ○ |
| 気滞うっ血・血行悪い | ○ |
| 陰虚・微熱 | ○ |
| 陽虚・冷え症 | △ |
| 老人・下痢 | ○ |
| 小児 | ○ |
| 妊婦 | ◎ |

| 自然の属性 | |
|---|---|
| 寒熱 | 平 |
| 昇降<br>収散<br>潤燥 | 潤 |
| 臓腑 | 脾、肝、腎 |
| 季節 | 通年 |
| 五味 | 甘 |
| 毒性 | 無毒 |

### コラム

烏骨鶏にはたくさんの種類がありま す。羽が白くて骨が黒いもの、羽も骨も黒いもの、羽の色が混ざっていて骨が黒いもの、肉も骨も共に黒いもの、肉が白くて骨が黒いものもあります。舌が黒いものは肉も骨も黒いはずで、これは薬として最良のものです。また、東洋医学によりますと、もともと鶏は「木」に属します。しかし、骨が黒になったものは、「木」と「水」の精気を共に受け、肝(木)への働きだけでなく、腎(水)まで広がります。

### 東洋医学的効能

**補肝腎止遺**《ホカンジンシイ》▼肝・腎を補し、早漏を防ぐ
**補脾止痢**《ホヒシリ》▼胃腸を強くし、下痢を止める
**清虚熱止汗**《セイキョネツシカン》▼体の弱い方の微熱を収め、寝汗を収める
**止帯下**《シタイゲ》▼おりものを止める

### 古典より

烏骨鶏は地鶏のような歯ごたえがあり、美味しい。また、古くから「産婦人科の聖なる薬」と知られ、過労、糖尿病、早漏、下痢、更年期大出血後、おりもの、不妊症、生理不順、出産後の補強などに効果があるという記載が古文献に載せられている。

### 話題の栄養素

**ビタミンE**▼烏骨鶏にはビタミンEが他の鶏(例えば、ウズラ、ブロイラー)より多く含まれ、地鶏と同じレベルです。ビタミンEは更年期の治療薬として知られています。また、抗酸化作用や動脈硬化防止、抗老化作用もあるとされています。アメリカのノーベル賞の獲得者、ビタミンCの研究で有名な学者ポーリング博士は、ビタミンEと寿命の関係について調査した結果、老人に多量にEを補給したAグループ、少し補給したBグループ、全く補給しなかったCグループとでは、Bグループがもっとも長寿で、Aグループが逆にCグループより短命というのです。老化防止といって、過剰に摂るのは禁物です。普通に食べるにはビタミンEは欠かせませんが、更年期症候群などの治療でなければ、補助品(サプリメント)は必要ありません。

**マグネシウム**▼烏骨鶏にはマグネシウムが他の鶏より多く含まれています。マグネシウムは体内の三〇〇種の酵素の働きを助けます。カルシウムは筋肉の緊張を高め、マグネシウムはその働きを調節する働きがあり、不足すると、筋肉のけいれんを引き起こしやすいのです。また、カルシウムが血管壁に沈着することを防ぎ、動脈硬化を予防する働きや骨の強化の働きもあります。カルシウムが正常に働くためにはマグネシウムが欠かせない存在なのです。しかし、カルシウムより不足しがちで、しかも、カルシウムを摂りすぎるとマグネシウムの吸収が阻害されます。マグネシウム対カルシウムの比率は一対二から一対三が理想的です。

## 体質相性の解説

烏骨鶏は古くから薬用のトリとされ、脾や肝・腎の補強品で、虚弱した方によく、胃腸が弱い「気血両虚」の方や「陰虚」の方、「老人」、特に婦人や「妊婦」に適します。しかし、体に消化不良のある「食積痰湿」の方は、栄養補強よりもむしろ体の老廃物を除くほうがよいので控え目に。「陽虚」の方は腎機能が弱く、タンパク質の豊富な食事は腎の負担になるため制限するほうがよいでしょう。

## 家庭療法への応用

**早漏・おりもの▼**烏骨鶏一匹の頭、尾部、手羽と爪先、内臓を除く。粉末にしたギンナン十g、蓮子《レンシ》（漢方薬）十五g、もち米十五g、コショウ少々を混ぜて烏骨鶏の腹部に詰め、弱火で一時間以上煮て、少しずつ空腹時に食べる（おりものの場合量が多く、色が薄い方に適応）。

**貧血・出産後の回復▼**烏骨鶏一匹を早漏・おりものと同じ方法で処理して、酒で洗う。飴糖《イトウ》（漢方薬）一二〇gと混ぜた生地黄《ジオウ》（漢方薬）一二〇gを烏骨鶏の腹の中に入れて大きな器に入れ一時間蒸して、毎日少しずつ食べる（これは貧血や出産後、虚弱で微熱のある方に適しますが、出産後さまざまな炎症を起こして熱が出た方には適しません）。

**慢性胃腸炎▼**メス烏骨鶏一匹を早漏・おりものと同じ方法で処理して、少し焦げるまで焼いた白豆蔻《ビャクズク》（漢方薬）三〇g、草果《ソウカ》（漢方薬）二個を烏骨鶏の腹の中に詰めて妻楊枝で閉じ、弱火で一時間煮て毎日少しずつ空腹時に食べる。

**生理痛▼**オス烏骨鶏五〇〇g、陳皮《チンピ》と良姜《リョウキョウ》（共に漢方薬）各三g、コショウ六g、草果《ソウカ》（漢方薬）二個を弱火で軟らかくなるまで煮てネギ少々、酢少々を加えて食べる（これは冷え症をもつ生理痛に適しますが、熱っぽくて黄色で粘りのあるおりもののある方の生理痛には適しません）。

## 栄養素の上手な摂り方

日本人には馴染みのない食材ですが、烏骨鶏にはビタミンEやマグネシウム、亜鉛、マンガン、銅、リンなどの含有量は他のトリより多いので、虚弱の方によい食品です。肉質が地鶏と同じで煮込み時間がかかります。軟らかくなるまで煮ると醤油あるいは塩とコショウだけで美味しく食べられます。見た目が黒くて馴染みにくそうですが、健康食品としては美味しい上等な補強品で、婦人、特に出産後腰・足に痛みのある方には非常によいのでお薦めします。

〜〜生理不順によい料理〜〜

### 烏骨鶏補気湯

【材料】烏骨鶏……一匹

【薬材】黄耆《オウギ》……三〇g

【調味料】塩、コショウ……少々
ネギ千切り……少々
ショウガ……二片

【作り方】

❶烏骨鶏の頭や尾部、内臓、手羽先、爪先などを取り除いてサイコロ状に切っておく。

❷一〇〇〇mlの水を入れた土鍋に黄耆を入れて三〇分ぐらい煎じ、その黄耆を取り除いて、大きい器に入れ、❶の烏骨鶏を入れて、一時間肉が軟らかくなるまで蒸す。

少しずつ常食すると、体力がつき、生理不順、生理痛などを改善する。

# アヒル

## 余分な熱を収め、むくみ解消

**原産地と別名**

学　名　*Anas platyrhynchos*
英語名　Duck
中国名　鴨子（ヤーツ）
原産地　各地

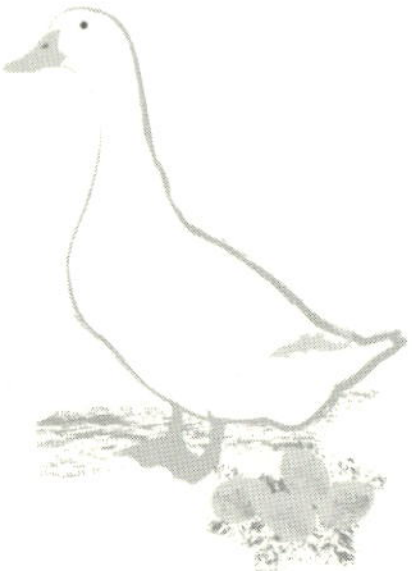

| 体質・症状 | 相性 |
|---|---|
| 気血両虚・胃腸弱い | △ |
| 食積痰湿・消化不良 | △ |
| 肝陽亢盛・高血圧 | ◎ |
| 気滞うっ血・血行悪い | ○ |
| 陰虚・微熱 | ◎ |
| 陽虚・冷え症 | △ |
| 老人・下痢 | △ |
| 小児 | △ |
| 妊婦 | ○ |

**自然の属性**

| | |
|---|---|
| 寒熱 | 涼 |
| 昇降<br>収散<br>潤燥 | 潤 |
| 臓腑 | 肺、胃、脾、腎 |
| 季節 | 通年 |
| 五味 | 甘 |
| 毒性 | 無毒 |

### 東洋医学的効能

**清虚熱《セイキョネツ》**▼微熱を収める
**滋陰養胃《ジインヨウイ》**▼虚弱を補給し、胃を強くする
**利水消腫《リスイショウシュ》**▼利尿してむくみを解消する

### コラム

野生のマガモはヨーロッパや中国など、各地で見られますが、家畜化されてできたアヒルは、中国では「北京ダック」をはじめ、広州の「咸水鴨《シェンシュイヤ》」「醤鴨《ジャーンヤ》」などが世界でも有名です。日本では、かも南蛮のうどんやそばとしてそば屋の定番になり、その卵でつくったピータンも中華料理の定番になりました。

### 古典より

アヒルは秋の九月九日以降が、一番美味しい時期で、清明節後生まれた卵は中身が少なくよくない。黄色のメスのアヒルは栄養補給品として最高だが、アヒルの尾部を食べてはいけない。頭は古くからの処方「鴨頭丸《オウトウガン》」で利尿、むくみに。脳ミソは凍瘡に。血は解毒に。胆の汁は痔に。

### 話題の栄養素

**ビタミン$B_1$**▼アヒルの肉はニワトリよりもビタミン$B_1$が多く含まれます。ビタミン$B_1$は、化学名がサイアミンで、脳や神経の働きや心臓の働きなどを正常に保ち、免疫力を高める作用があります。また、糖質をエネルギーに変える時ビタミン$B_1$が必要です。糖分を摂りすぎると$B_1$が不足しがちで、それにより乳酸など老廃物が貯まって、疲労しやすくなり、イライラ、怒りっぽい、むくみ、脚気などの症状を引き起こしやすくなります。ビタミン$B_1$は水溶性のビタミンの中でも、最も水に溶けやすく、熱にも弱いので調理中かなり失われてしまいます。飲酒や喫煙も不足を招きます。ほかに、生の貝や山菜に含まれるアノイリナーゼは$B_1$を壊します。また、$B_1$は体内にたくさん蓄積できないため、大量に摂っても尿として排泄されるので、毎日摂る必要があります。ただし、アリシンにより、ビタミン$B_1$の吸収を促進することができます。

**ビタミン$B_2$**▼アヒルの肉にはビタミン$B_2$が多く含まれます。水溶性ビタミンですが、熱に強く、糖分や脂質、タンパク質の代謝に関わるため、「発育ビタミン」とも呼ばれています。細胞の再生や酸化防止、動脈硬化の防止、老化防止などの働きがあります。脂肪や糖分を摂りすぎる傾向のある人は、$B_2$が大量に消耗され、蓄積ができないため、毎日摂らなければ不足しがちです。素食の方や飲酒の多い方は、もっと不足している恐れがあります。不足すると、口内炎や目の充血や痒み・ごろごろ感・かすみ、などの粘膜障害を引き起こします。また、顔の炎症、陰嚢の炎症、白内障、糖尿病などを引き起こしやすくなります。

## 体質相性の解説

水陸両方で生活しているアヒルは、「涼性」をもち、肝にこもった余分な熱を持つ「肝陽亢盛」の方や微熱のある「陰虚」の方、便が硬い「老人」には栄養を補給しながらその余分な熱を収めることができるのでお薦めします。胃腸の弱い「気血両虚」の方や、胃腸が冷えると成長と発育によくない「小児」、もともと冷え症をもつ「陽虚」で下痢っぽい、あるいは数日も便がでないのに便が軟らかく形がないなどの方、下痢っぽい「老人」には、「涼性」が適しませんので控え目に。また、もともと体に消化不良のある「食積痰湿」の方は、栄養補給より、その消化不良を解消するのが最優先ですので控え目に。

## 家庭療法への応用

**カゼ・咳・のど痛み・声がれ**▼水三〇〇mℓに長ネギの白い部分、六cmを四本と、氷砂糖四五gを入れ、沸騰するまで煮て、別の大きめの器に移し、二個分のアヒルの卵白を入れて混ぜ、毎日三回に分け温めて飲む（これは寒気があり、体の節々の痛みを伴った咳の方には適応しません）。

**外傷出血**▼アヒルの毛を灰になるまで焼き、その灰で患部を覆う。

**多汗症・寝汗**▼アヒル一匹の内臓と毛を除き、沸騰したお湯に入れ、十分ぐらい煮て取り出す。冬虫夏草《トウチュウカソウ》（漢方薬）十g、ユリ根十g、ネギ、生姜、調理酒各少々を加え軟らかくなるまで蒸して、分けて適当に食べる。

**やけど**▼アヒルの卵白数個分、備長炭の細かい粉末少々、粉末にした金銀花《キンギンカ》（漢方薬）三〇gを混ぜてどろ状にして患部に塗り付ける。

**利尿・むくみ解消**▼白いアヒル一匹の毛と内臓を除いて洗う。生姜十五g、コショウ六g、ネギ十g、蒸して軟らかくした米一〇〇gと一緒に混ぜ、先に用意しておいたアヒルの腹部に詰めて軟らかくなるまで蒸す。毎日二回適当に食べる（塩と醤油を使わないように注意）。

## 栄養素の上手な摂り方

アヒル肉のタンパク質を利用したいなら、時間をかけて弱火で煮ると、スープにタンパク質が流れ出ます。その汁を調味料で味付けして飲み、肉も食べてよいでしょう。しかし、長く加熱調理したものはビタミン$B_1$が期待できません。

## 論評

**ピータン**▼アヒルの卵を石灰や松の葉、草の灰、もみ殻、塩などを混ぜたどろ状のものに包んでアルカリ条件下で三〜四カ月間放置しておくと、卵白は茶黒色のゼラチン状に変化し、独特な風味をもちます。その寒熱性は変わらず「寒性」で、味はピリ辛くて渋く甘く塩味など複雑な味になり、肺を潤し、止血、下痢止め、血圧を降下するなどの働きがあります。一時期、輸入したピータンに規定以上の鉛が検出されましたが、これは輸入時の検査がゆるかったため、無法商人の付け入る隙ができてしまったためではないでしょうか。農薬のついたほうれん草も同じ原因だと思います。検査をきちんと行っていれば、この問題は防ぐことができたはずです。

**北京ダック**▼アヒルを特製の調味料につけて、燻炉にかけ、松の枝や葉を焼いた煙で時間をかけて焼きます。独特な味で世界の人々が魅了されます。生ネギのアリシンはアヒルのビタミン$B_1$の吸収を促進します。アヒルの皮は油っぽく、大豆で作ったミソと共に高い栄養価で、体の栄養補給にとってもよいのですが、胃腸の弱い方はその吸収力も弱いため、適しませんので控え目に。「食積痰湿」で消化不良のある方や「肝陽亢盛」で高脂血症の方も、回復に不利なので控え目に。

～動悸に良いアヒル焼き～

### アヒルの肉のレモン汁焼き

【材料】
アヒルの胸肉……一二〇g
レモンのしぼり汁…四五㎖
卵……………………一個
パイナップル………七〇g

【調味料】
紹興酒………………十㎖
片栗粉………………二〇g
サラダ油……………適当
ゴマ油………………少々

【作り方】
❶アヒルの肉を薄切りにしておく。
❷容器に卵を割ってよくかき混ぜ、その中に❶のアヒルの肉を入れ、片栗粉を加えてよく混ぜ合わせる。
❸中華鍋に油を少し入れて強火で焼いて十分に熱したら、一度火から離して(中に残った油を捨てる)、❷の肉を一枚ずつ両面焼く。
❹❸の鍋を火に戻し、紹興酒、レモン汁を加え強火で炒め、仕上げにゴマ油を振り入れて皿に。パイナップルで飾りつけてできあがり。

これはレモンのビタミンCやクエン酸と、栄養価の高いアヒルの肉や卵のタンパク質の消化吸収を促進し、カルシウムの吸収も高め、精神の安定や心動悸の改善に効果のある一品です。

**豆知識**

**アヒルの卵**▼アヒルの卵は「寒性」で卵白は口当たり粗くて味も少し臭みがあり、油で炒めてもニワトリの卵より美味しくないので、古くから塩漬けにするか、ピータンが定番です。寄生虫の恐れがあるため生で食べてはいけません。福州ではアヒルの卵は「鴨卵《ヤロアン》」と呼ばれ、乱を制圧する「圧乱《ヤロアン》」と同じ発音で、「圧乱」のあとは「太平」(平安無事)であるため、アヒルは別名「太平盛世」とも呼ばれています。吉を求めるときアヒルの卵を使います。

| 卵名 | 生活地 | 寒熱 | 味 | 五行 | 効能 | よい相性 | 過食 |
|---|---|---|---|---|---|---|---|
| ニワトリ | 陸 | 温 | 甘辛 | 風木 | 温中益気<br>補腎止漏 | 「気虚」<br>体質 | 助熱生風火 |
| アヒル | 水陸 | 涼 | 甘 | 木水 | 滋陰養胃<br>利尿消腫 | 「陰虚」<br>体質 | 助冷生痰湿 |

| 卵名 | タンパク質 | 脂質 | ビタミンA | ビタミン$B_1$ | ビタミン$B_2$ |
|---|---|---|---|---|---|
| ニワトリ | 19.5g | 11.6g | 32 μ | 0.07g | 0.09g |
| アヒル | 23.6g | 3g | 15 μ | 0.40g | 0.69g |

秋冬の山の珍味

# キジ（雉）

## 原産地と別名

キジ科
学名 Phasianus colchicus torquatus Gmelin.
英語名 Pheasant
中国名 野鶏（イエジー） 古名 雉鶏（ジュージー）
原産地 各地

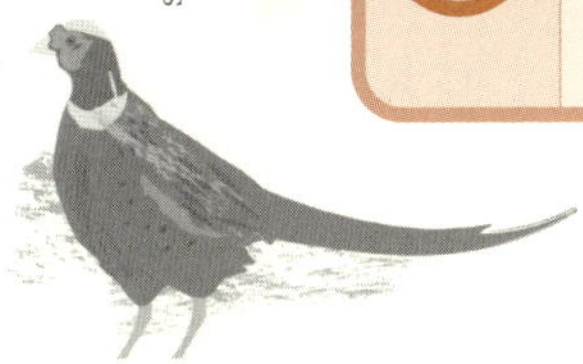

| 体質・症状 | 相性 |
| --- | --- |
| 気血両虚・胃腸弱い | ◎ |
| 食積痰湿・消化不良 | × |
| 肝陽亢盛・高血圧 | △ |
| 気滞うっ血・血行悪い | ○ |
| 陰虚・微熱 | △ |
| 陽虚・冷え症 | ○ |
| 老人・下痢 | ○ |
| 小児 | △ |
| 妊婦 | ○ |

| 自然の属性 | |
| --- | --- |
| 寒熱 | 温 |
| 昇降<br>収散<br>潤燥 | 潤 |
| 臓腑 | 心、胃 |
| 季節 | 秋、冬 |
| 五味 | 甘、酸 |
| 毒性 | 無毒 |

## 東洋医学的効能

補中益気《ホチュウエッキ》▼胃腸を滋養して、気のパワーを高めて胃腸の機能を回復する

止痢《シリ》▼胃腸が弱くて下痢っぽい症状に効果がある

## 体質相性の解説

キジは油が多く、「温性」のため、冷えやすく胃の弱い「気血両虚」の方や、もともと肌荒れ気味で乾燥している方の滋養にはよいのですが、熱っぽい「肝陽亢盛」の方や微熱のある「陰虚」の方にはよくないので控え目に。栄養価の高いキジは「食積痰湿」の方にもよくないので控え目に。「小児」が食べ過ぎると発熱性の疾病を引き起こしやすいので控え目に。

## 家庭療法への応用

糖尿病▼キジ一匹の肉をミンチにして、水を大量に入れ弱火で煮込み、スープ状にして塩やコショウ少々で味を調える。毎日小さいお椀一杯くらいを食べる（この方法は、咽が渇き水をよく飲み、尿が多い糖尿の方に適応）。

## 栄養素の上手な摂り方

キジには油脂が多く、焼くとタンパク質が煙と反応して発ガン性物質になる恐れがあるので、キジを直火で焼いたり、燻製にするのは健康に良くありません。弱火でよく煮て浮いた油を除くとよいでしょう。

### 古典より

キジの肉は春夏には有毒で、膿血性の下痢の方は食べてはいけない。秋冬（九〜十二月）に滋養する効果があり、他の月に食べると皮膚の化膿症を誘発しやすく、クルミと一緒に食べるとめまい、胸痛を誘発する。茸類・キクラゲと一緒に食べると痔と下血を誘発する。フナ・鮎と一緒に食べると皮膚感染を引き起こしやすいので、気をつけること。さらに、キクラゲやキノコと一緒に食べると複雑な反応で人体に悪影響のある物質になる恐れがあるので、一緒に食べないほうがよい。ソバとネギと一緒に食べると寄生虫を生じやすいなどの勧告が記載されている。

### コラム

キジは着地する時に急降下して、矢のようなので、「矢」偏にされ、とりをあらわす「隹」と書きます。漢時代まで、キジは中国でも「雉」とされていましたが、漢の皇太后の名が「雉」であることから、漢の高祖により「野鶏」と改名されました。

栄養価が高く貧血に良い

# ウズラとウズラの卵

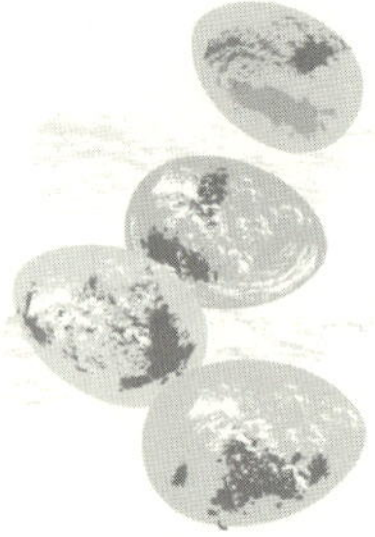

### 原産地と別名

キジ科
学　名　Cotrnlx cotuenix (L).
英語名　Quail・& Egg of quail
中国名　鵪鶉(アンチュン)
　　　　鵪鶉蛋(アンチュンダン)
原産地　各地

### コラム

ウズラの栄養価はニワトリより高く、「動物性人参」と呼ばれ、朝鮮人参のような栄養価があると考えられます。ウズラは夜行性で、寒気を嫌います。巣の場所にこだわらず、順応性が高いという特徴があるので、古代哲学者・荘子は"聖人鶉居是矣"という名言を残しています。本当に立派な人は、どんな事にも柔軟な態度で接することができるという事のたとえです。

### 東洋医学的効能

**滋補気血**《ジホキケツ》▼元気を付け、血を補う
**清熱利湿**《セイネツリシツ》▼体にこもった余分な熱と処理しきれない水分を取り除く
**強身健脳**《キョウシンケンノウ》▼体力をつけ、脳の活性化に効果がある

### 現代の研究より

**抗アレルギー作用**▼ウズラの卵を生で食べることにより、エビやカニからのアレルギーを抑制することができる。薬剤性アレルギーにも期待されている。
**血圧の降下作用**▼ウズラの卵には血圧を降下する効能がある。
**貧血の予防作用**▼ウズラの卵にはヘム鉄分が含まれ、吸収しやすいので、貧血の予防の働きがある。

### 古典より

旧暦の四月の前にウズラを食べてはいけない。茸類と一緒に食べると痔の発作を引き起こす。レバーも一緒に食べないように。という勧告が古文献に記載されている。

### 話題の栄養素

**リジン**▼ウズラの卵にはリジンの含有量が他の卵より豊富です。リジンは必須アミノ酸で、体の再生や成長に関わるほか、抗体やホルモン、酵素の合成などにも関与します。また、肝臓の機能を補強してコレステロールの処理にも関わります。血中に不足すると、疲れや集中力の低下、目の充血、めまい、吐き気、貧血などの症状がでることがあります。リジンは、食品のタンパク質の中で最も不足している必須アミノ酸であり、植物には特に不足していますので、植物からの補給は期待できません。高齢の男性は、老化を防ぐために多く摂る必要があります。

**鉄分**▼ウズラの卵にはニワトリの卵より豊富な鉄分が含まれています。一日成人の必要量は一mgで、ほかの食品の鉄分を取らなくても、三三gのウズラの卵(約三～四個)で満たされます。しかし、様々な食品から摂るのが他の栄養素のバランスをとりやすく、ベストだと思われます。

| 自然の属性 | |
|---|---|
| 寒熱 | 平 |
| 昇降<br>収散<br>潤燥 | 潤 |
| 臓腑 | 胃、脾、大腸 |
| 季節 | 通年 |
| 五味 | 甘 |
| 毒性 | 無毒 |

| 体質・症状 | 相性 |
|---|---|
| 気血両虚・胃腸弱い | ◎ |
| 食積痰湿・消化不良 | △ |
| 肝陽亢盛・高血圧 | ○ |
| 気滞うっ血・血行悪い | ○ |
| 陰虚・微熱 | ○ |
| 陽虚・冷え症 | ○ |
| 老人・下痢 | ○ |
| 小児 | ○ |
| 妊婦 | ◎ |

### 体質相性の解説

ウズラの卵は寒熱性は「平」です。他の卵より滋養価値が高く、虚弱な体を補強するにはバランスのとれた卵で、胃腸が弱い「気血両虚」の方や「老人」、特に「妊婦」に非常に良く、ほかの体質の方にも良いのですが、消化不良がある「食積痰湿」の方は、栄養補給よりも老廃物の排除が健康を回復するため控え目に。

### 家庭療法への応用

**自律神経失調症**▼ウズラの卵二個を朝晩二回に分けて食べる。

**慢性気管支喘息**▼毎日ウズラの卵三個を適当な量のお湯に混ぜて飲む。一年間続けると効果が出る。

**小児栄養不良**▼熱した薄いおもゆにウズラの卵二個を入れて煮、朝晩二回に分けて飲む。三カ月間続けること。

### 栄養素の上手な摂り方

ウズラの卵のタンパク質は他の卵より三〇%も多く、特にリジンやシスチンが豊富で、ビタミンB1は二〇%高く、B2は八三%、鉄など四六%、リン脂質は五倍高く、体の弱い方には良いので、毎日少しずつ摂るとよいでしょう。

タンパク質の含有量が多いため、煮るときになかなか固くならず、時間がかかります。熱湯に割り入れてスープの感覚で飲むのも古くからよく使われてきた方法で、時間がかかりません。

〜〜貧血の予防に効果がある〜〜

#### ウズラの肉とキュウリとエリンギ炒め

【材料】
ウズラの肉……二五〇g
キュウリ……十五g
エリンギ……十五g
卵白……二個分
トリスープ……六〇g
ネギ、生姜……各少々

【調味料】
紹興酒……十ml
醤油……大さじ1
コショウ、塩、砂糖…少々
水溶き片栗粉……十g
サラダ油……五〇〇ml
黒ゴマ……少々

【作り方】
❶ウズラの肉、キュウリ、エリンギを薄切りにしておく。
❷ネギをぶつきりにし、ショウガを薄切りにしておく。
❸器にしょう油、砂糖、塩、コショウ、スープ、水溶片栗粉五gを入れてよく混ぜ合わせておく。
❹別の器に卵白、塩、紹興酒大さじ二、片栗粉五g、❶のウズラの肉、エリンギをよく混ぜ合わせておく。
❺中華鍋を強火にかけ、サラダ油を七〇〜八〇℃に熱したら、❹のウズラの肉、エリンギを入れて揚げ、よく油を切る。
❻サラダ油大さじ二を入れた中華鍋を強火にかけ、キュウリと❷のネギなどを軽く炒め、❺の肉と❸の調味料、残った紹興酒を炒め、とろ味がでたらゴマを振りかけてできあがり。

この料理はウズラ、エリンギともに鉄分が豊富で貧血しがちな方には良いですが、一方、古典に茸類とウズラを食べると痔の発作を起こしやすいという勧告があります。逆にこのパワーを利用して貧血の予防に役立てるのがこの料理のねらいです。これは、ウズラとエリンギの効果が増幅されるため、貧血でない一般の方に痔病を誘発してしまう恐れがあるということです。牡蠣にも同じ効果が見られます。

これを少しずつ常食すると、体の弱い方に体力がつき、生理不順、生理痛などが改善されます。普通の方、特に熱っぽくて血圧の高い「肝陽亢盛」の方や、消化不良のある「食積痰湿」の方（痔を持つ方や痰が多い方、お腹が張る方）にはお薦めできません。

# 豚肉

## 三大栄養素の代謝に関わるビタミンB族が豊富

### 原産地と別名

ブタ科
学　名　*Sus scrofa domestica* Brisson.
英語名　Pork
中国名　猪肉（ジューロウ）
原産地　各地

| 体質・症状 | 相性 |
| --- | --- |
| 気血両虚・胃腸弱い | ○ |
| 食積痰湿・消化不良 | △ |
| 肝陽亢盛・高血圧 | ○ |
| 気滞うっ血・血行悪い | ○ |
| 陰虚・微熱 | ○ |
| 陽虚・冷え症 | △ |
| 老人・下痢 | △ |
| 小児 | ○ |
| 妊婦 | ○ |

| 自然の属性 | |
| --- | --- |
| 寒熱 | 平（微寒） |
| 昇降<br>収散<br>潤燥 | 潤 |
| 臓腑 | 脾、胃、腎 |
| 季節 | 通年 |
| 五味 | 甘、塩味 |
| 毒性 | 無毒<br>（生：小毒） |

### ルーツ

紀元前二千年以前からブタを飼育していたという記録が中国にあり、また、紀元前四千年、地中海の古代ギリシャの遺跡からは、山積みになった大量の豚の骨が発見されていますが、これは古代の祭の供え物として利用されたのではないかと推測されています。日本でブタの飼育が始まったのは、明治時代で、洋食の「豚カツ」というメニューで知られ、盛んになったといわれています。牛肉の登場から、中華料理以外は利用する量が少なくなりました。

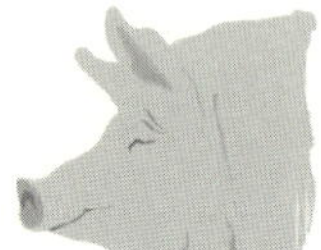

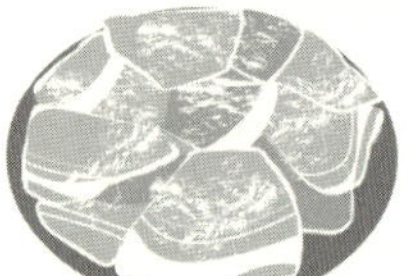

### 話題の栄養素

**ビタミン$B_1$**▼ブタ肉にはビタミン$B_1$が牛肉より約十倍も多く含まれ、他のB族も牛肉より豊富です。ビタミン$B_1$は、砂糖など炭水化物をエネルギーに変えるために欠けてはいけない存在です。ビタミン$B_1$が不足すると疲労物質が蓄積され、疲労しやすくなります。東洋人にはよく見られる脚気病も$B_1$の欠乏症です。また、脳の中ソ神経や手足の末梢神経の機能を維持するなどの働きもあるため、「精神ビタミン」ともよばれ、不足すると、イライラしたり、怒りっぽくなったりし、集中力が低下するなどの症状を起こしやすくなります。

### 東洋医学的効能

**滋陰潤燥**《ジインジュンソウ》▼体を潤し、回復する
**止消渇**《シショウカツ》▼糖尿病（消渇）を解消する
**通便**《ツウベン》▼便通をよくする
**潤肌**《ジュンキ》▼肌を潤す

### コラム

**ブタの内臓**▼肉より薬用価値があり、全てが宝物とされています。
**豚の脂肪**▼甘味、「微寒性」で無毒。効能は肌を潤し、肝臓に害が有る物質の解毒、利尿、黄疸の解消に。しかし、梅と一緒に食べてはいけないと、『本草綱目』に記載されています。
**レバー**▼苦味、「温性」で、無毒。肝の働きを助け、視力を回復させる働きがあります。レバーは血液が豊富で、貧血などの血液疾患によいのですが、食べすぎないように。また、魚と一緒に食べると炎症を引き起こしやすく、ウズラの肉と一緒に食べると、シミが出やすく、酢やショウガと一緒に食べると脚気を誘発しやすくなります。
**腎臓**▼塩味、「涼性」で無毒。少量での効能は腎や膀胱の働きを助け、糖尿病（消渇《ショウカツ》）を解消します。逆に大量では生殖力に悪影響の出る恐れがあるため、たくさん食べないように。
**胃**▼「猪肚」という中華料理の常用食材で、日本人にはあまり馴染みのないものです。甘味、「温性」で無毒。消化を助け、虚弱な胃

## 体質相性の解説

豚肉のタンパク栄養価は牛肉より高く、脂質も多いです。豚肉は「平性」(「微寒性」説もある)で、体に余分な熱をこもらせにくいので、熱っぽくて「肝陽亢盛」の方も普通に食べられます。しかし、潤す性質を持つため摂りすぎると、体に痰や余分な水分を生じやすいので、体内に老廃物のある「食積痰湿」の方や、冷え症で水分の処理機能が低下している「陽虚」の方、下痢傾向のある「老人」などはよくないので控え目に。ほかの方も食べすぎないようにしましょう。

## 家庭療法への応用

**空咳**▼ブタ肉三〇g、北沙参《ホクシャジン》(漢方薬)十五g、杏仁《キョウニン》十gを煎じて漢方薬を除いた肉とスープを食べる。

**過汗症**▼ブタ肉と黒豆、小麦を煮たものを常食する。

**生理不順**▼ブタ肉二五〇g、益母草《ヤクモソウ》(漢方薬)三〇gを煮たものを常食する(これは生理が遅れ、量が多い場合に適するが、冷え症を伴う生理痛には適さない)。

**不眠**▼ブタ肉二五〇g、山芋十五g、クコの実三〇gを弱火で時間をかけて煮る。少しずつ常食し、スープも飲む(これは虚弱した老人の不眠に適するが、ストレスや食べすぎにより、寝苦しい方には適さない)。

**出産後貧血・母乳の出が悪い**▼豚足一本をたっぷりのお湯で煮て、塩を入れず、コショウやショウガなどで調味してそのスープを常飲する。塩分や酢を入れるのは逆効果。薬と思って飲みましょう。

**古典より**

病ブタ、米ブタ(豆知識参照)は、食べないように。梅、黄連《オウレン》、胡連《コレン》(いずれも漢方薬)と一緒に食べると下痢をしやすく、ショウガと一緒に食べるとシミになりやすく、ソバと一緒に食べると脱毛しやすい。羊のレバーや卵、子ブナと一緒に食べるとお腹が張りやすい、などの勧告が古文献に記載されている。

## 栄養素の上手な摂り方

ブタ肉は生で食べられません。寄生虫の卵などの問題があり、安全のため十分に加熱する事が重要です。しかし、ビタミン$B_1$は熱により破壊されたり、スープに流れ出てしまうので、スープも飲むか、ブタ肉を薄切りにして加熱時間を短くします。加熱した場合のビタミン$B_1$

腸を助けて下痢を解消します。

**腸**▼甘味、「微寒性」で、無毒。頻尿や下痢に。

**胆**▼苦味、「寒性」で、無毒。効能は糖尿病(消渇)、便秘、視力の回復に。

**皮**▼甘味、「寒性」で無毒。下痢、のどの痛みに。

**足**▼甘く塩味で、「微寒性」、無毒。効能は母乳の出をよくし、解毒作用もあります。また、肌を潤し、皮膚の炎症の回復にも。

**ブタの黒い毛**▼灰になるまで焼き、その灰をゴマ油に混ぜ、軟膏状にし、火傷の患部に塗ると傷痕が残らなくなります。

以上の効能や注意するべきことが、古い書籍に載せられています。

| 栄養素(可食部100g中) | ヒレ豚肉 | ヒレ和牛肉 |
|---|---|---|
| ビタミン$B_1$ | 1.22mg | 0.09mg |
| 脂質 | 1.7g | 15.0g |
| タンパク質 | 22.7g | 19.1g |
| カルシウム | 4mg | 3mg |
| Mg | 28mg | 22mg |
| リン | 220mg | 180mg |
| 鉄分 | 1.2mg | 2.5mg |
| コレステロール | 65mg | 65mg |
| 亜鉛 | 2.3mg | 4.2mg |

の残存率は千切りにして三分ほど炒めた場合、八七％、一時間煮た場合でも四〇％残ります。ブタ肉の$B_1$の吸収率を高めるアリシンを含有するネギやニンニク、ビタミンCが豊富な唐辛子と組み合わせて食べると元気がつく良い組み合わせと考えられています。レバニラ炒めも理にかなうメニューです。

### 料理論評

**豚肉のしゃぶしゃぶ**▼ブタ肉を薄ぎりにしてお湯に軽く通して野菜とあわせて味付けすると、脂っぽくなく美味しく食べられます。その際、肉が十分に加熱されているかが肝心でしょう。また、その栄養素豊富なスープも利用しましょう。ショウガや梅肉との組み合わせはよくないので気をつけましょう。

### 豆知識

ブタは不潔だという印象があります。実はそれは飼い主がブタの習性を理解せず、努力が足りないせいといえるでしょう。ブタは目が悪く涼しい環境を好みます。水が大好きで、水のある所にゴロゴロしながらくつろいでいる習性があります。飼い主が水を換えてやらないと汚れた水でも平気でいられます。好きな飼料は根、ナッツ類、穀物ですが、飼料が不足すると糞便も食べます（糞便を食べるのはブタだけでなく羊、トリ、犬も食べる）。

昔から米ブタ（お尻を切って、その部分の肉に白い米のような物があるものを米ブタという）は食べないようにと勧告されています。その米のようなものは寄生虫の卵であると知られる以前から、米豚と呼ばれ、寄生虫病を発病する豚を見分けていたというわけです。ブタ肉を十分に加熱しなければならないなどの勧告がありました。

～食欲を促進して、体力がつく～

## 魚の香りのブタ肉とピーマンの炒め

【材料】ブタの背ロース……一〇〇g
ピーマン赤、緑…各半個千切り

【調味料A】長ネギの白部分……六cm千切り
すりショウガ……少々
ニンニク末……大さじ一
干し唐辛子……一本
豆ばん醤……少々

【調味料B】料理酒……大さじ半分
醤油、片栗粉……大さじ一
水……大さじ二

【調味料C】油……一五〇ml

【調味料D】料理酒、酢、醤油…大さじ半分
水……大さじ二
砂糖、片栗粉……小さじ一
ゴマ油……少々

【作り方】

❶ブタの背ロースを千切りにして、Bの調味料と混ぜて、油大さじ二を入れてよく混ぜる（肉を散らすため）。

❷熱した中華鍋に油一五〇mlをひいて、❶の肉を十分炒めて、一旦取り出す。残った油を捨てる。

❸熱した中華鍋に油大さじ二をひいて、Aの調味料と千切りにしたピーマンを強火で炒め、❷の肉を入れ、Dの調味料を入れて、強火で炒め、とろ味が出たら出来上がり。

この料理は豚肉のタンパク質やビタミン$B_1$、コラーゲン、ネギとニンニクのアリシン、ピーマンのビタミンCが揃っているので、免疫力を高め、食欲を促し、元気を回復させる一品です。また、梅雨の季節に食欲不振により体力が落ちる方に適しますが、香辛料が効いてるので、熱症のある方や「陰虚」で胃が常に痛い方には適しません。シミに効くニンニクや唐辛子、酒など、血行を良くするものと一緒に組み合わせ、ショウガを少し入れると味がぐっとよくなります。

# 牛肉

## 貧血や味覚障害を予防

### 原産地と別名

ウシ科
学　名　Bos taurus domestica Gmelin
英語名　Beef
中国名　牛肉(ニウロウ)
原産地　各地

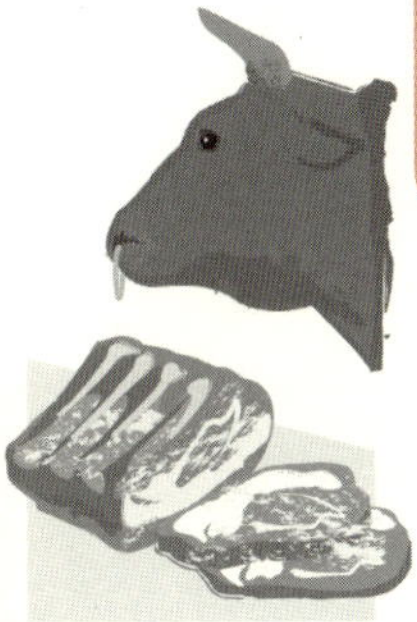

### ルーツ

日本人は、漁業・農耕民族で、もともとあまり肉を口にしませんでした。桃山時代にキリシタン達によって持ち込まれた塩漬け牛肉を食べた信者がいます。

しかし、牛肉を味わうようになったのは明治時代の「牛鍋」でした。日常の食材になったのは大正時代からです。第二大戦後、アメリカンライフスタイルの影響で牛肉の消費が急増加しました。

### 東洋医学的効能

**補脾健胃《ホヒケンイ》**▼胃腸を補い、弱った胃腸の機能を高める
**補中益気《ホチュウエッキ》**▼胃腸を補い、気力をつける
**強筋壮腰《キョウキンソウヨウ》**▼筋力をつけ、腰を丈夫にする
**止消渇《シショウカツ》**▼糖尿病(消渇)を解消する

### 現代の研究より

**貧血の予防作用**▼消化吸収しやすいヘム鉄分がブタ肉より豊富で、貧血の予防に役立つ。
**抵抗力を高める作用**▼牛肉には栄養価の高いタンパク質を初め、ミネラルも揃い、他の肉より亜鉛が多く含まれるので、体力をつけ抵抗力を高める働きがある。

### ワンポイント

ウシは五行の「土」に属し、その性格は大地のように緩和で、耳が悪いため、鼻に頼らなければなりません。また、ウマは病気になったら横になりますが、ウシは病気になると横にはならずに、立ちっぱなしの特徴があります、と古文献に記載されています。

### 話題の栄養素

**良質のタンパク質**▼牛肉のタンパク質は良質のタンパク質であり、そのタンパク質には人の体内で合成できない必須アミノ酸がそろい、そのアミノ酸は理想的な組み合わせの構成で、アミノ酸スコアが一〇〇に満ちていますので、良質のタンパク質とされています。
**亜鉛**▼カキやヒジキには多く含まれ、牛肉にはそれほどないのですが、肉類ではトップクラスです。体内の生命を維持する二〇〇種以上の酵素の必須成分である重要なミネラルです。また、血糖調節ホルモンやインシュリンの構成成分です。不足すると、子供の発育が遅れます。成人には精力減退、肌荒れ、傷の治りが悪い、脱毛、味覚の異常、風邪を引きやすいなどの症状が現れます。海の幸に恵まれた日本では、普通に食事をすれば不足の心配はないのですが、高齢者で完全野菜食を長期的に続けると、亜鉛などの不足の恐れがあります。しかし、良いと言っても、長期的に取りすぎると、銅や鉄分の吸収を妨げ、様々な不調を起こしてしまいます。

| 自然の属性 | |
|---|---|
| 寒熱 | 温 |
| 昇降 収散 潤燥 | 昇 |
| 臓腑 | 脾、胃 |
| 季節 | 通年 |
| 五味 | 甘 |
| 毒性 | 無毒 |

| 体質・症状 | 相性 |
|---|---|
| 気血両虚・胃腸弱い | ○ |
| 食積痰湿・消化不良 | △ |
| 肝陽亢盛・高血圧 | × |
| 気滞うっ血・血行悪い | ○ |
| 陰虚・微熱 | △ |
| 陽虚・冷え症 | ○ |
| 老人・胃腸弱い | ○ |
| 小児 | ○ |
| 妊婦 | ○ |

## 体質相性の解説

牛肉は「温性」のスタミナ食材で体を温めるため、もともと熱っぽい「肝陽亢盛」の方の回復に逆効果になる恐れがありますから控え目に。また、微熱のある「陰虚」の方も控え目に。「食積痰湿」の方は体内に老廃物質が溜まっているので、牛肉の補強は逆効果になる恐れがあるので控え目に。そのほか、牛肉は消化吸収しにくいため、それぞれ食べ過ぎないようにしましょう。

## 家庭療法への応用

**脳卒中の後遺症**▼子牛肉一〇〇〇gをたっぷりの水を加えた鍋で時間をかけてミンチのようになるまで煮、その汁だけを取り、ペースト状になるまで弱火で煮る。毎日一〇〇gを三回に分け食べる。

**貧血**▼牛肉七〇〇g、枸杞子《クコシ》、ナツメ、ショウガの千切り各少々、肉が軟らかくなるまで煮て少しずつ常食する(これは出産後や大出血後の貧血には適するが、他の原因による貧血には適さない)。

## 栄養素の上手な摂り方

四日間以上保存する場合は冷凍したほうがよいですが、長くても一カ月以内に食べきるようにしましょう。繰り返し解凍するのはよくないため一回分ずつに分けて冷凍したほうがよいでしょう。

牛肉のタンパク質はグロブリンが多いので、早く塩をかけると、旨味が溶け出してしまい、風味を損なうので、下味以外には加熱数分前に塩をかけましょう。

## 料理論評

**焼き肉**▼牛肉は焼くととても美味しく食べられます。しかし、焼く時、肉や脂が焦げると、強い発ガン性物質を生じるので、焦げたものは食べないように。焦がさないようにしましょう。

**すき焼き**▼すき焼きほど世界で名が知られた日本料理は少ないです。油、牛肉、しょう油、砂糖、生卵の黄身と栄養満点な料理ですが、コレステロールが高く塩分や糖分も共に多く、消化しにくい一品です。たまに食べるのは、問題ありませんが、食べ過ぎると血中中性脂肪がグッと高くなる例が多く、動脈硬化でお困りの方や消化不良がある「食積痰湿」の方、もともと熱っぽい「肝陽亢盛」で高血圧の方にはお薦めしません。

### 古典より

原因不明で死んだ牛の肉を食べてはいけない。頭の毛の色が白く、胴体の毛の色が黒い牛の肉を食べてはいけない。牛肉を豚肉や酒と一緒に食べると蟯虫(Oxyuris)を生じやすい。ニラやラッキョウと一緒に食べると、熱病を引き起こしやすい。ショウガと一緒に食べると歯を損う。キョウニン(杏仁)と牛肉を一緒に煮ると肉が軟らかくなりやすいので、一緒に料理すればよいと古文献に記載されている。

### 豆知識

❶残った牛肉を繰り返し加熱や冷凍解凍すると、変性や毒、菌を生じ、発ガン性物質も生じやすいので、できるだけ二回で食べきるようにしましょう。
❷牛肉を焼くと、独特な味がしますが、焦げると発ガン性物質が生じやすいので、焦がさないように。少し酢をかけて炒めるか、あるいはビタミンCの多い野菜を一緒に炒める(例えば、中華の青椒牛肉)と、その発ガン性物質が分解されます。
❸喘息などの薬(例えば、アミノフィリン)をのむとき、タンパク質が豊富な食事は治療効果を妨げるため避けるほうがよいでしょう。

6 肉類

### コラム

ウシは主に陸上で飼うウシや水牛、野牛があります。

**水牛の肉**▼味は甘く、寒熱の性質は「平性」で、その効能は下痢止めや胃腸を養い、足腰を強くするなどがあります。

**陸上で飼うウシ**▼味は甘く、寒熱の性質は「温性」で胃腸を温めて、その機能を高める効能があります。日頃市販されている牛肉は国内産も輸入品も水牛ではないので、その寒熱性は「温性」です。

**牛の胃**▼中華料理の「牛百葉《ニューバイイエ》」と呼ばれ、胃腸を養い、消化を促進。

**牛の肝臓（レバー）**▼甘味で寒熱性は「平性」、効能はとり目、貧血に。

**牛の胆のう**▼苦味で、寒熱性は「大寒性」、効能は体内の余分な熱を除き、下痢止めや視力の回復に。

**牛の胆結石**▼高名な漢方薬「牛黄《ゴオウ》」。「寒性」で心臓病や熱性の肝病、脳卒中とその後遺症によく使われ、例えば「牛黄清心《ゴオウセイシン》丸《ガン》」、「片子廣《ヘンシコウ》」などの処方があり、日本でも有名です。

**牛の角**▼苦味で、寒熱性は「寒性」で、効能は激しい熱を収め、頭痛の解消に。

**牛の脂肪**▼甘味で「温性」、微毒があり、食べすぎると皮膚の炎症や潜伏している病、今は安定しているもともとの持病を誘発させやすいので、気をつけましょう。

**狂牛病（ＢＳＥ）**▼狂牛病のことに対しては非常に高い関心が寄せられました。発病した牛は処分されたのに、同じ飼料を食べて発病していなかった牛は処分されませんでした。しかし、これらの牛も同じ危険をもっているはずです。なぜなら、もともと草食動物である牛に牛の骨粉を与えているからです。人が人を、牛が牛を食べるようなことは自然に反して、脳に何らかの異変を起こしたことが原因と考えられます。

～精力をつけるのによい～

## 牛肉の山薬蒸し

【材　料】
牛もも肉（かたまり）二〇〇g
やまのいも（角切り）…二〇g
完熟トマト……小一個

【薬　材】
クコの実……一〇g
杏仁《キョウニン》……一〇g

【調味料】
小ウイキョウ（中華調味料）少々
シナモン……三g
調理酒……二〇ml
ネギ千切り……適量
コショウ、塩……少々

【作り方】

❶山芋の皮をむき、角切りにしておく。杏仁は切っておく。トマトを皮を剝きとり、すり潰しておく。

❷牛肉を熱湯に通して取り出す。別の鍋に移し入れ、熱湯を注いで三分ぐらい煮たあと、取り出して五㎜ぐらいの薄切りにしておく。

❸中華鍋を強火にかけ、充分熱したあと、鍋に油をひき、❷の牛肉を入れて、調理酒一〇mlをかけて手早く炒め、別の器に移す。

❹❸の器に山芋や杏仁、調味料を入れ、❷の残った熱湯も入れ、器のまま二時間かけて強火で蒸す。出来上がり三分前に潰したトマトをかけて、水につけておいたクコの実を振りかけ、三分ぐらい蒸してできあがり。

牛肉には鉄分などの栄養素が豊富で、山芋は消化器や腎臓を丈夫にする働きがあり、また、鉄分、カルシウムなどの吸収を高めるビタミンCを生かすために、トマトやクコの実を最後に入れることがこの料理のポイントになります。これは虚弱体質の方の精力増進を助ける一品ですが、食べすぎると消化不良になります。食欲のない方には適しません。

# 羊肉

## 体を温め女性の冷え症に効く

### 原産地と別名

ウシ科

学名 Ovis Aries (Capra hircus)

英語名 Mutton (Lamb)

中国名 羊肉(ヤンロウ)

原産地 各地

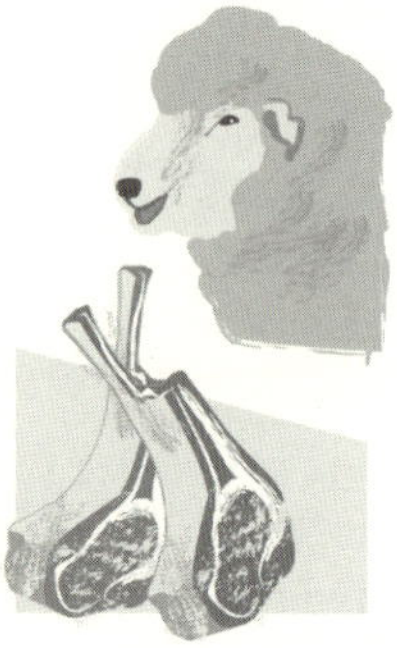

### ルーツ

羊、特に仔羊の肉と比べてヤギの肉は美味しくないのですが、十六世紀前ヤギの乳は乳製品の主な源でした。植民地(マサチューセッツ、プリマス植民団)の食卓では小ヤギは金持ちの印でした。しかし、乳牛の登場につれて十分な牛乳ができたため、ヤギはその食卓から姿を消しました。日本では羊肉は主にオーストラリアやニュージーランドから輸入されています。一年以上の羊の肉をマトンと呼び、一年未満の若い羊の肉をラムと呼びます。

### 東洋医学的効能

**暖胃補虚**《ダンイホキョ》▼冷えて虚弱した胃を暖め、胃の機能を回復する

**補中益気**《ホチュウエッキ》▼胃腸を補強して気を補う

**安心止驚**《アンシンシキョウ》▼精神を安定させ、動悸を収める

**温補下元**《オンポカゲン》▼小腹部を温め、元気を回復

### 自然の属性

| | |
|---|---|
| 寒熱 | 大熱 |
| 昇降<br>収散<br>潤燥 | 昇 |
| 臓腑 | 脾、腎 |
| 季節 | 通年 |
| 五味 | 苦甘 |
| 毒性 | 無毒 |

| 体質・症状 | 相性 |
|---|---|
| 気血両虚・胃腸弱い | ◎ |
| 食積痰湿・消化不良 | △ |
| 肝陽亢盛・高血圧 | × |
| 気滞うっ血・血行悪い | ○ |
| 陰虚・微熱 | △ |
| 陽虚・冷え症 | ○ |
| 老人・下痢 | ○ |
| 小児 | ○ |
| 妊婦 | △ |

### コラム

羊はヤギとひつじ、野羊などがあり、よく薬用にしているのはオスのヤギで、北方で育ち、毛が長いひつじの皮や毛は皮製品やセーターの原料に。血は解毒、肝は肝機能の強化や視力の改善、角は頭痛や痙攣、肉は胃の補養や冷え症に。

### 古典より

羊は外観はやさしくて内面は芯のある性格をもち、目に力がなく、腸が薄く長く、湿気を嫌い、乾燥した環境を好むので、「五行」の中で「火」のような性質をもっている。肉だけは「大熱性」をもつ。五臓や骨は温や平。その味は苦甘である。羊という文字は頭や角、足、尾部などの形に似せたそうで、羊というのは「祥」で、吉をお祈りするときに羊を使うという意味あいがある、と古文献に残されている。

### 話題の栄養素

**セリン**▼ビタミンEのような働きがあります。抗酸化作用や、抗老化、白内障予防、ガン予防などの作用があり、不足の心配はいりません。羊肉はセリンの含有量が牛肉の三倍もあります。

**脂質**▼脂質は細胞膜やホルモンの構成成分として体に欠かせない栄養素です。極端に避ける方以外、不足の心配はなく、むしろ過剰に摂ると動脈硬化の誘因の一つになります。昔コレステロールは動脈硬化の危険因子とされ、近年はそれよりも血中のホモシステイン(H値)がもっと正確に脳卒中の危険度を示します。このホモシステインはメチオニンから転化し、肉類・乳製品などにメチオニンが豊富で、体内にたまると老化や動脈硬化などの疾患の危険因子になります。H値を減らすためには葉酸やビタミン$B_2$、$B_6$、$B_{12}$と亜鉛などが有効とされています。日常生活では魚や植物性タンパク質を摂ることをお薦めします。

## ◎体質相性の解説

羊肉は「大熱性」をもつ肉ですので、冷え症のある「陽虚」の方が少量摂るには良いですが、その「熱性」は体にこもった余分な熱をもつ「肝陽亢盛」の方や微熱のある「陰虚」の方には不向きですので、控え目に。胃腸の弱い「気血両虚」の方は冷えると具合が悪くなるので、羊肉を少しずつ摂り、胃腸の機能を回復させてもよいでしょう。また、消化不良で苦しい方も控え目に。カゼの方は食べないようにしましょう。「妊婦」は胎児のため、「大熱性」のある羊肉を控え目に。

## ◎家庭療法への応用

**インポテンツ**▼脂質を除いた羊肉五〇〇gを軟らかくなるまで煮てトウガラシやニンニクで味を調え、三日ごとに三回に分けて食べる。

**視力の改善**▼羊肉適量を弱火で煮て常食する。

**貧血**▼羊肉二五〇g、黄耆《オウギ》(漢方薬)十五g、当帰《トウキ》(漢方薬)一〇gを、肉が軟らかくなるまで煮て常食する。

**食欲不振**▼千切りにした羊肉二五〇g、米一八〇gを煮てコショウ、塩少々を入れ味つけし、毎日三回に分けて食べる。

**出産後の腹部の冷え痛み・生理痛・腹部のヘルニア**▼羊肉二五〇g、ショウガ数切れを軟らかくなるまで煮て常食する。

## ◎栄養素の上手な摂り方

肝炎や高血圧、糖尿病などの方は常に熱っぽくて苦しいですから「大熱性」のある羊肉は控え目に。羊肉の脂質の融点は非常に高く、室温でもその油が固まるため、熱いうちに食べるのがベストです。その独特な臭いはワインや小ウイキョウ、ウイキョウ(八角)、桂皮《ケイヒ》を一緒に煮ると消すことができます。また、胡桃《コトウ》(漢方薬)と一緒に煮ることでも臭いを解消できます。

### 豆知識　羊肉を食べる時の注意

❶激しい下痢後、食べてはいけない。
❷魚やチーズと一緒に食べてはいけない。
❸ソバや酢、ミソとの薬効が逆なので、一緒に食べないほうがよい。
❹漢方薬の半夏《ハンゲ》や菖蒲《ショウブ》、銅と一緒に食べてはいけない。
❺ラムはミディアムで美味しく食べられるが、生の羊肉についた菌は胃酸に強く、腸内で消化できず、体がだるい、また意識不明などの症状を引き起こす例があったので、十分に熱が通るまで調理したほうがよい。銅の鍋で羊肉を調理すると、男の陽気を損ない、女の血分を損なう。

### 羊肉スープ
～つわり・むかつき・食欲不振に～

【材料】
羊肉……一二〇g
小麦粉……二五〇g

【調味料】
ショウガ……三切れ
豆豉《トウシ》(漢方薬)……十g
胡桃《コトウ》(漢方薬)……十g
塩……少々

【作り方】
❶小麦粉と水で生地を作って、餅を焼く。
❷千切りにした羊肉を沸騰した鍋に入れて弱火で軟らかくなるまで煮る。
❸❶の餅を手で小さくちぎって、調味料を入れ軽く煮て、❷の羊肉スープと一緒に食べる。

これは、胃腸が弱く、冷えて、つわり、嘔吐、食物の匂いだけでむかつくという方に食療法として使いますが、症状が改善したらやめましょう。

# 馬肉（サクラ肉）

脂質が少なく、コレステロールが低く軟らかい肉

**原産地と別名**

学名　Equus caballus
英語名　Horse meat
中国名　馬肉（マーロウ）
原産地　各地

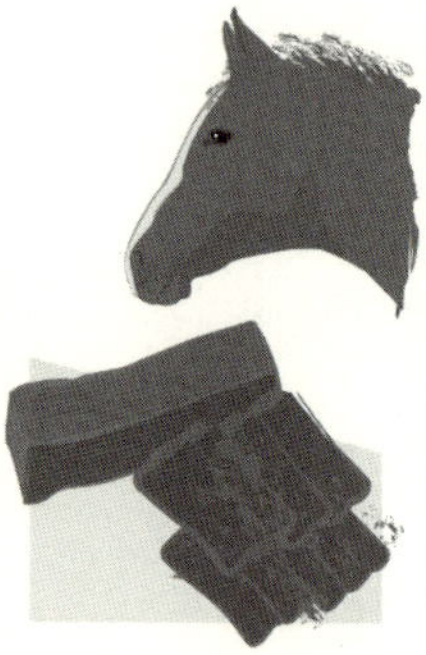

| 体質・症状 | 相性 |
|---|---|
| 気血両虚・胃腸弱い | △ |
| 食積痰湿・消化不良 | △ |
| 肝陽亢盛・高血圧 | ○ |
| 気滞うっ血・血行悪い | ○ |
| 陰虚・微熱 | ○ |
| 陽虚・冷え症 | △ |
| 老人・腰だるい | ○ |
| 小児 | △ |
| 妊婦 | ○ |

| 自然の属性 | |
|---|---|
| 寒熱 | 涼（微寒） |
| 昇降収散潤燥 | 潤、降 |
| 臓腑 | 肺、腎、肝 |
| 季節 | 通年 |
| 五味 | 辛、苦 |
| 毒性 | 無毒（生は小毒） |

## 東洋医学的効能

**除熱下気《ジョネツゲキ》**▼体にこもった余分な熱を収め、気の巡りを回復する

**養筋骨《ヨウキンコツ》・強腰脊《キョウヨウセキ》**▼人体の筋肉や骨を補強して、腰と脊を丈夫にする

**治寒熱痿痺《チカンネツイヒ》**▼感覚の麻痺に効果がある

**治頭瘡白禿《チズソウハクトク》**▼頭皮の感染に効果がある

## 現代の研究より

**結核の抑制作用**▼臨床研究により、結核に効果があることが解った。

**貧血を改善する作用**▼馬肉には吸収されやすい鉄分が多く、鉄の欠乏による貧血を改善する作用がある。

## コラム

馬は全身が宝といわれます。

**馬肉**▼甘くて酸っぱく、「涼性」で、肝腎を滋養します。日本では昔から、運動後の筋肉痛に鎮痛消炎効果があるとして、生馬肉を患部に貼り付けます。

**馬蹄《ヒヅメ》**▼甘味で、寒熱性は「平」とされています。出血やおりものを収める作用があります。

**馬歯**▼歯痛に。

**馬の乳**▼甘味、寒熱性は「平性」で無毒。漢時代から馬乳での酒造りが盛んです。癲癇《テンカン》やひきつけに。

**馬骨**▼頭瘡に効果があります。馬の皮は尋常性乾癬に。

## 話題の栄養素

**ミオグロビン**▼筋肉中に豊富な特殊タンパク質で、筋肉の収縮に直接は関与しませんがエネルギーの供給に重要です。ヘモグロビンと同様に酸素と強く結合します。ヘモグロビンは主に血液中に存在するのに対し、ミオグロビンは筋肉に存在するタンパク質で、筋肉の酸素不足時に酸素を提供し、筋肉の活力を維持する作用があります。馬肉にはミオグロビンが非常に多く含まれています。

**鉄分**▼血液の生成に密に関わる鉄分は、主に肝臓、血液、筋肉に存在しています。馬肉は肉類の中でトップクラスの鉄分の含有量を誇ります。牛肉と比べて肉の色が赤黒いのは鉄分が多いためです。

**グリコーゲン**▼肝臓の代謝に欠かせない極めて重要な成分であるグリコーゲンが馬肉には多く含まれ、肝臓の解毒作用を高めて肝機能を正常に維持します。グリコーゲンが多いため、馬肉は甘く感じられます。

## 体質相性の解説

馬肉は脂質が少なく、馬の年齢に無関係で肉が軟らかく、牛肉と同じくらい消化しにくい食材です。胃腸の弱い「気血両虚」、「陽虚」の方や、消化不良のある「食積痰湿」の方は控え目に。「肝陽亢盛」の方には「温性」の牛肉より、脂肪が少なく鉄分の多い「涼性」の馬肉をお薦めします。小児は胃腸が冷えると成長・発育に不利なので、「涼性」の馬肉は控え目に。

## 家庭療法への応用

**糖尿病の食欲亢進・咽の渇き**▼馬の乳三杯を毎日三回に分けて飲む。

**小児癲癇《テンカン》**▼馬宝《バホウ》（胃の結石）〇・一～〇・三gを細かい粉末にして、一日三～四回に分けて白湯で飲む。

**月経量が多い・おりものが止まらない**▼馬蹄を焼いて細かい粉末にし、毎日十二gを二回に分けておもゆで飲む。

**尋常性乾癬**▼馬の皮を焼いて灰にし、油でペースト状にして患部につける。

## 栄養素の上手な摂り方

馬肉には糖分、ビタミンA・B・P、タンパク質が多く、牛肉より鉄分やカルシウム、マグネシウムを多く含んでおり、体を強くして抵抗力を高めます。サクラ肉として郷土料理によく利用されています。馬刺も日本人の食卓でよくみられますが、生馬肉には馬の血液が多く、毒性が少しあり、体によくないので、特別な治療を行う目的でなければ生で食べないほうがよいでしょう。加熱するとその毒性が緩和されます。

### 古典より

馬肉は毛が真っ白い牝馬が食用に一番よいとされ、下痢や発疹のある方は馬肉を食べるとこじれやすい、妊婦が馬肉を食べると出産が遅れる、授乳中に食べると赤ちゃんがやせる、生姜と一緒に食べると喘息や痰が多くなりやすい、豚肉と一緒に食べると下痢や足のこむら返りが起こりやすい、馬肉を食べての食中毒には「芦根《ロコン》」（漢方薬）汁を飲むとよい、杏仁《キョウニン》を食べると解消されるとある。馬肝は大毒があり、誤食した場合は、豆豉《トウシ》の汁やネズミの糞で解消することができる。馬血は有毒なので食べないようにする、など古籍に記載がある。

### 豆知識 1

馬は牛のような反芻動物ではなく、消化のための発酵の中心は小腸の末端にある盲腸で行われます。そのため、消化活動の効率が悪く、消化吸収能力が牛の三分の二しかありません。飼うためには牛よりも大量の飼料が必要となります。そのため、食料品不足の時に優先して飼う事は考えられません。現在も食肉よりも競馬などの用途で飼育する地域が多いです。

### 豆知識 2

**馬肉の消費の盛衰**▼石器時代の洞穴の壁画には馬が、牛や羊などの他の動物よりもよく見受けられます。しかし、飼育が難しいため他の家畜より遅れて、紀元前四千年以後にようやく馬が家畜として定着した後は、馬は食用目的よりも耕作や戦争に用いられ、最重要な生産道具と個人財産として大切にされてきました。古代ローマでは馬肉の食用を野蛮として禁止していましたが、紀元四一〇年、ローマは騎馬民族に掠奪され、それがきっかけでローマ帝国は崩壊してしまいました。皮肉なことにチンギスハン率いるモンゴル騎馬軍隊は戦闘用のみでなく、馬の血・肉を重要なエネルギー源としていたため、軍事力を保ち帝国まで勢力を伸ばしてきたのでした。その後、中世期早期には聖書の教えのもと、ローマ教皇により馬肉の食用が禁止されました。そのためヨーロッパでは馬は貴族や財産家のみ所有できる、身分の象徴のような存在になりました。しかしフランス革命の後、馬肉の食用は再び盛んとなりました。

| 体質と肉類相性表 | 気血両虚 | 食積痰湿 | 肝陽亢盛 | 気滞うっ血 | 陰虚 | 陽虚 | 老人 | 小児 | 妊婦 |
|---|---|---|---|---|---|---|---|---|---|
| 鶏肉 | ◎ | △ | △ | ○ | ○ | △ | ○ | ◎ | ◎ |
| たまご（卵） | ◎ | ○ | ○ | ○ | ○ | △ | ◎ | ○ | ◎ |
| 烏骨鶏 | ○ | △ | ○ | ○ | ○ | △ | ○ | ○ | ◎ |
| アヒル | △ | △ | ◎ | ○ | ◎ | △ | △ | △ | ○ |
| キジ（雉） | ◎ | × | △ | ○ | △ | ○ | ○ | △ | ○ |
| ウズラ<br>ウズラ卵 | ◎ | △ | ○ | ○ | ○ | ○ | ○ | ○ | ◎ |
| 豚肉 | ○ | △ | ○ | ○ | ○ | △ | △ | ○ | ○ |
| 牛肉 | ○ | △ | × | ○ | △ | ○ | ○ | ○ | ○ |
| 羊肉 | ◎ | △ | × | ○ | △ | ○ | ○ | ○ | △ |
| 馬肉 | △ | △ | ○ | ○ | ○ | △ | ○ | △ | ○ |

第7章

# 調味料・香辛料

「五味調和、不可偏嗜」
（五味調和し、偏りて嗜むべからず）
（五味を調和し、偏食してはいけないの意）

# 元気の源 しお(塩)

**別名と原料**

英語名　Salt
中国名　塩(イエン)
原料名　海水、岩塩

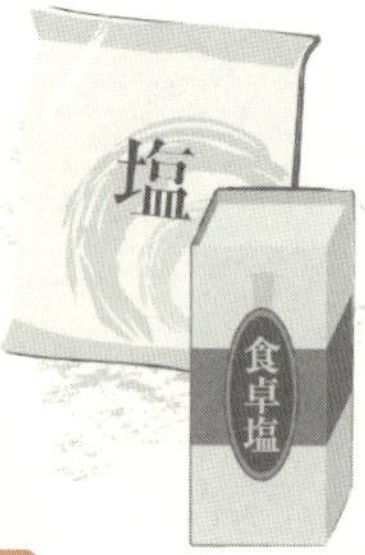


| 体質・症状 | 相性 |
|---|---|
| 気血両虚・胃腸弱い | ○ |
| 食積痰湿・消化不良 | △ |
| 肝陽亢盛・高血圧 | △ |
| 気滞うっ血・血行悪い | ○ |
| 陰虚・微熱 | ○ |
| 陽虚・全身冷え | △ |
| 老人 | △ |
| 小児 | ○ |
| 妊婦 | △ |

| 自然の属性 | |
|---|---|
| 寒熱 | 寒 |
| 昇降収散潤燥 | 潤 |
| 臓腑 | 胃、腎<br>大腸、小腸 |
| 季節 | 通年 |
| 五味 | 塩味 |
| 毒性 | 無毒 |

**コラム**

低塩食が流行していますが、塩分の摂取が少なすぎるとめまいや悪心、嘔吐、視力減退、けいれんや髪の毛が折れやすく枝毛や白髪になるなどのおそれがあるので、極端な減塩はしないようにしましょう。健康な方は少なくても一日八～一〇gぐらいは摂りましょう。

## 東洋医学的効能

**清熱涼血《セイネツリョウケツ》**▼少量で体にこもった余分な熱を収め、出血傾向を防止する

**解毒《ゲドク》**▼解毒作用がある

## ◎体質相性の解説

塩は体の正常な機能を保つためには欠かせない調味料ですが、塩分を摂りすぎると口が渇いて普段より水を欲しがります。水をよく飲むと体の余分な水がうまく処理できず、体内の血液の容量が増えて血圧が上昇してしまいます。また、余分な塩分が動脈硬化の原因の一つにもなり、「肝陽亢盛」で高血圧の方の症状を悪化させ、血糖値を高めるので、塩分を控え目に。体の水の巡りが悪くなると、気の巡りも悪くなり、消化吸収機能も低下するので「食積痰湿」の方は控え目に。「陽虚」の方は腎機能が弱く、塩を多く摂ると余分な水分が腎の負担になるため、塩分を摂りすぎないように。妊娠中毒を防止するため、「妊婦」は塩を控え目に。のぼせや動脈硬化のある「老人」も控え目に。

## ◎家庭療法への応用

**腹部冷痛**▼乾いりして温かくした塩を袋に入れ、タオルで肌を保護してへその上に置く。火傷に注意。

## ◎栄養素の上手な摂り方

肉や魚を煮る場合は、下準備に少量塩を入れて軽く煮ると、うま味がスープに流れ出ずよいのですが、時間をかけて長く煮る場合は、塩を先に入れるとタンパク質が凝固して硬くなるため、箸の先で刺せるぐらいになってから塩をかけましょう。野菜炒めの場合は、塩が油と野菜の毒素を分解するため、野菜を入れる前に先に油にかけましょう。ホルモン剤などの薬物は、ナトリウムを体内に貯留させるということがあるので、これらを服用している方は塩分を控え目に。

お腹を温め、胃腸の冷えを緩和する

# こしょう（胡椒）

**原産地と別名**

コショウ科
学名　Piper Nigrum
英語名　Pepper
中国名　胡椒（フージャオ）
原産地　インド南西

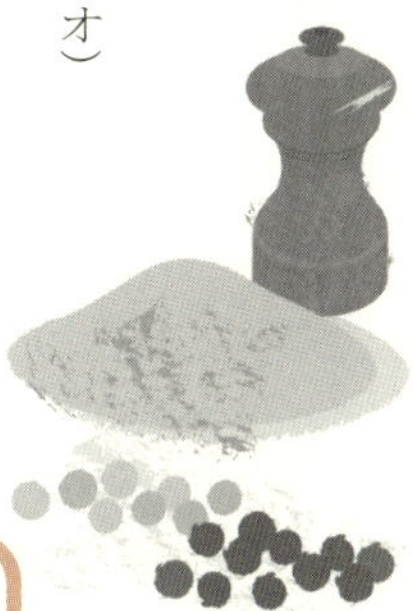

| 自然の属性 | |
|---|---|
| 寒熱 | 熱 |
| 昇降<br>収散<br>潤燥 | 昇、散 |
| 臓腑 | 胃、大腸 |
| 季節 | 通年 |
| 五味 | 辛 |
| 毒性 | 無毒 |

| 体質・症状 | 相性 |
|---|---|
| 気血両虚・胃腸弱い | △ |
| 食積痰湿・消化不良 | ○ |
| 肝陽亢盛・高血圧 | × |
| 気滞うっ血・血行悪い | ○ |
| 陰虚・微熱 | × |
| 陽虚・下痢 | ○ |
| 老人・やせ | △ |
| 小児 | △ |
| 妊婦 | △ |

**コラム**

紀元前からすでに盛んだった四川料理では花椒（中華料理食材で山椒に似たもの）や唐辛子など香辛料が好んで使われていました。紀元前一二六年、張騫《チョウケン》が西域から持ち帰ったコショウはすぐに四川料理に取り込まれたそうです。西域（胡という）からの伝来物なので「胡椒」と呼ばれていました。大航海時代のヨーロッパではコショウは貴重品で「黄金の植物」の別称もあり、現在では最も一般的な食卓に欠かせない調味料になりました。黒コショウと白コショウがあり、黒コショウは未熟果を採集し、数日間山積みにして発酵させた後乾燥させ、果皮にしわができて黒色になったものです。精油の含有量が黒コショウのほうがやや高いです。

## 東洋医学的効能

**温中散寒《ウンチュウサンカン》**▼お腹を温め、冷えを改善する

**行気消痰《コウキショウタン》**▼気を巡らせ、痰を除去する

## 現代の研究より

**血圧を上昇させる作用**▼心拍に影響を与えずに血圧を上昇させる。

**回虫の駆除作用**▼コショウのアミド化合物は回虫を駆除する作用がある。

## 体質相性の解説

コショウは辛味、「熱性」で、体内に熱をこもらせやすく、冷えを伴った胃痛、下痢などに対し、胃腸の働きを回復する効能があるので、「陽虚」の方にはよいでしょう。しかし、気を昇らせる作用があり、熱っぽい「肝陽亢盛」の方や、微熱のある「陰虚」の方には適さないでしょう。「老人」はのぼせやすいのでコショウは合わないでしょう。「小児」は刺激のあるコショウは控え目に。

## 家庭療法への応用

**カゼ**▼白コショウ粉末二gと米酢五〇mlにお湯を加えて、一日二〜三回飲む。ねばり気のない痰が多く、口の渇きがない、寒気を伴うカゼに適応。

## 栄養素の上手な摂り方

魚や肉、カニ、キノコの料理にコショウを少し加えると、その臭みを消し、毒性を抑えることができます。コショウの揮発油（アルカロイド）は刺激物で、少量だと胃腸を活性化するので良いのですが、大量に摂ると胃腸の粘膜が充血し、胃の働きが悪くなるため控え目に。

# さとう（砂糖）

## 肝臓の解毒作用に欠かせない調味料

**別名と原料**

英語名　Sugar
中国名　砂糖（シャタン）
原料名　サトウキビ、テンサイ

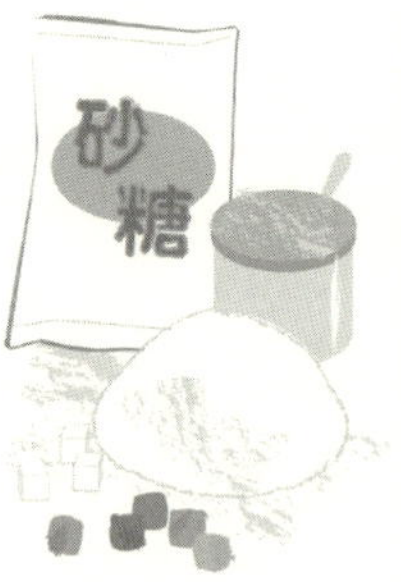


| 体質・症状 | 相性 |
|---|---|
| 気血両虚・胃腸弱い | ○ |
| 食積痰湿・消化不良 | △ |
| 肝陽亢盛・高血圧 | △ |
| 気滞うっ血・血行悪い | ○ |
| 陰虚・微熱 | ○ |
| 陽虚・寒湿 | △ |
| 老人 | △ |
| 小児 | △ |
| 妊婦 | △ |

| 自然の属性 | |
|---|---|
| 寒熱 | （白糖）平<br>（黒糖）温<br>（氷糖）涼<br>（麦芽糖）温 |
| 昇降<br>収散<br>潤燥 | 潤、（黒糖）散 |
| 臓腑 | 肝、脾、肺 |
| 季節 | 通年 |
| 五味 | 甘 |
| 毒性 | 無毒 |

### 東洋医学的効能

●**白砂糖**

**補肺生津止咳消痰**《ホハイセイシンシガイショウタン》▼肺を潤し、唾液など（津液）の分泌を促し、咳をとめ痰を除く

**解酒和中**《ゲシュワチュウ》▼酒酔いを解消して、胃腸の働きを回復する

**緩急止痛**《カンキュウシツウ》▼胃腸の痛みを緩和する

●**黒糖**

**散寒駆風**《サンカンクフウ》▼寒気を追い払う

**活血消腫**《カッケツショウシュ》▼血行を良くして、むくみを解消する

**暖肝止痛**《ダンカンシツウ》▼体を温めて、寒気による痛みを止める

●**麦芽糖**

**補肺生津**《ホハイセイシン》▼肺の機能を高め、唾液など（津液）の分泌を促進する

**緩中補虚**《カンチュウホキョ》▼胃腸の痙攣を緩和して、弱った胃腸などの働きを高める

●**氷砂糖**

**補肺潤燥**《ホハイジュンソウ》▼肺の機能を高め、潤し、空咳を止める

**化痰止咳**《ケタンシガイ》▼痰を出やすくし、咳を止める

**降濁解毒**《コウダクゲドク》▼体内の毒素を解消する

### 豆知識

砂糖は東洋医学ではおおむね、白砂糖、黒糖、麦芽糖、氷砂糖に分けられます。寒熱に大きな違いがあり、白砂糖は「平」。黒糖は「温」、発散する効果がある。麦芽糖は「温」。氷糖は「涼」となり、薬理も少しずつ異なります。

### 現代の研究より

**脳の活性を維持する作用**▼脳の働きのためにブドウ糖を大量に消耗して、その活性を維持する。

**抗菌作用**▼高濃度の砂糖には殺菌作用があり、昔からジャムなど果物の保存に用いられてきた。

**肝機能を維持する作用**▼肝臓での三大代謝を行うためには肝糖元（グリコーゲン）が欠かせない成分で、ブドウ糖がその原料となる。

### ワンポイント

ダイエットなどで糖分を控える方が多いですが、糖分は肝臓の機能に欠かせないものであり、適切な量をバランス良く摂ることが健康維持のためには重要です。

## ◎体質相性の解説

砂糖は甘味で、体内に余分な水分を溜まらせやすく、また体に余分な熱をこもらせやすい特徴があります。そのため、水分の処理能力の低い「食積痰湿」の方は控え目に。「肝陽亢盛」で高血圧の方は糖により病状が悪化する恐れがあるので控え目に。「陽虚」で舌の表面が真っ白な冷え症の方は、水の処理能力が低下していて、水分がさらに溜まると困るので控え目に。「老人」は糖分を処理する膵臓の働きが低下しているため、「小児」は甘いものを摂りすぎると胃腸をこわし、虫歯や神経の発育不良の恐れがあるため、「妊婦」はむくみが出やすいため、それぞれ控え目にしましょう。

## ◎家庭療法への応用

**小児寝汗▼**キクラゲ、なつめ各十五gに氷砂糖を少し加えて煎じ、毎日二〜三回に分けて飲む。

**胃痛▼**麦芽糖大さじ二を温めた水で薄めて飲む(胃が冷えて痛む方に適応)。

**胃痛▼**濃い白砂糖水を少しずつ飲み、痛みが和らいだらやめる(ニンニクなどの刺激物による痛みに適応)。

**空咳▼**麦芽糖五〇〇gとすり潰した干しショウガ九〇gを混ぜ、一日数回に分けて食べる。咳が止まったら、食べるのをやめる(痰が少なく、声が低くて小さく、熱のない気虚の方の咳に適応)。

**カゼ▼**黒糖と生姜汁適量をお湯で薄めて飲む(寒気があり、鼻水、ねばり気の少ない痰が多いなどの症状を伴ったカゼに適するが、咽痛やのどの渇きなどの症状があるカゼには適さない)。

**痔の痛み▼**キンシンサイ一二〇gを四〇〇㎖の水で煎じて、液量が半分になったら、黒糖一二〇gを入れて飲む。

**口内炎の痛み▼**白砂糖を患部の粘膜に塗る。

**やけど▼**白砂糖一二〇gと作りたての豆腐二五〇gをすり潰して患部に貼りつける(火やお湯によるやけどに適応)。

## ◎栄養素の上手な摂り方

黒糖は原糖の糖蜜からそのまま作られたもので、鉄分、カルシウム、マンガン、亜鉛などのミネラルやビタミン$B_2$、β-カロチンなどを含みます。また、黒糖に含まれるブドウ糖は白砂糖よりかなり多いのも特徴です。甘い物は食べ過ぎると腸内で発酵してしまい、発酵によるガスでお腹が張る、あるいは下痢する恐れがあります。そのため、お腹が張っている方は、食べ過ぎないようにしましょう。

## ◎論評(甘味料)

**オリゴ糖▼**オリゴ糖とはギリシャ語で少ないという意味で、ブドウ糖が二〜十個くらい結合した糖です。あまり甘くなく、ビフィズス菌増殖因子であるフラクトオリゴ糖の甘味度は砂糖の三分の一

### 話題の栄養素

**ブドウ糖▼**単糖の一つで、効率的に吸収され、直接細胞にエネルギーとして摂り入れられます。肝臓の解毒作用には欠かせない成分です。

**オリゴ糖▼**単糖が二〜二〇個結合したもので、人間の消化酵素では消化分解できない糖類です。コレステロールを降下する作用があります。牛乳には含まれていませんが、母乳に少量含まれ、ビフィズス菌の好物で、赤ちゃんの腸内に善玉菌を増やし、成長と発育を促す働きがあります。また、オリゴ糖は口の中の菌類が利用しにくいので、虫歯の予防にもよいです。

しかありませんが、製あん用のマルトトリオースはビフィズス菌増殖因子にならず、甘くないものです。

**糖アルコール**▼果物から分離され、還元によって生成される低カロリーで甘味の強いものです。たくさん食べると便通がよくなります。

**アスパルテーム**▼砂糖と同様の四カロリー／gの熱量を持ち、甘味度は砂糖の二〇〇倍もあるので、安価で低カロリーの甘味料として開発されました。しかし、アスパルテームは神経毒性、発ガン性があり、フェニールケトン尿症患者に障害を起こすなどについて長期的に議論を呼んで、これらの障害を否定する方もいます。また、「人工甘味料より砂糖のほうをもっと心配するべきだという意見もあります。そのため、アメリカ国立ガン研究所が三千人の膀胱ガン患者と六千人の健常者の飲食習慣を調べた結果、少量を食用する場合は発ガンの恐れはなく、大量使用の場合、膀胱ガンの発病の恐れがあります。

安全性ばかり宣伝したため、それを信じてトマトとアスパルテーム（三日間で一・五g）を一緒に食用した方が、全身出血、血圧降下（七〇／四〇）、血小板一・四万（正常は十万以上）になりました。

もう一例。二人の児童がアスパルテーム錠剤八〇錠（約二gに相当）を食べた後、意識もうろうとなり、検査すると脳、心、肺、腎臓に激しい損傷を受け、左心不全、著明な肺水腫、無尿、視神経損傷などの症状が現れていました。

以上の事実より、アスパルテームの毒性は明確です（健常者が二gの砂糖を食用しても何も障害がない）。飲料や卓上用甘味料、チョコレートの商品ラベルには食べ過ぎへの勧告と適当な用量を明記するべきと思われます。

**ステビオ**▼南米のパラグアイに産するステビアの葉の製品で、甘味度は砂糖の三〇〇～四〇〇倍、製菓、漬物、ソースによく利用されています。しかし、古くからステビアは妊娠抑制作用などが知られています。その安全性に関するデータが不足しており、他の国では使用許可をされていませんが、許可されているのは日本とブラジルくらいのようです。

**コラム**

**「甘味の食は苦しい結果を招く」**▼日本も甘党の方が多く、甘いものを摂りすぎる傾向があります。その苦しい結果は、

❶**児童肥満**…成人肥満の多くは小児期も肥満で、肥満は健康に不利だということは疑う余地がありません。

❷**胃腸の機能低下**…甘いものを摂りすぎるとガスでお腹が張ったり下痢をし、小児は消化吸収力の低下により、顔色が黄色くなり、髪の毛も荒れ、歯の並びが悪くなり、筋力も低下します。

❸**虫歯**…小児の虫歯を引き起こしやすいので、歯のさまざまな不調を招きます。

❹**精神異常**…甘いものを摂りすぎると精神に悪影響を及ぼし、集中力が低下し、じっとしていられず、落ち着きがなくなるなどの精神異常が引き起こされます。なぜなら、糖分を摂りすぎると糖分のビルビン酸と乳糖の代謝が異常に高いためにビタミン$B_1$を大量に消耗し、ビタミンB群が不足すると同時に、ビルビン酸自身が脳内に溜まると、精神異常になることへの引き金になります。

❺**アレルギー症状**…ビタミンB群の不足によりアレルギーを引き起こしやすくなるので、多数の食品や薬にアレルギー反応を示すのが特徴です。その時は、甘いものをやめ、ビタミンB群を摂ると改善させることができるでしょう。

# みそ（味噌）

## 老化防止と長寿のためによい

**別名と原料**

英語名　Miso
中国名　黄醤（ホアンジアン）
原料名　大豆、米、麦

| 体質・症状 | 相性 |
|---|---|
| 気血両虚・胃腸弱い | ○ |
| 食積痰湿・消化不良 | ○ |
| 肝陽亢盛・高血圧 | △ |
| 気滞うっ血・血行悪い | ○ |
| 陰虚・微熱 | ○ |
| 陽虚・浮腫 | △ |
| 老人 | ○ |
| 小児 | ○ |
| 妊婦 | △ |

| 自然の属性 | |
|---|---|
| 寒熱 | 寒 |
| 昇降<br>収散<br>潤燥 | 収 |
| 臓腑 | 脾、胃、肝、腎 |
| 季節 | 通年 |
| 五味 | 塩味 |
| 毒性 | 無毒 |

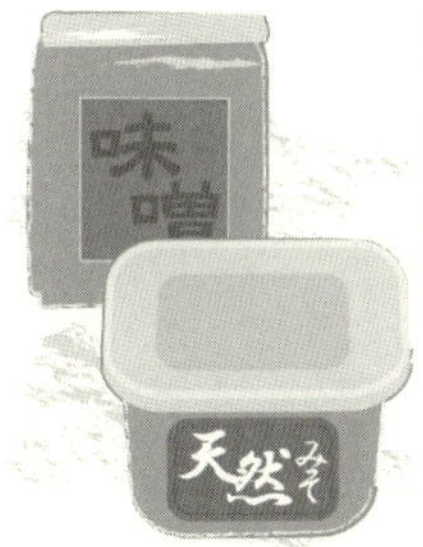


**古典より**

ミソ漬けは魚、肉、野菜、キノコなどの毒を消す。小麦で作られたミソは鯉と一緒に食べると口内炎を誘発する、ということが古文献に記載されている。

### 東洋医学的効能

**清熱解毒《セイネツゲドク》**▼体にこもった余分な熱を収め、毒を解消する

**除煩《ジョハン》**▼ストレスを解消する

### 現代の研究より

**動脈硬化・高血圧・心臓病の予防**▼ミソに含まれるリノール酸はコレステロール値を下げ、サポニンは抗酸化作用があり、老化防止に役立つ。

**骨粗鬆症の予防**▼ミソに含まれるイソフラボン、ビタミンE、カルシウムの協調的な作用により、骨を丈夫にする。

### 体質相性の解説

ミソは肝、脾の機能を高める長寿食品ですが、塩分が多いです。塩分は体内の水分の貯留を促進し、血圧を高めるので、「陽虚」でむくみのある方や「肝陽亢盛」で高血圧の方は控え目に。塩分を摂取しすぎると妊娠中毒の恐れがあるので、「妊婦」の方も控え目に。

### 家庭療法への応用

**やけど**▼やけどをした直後、ミソで湿布する。

**手足の指の腫れ**▼ミソの上に浮いている汁とハチミツを適量混ぜて少し温め、患部に貼り付ける。

### 栄養素の上手な摂り方

鯖など生臭いものをミソ煮にするときは、十分に煮立てると臭みが消えます。一方、ミソの菌を活用するためには、できあがる直前にミソを入れ、その後、沸騰させないようにしましょう。

ミソの菌は腸の中で出血を防ぐビタミンKを合成する働きがあり、凝血を促進する働きがあるため、出血傾向を改善します。逆に、血栓を溶かす目的で抗凝血薬を使用している方には、適しません。この点で大豆とミソは異なる性質を持ちますので、気をつけましょう

アミノ酸が豊富で旨みのある調味料

# しょうゆ（醤油）

**別名と原料**

英語名　Soy source
中国名　醤油（ジアンユウ）
原料名　大豆

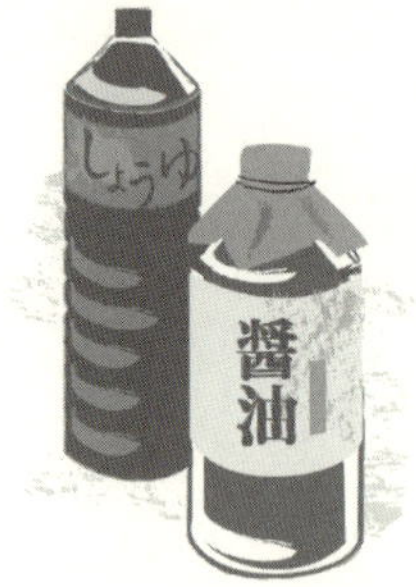


| 体質・症状 | 相性 |
|---|---|
| 気血両虚・胃腸弱い | ○ |
| 食積痰湿・消化不良 | ○ |
| 肝陽亢盛・高血圧 | △ |
| 気滞うっ血・血行悪い | ○ |
| 陰虚・微熱 | ○ |
| 陽虚・浮腫 | △ |
| 老人 | ○ |
| 小児 | ○ |
| 妊婦 | ○ |

| 自然の属性 | |
|---|---|
| 寒熱 | 寒 |
| 昇降<br>収散<br>潤燥 | 収 |
| 臓腑 | 脾、胃、腎 |
| 季節 | 通年 |
| 五味 | 塩味 |
| 毒性 | 無毒 |

**コラム**

ショウユは小麦（炭水化物）とダイズ（タンパク質）を原料とし、麹、カビ酵素で分解し、発酵熟成でできたもので、濃口ショウユ（漬物、かけショウユ、タレ用、生臭みを消すにも最適）、薄口ショウユ（うす味の煮物や吸い物に）、たまりショウユ（刺身などのつけショウユ用）があります。

## 東洋医学的効能

**清熱解毒《セイネツゲドク》**▼体にこもった余分な熱を収め、毒を分解する

**止痢《シリ》**▼下痢を止める

## ◎体質相性の解説

「陽虚」の方、特に腎機能不全でむくみ、タンパク尿のある方はショウユの「寒性」は合わないため、控え目にしましょう。「肝陽亢盛」で高血圧の方や血行の悪い方も塩分を控え目に。

## ◎家庭療法への応用

**やけど**▼やけどをした直後、ショウユで数時間湿布すると水疱が出にくくなる（火やお湯によるやけどに適応）。

**虫さされ**▼ショウユを患部に塗る。

**発疹のうずき**▼ショウユと酢を等量混ぜ、患部に塗る。

## ◎栄養素の上手な摂り方

ショウユの旨み成分はグルタミン酸、アルギニン、リジンなどのアミノ酸ですが、長く加熱すると、これらは壊れてしまい、糖分も焦げて酸化して味も変わり、栄養成分が失われてしまいます。加熱しすぎないように注意しましょう。

生のショウユの中はチフス菌が一カ月間、赤痢菌が二日間生息できる環境です。生のまま使うと下痢などの病気を起こす恐れが十分あります。加熱すれば安全です。生で使うショウユは冷蔵庫で保存しましょう。

ショウユの表面にできる白い膜は、酵母菌によるもので、発ガン性がありますが、少し酢を入れてよく煮れば安全です。

**ワンポイント**

高血圧、腎炎の方は塩分を控え目に摂ることが望ましいので、市販のナトリウム醤油ではなく、特別注文のカリウムショウユを使うと良いでしょう。

# す(酢)

食欲を促進し、疲労回復によい

**別名と原料**

英語名 Vinegar
中国名 酢(ツウ)
原材料 米、麦、化学製品など

| 体質・症状 | 相性 |
|---|---|
| 気血両虚・胃腸弱い | ○ |
| 食積痰湿・消化不良 | ○ |
| 肝陽亢盛・高血圧 | ◎ |
| 気滞うっ血・血行悪い | △ |
| 陰虚・微熱 | ○ |
| 陽虚・全身冷え | △ |
| 老人 | ○ |
| 小児 | △ |
| 妊婦 | △ |

| 自然の属性 | |
|---|---|
| 寒熱 | 涼(麦酢)<br>微温(米酢) |
| 昇降<br>収散<br>潤燥 | 収 |
| 臓腑 | 脾、胃 |
| 季節 | 通年 |
| 五味 | 酸、甘、苦 |
| 毒性 | 無毒 |

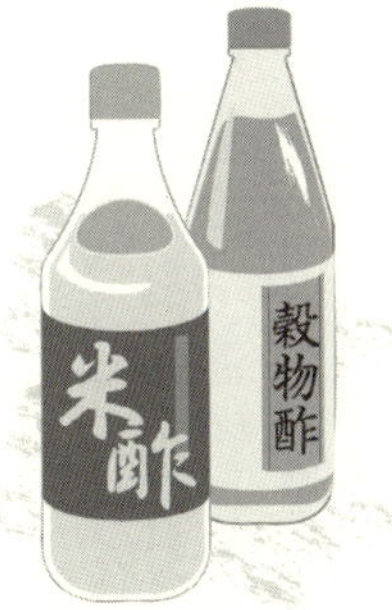


**コラム**

漢方薬の茯苓《ブクリョウ》や丹参《タンジン》は、酢と相性が悪いので、一緒に食べない方がよいです。また、酢を食用し過ぎると、「歯を悪くし、胃を痛める、小児や妊婦は控え目に」という勧告が古文献に書かれています。

## 東洋医学的効能

**健胃消食《ケンイショウショク》**▼食欲や消化を促す。

**活血《カッケツ》**▼血液の粘り気を抑え、血の巡りを良くする

**収斂止痢《シュウレンシリ》**▼下痢を止める

**解毒《ゲドク》**▼魚や肉の毒を解消する

## 現代の研究より

**疲労回復作用・抗酸化作用**▼酢の酢酸は体内でクエン酸に変化し、クエン酸は抗酸化作用があり、イライラを鎮め、乳酸を除いて筋肉の疲労を解消する。

## 体質相性の解説

酢は常に気ののぼせのある「肝陽亢盛」の方に適します。酢は粘りのある脂肪をサラサラにするため、消化不良でお腹が苦しい「食積痰湿」で高脂血症の方は適度に食用とするのが良いでしょう。「気滞うっ血」や「陽虚」の方にとっては、温めて気をめぐらせることが必要なので、反対の働きをする酢はそれに不利になるため、控え目に。

## 家庭療法への応用

**高血圧**▼ピーナツ十粒を米酢に一晩漬け、翌朝ピーナツと酢を一緒に食べる。十～十五日間続ける(体に余分な熱のこもった「肝陽亢盛」の方の高血圧に適応)。

**インフルエンザの予防**▼酢を加熱して揮発させ、室内にすっぱい酢のにおいが漂うと予防効果がある。

## 栄養素の上手な摂り方

酢はタンパク質やカルシウム、鉄分の吸収を促進する働きや、魚や肉の臭みを消す働きがあります。

炭酸水素ナトリウムを含む胃薬と同時に酢を摂ると、尿道結石を起こしやすいため、注意が必要です。中国の山西省の人々は酢の食用量が一番多く、この地方の方々の歯はカルシウムが抜けて黄色くなることで有名です。

腸の善玉菌を増やし、免疫力を向上させる

# はちみつ（蜂蜜）

**別名と原料**

学名 Apis cerana, Apis mellifora
英語名 Honey
中国名 蜂蜜（フォンミー）
原料名 菜の花など

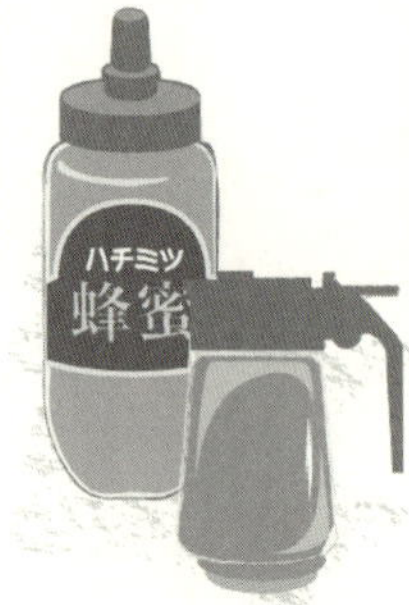


| 体質・症状 | 相性 |
|---|---|
| 気血両虚・胃腸弱い | ○ |
| 食積痰湿・消化不良 | ○ |
| 肝陽亢盛・高血圧 | ○ |
| 気滞うっ血・血行悪い | ○ |
| 陰虚・微熱 | ○ |
| 陽虚・下痢 | △ |
| 老人・便秘 | ○ |
| 小児 | △ |
| 妊婦 | ○ |

| 自然の属性 | |
|---|---|
| 寒熱 | 平 |
| 昇降<br>収散<br>潤燥 | 潤 |
| 臓腑 | 肺、脾、大腸 |
| 季節 | 通年 |
| 五味 | 甘 |
| 毒性 | 無毒 |

## 東洋医学的効能

**補中《ホチュウ》**▼胃腸を丈夫にして機能を高める
**潤燥《ジュンソウ》**▼保湿性があり、乾燥症状を改善
**止痛《シツウ》**▼胃腸の痛みを緩和する
**解毒《ゲドク》**▼毒を解消する

## 現代の研究より

**抗菌作用**▼低濃度のハチミツは菌の繁殖を抑える作用があり、高濃度のハチミツには殺菌作用がある。
**抗ガン作用**▼ガンの抑制・転移を防ぐ。
**通便作用**▼ハチミツに含まれるオリゴ糖が腸の善玉菌を増やし、便秘や下痢を改善する。
**解毒作用**▼漢方薬の川烏《センウ》の毒性を緩和。
**免疫力を高める**▼免疫細胞生成を促す。

## コラム

市販のものは大丈夫だと思われますが、蜂は毒のある花の蜜を採集する可能性もあるので、常に蜂蜜を食べる方は加熱する方が安全です。昔は細い鉄の棒を赤くなるまで焼いて、蜂蜜の中に入れ、気泡が出れば本物、煙が出れば偽物という見分け方がありました。海外での買い物に注意しましょう。

## ワンポイント

ハチミツの糖分はもとは花のミツで、これをハチが濃縮し果糖やブドウ糖になったものです。砂糖やデンプンを消化吸収するのにはビタミン$B_1$が必要ですが、ハチミツに含まれるブドウ糖は$B_1$を使わず消化吸収されるので、体力のない方にもいいでしょう。ハチミツの果糖は人体では吸収できず、腸内の善玉菌の好物で、整腸作用、肝の働きを助けます。

## 古典より

注意として、ネギと一緒に食べてはいけないと古文献に書かれており、事実近年、それを裏付けるような報告がある。

## 話題の栄養素

**ブドウ糖**▼単糖で、すぐに消化吸収されるため、即効性のあるエネルギー源で、疲労回復や老人、病人の元気回復に役立ちます。
**オリゴ糖**▼数個の単糖がつながったもので、消化されにくく、低カロリー甘味料としてよく使われます。オリゴ糖は善玉菌の繁殖を促して腸を整え、免疫機能を向上させるのに役立ちます。

## 体質相性の解説

ハチミツは胃腸に働いて、消化、便通を促す作用があるため、消化不良のある「食積痰湿」の方などに適します。食べ過ぎると下痢を引き起こしやすいので、胃腸の弱い「気血両虚」の方は控え目に。また、下痢をすると発育に不利なので「小児」（特に乳児）には使わないように。下痢傾向にある「陽虚」の方にも不向きです。

## 家庭療法への応用

**胃・十二指腸潰瘍▼**ハチミツ二〇〇mlを十五分間温め、一日三回に分けて食前に飲む。

**慢性気管支炎▼**ハチミツ三五gを炒め、少し水を加えてから卵一個を入れる。一日二回に分けて、朝と寝る前に飲む。

**老人性便秘▼**黒ゴマ二五gをすり潰し、ハチミツ、牛乳各三〇mlと混ぜ、毎朝空腹時に飲む。

**やけど▼**ハチミツを患部に塗る。火によるやけどに適応。

## 栄養素の上手な摂り方

ハチミツを沸騰させると味が変化し、ビタミンCも半分程度失われ、酵素も分解される恐れがあります。温めるのは六〇℃位までが良いと思われます。糖質を過剰に摂ると、中性脂肪の合成が進むので、食べ過ぎないようにしましょう。ハチミツには雑菌が繁殖しにくく、この防腐作用を利用して古代では果物を保存するのに役立てられました。

## 論評

**ローヤルゼリー▼**肌を潤し、若々しい肌を保つ良い食材ですが、食べ過ぎると肥満（女王蜂みたい！）になる傾向が見られます。

**ハチミツと高血圧▼**マスコミによると、ある高血圧を克服した方の話で、毎食ハチミツを大さじ二杯食べると、確かにその方の血圧は正常になりましたが、これはどんなタイプの高血圧の方にもよいわけではありません。なぜなら、ハチミツには通便作用があり、便秘で顔が赤く熱っぽい「肝陽亢盛」体質の高血圧の方には非常に良いのですが、反対にハチミツは体に余分な水分を溜めさせたり、胃腸を冷やすことがあるため、足が冷えて血行が悪いタイプの高血圧には不向きですから気をつけましょう。

### 豆知識

イスラエルの生物学者は手術後、ハチミツを傷口に塗り込むことで、傷口の感染を防ぎ、傷口がふさがるのを促すことを確かめました。ハチミツは天然の軟膏で人体から吸収されやすいというわけです。口の両端が切れる口角炎で、そこにハチミツを塗ると痛みがやわらぎ、感染の予防にもよいです。しかし、すでに感染した傷口にハチミツを塗っても、痛みは緩和されますが菌の抑制効果はありません。

### 〜シミ、シワによい〜
### バラのハチミツ漬け

【材料】バラの花、ハチミツ…各適量

【作り方】

❶バラの花弁を取り、水分を減らすために、天日にさらす。少しグタッとなる程度。

❷ハチミツに漬け込んで、二週間前後で出来上がり。

❸水で薄めて常飲する。

バラはうっ血を改善する作用があり、ハチミツと併せてシミ、シワを取るのに役立ちます。

# しょうが(生姜)

胃腸を温め、カゼを追い払う

**別名と原料**

学　名　ショウガ科 *Zingiber officinale*
英語名　Ginger
中国名　生姜(ションジアン)
原産地　熱帯アジア

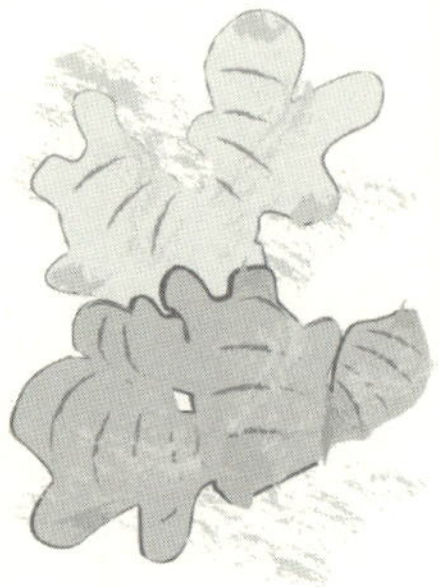

**ルーツ**

インド、マレー方面の原産で、日本では古く三世紀には記録が見られ、そのころに伝わったとされています。現在小型・早生で辛味が強いものや中型・中生で辛味も中ぐらいのもの、大型・晩生で辛味も少ないものに分けられています。

| 体質・症状 | 相性 |
|---|---|
| 気血両虚・胃腸弱い | ◎ |
| 食積痰湿・消化不良 | ◎ |
| 肝陽亢盛・高血圧 | × |
| 気滞うっ血・血行悪い | ○ |
| 陰虚・微熱 | × |
| 陽虚・全身冷え | ◎ |
| 老人 | ○ |
| 小児 | ○ |
| 妊婦 | ○ |

| 自然の属性 | |
|---|---|
| 寒熱 | 微温 |
| 昇降<br>収散<br>潤燥 | 昇、散 |
| 臓腑 | 肺、脾、胃 |
| 季節 | 夏末、秋 |
| 五味 | 辛 |
| 毒性 | 無毒 |

**豆知識**

初旬のものは「子姜」といい、醬油漬けや野菜として食べるとよいです。霜が降りた後のショウガは「老姜」と呼ばれ、一層辛くなり薬用になります。干した生姜は「乾姜《カンキョウ》」と呼ばれ、よく使われる漢方薬です。乾姜は生より発散の力が弱くなりますが、お腹を温める力は強くなります。

**コラム**

皮膚病を持つ方はショウガを食べ過ぎると治りにくいという勧告が古文献に記載されているので、注意しましょう。また、痔を持つ方は食べ過ぎると発作の原因となります。特に酒と一緒に食べるのは避けるべきです。春に食べ過ぎると眼病を引き起こしやすいなどの勧告も古い文献に書かれています。

## 東洋医学的効能

**解表散寒《ゲヒョウサンカン》**▼寒気を追い払い、風邪に効果がある

**温肺止咳《ウンパイシガイ》**▼肺の機能を高め、咳を止める

**温中止嘔《ウンチュウシオウ》**▼胃腸を温め、胃腸の冷えを伴った嘔吐を止める

**除臭解毒《ジョシュウゲドク》**▼食物の生臭を除き、毒を解く

## 現代の研究より

**血圧上昇・発汗解熱作用**▼正常な状態のマウスにショウガを与えても、体温の変化や発汗作用はないが、発熱しているマウスに対しては発汗を促し、明らかな解熱作用を示す。

**心臓や呼吸中枢・血管運動中枢興奮作用**▼これらの効果が証明された。

**抗酸化作用**▼ショウガの抽出物が抗酸化作用を持つ。

**抗菌作用**▼辛み成分のジンゲロンはブドウ球菌、トリコモナス、真菌を抑制する作用を持つ。

## 栄養素

**ジンゲロン**▼ショウガの辛味成分で強い殺菌力があります。また食欲を増進させ、新陳代謝を活発にし、発汗作用を高める働きや、血中のコレステロールを減

## 体質相性の解説

ショウガは「微温性」で胃腸を温めます。そのため、「気血両虚」で胃腸の弱い方や、「陽虚」で冷え症の方には適したものです。また、「発散」の性質もあり、ゾクゾクと寒けがしたり、寒けと節々の痛みのあるカゼにも効果があるので、よく使われます。しかし、微熱のある「陰虚」の方は発汗によってさらに「陰液」を損ってしまう恐れがあるので、控え目にしましょう。「温性」で気を昇らせる性質を持つため、「肝陽亢盛」で高血圧の方にも適しません。また、皮膚病の方は控え目に。

## 家庭療法への応用

**円形脱毛症**▼ショウガ汁と酒を二対一の割合で混ぜ、患部の中心に向かって円を描くように毎日数回塗る（反対方向は不可）。

**歯の痛み**▼薄切りにしたショウガを歯の痛い所に置くと痛みが止まる。

**嘔吐**▼ショウガ三〇gを細く切り、酢一四〇mℓと共に煮る。空腹時にショウガも一緒に飲む（これは慢性嘔吐に適応）。

**胃痛・腹痛・生理痛**▼ショウガ一〇g、胡椒一〇粒、黒砂糖少々を煎じて飲む（冷えによる症状や冷えを伴う方に適応）。

**老人の慢性咳**▼ショウガのすり汁大さじ半分と、麦芽糖大さじ一を混ぜ、沸騰した湯を入れて一日二～三回飲む。

**カゼ**▼ショウガ、ネギ白部、乾燥したシソの葉各一〇g（新鮮なシソだと二〇g）、茶六gを煎じ、黒砂糖十五gを溶かして飲む（寒気がして、透明な粘り気のない痰や鼻水を伴うカゼの初期に適応）。

## 栄養素の上手な摂り方

ショウガは寿司やナスの煮物など多くの料理によく付け合わされますが、これらの料理は「寒性」や気を降ろす性質を持つ場合が多く、胃腸を冷えから守る意味で大変優れています。たとえ「寒性」で体質が合わない食材でも、ショウガを用いることでその「寒性」を和らげることができます。また、生ものに対する殺菌作用もあり、一石二鳥です。腐ったショウガには、肝臓に対して毒性を持つ発ガン物質であるサフロールという成分が存在します。加熱しても食べると激しい下痢や嘔吐などの症状が現れるため、ショウガの様子がおかしく、色が茶色に変わったら、味が変わらなくても変質しているので、食べないように注意が必要です。ショウガは酢、塩、蜂蜜、味噌とは相性が良いです。魚の生臭さを除き、カニ毒を解毒する力もあります。

### 話題の

らして、血管を軟化する作用なども知られています。

**ジンギベロール**▼ショウガの香りの成分で、胃液の分泌を促進して腸の働きを活発にし、嘔吐を止める作用を持ちます。

〜〜小児の胃を温める〜〜

### ショウガとナツメのお粥

【材料】
米……三〇g
ショウガ……六g
ナツメ……五粒

【作り方】
米をフライパンで焦がさないように黄色くなるまで炒め、潰したナツメと共に水を四〇〇mℓ入れた鍋に入れ、弱火で煮てお粥にする。仕上げの五～十分前に薄切りにしたショウガを加える。毎日、あるいは隔日で食べると、カゼを予防し、お腹を温め元気をつけてくれます。

強い殺菌作用を持つ薬味

# にんにく（大蒜）

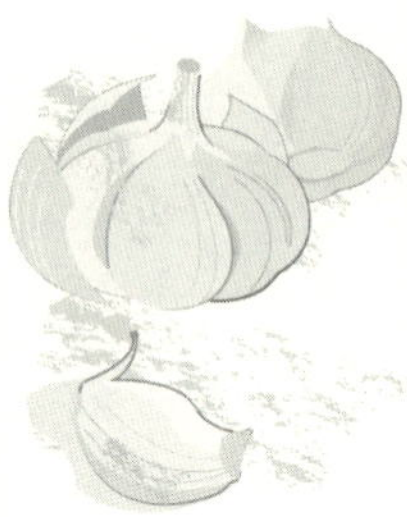

### 別名と原料

ユリ科
学　名　*Allium sativum*
英語名　Garlic
中国名　大蒜（ダースアン）
原産地　中央アジア

| 体質・症状 | 相性 |
|---|---|
| 気血両虚・胃腸弱い | △ |
| 食積痰湿・消化不良 | △ |
| 肝陽亢盛・高血圧 | × |
| 気滞うっ血・血行悪い | ○ |
| 陰虚・微熱 | × |
| 陽虚・全身冷え | ○ |
| 老人 | ○ |
| 小児 | △ |
| 妊婦 | △ |

| 自然の属性 | |
|---|---|
| 寒熱 | 温 |
| 昇降<br>収散<br>潤燥 | 昇、散 |
| 臓腑 | 肺、脾、胃 |
| 季節 | 春 |
| 五味 | 辛 |
| 毒性 | 小毒 |

### ルーツ

中央アジアのギルギス原産と推定され、日本でも十世紀頃から薬味としてよく利用されていました。近年、その成分の抗酸化作用・抗ガン作用が証明され、食用も盛んになりました。多くは中国からの輸入品です。

### 豆知識

ニンニク生産地の方はよくニンニクを食べます。その地域では胃ガンの発生率は極めて低いという報告もあります。これはニンニクに胃ガンの予防効果があるためではないかと推測されています。

### 話題の栄養素

**アリシン**▼ニンニク特有の匂いはアリシンによるもので、熱に弱く強い殺菌力があり、ビタミン$B_1$の吸収を高めて、エネルギーの効率的な利用を助けます。アリシンはよく加熱するとアホエンに変わり、血流の巡りを良くする働きを持つようになります。もちろん、変化したあとはアリシンの効能は失われてしまうでしょう。

**ゲルマニウム・セレン**▼ニンニクにはゲルマニウム・セレンが含まれ、これらは消化器ガンの予防に欠かせない微量元素です。

### 東洋医学的効能

**除風寒《ジョフウカン》**▼カゼを予防・追い払う
**温胃破積消食《ウンイハセキショウショク》**▼胃を温め、食滞を除く
**止痢殺虫《シリサッチュウ》**▼下痢を止め、寄生虫を退治
**通五臓《ツウゴゾウ》**▼五臓の機能を活性化する
**止咳《シガイ》**▼咳を止める
**消腫痛《ショウシュツウ》**▼腫れ痛みを除く

### 現代の研究より

**抗菌作用**▼ニンニクのアリシンが広範囲の抗菌作用を持つ。

**血糖値の降下作用**▼アリシンはインシュリンの分泌を促す。

**抗ガン作用**▼毎日五gを生で食べると、ガン誘発物質「ニトロソアミン」の合成を阻害するという報告がある。

**抗凝血作用**▼血小板の凝血を阻止し、血流を良くする。

**免疫力向上作用**▼免疫力の低下したマウスにニンニクを投与したところ、細胞や体液の免疫力を高める作用があることが判明した。

## ◎体質相性の解説

ニンニクは辛味の「温性」香辛料で、春のうつ病に役立ちます。しかし、体にこもった余分な熱のある「肝陽亢盛」の方や「陰虚」で微熱のある方には向いていません。食べ過ぎると、目やにや痰を生じやすいので、痰の多い「痰湿」の方や、のどの病気を持つ方は、余計に症状が悪くなる恐れが強いので控え目に。また、アトピー性皮膚炎、ニキビ、高血圧、糖尿病などの方も、同様の理由から控え目に。他に、ニンニクの激しい辛みは、精子の生成に不利となります。そのため、生育期の青年は食べ過ぎないように注意しましょう。

## ◎家庭療法への応用

**カゼ**▼ニンニク、ネギの白い部分、ショウガ各十五gを煎じて、温かいうちに飲む。汗をかくと効果がある（寒け、節々の痛み、頭痛のあるカゼに適応するが、熱っぽくて喉の痛み、扁桃腺炎を伴うカゼには合わない）。

**急性腸炎・下痢**▼生のニンニク一房を毎日二回に分けて食事のときに食べる。

**鼻づまり**▼ニンニク一片をつまった鼻孔に差し入れる。

## ◎栄養素の上手な摂り方

ビタミン豊富な緑黄色野菜とニンニクを一緒に食べると抗酸化作用を発揮し、老化や動脈硬化の予防に効果的です。体力の増強には豚肉、カレイ、大豆など、ビタミン$B_1$が豊富な食べ物と一緒に摂ると良いでしょう。また、ニンニクの生食は胃腸の弱い方はもちろん、一般の方にも刺激が強過ぎます。食べ過ぎないようにしましょう。特に、空腹時に食べると、胃腸粘膜の炎症を起こしやすいので、注意が必要です。

### 古典より

古い文献には、生魚と一緒に食べると、気を損なうと書かれており、お寿司やお刺身などの生魚の料理と一緒に食べ合わせるのは避けたほうがよい。また、蜂蜜や鶏肉とは一緒に食べないように、とも書かれている。

### 〜血のめぐりによい〜
### サバのニンニクオイル焼き

【材料】
サバ……九〇g
ニンニク……五片
ジャガイモ……一個

【調味料】
塩……小さじ半分
コショウ……少々
オリーブ油……大さじ二
ローズマリー……適量
ミルク……一〇〇ml

【作り方】
❶サバはミルクに一〇分ほど漬け、そのあとコショウをふって塩をふりかけ、片栗粉を表面に薄くつける。
❷ジャガイモは煮た後、皮を剥いて細かく切り、ニンニクは皮を剥いて薄切りにする。
❸フライパンにオリーブ油とニンニクを入れ、しばらくしてきつね色になったら取り出す。❶のサバを入れて両面を中火から弱火で焼き、よく焼いて取り出す。同じフライパンでジャガイモとみじん切りにしたローズマリーを加え、少し炒めてサバに添える。
❹サバに焼いたニンニクをのせて出来上がり。
よく焼いたニンニクのアリシンがアホエンに変化するので、サバのタウリンと共に血行を良くします。

# ねぎ(葱)

## 発汗作用によるカゼの予防に

**原産地と別名**

ユリ科
学　名　Allium fistulosum
英語名　Welsh onion
中国語　大葱(ダーツオン)
原産地　中国西部

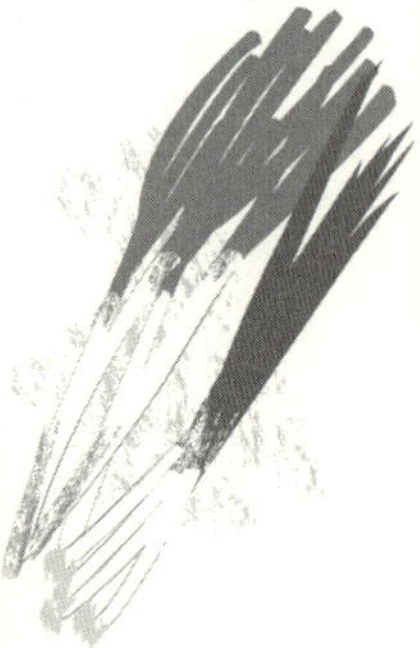

| 体質・症状 | 相性 |
|---|---|
| 気血両虚・汗多い | △ |
| 食積痰湿・消化不良 | ○ |
| 肝陽亢盛・高血圧 | △ |
| 気滞うっ血・血行悪い | ◎ |
| 陰虚・微熱 | △ |
| 陽虚・全身冷え | ◎ |
| 老人 | △ |
| 小児 | ○ |
| 妊婦 | ○ |

**自然の属性**

| | |
|---|---|
| 寒熱 | 平、微温 |
| 昇降<br>収散<br>潤燥 | 昇、散 |
| 臓腑 | 脾、胃、肺 |
| 季節 | 冬 |
| 五味 | 辛 |
| 毒性 | 無毒 |

### ルーツ

中国西部の原産とされています。日本では十世紀頃から薬用や食用のために栽培されました。また、現在の山東省の地域にあたる、春秋時代の「魯国」では、「生ネギと干納豆づけ」という料理法があり、そのメニューは現代栄養学の研究でも裏付けできるほど上手な組み合わせです。

### 東洋医学的効能

**発汗散寒通陽《ハッカンサンカンツウヨウ》**(白部)▼節々の痛みを伴った風邪を発汗作用で追い払い、気の巡りを良くする

**温中散寒止痛《ウンチュウサンカンシツウ》**(白部)▼お腹を温めて冷えの腹痛を緩和する

**消腫解毒《ショウシュゲドク》**▼炎症の腫れを消して、毒を解消する

### 現代の研究より

**抗菌効果**▼ネギ(白部)に含まれる揮発油は、ジフテリア菌、結核菌、赤痢菌、ブドウ球菌、溶連菌などの抑制作用が明らかになっている。

**発汗解熱**▼ネギの揮発油は、発汗や解熱作用が証明され、また、利尿や食欲の促進、痰を除くなどの作用もある。

### コラム

ネギとハチミツは相性が悪く、一緒に食べると、胸が苦しい感じや下痢などを引き起こす、と古文献に書かれています。近年、これにより中毒した事実が確認されています。また、ネギはナツメとも合わないことや、正月に生で食べると顔に脂漏性皮膚炎ができやすい、などの勧告も古文献に書かれています。

### 話題の栄養素

**アリシン**▼ネギやニンニク特有の匂いはアリシンによるもので、幅広く強い殺菌力があり、ビタミン$B_1$の吸収を高めて、エネルギーの効率的な利用を助けます。アリシンを加熱するとアホエンに変わり、血流を良くする働きを持つようになります。ネギの白部に多く含まれます。

**ビタミンC**▼ネギの緑部に多く含まれ、抗菌作用があります。

**β-カロチン**▼ネギの緑部に多く含まれ、抗酸化作用があり、カゼの予防にも良いでしょう。

**セレン**▼セラニウムとも呼ばれています。体内の過酸化脂質を分解する働きがあり、また、ガン細胞の増殖を阻害する作用があります。魚介類に多く含まれますが、不足することはありません。ビタミンEやCと一緒に摂ると効果がもっと高まります。しかし、摂りすぎると吐き気や脱毛などの症状が現れます。野菜の中ではネギのセレンの含有量はトップクラスです。

**抗真菌作用**▼水に白ネギを一対一の比重で浸けた液は、皮膚の真菌の抑制作用を示すという報告がある。

## 体質相性の解説

ネギは辛味で、気を昇らせ（昇）、発汗作用により、寒けのあるカゼを追い払う（散）のに効果的な野菜です。気の巡りを改善したり、血行を良くしたりするので、「気滞うっ血」の方や「陽虚」の方にとっては適した野菜です。一方、強い発汗作用を持つネギは、「陰虚」で微熱のある方、「気血両虚」で汗の多い方や、更年期でのぼせと汗の多い方には適しません。「老人」はのぼせのある方が多いので、ネギを食べ過ぎるとのぼせの治療には不利ですから、控え目にしましょう。どの体質の方も、ネギは食べ過ぎると、熱を生じ、目やにが多くなり、脱毛もしやすくなるため、食べ過ぎないように注意しましょう。

## 家庭療法への応用

**カゼ**▼ネギ白部二～三本、ショウガ二切れを煎じた汁を飲む。後で、熱いお粥を食べ、汗をかくと効く（寒けがあり、全身の節々に痛みがあるカゼに適応）。

**冷え症・腹痛**▼ネギ白部十本を絞って汁を取り、ゴマ油大さじ一を加え、空腹時に飲む。一日二回、直前に作ったものを飲み、三日間続ける。

**嘔吐**▼ネギ白部一本をすり潰し、少し塩を入れて蒸し、へその上に貼り付ける（胃が虚弱で冷えて胃液だけを嘔吐して止まらない方に適応）。

**乳腺炎**▼ネギの汁を患部に毎日五回塗りつける（乳腺炎の初期に適用）。

**空咳**▼ネギ白部六本、生梨一個、白砂糖三〇gを煎じ、毎日三回に分けてネギを食べ、汁を飲む。

## 栄養素の上手な摂り方

アリシンは揮発性で熱に弱く、煮すぎると甘みに変わって、抗酸化などの効力が減ってしまいます。また、アリシンは水溶性のためスープには最後に入れましょう。このアリシンと共に糖代謝に深く関わるビタミン$B_1$を多く含んだレバー、豚肉、大豆、カレイなどと組み合わせて食べるとビタミン$B_1$の吸収率がいっそう高まり、体力がつきます。

～体力をつけ、夏バテ解消によい～

### 鶏肉とネギの和え物

【材　料】鶏胸肉（皮付き）二五〇g

【調味料A】塩……大さじ一
料理酒……大さじ一
ショウガ……二切れ

【調味料B】ネギ白部一本（薄く斜切り）
ネギ千切り……二本
ショウガ千切り……少々
コショウ……少々

【調味料C】片栗粉……大さじ半分
水……大さじ一

【作り方】

❶鶏肉の水分を拭いて、Aの調味料を塗り、一時間置いて、強火で二十五分蒸す。鶏肉のみを取り出して、幅一cmの大きさに切り、皿に並べ、Bのネギ、ショウガ、コショウを振りまぶす。

❷熱したフライパンに油大さじ四を入れ、❶の皿の鶏肉の上にかける。蒸した残りの汁を調味料Cの片栗粉と混ぜ、とろみがついたら、皿の上にかけて出来上がり。

アリシンとビタミン$B_1$の組み合わせで、油っこくなく、食欲のない方もおいしくいただけます。

# とうがらし(唐辛子)

## 発汗作用によるカゼの予防に

**原産地と別名**

ナス科
学　名　Capsicum annuum
英語名　Red pepper
中国名　辣椒(ラージャオ)
原産地　中南米

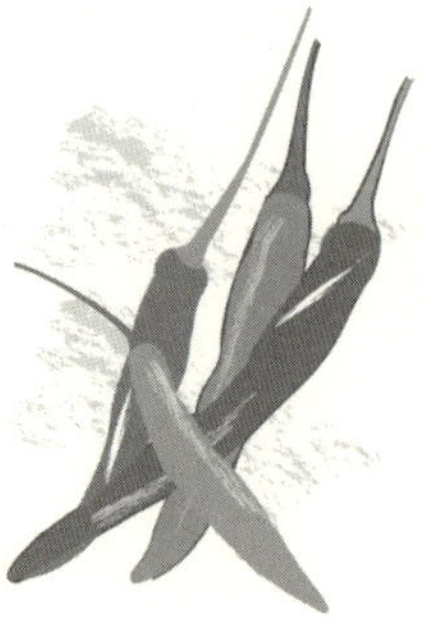

**自然の属性**

| | |
|---|---|
| 寒熱 | 熱 |
| 昇降<br>収散<br>潤燥 | 昇、燥 |
| 臓腑 | 心、脾 |
| 季節 | 秋 |
| 五味 | 辛 |
| 毒性 | 無毒 |

| 体質・症状 | 相性 |
|---|---|
| 気血両虚・胃腸弱い | △ |
| 食積痰湿・消化不良 | ○ |
| 肝陽亢盛・高血圧 | × |
| 気滞うっ血・血行悪い | ◎ |
| 陰虚・微熱 | × |
| 陽虚・全身冷え | ○ |
| 老人 | △ |
| 小児 | △ |
| 妊婦・便秘 | × |

**ルーツ**

熱帯アメリカ原産で、メキシコでは七千年前の遺跡からもトウガラシが出土したという報告があります。日本には中国とほぼ同時期の十六世紀に伝わったといわれていますが、唐時代は六〜八世紀で十六世紀は明時代にあたり、それでもなぜか「唐辛子」とよばれています。

**現代の研究より**

**血液循環を促進する作用**▼トウガラシの辛味の成分であるカプサイシンが血液循環を促し、心拍を増やす作用がある。

**抗菌作用**▼抗菌作用があることが認められている。

**抗ガン作用**▼少量を常食する地域では肝臓ガンの発生率が低いとの報告がある。しかし、大量に食用すると、便秘になり結腸ガンの発生率が高いという報告もある。

**コラム**

トウガラシほど国境なき野菜はありません。全世界の料理に取り込まれています。中国の毛沢東主席はトウガラシが大好物で、一番辛いのをよくそのまま噛んで食べたそうです。「この激辛のものを食べる勇気のある人は世の中でやれないことはない」という言葉を残しています。

**◎体質相性の解説**

トウガラシは新陳代謝を促進し、発汗により肌の老廃物を吹き出させる作用があります。「熱性」で、冷えにより血行の悪い方に適し、「気滞うっ血」の方には良いでしょう。しかし、体にこもった余分な熱のある「肝陽亢盛」の方や、微熱のある「陰虚」の方には適しません。熱っぽ

**東洋医学的効能**

**温中散寒**《ウンチュウサンカン》▼胃腸の冷えを温めて除く

**開胃消食**《カイイショウショク》▼食欲を促進し、消化を助ける

**話題の栄養素**

**カプサイシン**▼トウガラシの辛味成分で、中枢神経を刺激して副腎ホルモンの分泌を促進させるので、エネルギーの代謝を盛んにし、体内脂肪を分解させます。また、毛細血管を収縮させて心臓の働きを活発にさせます。これらの作用によってカプサイシンは体を強壮にし、肥満防止、新陳代謝を活発にする効果があります。

**カロチン**▼カプソルビンという成分はカロチンの一種で、酸化防止、老化防止作用があります。

**ビタミンE**▼老化防止、抗酸化作用があります。きれいな肌を作るのに欠かせない成分です。

くてめまいのする方は避けるべきでしょう。「老人」や「小児」は、トウガラシのような刺激の強い調味料は控え目にしたほうがよく、前立腺肥大・膀胱炎・膀胱ガン・痔病のある方や、便秘傾向にある「妊婦」も避けた方がよいでしょう。

### ◎家庭療法への応用

**胃痛**▼毎日一～三本食べる(冷えによる胃痛の方に適応)。

**関節痛・打撲傷**▼トウガラシ十二gを焼酎(または四十度以上の中国の白酒)五〇〇mlに半月間漬けて置いたものを飲む。毎日二回、初めは五mlずつ飲み、次第に量を十五mlまで増やす。

**円形脱毛症**▼消毒用のアルコール二五〇mlに赤いトウガラシ五本を一週間漬けた液を患部に塗る。一日数回行うと、髪の毛の再生を促進する。

**凍傷予防**▼トウガラシの粉とワセリンを二対八の割合で混ぜ、手、足、耳などに薄く塗る。

### ◎栄養素の上手な摂り方

トウガラシシは「ビタミンの倉庫」と呼ばれ、多種のビタミンを多量に含みます。特にカロチンが豊富で適量を食べると健康によい野菜なのです。また、これを食べると口や舌への刺激によって、脳からエンドルフィン(鎮痛効果がある)を放出して気持ちよい感覚にさせてくれます。しかし、食べ過ぎると過度の刺激を与えるために、様々な病気を誘発してしまいます。例えば、胃の痛み、慢性胃炎、高血圧、糖尿病、心臓病、膀胱炎、慢性咽頭炎、扁桃腺炎、皮膚病、痔などの病気を持つ方は控えた方がよいでしょう。トウガラシは前立腺の分泌を高める効果があるため、前立腺肥大の方は摂らないようにしましょう。

～寒けを伴うカゼに～

#### 酸辣湯(スワンラータン)ピリ辛スープ

【材料】
トウガラシ……適量
ピクルス……適量
(なければキュウリを先に酢で漬けておいてから使う)
白菜白部……1/4
干しエビ……十g
豆腐……1/2丁

【調味料】
コショウ、ショウガ、ネギ、シャンツァイ……好みで
ゴマ油、酢……各少々

【作り方】
❶豆腐は短冊切りにして、ピクルス、白菜は千切りにしておく。
❷干しエビは漬け洗いし、砂などを除いて水気を切る。漬けた汁は旨みとしてスープに入れる。
❸❷の干しエビを油で炒め、香りが出たら水を五〇〇ml入れて沸騰させる。
❹沸騰したら、❶を鍋に入れて、軽く煮た後、調味料を加えて温かいうちに飲む。

このスープの長所は、①汗をかかせて寒気を発散する、②酸性でその汗をかきすぎないようにしながらウイルスを抑制する、③ピクルスや白菜、エビの相性が良く、香辛料の刺激を緩和する、豆腐は体の免疫力を高めるということです。寒けを伴い、節々が痛く、口が乾かないカゼに適する食事療法のレシピです。

注意すべきことは、このスープを飲んで、汗が出た後、すぐに外出しないということです。寒風に当たると再びカゼを引く可能性があるので、汗が収まるまで室内にいて下さい。汗が出たら乾いたタオルで体が温かくなるまでよく拭いて下着を取り替えて下さい。

# シナモン(肉桂)

## 血行を良くし、各臓器の機能を高める

**原産地と別名**

クスノキ科
学　名　Cinnamomum Spp.
英語名　Cinnamon
中国名　肉桂(ロウグイ)
原産地　ヒマラヤ南麓

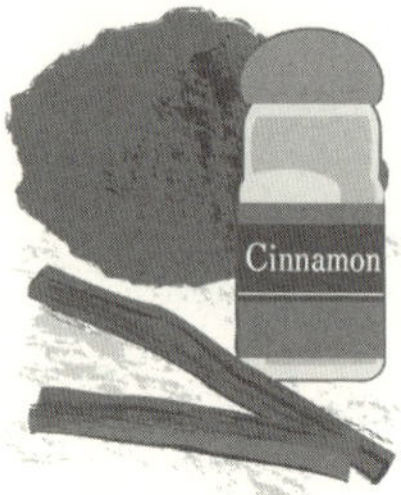


| 体質・症状 | 相性 |
|---|---|
| 気血両虚・胃腸弱い | ○ |
| 食積痰湿・消化不良 | △ |
| 肝陽亢盛・B型肝炎 | × |
| 気滞うっ血・血行悪い | ○ |
| 陰虚・微熱 | × |
| 陽虚・全身冷え | ◎ |
| 老人・のぼせ | △ |
| 小児 | △ |
| 妊婦 | × |

| 自然の属性 | |
|---|---|
| 寒熱 | 大熱 |
| 昇降<br>収散<br>潤燥 | 昇 |
| 臓腑 | 心、肝、脾、腎 |
| 季節 | 通年 |
| 五味 | 辛、甘 |
| 毒性 | 無毒 |

### ルーツ

主にスリランカとインドに隣接するマレーバ沿岸地域原産のシナモンと、ベトナム南部と東ヒマラヤ山脈原産のカシヤに分けられています。常緑樹でその若木の樹皮を縦に細長く切り取り、外皮のコルク層をかきとって内皮を乾燥させたものがシナモンです。

### 東洋医学的効能

**補火助陽《ホカジョヨウ》**▼冷え症で衰弱した体を温め、機能を高める

**温陽止痛《ウンヨウシツウ》**▼強い熱性で体を温め、冷え症の痛みを緩和する

**活血通経《カッケツツウケイ》**▼循環を改善し、生理不順や生理痛を改善する

### 現代の研究より

**血圧降下作用**▼シナモンにより、毛細血管の循環が改善され、足が冷えるタイプの高血圧を降下させる作用がある。

### ◎体質相性の解説

シナモンの性質は「大熱」で、冷え症の改善や冷え症のある「老人」、「陽虚」の方に良いでしょう。しかし、激しい熱性を持つため、体にこもった余分な熱のある「肝陽亢盛」や、いつも熱っぽい「食積痰湿」体質の方、「妊婦」などにとってよくないので、これらの方は控えましょう。微熱のある「陰虚」の方や、のぼせやすい「老人」には適しません。

### ◎家庭療法への応用

**胃痛**▼粉末にしたシナモン三gを一日三回に分けて、温水で飲む。冷え症の方に適応。

**生理痛**▼シナモン六g、山楂肉《サンザニク》(漢方薬)十g、黒糖二五gの煎じ液を生理の直前に一日二回に分けて飲む。

**老年性気管支炎**▼粉末にしたシナモン九gを一日三回に分けて飲む。症状が軽くなったら六gとし、三日間続ける。良くなったら八味丸《ハチミガン》(漢方薬)を常服する(冷え症の老人に適応)。

### ◎栄養素の上手な摂り方

シナモンはお菓子などによく使われています。主に足が冷え、血行の悪いタイプで高血圧のある方に良いですが、顔が赤く身体が熱っぽいタイプで高血圧のある方には適しません。

# ハッカ（薄荷）

## 幅広い抗菌・抗ウイルス作用を持つ

**原産地と別名**

シソ科
学名　Mentha haplocalyx
英語名　Mint
中国名　薄荷（ボーホー）
原産地　ヨーロッパからアジア

| 体質・症状 | 相性 |
|---|---|
| 気血両虚・胃腸弱い | △ |
| 食積痰湿・消化不良 | ○ |
| 肝陽亢盛・B型肝炎 | ○ |
| 気滞うっ血・血行悪い | ○ |
| 陰虚・微熱 | × |
| 陽虚・全身冷え | △ |
| 老人 | ○ |
| 小児 | △ |
| 妊婦 | × |

| 自然の属性 | |
|---|---|
| 寒熱 | 涼 |
| 昇降 収散 潤燥 | 昇、散 |
| 臓腑 | 肺、肝 |
| 季節 | 春、夏 |
| 五味 | 辛、微甘 |
| 毒性 | 無毒 |

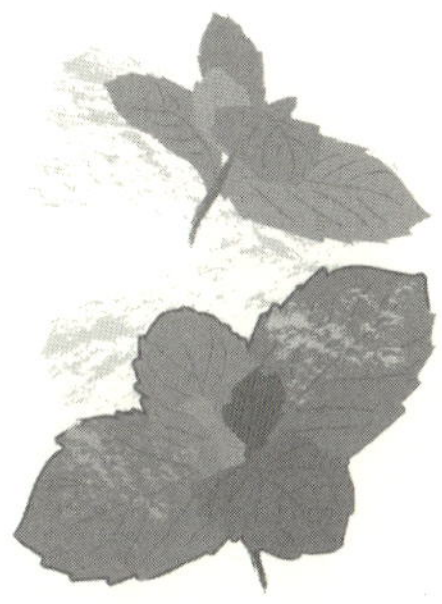

### ルーツ

ミントはハーブの中でもっともポピュラーなものの一つで、古くから広い地域で親しまれていました。日本ではハッカの栽培などの知識が『大和本草《ヤマトホンゾウ》』に記載されており、十八世紀初期にはすでに栽培されていたことが分かります。数多いミントの仲間があり、代表的なものはペパーミントやスペアミント、ハッカなどが薬味として使われています。

### 東洋医学的効能

**宣散風熱《センサンフウネツ》**▼発汗作用があり、熱っぽくて咽の痛みを伴うカゼを追い払う

**清頭目利咽《セイズモクリイン》**▼目や頭部の余分な熱を除き、のどの炎症を収める

**疎肝解鬱《ソカンゲウツ》**▼気の巡りを促進し、肝の機能を回復する

**透疹《トウシン》**▼風疹・はしかなどの発疹性疾患のこじれを防ぐ

### 現代の研究より

**抗菌・抗ウイルス作用**▼広範囲の抗菌・抗ウイルス作用を持つ。

**流産誘発作用**▼ハッカには初期、中期の妊娠を流産させる作用がある。

### ◎体質相性の解説

ハッカは辛味で「涼性」を持ち、発散の力があり、体が熱っぽく咽の痛みを伴うカゼに良いですが、「陰虚」で微熱のある方には適しません。また、「気血両虚」や「小児」など胃腸の弱い方は、特に生食は刺激がきついので控え目に。アレルギー反応を引き起こしやすく、また流産させる恐れがあるので、「妊婦」の方は食べないほうがよいでしょう。

### ◎家庭療法への応用

**夏カゼ**▼ハッカ十gを湯に浸け、砂糖少量を加えて飲む。

**頭痛**▼ハッカを「太陽《タイヨウ》」というツボ（両こめかみ）に貼り付ける。暑気あたりによる頭痛に適応。

### ◎栄養素の上手な摂り方

ハッカの有効成分（主にメントールという精油）は長い時間煎じると、揮発し失われてしまいます。煎じる時間は二〜五分くらいにしましょう。生で食べ過ぎると、胃痛、むかつき、舌のしびれなどの症状が出る恐れがあるので、気をつけましょう。

幅広い抗菌・抗ウイルス作用を持つ

# はっかく(八角)

## 原産地と別名

セリ科
学名 Illicium verum
英語名 Truestar anisetre
中国語 八角(バージアオ)
原産地 南ヨーロッパから西アジア

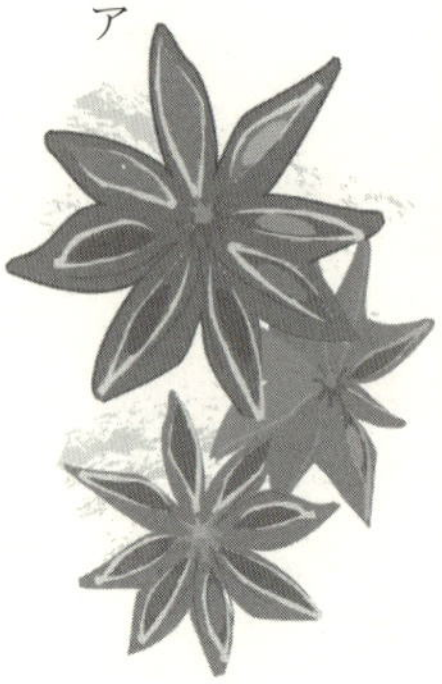

| 体質・症状 | 相性 |
|---|---|
| 気血両虚・胃腸弱い | ○ |
| 食積痰湿・消化不良 | ○ |
| 肝陽亢盛・高血圧 | × |
| 気滞うっ血・血行悪い | ○ |
| 陰虚・微熱 | × |
| 陽虚・全身冷え | ◎ |
| 老人・のぼせ | △ |
| 小児 | △ |
| 妊婦 | △ |

| 自然の属性 | |
|---|---|
| 寒熱 | 温 |
| 昇降<br>収散<br>潤燥 | 昇 |
| 臓腑 | 肝、腎、脾、胃 |
| 季節 | 通年 |
| 五味 | 辛、芳香 |
| 毒性 | 無毒 |

### コラム

亜熱帯の広い地域で原産とされています。紀元前の中国には小茴香《ショウウイキョウ》しかなく、西域から舶来した茴香は「舶茴香《ボウウイキョウ》」とよばれ、果実は八角形をしていたため、「八角茴香《ハッカクウイキョウ》」と名づけられました。現在、漢方薬として「大茴香《ダイウイキョウ》」と呼ばれていますが、食用としては「八角」と呼ばれています。シキミの果実は八角の形をして似ていますが、シキミンという毒素を持つため、誤用してはいけません。

## 東洋医学的効能

**温陽散寒《ウンヨウサンカン》**▼胃腸を温め機能を回復する

**理気止痛《リキシツウ》**▼胃腸の気の巡りを促進し、痛みを止める

## 現代の研究より

**抗菌作用**▼幅広い抗菌作用がある。

**抗アレルギー作用**▼アルコール抽出物に即効・持続性の抗ヒスタミン作用がある。

## 体質相性の解説

胃腸を温め、胃腸の働きを活発にするハッカクは、冷え症のある「陽虚」の方の消化不良を解消します。しかし、その辛味の「温性」で、気を昇らせる性質を持つため、余分な熱が体にこもった「肝陽亢盛」の方や、微熱のある「陰虚」の方には適さないでしょう。また、「小児」や「妊婦」の方は控え目に。

## 家庭療法への応用

**胃痛**▼ハッカク六gを粉にして、黒砂糖少々を混ぜて飲む(胃腸が冷えて痛む方に適応)。

**嘔吐**▼ハッカク二個、ショウガ一切れ、チョウジ六個を水で一五〇㎖まで煎じて飲む(胃腸の冷えによる嘔吐に適応)。

## 栄養素の上手な摂り方

ハッカクは日本では馴染みのないものですが、中国では肉の煮物によく使われ、いい香りがします。肉の毒や臭みを消し、肉の消化を促進するのでご紹介します。長く煮ると揮発油が散失してしまうため、煮すぎないように。また、食べ過ぎると目を傷め、できものができやすいと古文献に書かれています。

香料および家庭薬として知られる

# ショウウイキョウ（小茴香）

**原産地と別名**

セリ科
学名 *Foeniculum vulgare*
英語名 *Fructus foeniculi*
中国名 小茴香（ショウフエイシアン）
原産地 南ヨーロッパから西アジア

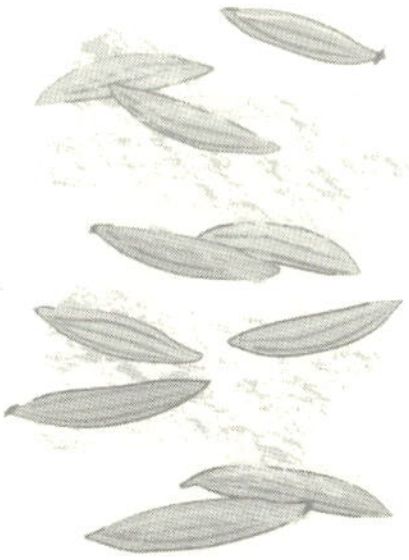

**コラム**

ショウウイキョウには精子を抑制する作用があり、男性不妊症で精子の少ない方は使わない方がよいでしょう。

| 体質・症状 | 相性 |
|---|---|
| 気血両虚・胃腸弱い | ○ |
| 食積痰湿・消化不良 | ○ |
| 肝陽亢盛・高血圧 | × |
| 気滞うっ血・血行悪い | ◎ |
| 陰虚・微熱 | × |
| 陽虚・冷え痛み | ◎ |
| 老人 | △ |
| 小児 | △ |
| 妊婦 | △ |

| 自然の属性 | |
|---|---|
| 寒熱 | 温 |
| 昇降<br>収散<br>潤燥 | 昇 |
| 臓腑 | 肝、腎、脾、胃 |
| 季節 | 通年 |
| 五味 | 辛 |
| 毒性 | 無毒 |

## 東洋医学的効能

**去寒和胃**《キョカンワイ》▼胃を温め働きを回復する

**理気止痛**《リキシツウ》▼胃腸の気の巡りを促進し、腹部の痛みを除く

## 現代の研究より

**抗菌作用**▼ショウウイキョウの精油（アネトール）は真菌、黄色ブドウ球菌などを抑制する作用がある。

**腸の蠕動を調節する作用**▼ショウウイキョウの煎じ液は少量では蠕動を促し、大量では蠕動を抑制する作用のあることが確認された。

## 体質相性の解説

ショウウイキョウは辛味で、「温性」のため、「陽虚」の方の冷えによる腹部の痛みを緩和し、「気滞うっ血」の方の血の巡りを良くする働きもあります。しかし、気を昇らせる効能があり、また「温性」のため、もともと「肝陽亢盛」の方、微熱のある「陰虚」の方には適しません。香辛料なので「老人」、「小児」、「妊婦」の方は控え目に。不妊症を治療中の男性も摂らないようにしましょう。

## 家庭療法への応用

**下腹部の冷え痛み**▼ショウウイキョウを油を使わずフライパンで煎り、香りが出たら粉末にして調味料として使う。あるいは三gをお湯で飲む。

**生理痛**▼生理前三日間、ショウウイキョウ十五gの煎じ液一五〇mlを毎日飲む（下腹部が冷えて痛みのある方に適応）。

## 栄養素の上手な摂り方

ショウウイキョウの粉は肉料理の臭みを消す調味料として使われます。効能はほぼハッカクと同じですが、ショウウイキョウの方が強いです。一般に用いるときの適量は三～八gです。外用の場合の量はやや多目でもよいでしょう。

# カショウ(花椒)

駆虫、魚の毒を解消する作用がある

**原産地と別名**

学　名　ミカン科　Zanthoxylum bungeanum
英語名　Bunge pricklylash
中国名　花椒(ホアシアオ)
原産地　中国

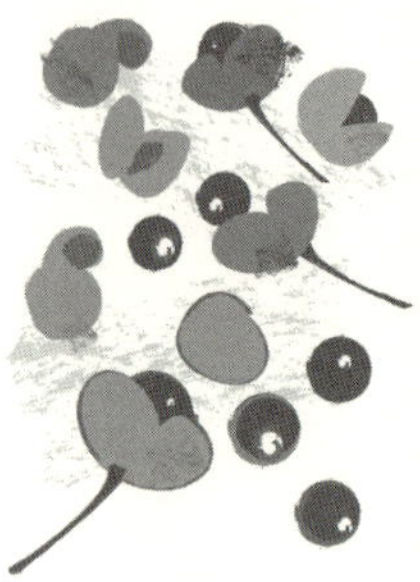

**コラム**

カショウは煮物や「椒塩《シアオイアン》」、「麻婆豆腐」などの調味料によく用いられ、油で手早く炒めて香りを出し、「カショウ油」としても使います。一回に使う量は数粒です。

| 体質・症状 | 相性 |
|---|---|
| 気血両虚・胃腸弱い | ○ |
| 食積痰湿・消化不良 | ○ |
| 肝陽亢盛・高血圧 | × |
| 気滞うっ血・血行悪い | ○ |
| 陰虚・微熱 | × |
| 陽虚・下痢 | ◎ |
| 老人 | △ |
| 小児 | △ |
| 妊婦 | △ |

| 自然の属性 | |
|---|---|
| 寒熱 | 温 |
| 昇降<br>収散<br>潤燥 | 昇 |
| 臓腑 | 脾、胃、腎 |
| 季節 | 通年 |
| 五味 | 辛 |
| 毒性 | (生)小毒<br>(熟)無毒 |

## 東洋医学的効能

**温中止痢《ウンチュウシリ》**▼お腹を温めて、冷えによる腹痛を止める

**殺虫止痒《サッチュウシヨウ》**▼殺虫作用で痒みを止める

## 現代の研究より

**胃腸の働きを調節する作用**▼胃けいれん抑制と下痢止めの効果が確認された。

**消炎殺虫作用**▼カショウの精油は、幅広い抗菌作用があり、回虫にも精油成分(ジディペンテン)が効くと考えられている。

## ◎体質相性の解説

カショウは「温性」で腸を温め、下痢を止める性質があり、「陽虚」で胃腸が冷え、下痢をする方に適した調味料ですが、もともと熱っぽい「肝陽亢盛」の方や、微熱のある「陰虚」の方には適しません。「老人」で微熱のある方も控え目に。生では少し毒がありますが、炒めると毒は解消します。それでも、「小児」や「妊婦」は避けたほうが良いでしょう。

## ◎家庭療法への応用

**体部白癬**▼干したカショウとイオウ各三〇gを混ぜてごく細かい粉にする。切断面が大きくなるように切ったショウガに、この粉を付け患部に刷り込むように塗る。一日二回、約五分間ずつ行う。

**虫歯の痛み**▼カショウ一粒を虫歯の穴に詰め、痛みを止める。

## ◎栄養素の上手な摂り方

加熱時間が長くなると、薬効のある油成分が揮発して焦げて味が苦くなるため、調理は短時間で行いましょう。

**豆知識**

さんしょう(山椒)はミカン科(学名 Zanthoxylum piperitum　英語名　Japanese pepper)の落葉樹の小粒の果実。その芳香成分の主なものはL-β-フェランドレンで、辛味成分はサンショールです。その形やしびれの感じはカショウと似ていますが味は異なり、実際の成分も異なるものです。その辛味が食欲を促進し、ウナギ料理によく使われ、その若芽は独特な香りで木の芽和えなどの料理に愛用されています。もともと熱っぽい「肝陽亢盛」の方や、微熱のある「陰虚」の方は控え目に。

幅広い抗菌作用を持つ芳香調味料

# ちょうじ（丁字）

**原産地と別名**

フトモモ科
学名 Syzugium aromaticum
英語名 Cloves
中国名 丁香（ディンシアン）
原産地 東インドネシア

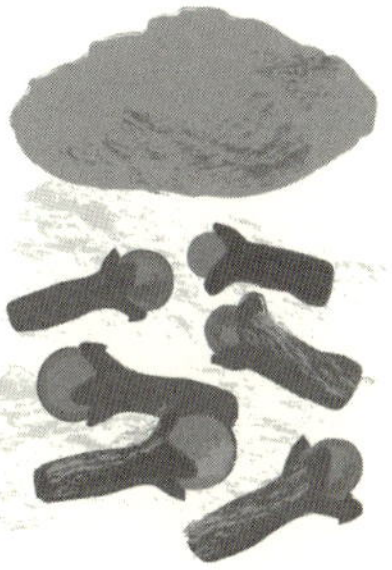

| 体質・症状 | 相性 |
|---|---|
| 気血両虚・胃腸弱い | ○ |
| 食積痰湿・消化不良 | ○ |
| 肝陽亢盛・高血圧 | × |
| 気滞うっ血・血行悪い | ○ |
| 陰虚・微熱 | × |
| 陽虚・全身冷え | ◎ |
| 老人 | ○ |
| 小児 | △ |
| 妊婦 | △ |

| 自然の属性 | |
|---|---|
| 寒熱 | 温 |
| 昇降<br>収散<br>潤燥 | 昇 |
| 臓腑 | 脾、胃、肺、腎 |
| 季節 | 秋、冬 |
| 五味 | 辛 |
| 毒性 | 無毒 |

**豆知識**

東インドネシア原産で、常緑樹の花のつぼみです。未熟なうちに収穫して天日乾燥して用います。その精油の主な成分はオイゲノールで、ソース、菓子、酒類に利用されています。Cloveはフランス語でクギを意味し、釘の形をしているので、日本では「丁字」といいます。

## 東洋医学的効能

**温中降逆《ウンチュウコウギャク》**▼お腹を温め、嘔吐やしゃっくりを止める

**補腎助陽《ホジンジョヨウ》**▼腎の機能を高め、体を温める機能を回復する

## 現代の研究より

**抗菌作用**▼チョウジのアルコール抽出成分は幅広い抗菌作用がある。

**胃痙攣を緩和する作用**▼チョウジは胃けいれんを緩和する作用がある。

## 体質相性の解説

チョウジは「温性」を持ち、冷え症のある「陽虚」の方の胃けいれんの痛みに適します。逆に、体にこもった余分な熱のある「肝陽亢盛」の方や、微熱のある「陰虚」の方には、その熱に逆効果になるため不向きです。チョウジは刺激性が強いので、「小児」や「妊婦」の方は控え目に。

## 家庭療法への応用

**口内真菌感染**▼チョウジ十五gを一ℓの水に一時間浸けてから五〜一〇分間煎じる。一日数回煎じ液を患部に塗る。もしくは、口に含む。薄いほうが効く。

**虫歯痛**▼チョウジ油に浸した綿花を詰める。

## 栄養素の上手な摂り方

通常二〜五gを使用し、あぶって酒の香り出しなどに用いられます。チョウジの有効成分は主に油に含まれているため、加熱時間はできるだけ短めに。

**コラム**

漢方薬でも「丁香《チョウコウ》」という名で使われ、雌花と雄花に分けられています。咲いてないのは雄花の丁香で、香りが強く、効能が高く、調味料・香料として用いられ、口臭にも効きます。成熟していない果実は雌花で、薬味と効能は雄花より弱いです。またしゃっくりや胃が冷えて痛むときなどにも使えます。古文献によると、チョウジはウコンとの相性が悪く、これらを同時に使わないように注意しましょう。

# わさび(山葵)

## 食欲増進、胃ガン予防に

**原産地と別名**

アブラナ科
学　名　*Eutrema japonica*
英語名　Wasabi
中国名　山葵(シャンクイ)
原産地　東アジア

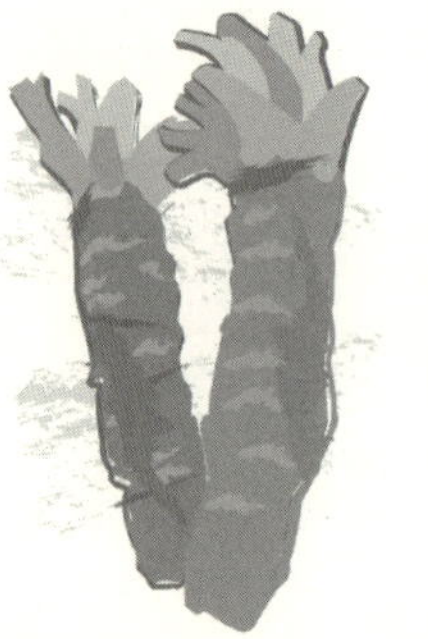

**ルーツ**

東洋原産で、北海道から九州の山地の沢に自生する物ですが、江戸時代から栽培が始まりました。

**古典より**

ワサビは辛味・「温性」(「平性」説もある)で気を発散するパワーがある。無毒だが偏性が強いため多食は不可。皮膚病の方や、痔病、便血の方には不向き。長期食用すると視力が落ち、痔病も発病する恐れがある。

| 体質・症状 | 相性 |
|---|---|
| 気血両虚・胃腸弱い | △ |
| 食積痰湿・消化不良 | ○ |
| 肝陽亢盛・高血圧 | △ |
| 気滞うっ血・血行悪い | ○ |
| 陰虚・微熱 | △ |
| 陽虚・全身冷え | ◎ |
| 老人 | ○ |
| 小児 | △ |
| 妊婦 | △ |

| 自然の属性 | |
|---|---|
| 寒熱 | 微温(平) |
| 昇降<br>収散<br>潤燥 | 昇、散 |
| 臓腑 | 脾、胃 |
| 季節 | ― |
| 五味 | 辛、甘 |
| 毒性 | 無毒 |

### 東洋医学的効能

**利九竅《リキュウキョウ》**▼ワサビの精油は、つまった鼻などをよく通す

**安中開胃《アンチュウカイイ》**▼ワサビの「温性」で胃腸を温め、冷えた胃腸機能を回復し、食欲を促す。

**止咳去痰《シガイキョタン》**▼ワサビの精油が痰を収め、冷えを伴った咳に効果がある

### 現代の研究より

**胃ガンの予防作用**▼ワサビは胃ガンに対し予防効果のある成分が含まれているという報告がある。

### 体質相性の解説

ワサビは辛味で気を昇らせます。胃腸を刺激して食欲を促し、胸のつかえた感じを解消させる効果があります。しかし、刺激が強いので、胃・十二指腸潰瘍の方は控え目に。「気血両虚」の方や「陽虚」の方、「老人」などの胃腸の弱い方も控え目に。「小児」は刺激を避けたほうがよいでしょう。「妊婦」も控えましょう。また、辛味が強く、「陰」を傷つけやすいため「陰虚」の方はあらゆる刺激物を控え目に。

### 栄養素の上手な摂り方

ワサビはお刺身やお寿司、お茶漬けなど和食に欠かせないスパイスです。強烈な辛味成分は、シニグリンという成分が空気に触れ、酵素の働きでアリルカラシ油を生じてできるものです。おろすときはゆっくり円を描くようにしたほうがこの成分を生かし美味しくできます。

### 話題の栄養素

**シニグリン**▼ワサビの辛味成分は配糖体のシニグリンが、細胞をすり潰した時ワサビにもともと含まれている酵素ミロシナーゼの働きにより、アリルカラシ油(芥子油)を生じたものです。これは食欲を促進したり、胃ガンの原因の一つとなるピロリ菌を抑制する作用もあり、胃ガンの予防に役立ちます。食品の保存などにもよく使われています。

| 体質と調味料・香辛料相性表 | 気血両虚 | 食積痰湿 | 肝陽亢盛 | 気滞うっ血 | 陰虚 | 陽虚 | 老人 | 小児 | 妊婦 |
|---|---|---|---|---|---|---|---|---|---|
| しお（塩） | ○ | △ | △ | ○ | ○ | △ | △ | ○ | △ |
| こしょう（胡椒） | △ | ○ | × | ○ | × | ○ | △ | △ | △ |
| さとう（砂糖） | ○ | △ | △ | ○ | ○ | △ | △ | △ | △ |
| みそ（味噌） | ○ | ○ | △ | ○ | ○ | △ | ○ | ○ | △ |
| しょうゆ（醤油） | ○ | ○ | △ | ○ | ○ | △ | ○ | ○ | ○ |
| す（酢） | ○ | ○ | ◎ | △ | ○ | △ | ○ | △ | △ |
| はちみつ（蜂蜜） | ○ | ○ | ○ | ○ | ○ | △ | ○ | △ | ○ |
| しょうが（生姜） | ◎ | ◎ | × | ○ | × | ◎ | ○ | ○ | ○ |
| にんにく（大蒜） | △ | △ | × | ○ | × | ○ | ○ | △ | △ |
| ねぎ（葱） | △ | ○ | △ | ◎ | △ | ◎ | △ | ○ | ○ |
| とうがらし（唐辛子） | △ | ○ | × | ◎ | × | ○ | △ | △ | × |
| シナモン（肉桂） | ○ | △ | × | ○ | × | ◎ | △ | △ | × |
| ハッカ（薄荷） | △ | ○ | ○ | ○ | × | △ | ○ | △ | × |
| はっかく（八角） | ○ | ○ | × | ○ | × | ◎ | △ | △ | △ |
| ショウウイキョウ（小茴香） | ○ | ○ | × | ◎ | × | ◎ | △ | △ | △ |
| カショウ（花椒） | ○ | ○ | × | ○ | × | ◎ | △ | △ | △ |
| ちょうじ（丁字） | ○ | ○ | × | ○ | × | ◎ | ○ | △ | △ |
| わさび（山葵） | △ | ○ | △ | ○ | △ | ◎ | ○ | △ | △ |

第8章

# 嗜好品・飲料

「酒為百薬之長、飲必適量」
（酒は百薬の長なり、飲むは必ず適量とすべし）
—『食貨志』—

「過飲敗胃傷胆、喪心損寿、甚則黒腸腐胃而死」
（過飲は胃を敗り胆を傷り、心を喪ぼし寿を損ない、甚だしければ則ち腸黒く胃腐りて死す）
— 李　時珍 —

# 牛乳

## カルシウムが豊富で骨粗鬆症の防止に

**原産地と別名**

英語名　Milk
中国語　牛奶（ニュウナイ）
原産地　各地

| 体質・症状 | 相性 |
|---|---|
| 気血両虚・胃腸弱い | △ |
| 食積痰湿・消化不良 | △ |
| 肝陽亢盛・高血圧 | ○ |
| 気滞うっ血・血行悪い | △ |
| 陰虚・微熱 | ◎ |
| 陽虚・全身冷え | × |
| 老人・下痢 | × |
| 小児 | ○ |
| 妊婦 | ○ |

| 自然の属性 | |
|---|---|
| 寒熱 | 平 |
| 昇降<br>収散<br>潤燥 | 潤、降 |
| 臓腑 | 胃、脾 |
| 季節 | 通年 |
| 五味 | 甘 |
| 毒性 | 無毒 |

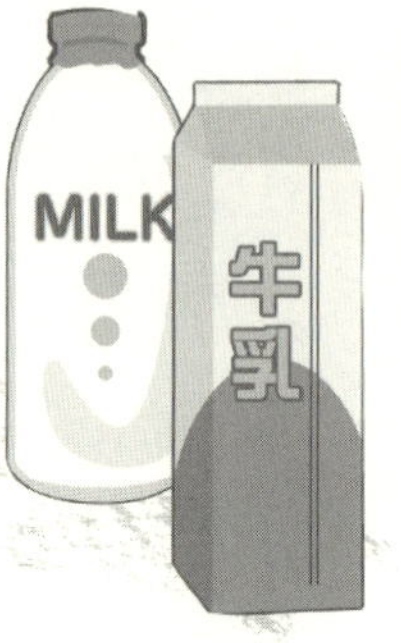


**ルーツ**

牛乳が日本に伝わったのは飛鳥時代で、その時、天皇や皇族の補用品として利用されていたようです。一般に口に入るようになったのは明治時代で、アメリカンライフスタイルとして普及したのは戦後です。

**東洋医学的効能**

**養血益心**《ヨウケツエキシン》▼バランス良く血を補い心の機能を回復する

**強筋壮体**《キョウキンソウタイ》▼体を丈夫にする

**潤顔**《ジュンガン》▼乾燥した顔の肌を潤す

**止消渇**《シショウカツ》▼糖尿病を改善する

**通便**《ツウベン》▼便通をよくする

**現代の研究より**

**ガンの予防作用**▼全脂牛乳には、ある微量の脂肪酸が含まれ、白血病、乳ガン、大腸ガン、卵巣ガン、前立腺ガンの予防効果がある。

**安眠作用**▼牛乳には二種類の安眠作用を持つ物質が含まれている。一つは催眠作用のあるセロトニンの原料であるトリプトファン、もう一つは麻酔作用のあるモルフィン類物質である。

**血圧の降下作用**▼牛乳のカルシウムは血圧を高めるナトリウムをスムーズに排除して血圧を下げる働きがある。

**骨粗鬆症の予防作用**▼牛乳はカルシウムを豊富に含み、本来はカルシウムは吸収されにくいが、牛乳にはカルシウムの吸収率を高める蛋白質、乳糖が多く含まれているのでカルシウムを効率良く吸収でき、丈夫な骨を保つために役立つ（ただし、これは乳糖の消化酵素の活性を持つ方しか効果は期待できない）。

**話題の栄養素**

**カルシウム**▼カルシウムは吸収されにくいのですが、欧米の白人の場合、牛乳では吸収率が四〇％で高いのです。その理由は牛乳には乳糖が多く含まれ、それを分解して得られるCPPがカルシウムの吸収を促進します。問題は乳糖を分解する酵素β-ガラクトシダーゼ（ラクターゼともいう）は幼児期には活性をもち、成長するにつれて低下し、成人になると分解されない乳糖は腸内浸透圧を高め（体に余分な水分を溜めること）、下痢や腹痛、むかつきなどの不調を

## 体質相性の解説

牛乳は美味しい飲料ですが、その臭いを嫌う方もいます。「潤性」をもつため「陰虚」で微熱のある方に非常によく、「陰虚」で潰瘍のある方にも、胃と十二指腸の粘膜を保護する働きがあるので毎日少しずつ飲むことをお薦めします。乳糖酵素の活性を十分持っていれば牛乳は子供の成長・発育に必要な吸収しやすい栄養源で、毎日五〇〜二〇〇mℓぐらい飲むと良いでしょう。良いといっても大量に飲むのは乳糖の消化酵素の活性がある乳児で、その酵素の活性がない成人が大量に飲むと、いろいろな不調を起こし、生活習慣病の一因になります。「妊婦」や出産後の方も子供の成長や授乳のために、毎日の栄養補強は必要ですが、牛乳だけでなく様々な栄養素をバランスよくしっかり摂りしょう。

「気血両虚」や「気滞うっ血」、「老人」の方、消化不良の「食積痰湿」の方は控え目に。特に全身に冷え症をもつ「陽虚」の方は、胃腸が弱く、腎機能も弱く足がむくみがちで、体内の水分の排泄が悪いですから飲まないほうがよいでしょう。カルシウムなら、小魚や小エビにもたくさん含まれています。吸収率も三三％です。

## 家庭療法への応用

**体力回復**▼牛乳三〇〇mℓを高温で消毒後、少しずつ飲む。

**胸やけ**▼牛乳一杯、ニラの汁六〇mℓ、ショウガの汁十五mℓを混ぜ、温めて飲む。

**小児の食後の嘔吐**▼牛乳二五〇mℓ、ショウガ汁二五〇mℓを量が半分になるまで煮る。できた汁二五〇mℓを二回に分けて、少しずつ飲む。

**糖尿病**▼牛乳一五〇mℓを水代わりに喉が乾いた時に飲む(これは、上半身が熱っぽく、下腹部虚弱で冷え、尿が異常に多く、体が痩せている方に適応するが、消化不良で「食積痰湿」体質で、むくみがあり、腎機能の悪い方には適さない)。

**美肌**▼毎晩洗顔後、牛乳で顔にパックする。牛乳風呂も効く。

## 栄養素の上手な摂り方

牛乳はカルシウムの吸収を促進するタンパク質を含むので、カルシウムが素早く吸収されます。また、牛乳には精神安定や催眠の効能を持つ成分が含まれ、不眠症の方は寝る前に少し飲むことをお薦めしますが、朝食では、牛乳を大量に飲むと午前中眠くなるので控え目にしましょう。牛乳を飲むと食欲がなくなったり、下痢をしたり、調子が悪くなる方々には、タンパク質の源としてチーズやヨーグルトなどの乳製品をお薦め

起こします(これを「乳糖不耐症」と言います)。成人になってもこの酵素の活性が高いのは欧米の白人や、アフリカや中近東の遊牧民、インド人などですが、農耕民族では大多数が活性が低く、牛乳からのカルシウムの吸収率も極めて低いのは事実です。

**CPP**▼牛乳のタンパク質であるカゼインが体内で分解されると、さまざまな作用のあるペプチドが生成されます。その一つであるCPP(カゼインホスホペプチド)は腸内でカルシウムの吸収を促進して、骨粗鬆症の予防、改善に役立ちます。

**MBP(ミルク・ベーシック・プロテイン)**▼牛乳のタンパク質であるMBPは骨芽細胞を増やすとともにその細胞の活性を促進し、骨形成の働きがあります。また、骨を破壊する細胞の働きを抑制して、カルシウムの骨からの溶出を防ぎ、骨粗鬆症の予防に役立ちます。

します。加工・製造の過程で乳糖が糖に変わり、胃腸への負担が少なくなっているからです。しかし、乳糖が少なくなると、カルシウムの吸収率ももっと低くなるでしょう。カルシウムなら小魚は牛乳の二十倍も多く含みます。他国の食文化より世界一の長寿国日本の食文化を大切にするべきではないでしょうか。

### 論評

牛乳は優れた食品ですが、その良さだけをピンポイントで見つめると、客観性を失い、そのまま飲み続ければさまざまなトラブルを起こす恐れがあるので、気をつけましょう。西洋の経験が東洋人に合うか合わないか、検討した上で取り入れるべきではないでしょうか。

**❶牛乳は誰にも良いという神話▼**アメリカの統計によりますと、白人は二〇%、黒人は七五%、中国人は九五%、日本人は大多数の方が乳糖の消化酵素の活性が低いのです。最近の研究結果によると、乳糖酵素活性が高いグループのカルシウムの吸収率は、低いグループと比較すると、七九%の優位性をもちます。分かりやすくいえば、われわれ東洋人の大多数は牛乳からほんの少ししかカルシウムを吸収することができず、決してアメリカの白人のような効果はないということです。これらの研究結果から気づいてほしいのは、アメリカ人のように多量の牛乳を飲むより、伝統的でカルシウム豊富な煮干しを十数匹毎日食べることのほうが、もっと賢い選択ではないのか、ということです。

**❷牛乳減肥法▼**牛乳やアイスクリームを大量に長期間飲食すると減肥作用があるという説です。その通り行うと中には痩せられる方がいるかもしれませんがよくない面があります。牛乳には体内に余分な水分を溜らせやすい特徴があり、溜まった水分は体の様々な機能を阻害して、様々な病気の発病の一因となり、糖尿病、関節リウマチ、水太りなどの発病に関わります。短期間では現れにくいですが、長期間であればその害が現れるはずです。健康によくない痩せ方はお薦めしません。児童期から、高脂肪酸の牛肉を毎日食べ、牛乳を水の感覚で毎日飲んでいるアメリカンライフスタイルこそ、肥満の原因になると言えるでしょう。

また、高カロリー食と肥満はいつも並べて論じられますが、アメリカの栄養化学専門家が六五〇〇人の中国人の食生活を調べたところ、中国人の食事は、アメリカ人の食事に比べて平均二〇～三〇%もカロリーが高いのに、肥満の人の割

#### 注意ポイント

カルシウムの豊富な食品を摂るとき、いくつかの点に注意しましょう。

❶カルシウムとマグネシウムはバランス良く摂ること。バランス良く摂らなければうまく働かないので一緒に摂りましょう。マグネシウムは大豆、ひじき、カキ(牡蠣)、カツオなどに多く含まれます。

❷食物繊維とカルシウムを一緒に摂らないこと。食物繊維とカルシウムが結合して吸収されず、体外に排出されてしまいますので、食物繊維と時間をずらして摂りましょう。

❸シュウ酸の多い野菜と一緒に摂らないこと。野菜のシュウ酸と結合すると、分解されにくいシュウ酸カルシウムの結晶になり、腎結石などの原因になります。シュウ酸の多い食材はほうれん草のような渋みのある緑葉野菜や渋みのある果物、緑茶などです。

合はアメリカ人より二〇％少ないということが分かりました。更に調べてみると、アメリカ人のカロリー源の三七％ほどが脂肪から提供されたものに較べて、中国人のカロリー源は植物から摂ったものであるということが分かりました。

**❸牛乳で血行をよくする方法▼**アフリカのマサイ戦士は毎日五ℓほど大量に牛乳を飲む習慣があり、彼らの血液のめぐりは非常によいです。それを根拠にして毎日大量の牛乳を飲むと血液のめぐりがよくなるという主張をする方がいます。これは本当に誰にもよいのでしょうか。まず、マサイ戦士の血液循環状態のよい理由は、一つの理由だけでなく、総合的に見ると、マサイ戦士は毎日暴飲暴食できないし、労働や狩りのために毎日何十kmも歩いているし、生命を維持することを一生懸命考え、ほかの欲望や恐怖、不安などのストレスが日本人より少ないということを主な理由として挙げるべきだと思われます。その上で、食事のことを指摘すればよいと思います。

次に、毎日五ℓの量の問題ですが、調べてみると、マサイ人達のような干ばつ地帯に住むアフリカ人は、肌が黒色であるにも拘わらず、乳糖酵素の活性が高いことがわかりました。これは、先祖代々が乾季になるとラクダや羊、牛の乳を水分の主要な源として生きてきたためだと考えられます。アフリカのような乾燥地域では、酷暑の天候の中で毎日大量の汗をかくことにより、体温の調整ができてうまく環境に順応します。その損失した水分や塩分を補充するためには五ℓ位牛乳を飲むのも当然のことでしょう。水と食料品の少ない地域では、牛乳は水分やタンパク質、塩分、カルシウムに富む貴重な食料品と言えるでしょう。しかし、湿度が高く、運動量が少なく、ストレスが多く、いろいろな食料品のある日本で、この方法は健康法になり得るのでしょうか？

湿度の高い日本では、人々は常に湿気に抵抗しなければならないので、無理に大量の牛乳を飲むと、余分な水分と蛋白の処理のために、腎に負担がかかります。これは良い方法とはいえません。むしろ合わない方に余計に害をもたらす可能性が高いといえるでしょう。

**カルシウムの一日の所要量**

| —— | WHO (1984) | 日本 | 中国 |
|---|---|---|---|
| 成人 | 1.2g | 0.6～0.7g | 0.8～1.5g |
| 児童 | 0.5～0.7g | 0.5～1.1g | 0.5～1.1g |
| 妊娠時 更年期 | 1.5g | 1.5g | 1.5g |
| 授乳期 | | | 2.0g |

各国の基準値より

**カルシウムの含有量と平均吸収率**

| 食材 | カルシウム含有量（可食部 100g 中） | 平均吸収率 |
|---|---|---|
| 牛乳 | 110mg | 40～60% |
| 煮干し | 2200mg | 33～45% |
| | 220mg（5匹） | |
| 木綿豆腐 | 120mg | 40% |
| さくらエビ | 690mg | 30% |
| | 210mg（一食分 15g） | |
| ひじき | 1400mg | 30% |
| | 210mg（一食分 15g） | |

『新食品成分表 2001FOODS』一ツ橋出版などより

# 母乳

## 人体にとって最高の自然栄養源

**原産地と別名**

英語名　Human milk

中国名　母乳（ムールー）

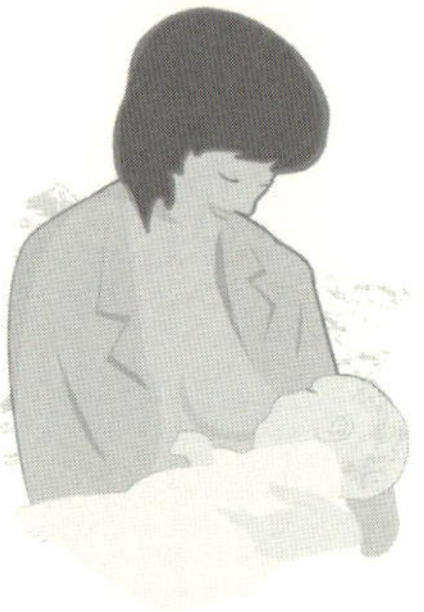

| 体質・症状 | 相性 |
|---|---|
| 気血両虚・胃腸弱い | ◎ |
| 食積痰湿・消化不良 | △ |
| 肝陽亢盛・肝炎 | ○ |
| 気滞うっ血・血行悪い | ○ |
| 陰虚・微熱 | ◎ |
| 陽虚・全身冷え | △ |
| 老人・下痢 | △ |
| 小児 | ◎ |
| 妊婦 | ◎ |

| 自然の属性 | |
|---|---|
| 寒熱 | 平 |
| 昇降<br>収散<br>潤燥 | 潤 |
| 臓腑 | 心、肺、胃 |
| 季節 | 哺乳期 |
| 五味 | 甘 |
| 毒性 | 無毒 |

### コラム

東洋人の大多数は、牛乳を消化しにくいので、乳児湿疹を誘発したり、消化不良で嘔吐したり、下痢したりすることがたびたびあります。人工哺乳よりも母乳によって育てられた新生児のほうが、十倍ものビフィズス菌（善玉菌）を保有します。調べてみると、牛乳にも羊乳にも含まれていないガラクトースという成分が、母乳には少し含まれています。このガラクトースは乳糖よりもビフィズス菌に好まれ、消化吸収されずに腸内に届いて、善玉菌の増殖を促進することが分かりました。母乳は乳児の成長・発育や抵抗力を高めます。

また、母乳は、牛乳には欠乏しているタウリンを含みます。この成分は新生児の視神経・大脳・肝・心臓の発育に欠かせない物質です。人工哺乳の場合は、海鮮から抽出されたタウリンを補充してやらなければ、赤ちゃんの発育、特に神経正常発育に支障をきたします。母乳の重要性を認識するべきでしょう。授乳を放棄することが、弱々しい児童をつくり、肥満児、痴呆児をつくる原因の一つになるでしょう。

### 東洋医学的効能

**補血潤燥《ホケツジュンソウ》**▼血を補い、粘膜や肌などの乾燥を解消する

**安神益智《アンシンエキチ》**▼精神安定作用があり、脳の発育をよくする

**益胃養脾《エキイヨウヒ》**▼胃腸を丈夫にする

### 現代の研究より

**粘膜の保護・止痛作用**▼強い光の刺激による無菌性の眼球潰瘍の痛みを止め、角膜の再生を促進するなどの作用がある。

**新生児肺炎の治療作用**▼母乳から抽出した蛋白成分に新生児肺炎の治療作用が確認された。

### ◎家庭療法への応用

**糖尿病**▼母乳一〇〇mℓ、黄連《オウレン》（漢方薬）の粉末三g、天花粉《テンカフン》（漢方薬）三〇g、生地黄《ショウジオウ》（漢方薬）の汁一〇mℓと蓮根の汁二〇mℓ、ショウガ汁五mℓとハチミツ少々を用意して、黄連と天花粉に生地黄の汁、蓮根の汁、生姜汁、蜂蜜、母乳適量を混ぜて練り、軟膏状にして、その膏を毎日数回に分けて少しずつ舌に乗せて水で飲む。

**脳卒中の後遺症**▼母乳二杯、梨汁一杯を少し温めて毎朝飲む。痰を除き、気を補

い、血の生成を促進する(半身不髄、言語障害、手足の痛み、食欲不振などの症状を持つタイプの脳卒中に適応)。

**美肌**▼洗顔後、余った母乳を毎日一回顔面、手に三〇分パックする。肌を潤し、美白効果が徐々に現われる。

**角膜潰瘍**▼新鮮な母乳を無菌容器に入れて、悪いほうの目に五分おきに二、三滴入れる。適入後、二分程目を閉じる。光に弱い、激しい痛みなどの症状が三分〜十五分で軽減する。

## ◎上手に授乳する方法

**❶十分な栄養と休養**▼妊娠、出産後は十分な栄養を摂ること。授乳期は十分な睡眠と休養をとること。バランスのとれた食生活を重視するべきです。また、各種の栄養素をまんべんなく摂り、特に、蛋白質、脂質、鉄分、カルシウム、ビタミン、特にビタミンK(レバー、キャベツに多い)を十分とり、水分、果物、スープも口にしましょう。

**❷乳が少ない場合**▼ペコペコの乳の場合は栄養不足や水分不足に原因があります。豚足の煮汁や小鮒の煮汁を塩で味付けしないで、大量に飲むと乳が出やすくなります。塩分の多い食事は乳児によくないので注意しましょう。

**❸乳が出にくい場合**▼気の巡りが悪いと、乳がたくさんあるにもかかわらず、乳の出が悪くなることがあります。怒ると気の巡りが悪くなるので、授乳期には怒らないようにしましょう。もう一つの原因は残乳です。授乳後、乳が残ってしまい、翌日になって古くなると赤ちゃんの下痢の原因や乳腺炎(発赤、痛み、腫れ)の原因になります。授乳後、余った乳は出すようにしましょう。重症の場合は病院で医師に相談しましょう。

**❹断乳の場合**▼一歳前後が断乳の時期です。いろいろ方法がありますが、簡単なものを紹介します。漢方薬の麦芽《バクガ》三〇gを焦げるまで炒めて、神麹《シンキョク》十五gも茶黄色になるまで炒めて、八〇〇㎖の水を加え、六〇〇㎖まで煎じ、母親が毎日三回に分けて飲みましょう。

**❺牛乳を添加する場合**▼牛乳の栄養価は母乳に近いですが、消化しにくいため、新生児の下痢、嘔吐、アレルギー反応、皮膚発疹を引き起こす恐れがあります。添加するときは、いきなり大量に飲ませないで、できるだけ少ない量から徐々に増やしていくのがポイントです。胃腸の弱い児は少な目に、なるべく母乳にしましょう。

### 話題の善玉菌

**ビフィズス菌**▼ビフィズス菌は善玉菌と言われている乳酸菌で、大腸に多く含まれています。新生児の腸内ではビフィズス菌は全細菌の九二%を占め、加齢に伴って減少し、老人になると完全に消失します。ですから、体内のビフィズス菌の占める割合は、健康のバロメーターの一つになります。この菌は大腸内の悪玉菌の増殖を抑制してバランスをとる働きがあります。便秘、抗生物質の濫用や胃腸の冷えなどの理由で、この菌が大量に減少し、腸内菌のバランスが崩れ、下痢だけでなく全身感染に発展する恐れもあります。また、ビフィズス菌は腸の中の発ガン物質を分解する作用があるので、そのバランスが崩れると、発ガンを予防する力が弱まります。更に、コレステロールの分解を促進するので、バランスを崩すと高脂血症になる恐れがあります。もう一つの大きな役割として、人体に必須のパントテン酸、葉酸、ビタミン$B_{12}$など多種類のビタミンの合成や鉄分、カルシウム、ビタミンDの吸収を促進するなどの働きがあります。

# ヨーグルト

## 長寿食として愛用されている

**原産地と使用名**

英語名　Yoghurt
中国名　酸奶（スアンナイ）
原産地　西アジア

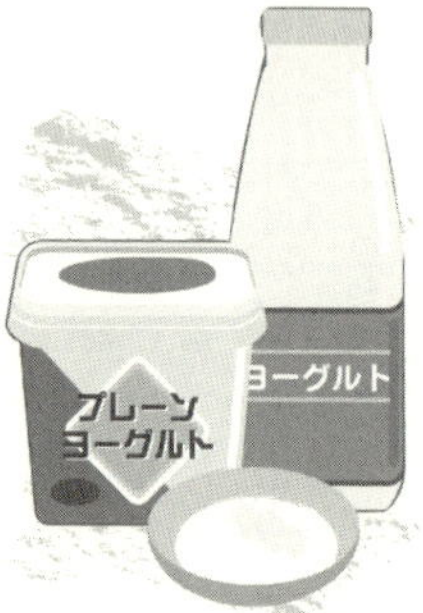


| 自然の属性 | |
|---|---|
| 寒熱 | 温 |
| 昇降<br>収散<br>潤燥 | 潤 |
| 臓腑 | 特に大腸、肺 |
| 季節 | 通年 |
| 五味 | 甘、酸 |
| 毒性 | 無毒 |

| 体質・症状 | 相性 |
|---|---|
| 気血両虚・胃腸弱い | ○ |
| 食積痰湿・消化不良 | ◎ |
| 肝陽亢盛・高血圧 | × |
| 気滞うっ血・血行悪い | ○ |
| 陰虚・微熱 | ◎ |
| 陽虚・全身冷え | △ |
| 老人 | ○ |
| 小児 | ○ |
| 妊婦 | ○ |

### ルーツ

ヨーグルトという言葉はトルコ語で「濃厚にすること」を意味します。ブルガリアで長寿の人が多いと言うことが注目され、調べて見ると、ヨーグルトを日常的に食べている習慣があり、それが長寿の原因ではないかと報告がなされたのが一九〇八年のことでした。その後、ヨーグルトは長寿食として広く知られ有名になりました。

### 現代の研究より

**整腸作用**▼ヨーグルトは牛乳を乳酸菌で発酵させて作られる。善玉菌を増やし、悪玉菌を抑制する働きがあり、宿便が排除され、便通がよくなり、新陳代謝を促進する。

**老化予防作用**▼乳酸菌の働きにより腸内善玉菌が増加することによって、新陳代謝が活発になり、これが、老化防止につながり、若々しさを保つと考えられている。

**美肌作用**▼乳酸菌の働きで便通がよくなり、新陳代謝が活発になることで、肌も美しくなると認められた。

**粘膜を丈夫にする作用**▼ヨーグルトにはビタミンAや$B_2$が豊富に含まれており、粘膜を丈夫にし、健やかな爪や髪を保つ。

### 体質相性の解説

タンパク質やカルシウムなどが豊富なヨーグルトは、牛乳より胃腸に優しいので、牛乳が飲めない方でも飲めます。しかし、「陽虚」の方はタンパク質の豊富な冷たいヨーグルトを控え目に。

### 家庭療法への応用

**便秘**▼よく冷えたヨーグルト三〇〇mℓを毎朝食べると腸内善玉菌を助け、便通をよくする（これは、体力が弱く、冷え症のため便の出にくい方には適さない）。

**つわり**▼プレーンヨーグルト少々、アイスクリーム少々を少しずつ食べる。苺やリンゴを加えるとビタミン類の補充もできる。一度にたくさん食べると、冷えて腹痛を引き起こし、流産の原因になりやすいので要注意。

**妊婦の栄養**▼ヨーグルトを常食すること。妊娠後期は、普通の人より二倍以上カルシウムと栄養素を必要とする。牛乳には水分が多く、水分を多くとるとむくみやすいため、煮干しからとるのが一番よいが、水分の少ない乳製品もお薦め。ビタミンを加えるために果物も一緒に食べるとなおよい。

**食欲不振▼**プレーンヨーグルトと卵黄とミルクとを合わせてミキサーにかけて食べる。

## ◎栄養素の上手な摂り方

ヨーグルトは濃縮した牛乳を高温加熱したあと、それに乳酸菌を加えて凝固させた発酵乳製品です。牛乳に含まれている乳糖が乳酸に分解されているので、牛乳よりも胃腸に負担をかけずに、タンパク質などを消化吸収しやすくなっています。血圧降下剤（モノアミン酸化酵素阻害剤）とヨーグルトを同時に食べると、血圧が高まり脳卒中で急死する恐れがあるので注意しましょう。また、虫歯の予防にも役立ちます。更に、胃酸の分泌を促進し、消化をよくする働きもあります。

ヨーグルトをカルシウムの吸収の面から考えますと、乳糖が分解されればカルシウムの吸収率が牛乳よりもっと下がります。ヨーグルトに残った少量の乳糖でカルシウムを吸収できる欧米人に比べて、「乳糖不耐症」の東洋人では期待できません。健康な人でも一度に大量に食べるのはよくありません。一日一回一五〇mlぐらいがよいでしょう。

大切なことは少しずつでも毎日食べることです。胃酸の多い方、胃腸の冷えている方、お腹が常に張って冷えている方は控え目に。プレーンヨーグルトは添加物がなく、食べる時に蜂蜜やジャムを加えたり、ドレッシングに混ぜて野菜や果物に加えるのもよいでしょう。

**豆知識**

砂糖も添加物もないプレーンヨーグルトは、加熱殺菌後、乳酸菌を加え酸性状態になっているので、外来細菌によって腐りにくい状態です。十℃以下で製造後十五時間保存可能ですが、時間が経つと乳酸菌により発酵が進み過ぎて酸味や臭いが強くなります。食べても下痢にはなりませんが風味は劣ります。また、酸性の環境でもカビや酵母菌は増殖が可能ですので、カビが生えて表面が青くなったり、黒くなることがあります。期限を過ぎたものは食べないようにしましょう。

**コラム**

**悪玉菌と善玉菌▼**人間の腸内には約百種類百兆もの菌がいるといわれています。人体に害を及ぼすのが悪玉菌で（ウェルシュ菌、大腸菌、ブドウ球菌など）、体を守る働きがあるのが善玉菌で（ビフィズス菌、乳酸菌、ブルガリア菌、ヤクルト菌など）、赤ちゃんの腸内は善玉菌が90％を占めますが、老人にはほんの少ししかなく、体の生命力のシンボルと考えられています。

ヨーグルトの乳酸菌がガンを防ぐ

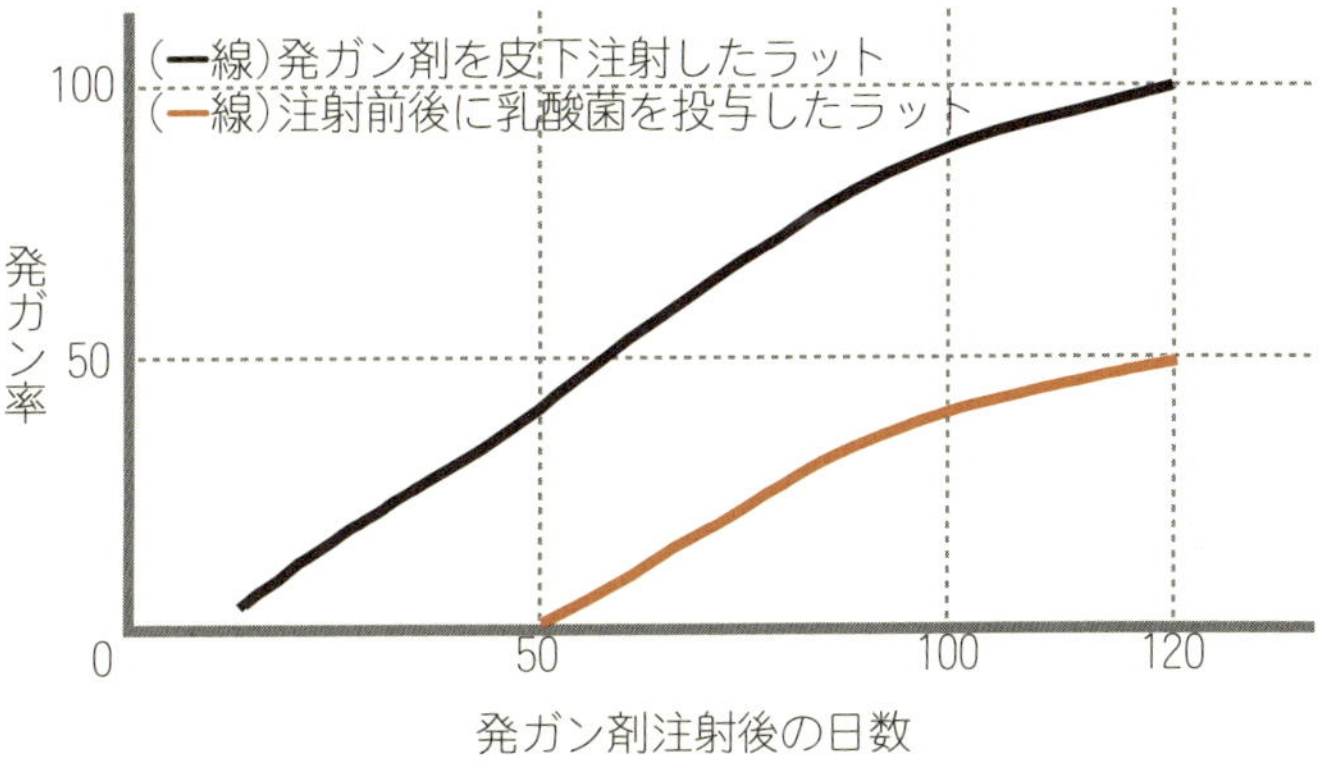


このグラフから乳酸菌の抗がん作用がわかる。
日本大学生物資源科学部教授 森地敏桂氏のデータより

# コーヒー

## 脳を活発にして働きを高める飲物

**原産地と使用名**

アカネ科
学　名　Coffea Spp
英語名　Coffee
中国名　咖啡(カーフェイ)
原産地　アフリカ

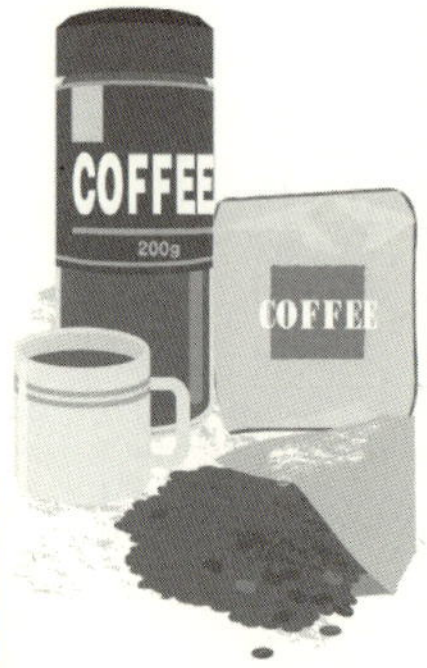


| 体質・症状 | 相性 |
|---|---|
| 気血両虚・胃腸弱い | △ |
| 食積痰湿・消化不良 | ○ |
| 肝陽亢盛・高血圧 | × |
| 気滞うっ血・血行悪い | ○ |
| 陰虚・微熱 | × |
| 陽虚・全身冷え | ○ |
| 老人・下痢 | ○ |
| 小児 | × |
| 妊婦 | △ |

| 自然の属性 | |
|---|---|
| 寒熱 | 温 |
| 昇降収散潤燥 | 昇、収、燥 |
| 臓腑 | 肺、肝、胃脾、心 |
| 季節 | 通年 |
| 五味 | 甘、苦 |
| 毒性 | 無毒 |

### ルーツ

アフリカのエチオピア地域の原産で、アラビアからヨーロッパへ、薬としてまた、貴重な品として伝えられました。日本には江戸時代にオランダより伝来。一般に飲まれるようになったのは明治以降です。現在、日本にはコーヒー好きの方は少なくないですが、中国ではお茶が大変好まれ、コーヒーの苦手な方が多いです。

### コラム

コーヒーには精神を活発にして気分を高める作用があることから、スポーツ選手の成績向上や余分な乳酸の排除の促進、持久力をつけるなどの可能性を試みてきました。結果は、脂肪酸を高める作用以外には何一つ効果は得られませんでした。逆に、飲み過ぎると、体内のビタミン$B_1$を破壊する事が発見されました。女性の乳腺のう腫を誘発する疑いがあり、研究者は十七名の乳腺のう腫の患者にコーヒー、茶、チョコレートの飲食を禁止したところ、六カ月で十三名の患者からのう腫が消失した事を確認したという報告がありました。そして、コーヒー常飲者はコーヒーを飲まない人より、卵巣のう腫の発生率が二倍高い事が調査により分かりました。また、一日二杯以上コーヒーを飲む人は飲まない人より七二％高い胃潰瘍の発生率を示す統計結果もありました。

### 現代の研究より

**脳の働きを高める作用▼**コーヒーに含まれるカフェインは、中枢神経に働きかけ、精神を活発にし、脳の働きをよくする、気分を高めるなどの働きがある。

**気管支拡張作用▼**濃いコーヒーには気管支を拡張させる働きがあり、喘息の発作を緩和することができる。体内でカフェインが分解されてできる化合物による効果だと考えられている。

**利尿作用▼**利尿作用がある。

**虫歯予防作用▼**虫歯予防作用が認められている。

**奇形児の誘発作用▼**稀に奇形児を誘発する作用がある。

### 話題の栄養素

**カフェイン▼**茶葉やコーヒー、コーラなどに含まれる苦味成分は、脳や筋肉を刺激して興奮させる作用や、利尿作用を持っています。強心剤としても配合されます。コーヒー一杯に〇.〇四mgのカフェインを含んでいます。摂取し過ぎると胃潰瘍をはじめ、乳腺のう腫、卵巣のう腫などの病気を引き起こす恐れがあります。また、カフェインは母親の胎盤や母乳を通して赤ちゃんに悪影響を及ぼします。カフェインはいろいろな食材に含まれて

## 体質相性の解説

胃腸が弱い「気血両虚」の方は、カフェインの刺激で胃潰瘍が誘発されやすいので控え目に。「肝陽亢盛」や「陰虚」の方は、熱っぽい体質ですので、「温性」で気を昇らせるコーヒーは逆効果ですから控え目に。「小児」は体や脳がまだ発育途中です。カフェインの刺激で精神の不安定な子供になりやすいので、飲まないほうがよいでしょう。同じ理由で、「妊婦」も胎児のためにやめましょう。

## 家庭療法への応用

**眠気**▼インスタントコーヒー一〇〜一五gにお湯を加え、砂糖二五gを加えて飲む。

**二日酔い**▼濃いコーヒーを徐々に飲む。

**消臭**▼コーヒーを作った時のコーヒー殻を灰皿に入れておくと、煙草の臭いを消すことができる。

**虫よけ**▼植木や花の周囲にコーヒー殻を撒いておくと虫は来なくなる。

## 栄養素の上手な摂り方

コーヒーはほかにも、カルシウム、カリウム、リン、さらにクエン酸やクロロゲン酸も含んでいます。それらの抗酸化作用を持つ有機酸はコーヒーの焙煎により少なくなり、酢酸は増加してコーヒーの酸味をつくります。

コーヒーは興奮剤なので、不眠症の方は午後には絶対に飲まないようにしましょう。コーヒーをミルクと一緒に飲むとコーヒーの興奮作用を抑え、胃への刺激を抑えることができるので、お薦めします。インスタントコーヒーのカフェイン含有量は、コーヒー豆の〇・〇六g／一〇〇gに比べ、四g／一〇〇gと驚くほど高く、健康のためには手間でも、香りも良い新しい豆でコーヒーをいれるようにしましょう。

コーヒーにはまれに胎児奇形を誘発する作用があるので、妊婦は気を付けましょう。

います。含有量は順に、紅茶、抹茶、コーヒー、コーラ、ココア、チョコレート、番茶、ほうじ茶などをあげておきます。

**タンニン**▼コーヒー一杯にはタンニンが〇・〇六mg含まれています。タンニンは苦くて渋く、近年脚光を浴びている色素ポリフェノール類の一種で、抗ガン作用、抗菌作用、抗酸化作用、抗老化作用が報告されています。収斂作用（便をかたくする働き）があります。

**ナイアシン**▼コーヒーにはナイアシンを含み、その構造がニコチンと似ているためニコチン酸と名付けられましたが、その化学名はナイアシンです。糖質、脂質、タンパク質の代謝に関わるビタミンB族と同じような働きがあり、血液中のコレステロールや中性脂肪の値を降下させる作用もあります。体内でもナイアシンを合成できます。大量に摂ると糖質の処理能力を妨げる恐れがあるので、糖尿病の方は摂取に注意する必要があります。

### 豆知識

よくコーヒーを飲んでいる人がコーヒーをやめると頭痛がする、イライラする、倦怠感がある、鬱になるなどの症状が現われます。これらは、カフェインが脳の伝達物質アデニンに非常に似た物質で、脳内の化学物質のバランスを崩し、新しい受容体（レセプター）を大量に生成することによって引き起こされます。一旦、カフェインの摂取を停止すると、それまでカフェインと結合していた受容体の空所をアデニンが占領し、脳の活動を極端に抑制し、血圧を降下させ、前述の症状が現れ、アデニンが減少するまでその症状は続きます。

抗鬱作用をもつ高タンパク低脂肪の食品

# ココア(チョコレート)

**原産地と使用名**

アオギリ科
学名　*Theobroma cacao*
英語名　Cocoa
中国語　可可(コーコー)
原産地　南アメリカ

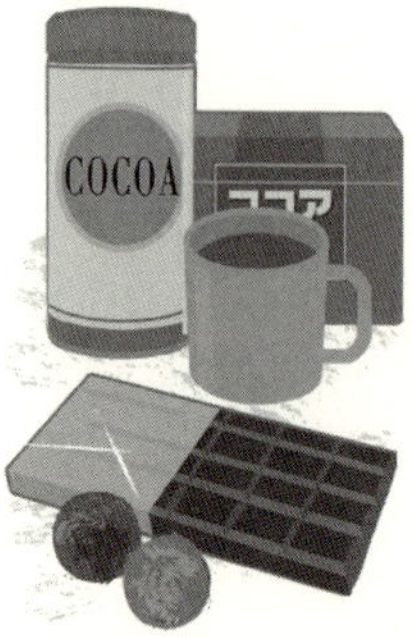


**ルーツ**

南アメリカ原産のカカオの実。今、市販のココアの粉は、その果肉を煮つめてできたカカオペーストからカカオバターを除いて粉末にしたものです。

**東洋医学的効能**

**強身**《キョウシン》▼体を丈夫にする
**利尿**《リニョウ》▼利尿作用がある

**現代の研究より**

**精神安定作用**▼フェニルエチアミンを含み、抗うつ効果が注目されている。
**動脈硬化の予防作用**▼脂肪の含有量が一〇〜二〇%と少なく、繊維が豊富で、血栓を予防するナイアシンの働きによりコレステロール低下効果もある。
**整腸作用**▼食物繊維リグニンが含まれており、便秘を改善しながらコレステロールを排出する。
**老化防止作用**▼抗ストレスのパントテン酸が含まれ、抗老化効果を発揮する。

**コラム**

一〇〇gのココアにはカフェインが〇・二g、タンニンが四・一g含まれています。どちらもコーヒーより含有量は少ないですが、興奮剤を含んだ飲料であることは忘れないように。子供には控え目にしましょう。また、ビタミン$B_6$、$B_{12}$などのビタミンB族も含み、集中力を高めることにも役立ちます。鉄分や銅は血液中のヘモグロビンの形成に欠かせない成分で、骨の再生にも重要なミネラルです。更に、骨粗鬆症を予防するカルシウムも含まれています。

| 自然の属性 | |
|---|---|
| 寒熱 | 平 |
| 昇降収散潤燥 | 昇 |
| 臓腑 | 肺、心<br>大腸、胃 |
| 季節 | 通年 |
| 五味 | 甘、苦 |
| 毒性 | 無毒 |

| 体質・症状 | 相性 |
|---|---|
| 気血両虚・胃腸弱い | △ |
| 食積痰湿・消化不良 | △ |
| 肝陽亢盛・高血圧 | × |
| 気滞うっ血・血行悪い | ○ |
| 陰虚・微熱 | × |
| 陽虚・全身冷え | ◎ |
| 老人・下痢 | △ |
| 小児 | △ |
| 妊婦 | △ |

**話題の栄養素**

**フェニルチアミン**▼ココアには抗うつ作用のあるフェニルチアミンが含まれ、これは恋に落ちた時にできるホルモンに類似した物質で、楽しい感じにさせる効能を持ちます。
**パントテン酸**▼ギリシア語で「広くどこにでもある」という意味の通り、パントテン酸はレバー、納豆、ピーナッツ、さけなどに豊富に含まれています。ビタミン$B_6$や葉酸などとともに免疫力を強化する効果もあります。また、ビタミンCと同じく善玉コレステロールを増やす効能もあります。パントテン酸はビタミン$B_6$やビオチンとともに脂質の代謝に関わります。不足すると脂質の代謝がうまくいかなくなります。ストレスは心臓に負担をかけ、肝機能を悪くする原因の一つですが、パントテン酸は副腎皮質ホルモンの分泌を促して、うつやストレスに対抗します。自律神経失調症、白髪、円形脱毛症の誘因となるストレスを解消すると、自律神経も整い、髪の状態も良くなるでしょう。ところが、カフェインやアルコールなどの興奮剤はパントテン酸の吸収を妨げる働きがあります。

### 体質相性の解説

ココアは砂糖を加えなければ飲みにくく、チョコレートは更に脂肪が多いので食後胃がもたれ、胸焼けを起すので、胃腸が弱い「気血両虚」の方や「老人」は控え目に。また、ココアは気を昇らせる性質があるので、もともとのぼせがある「肝陽亢盛」の方や、微熱のある「陰虚」の方にもよくありません。「食積痰湿」の方は、消化不良で、胸焼けなどの症状があり、ココア製品を飲むと更にその症状を悪化させるので控え目に。「小児」や「妊婦」にはココアのカフェインなどが悪い刺激を及ぼすので控え目に。

### 家庭療法への応用

**口腔潰瘍▼**ココアの粉少々と蜂蜜を混ぜ、できるだけ長く患部に塗り付けておく(早く飲み込まないように徐々に口にする)。

**低血圧・めまい▼**ココアの粉一〇g、練乳二〇ml、白砂糖一五gを熱湯で毎日飲む。

### 栄養素の上手な摂り方

血圧が低い人は毎朝、少しココアを飲むと血圧を高め、気力を回復することができるでしょう。ココアには精神集中という効果もありますが、飲み過ぎるとかえって精神を不安定にさせてしまうため、子供が精神不安定な場合に、少しだけ与えましょう。食欲を保つためにココアをパンなどの食品に混ぜて食べるものも考えられています。タンニン、パントテン酸などの成分は酸化防止作用があるので、できるだけ密閉容器に入れて冷暗所で保存し、古いチョコレートは食べないように心掛けましょう。

### 論評

**チョコレート▼**チョコレートはカカオバター(チョコレートを滑らかにする脂肪成分)を除いていないので、脂肪分は五〇%と高く、胸焼けや、高脂血症の原因となります。チョコレートの味は苦いので、砂糖をたくさん混ぜなければ食感が悪く、商品になりません。子供が好む食べ物ですが、食べ過ぎると鼻血が出る恐れがあるのは、臨床体験でよく見られる事実です。マスコミは大規模な統計などの説得できる証拠もなしに、これを「俗説」と無責任かつ軽率に否定してしまいますが、それは正しいでしょうか。マスコミの言う通り、チョコをたくさん食べて健康上の問題が生じたとしても、その番組が法律上の責任を負わないのも事実です。少し(一〜二切れ)なら大丈夫ですが、一時的に大量、あるいは長期的に食べるのはお薦めできません。後からくる体調不良は、大勢の方が体験済みです。

チョコレートダイエットが宣伝されたことがありました。一時的には、食欲がなくなり、飽満感により食欲不振になる効果があるかもしれませんが、これを食べ続けると、胸焼け、鼻血などの様々な不調を引き起こしやすいです。また、多量の糖分を消化吸収するために、血管と粘膜を丈夫にするビタミン$B_1$が大量に消費され、精神不安定、すぐにキレる、高脂血症による高血圧誘発などの原因にもなる恐れがあります。もし、そんなに効き目があるなら、どうしてチョコレート消費量No.1のアメリカで、肥満症が未だに大きな問題のままであり、様々な運動グッズが登場するのでしょうか。

# 「百薬の長」と賞賛される 酒の総論

## ルーツ

酒の発明は、世界各地で日常の食物の残りの発酵より発見されたといわれています。古代ギリシア神話の酒の神であるディオニソスはブドウの栽培者と酒の醸造者の神です。ノアは大洪水のあとブドウを植え、葡萄酒で酔ったという記録が『旧約・創世記』に記載されていますが、シリアのダマスカス辺りがブドウ酒の発祥地と考えられています。

**インド**▼紀元前四世紀の最初の歴史の詩に酒の記載があります。

**エジプト**▼麦酒の造り方が古代文献に記載されていますが、それより以前にシューメルで今から五千年前の粘土板が発見され、ビールのルーツとして有力です。

**中国**▼古代甲骨文に「酒」という文字があり、紀元前五千年の古蹟から甲骨文の酒と同じ酒の壺が発掘され、原料は高粱(コウリャン)など穀類で、これは黄酒(紹興酒はその一種)の最初の記載です。

**日本**▼酒造りは縄文中期以降になります。昔は水分が少なく、酒を椎《シイ》の木の葉に盛ったと古書に書いてあります。紀元前四世紀頃から紀元一世紀の間は米作りが盛んで、酒造りの技術も中国から日本に伝来し、それを日本風に改良しました。

蒸留酒の最も古い記録は紀元前八〇〇年頃のインド・エチオピアのマフアというお酒で、ヨーロッパのウィスキー、ブランデー、ロシアのウォッカ、中国の白酒、日本の焼酎などに発展してきました。酒は大きく分けて醸造酒と蒸溜酒がありますが、それぞれ製造方法が異なります。日本清酒、ビール、ワインなどが醸造酒で、麹を利用して発酵させたものです。白酒、ウイスキー、ウオッカ、ジン、焼酎、ブランデーなどが蒸留酒で、一度発酵させたものを蒸留してアルコール度を高めたものです。

| 自然の属性 | |
|---|---|
| 寒熱 | 温・熱・大熱 |
| 昇降<br>収散<br>潤燥 | 昇、散 |
| 臓腑 | 心、肝、肺<br>脾、胃 |
| 季節 | 通年 |
| 五味 | 甘、辛、苦、渋 |
| 毒性 | 有毒 |

| 体質・症状 | 相性 |
|---|---|
| 気血両虚・胃腸弱い | ○ |
| 食積痰湿・消化不良 | △ |
| 肝陽亢盛・高血圧 | × |
| 気滞うっ血・血行悪い | ◎ |
| 陰虚・微熱 | △ |
| 陽虚・冷え症 | ○ |
| 老人・冷え・下痢 | ○ |
| 小児 | × |
| 妊婦 | × |

この相性表は紹興酒が基本です

## 東洋医学的効能

**調胃**《チョウイ》▼冷えた胃を温め機能を回復する

**散寒**《サンカン》▼体を温め、さむけを駆除する

**通経**《ツウケイ》▼血行を促し、生理不順を解消する

**舒筋活血**《ジョキンカッケツ》▼血行を促し、筋肉痛を鎮める

## 現代の研究より

**血行をよくする作用**▼少量のアルコールは血行を改善する効果がある。

**食欲を促進する作用**▼少量の酒を飲むと食欲を促進させるが、大量に飲むと食欲を低下させる。

**利尿作用**▼ビールは利尿作用がある。

**消毒作用**▼焼酎(アルコール度数の高い蒸留酒。中国の白酒、ロシアのウォッカも同じ作用がある)は消毒作用がある。

**鎮痛作用**▼焼酎は鎮痛作用がある。

**精神安定作用**▼パラシュート訓練の際には、恐怖により尿中の副腎ホルモンがかなり上昇し、精神不安定を示すが、事前にウイスキーを一杯飲ませてみると、精神安定作用があることが判明した。

**アルコール**▼酒には種類によって五度から六〇度までのアルコールが含まれます。少し飲むと緊張した精神をリラック

## 体質相性の解説

胃腸が弱い「気血両虚」の方や老人、血行がよくない「気滞うっ血」の方、特に狭心症のある方は少し酒を飲むと、食欲を促進し、血行も促されて症状が改善されるので、お薦めします。もともと冷え症のある「陽虚」の方は、必須アミノ酸の多い黄酒（紹興酒）や体を温めてくれる薬酒を毎日少し飲むと、その冷え症を改善するにはよいので、お薦めします。しかし、もともとのぼせがちで熱っぽい「肝陽亢盛」体質の高血圧や糖尿病・肝炎・心臓病・甲状腺機能亢進症などの方は、酒を飲むとその症状を悪化させる恐れがあるので、飲まないほうがよいでしょう。「小児」や新生児は脳などの正常な発育のため、「妊婦」の方は胎児に障害を起こさないために、いずれも飲まないほうがよいでしょう。もともと体内に余分な水分が溜まっている「食積痰湿」の方は、水分の多い日本酒やビールなどが、むくみや肥満の原因になる恐れがあるため控え目に。「陰虚」の方は、アルコール度の高い酒が、胃腸の粘膜を刺激して粘膜びらんを引き起こしやすいので控え目に。また、焼酎のような酒の利尿作用も非常に不利なので、飲まないほうがよいでしょう。

## 栄養素の上手な摂り方

飲酒の適量は酒によって人によって異なることはいうまでもなく、一般的に言えば、体重六〇kgとすると一時間あたり六～九gのアルコールが分解できるとされています。酒を禁止されていない方は、清酒ならば一日二～三合以内にとどめるほうがよいでしょう。また、アルコールの吸収は空腹時には早くなりますので、ゆっくり食事しながら飲酒するのがよいのです。一人酒は飲む速度が速いのでお薦めしません。友達と話しながら、タンパク質の豊富な食事をして飲酒することをお薦めします。ビールばかり飲むと他の食事が欲しくなくなりますが、食事のタンパク質、脂肪、炭水化物の

### 古典より

〝米で作った酒は苦甘辛味、大熱性で有毒です。長期的に飲むと精神の集中力が衰え、寿命が短縮し、筋力が衰弱する。酔って寒風にあたると顔面麻痺に、冷水を浴びると筋肉痛に。飲酒と共に芥子（マスタードと似た物）や唐辛子を食べると筋膜と骨を損う。酒をお茶と併せて飲むと腎を損ない、足腰は重い痛みになりやすい。もともと痰の多い方、むくみ、消渇病（糖尿病）、けいれんしやすい方、様々な中毒症は、酒が原因で治療しにくくなる〟などの勧告が古文献に記載されています。

### 話題の栄養素

スさせ、気持ちが沈む「うつ」の時も気分を向上させ、食欲を促進し、血行をよくします。また、アルコールの代謝経路は、アルコール脱水素酵素によりアセトアルデヒドになり、さらに酢酸へと代謝され、最後は、TCAサイクルを経て炭酸と水になります。ところが、アセトアルデヒドは毒性の強い物質で、血管の拡張や頭痛、顔を赤くし、気分を悪くするなどの症状を起こします。人が酒を代謝する能力には限界があり、缶ビールロングサイズ一本を代謝するために三時間かかります。長期的大量飲酒はもとより、一回でも限度を超えるとさまざまな不調を誘発し、即死の例もありました。

**エネルギー▼**酒は速効性のあるエネルギーとして体に利用できますが、体内での燃焼過程の三分の一が肝臓で、残りの三分の二は主に筋肉で行われます。ゆえに酒を早く代謝するためには強い肝臓だけでなく、強い筋力にも関わっています。

バランスを極端に変化させないように注意しましょう。飲酒時、ビタミン$B_1$などのビタミンやミネラルも摂るように心掛けましょう。塩分は過剰に摂らないようにしましょう。

胃腸が弱い方が、つきあいで飲酒を避けられない場合、事前に生卵を二つ食べておくと胃の粘膜に卵の膜をつくり、胃を守るために一時的な効果があります。しかし、アルコールの分解には役立たないので一時に飲み過ぎないほうが自分の体・命のためになるでしょう。

肝臓病や心臓病、熱っぽい高血圧のある方、糖尿病、甲状腺機能亢進症のある方、痔病のある方などは、どんな酒も飲まないほうがよいでしょう。相手にはっきり説明し、理解してもらうことです。話しながら相手に酒をすすめるのも交流に役立ちます。

## ◎酒と健康

**アルコール性肝障害**▼胃や小腸から吸収されたアルコールは肝臓で分解されます。長期的な飲酒によって肝臓の中性脂肪が増加する現象が見られます。生活習慣の是正や酒を止めれば、本来は可逆的な病変ですが、飲酒を続けると脂肪肝が起こり、さらに進んでアルコール性肝炎あるいは肝硬変へ進むことが分かっています。

**アルコール性心筋症**▼心臓はアルコールを分解する酵素がほとんどないため、大量の飲酒により様々な不調を引き起こし、心筋肥大、変性、繊維の増加などの所見が見られます。呼吸困難やむくみ、不整脈などの症状も伴い、禁酒により拡大した心臓が小さくなり、飲酒再開により再び拡大するのはアルコール性心筋症の特徴とされています。

**アルコール性胃炎**▼アルコール濃度が二〇%以下のもの（ビールやワインなど）は粘膜の変化が少ないですが、三〇%（焼酎、ストレートのウイスキーなど）を越えると、上腹部への圧迫感、げっぷ、吐き気、嘔吐、吐血などの症状を伴う胃の充血やびらん、潰瘍などの変化が強く出てきます。飲酒時食事を同時に摂るとその傷害を軽減できます。

**アルコール性膵炎**▼慢性的に大量の飲酒をした後、背部痛、吐き気、嘔吐、黄疸、発熱、便秘などが数時間から数日間も続き、ひどくなると激痛を生じ、ショック状態に陥り、意識もうろうとなって、死亡することもまれにあります。統計によると、慢性膵炎の半分以上がアルコールの飲み過ぎと関わります。

**アルコールと脳の機能変化**▼少しの飲酒は爽快感があり、緊張や不安を減少させます。更に続けると、感情の不安定、手指の震え、歩行障害、意識もうろう、歩行不能、昏睡、大・小便の垂れ流し、急死などが現れます。長期の飲酒はアルコール

### コラム

そもそも昔「医」は「醫」という文字でした。古代春秋時代以前から、患者の治療は主に薬酒で行ったので、医は酒の古文字「酉」をつけて「醫」とされました。紀元前二十一世紀から夏商周時代にマラリアの治療効果が上がって酒や煎じ薬などの発明と応用が盛んになりました。「醫」の前には医の文字の下が酉でなく「巫」をつけて、「毉」とされています。その時期は患者への治療は、主に巫術によって、精神的メディテーション治療と少量の薬で行ったとされています。

の依存症になりやすく、物忘れ、頭がぼーっとする、集中力や判断能力の低下、手の震え、うつ、禁断症状などの精神症状が現れるのはよく知られています。

**豆知識**

酒は種類によってアルコール含有量が異なります。低いほうから言えば、ビールには三・五%、日本清酒には一六%、ウイスキーやブランデーには三五～四五%、中国の白酒には三五～六七%、ロシアのウオッカには五〇～七〇%とされています。

## 酒と栄養素の相性

酒は「百薬の長」とよばれています。それはお酒を上手に摂った時に言えることですが、下手に摂ると様々な不調を起こし、栄養素の吸収障害や有害物に変身するなどのトラブルを引き起こしますので気を付けましょう。

**ビタミン$B_1$**▼アルコール依存症者は例外なくビタミン$B_1$欠乏状態にあります。酒が代謝される過程でビタミン$B_1$が消耗され、正常に回復するのに三日もかかります。長期の飲酒は$B_1$の不足で脳幹部に出血が発生し、多発性神経障害になるのは医学史上の有名な事実です。

**ニコチン酸**▼酒の代謝により、余分に消耗され欠乏すると、皮膚炎や脳障害、下痢などの症状が現れます。

**ビタミンA**▼アルコール性肝炎、肝障害の患者にとり目がよく発症します。調べると、血中・肝臓中ビタミンAの貯蔵量の低下現象が判明し、長期の飲酒でビタミンAの貯蔵ができなくなることに関わると考えられます。

**マグネシウム**▼飲酒後、排泄された尿中のマグネシウムの量は、飲まなかった時より二・六倍も増加しました。これは大量飲酒後の、落ち着きのなさや、妄想に関わると考えられます。また、$B_1$を大量に与えるとマグネシウムも消耗され、更に減少します。

**カルシウム**▼長期にわたる大量の飲酒により、特にアルコール依存症者にカルシウム不足は深刻で、よく骨折します。それはアルコールにより、ビタミンDの吸収障害や機能障害を起こし、また、マグネシウムの欠乏に従って、カルシウムの代謝障害も起こすことなどが原因と考えられます。

**亜鉛**▼酒の代謝に働くアルコール脱水酵素は亜鉛を含み、過量の飲酒は亜鉛を消耗し、亜鉛が不足しやすくなり、亜鉛の不足でアルコールを解消しにくくなるという悪循環に陥ります。亜鉛が不足すると、子供の場合には発育が遅れます。成人の場合には精力減退、肌のかさつき、脱毛や爪に白い斑点が出るなどの症状が現れます。

**セレン**▼セレンは老化現象に関わる過酸化脂質の生成を防止する作用があります。アルコールはセレンの吸収障害、輸送障害、利用率の低下などを引き起こすと考えられます。

お酒の常飲者は、お酒を飲むとき、楽しみがら、以上に述べた知識を身につけて、各栄養素の補充を心がけるとよいでしょう。

**ワンポイント**

雪山の登山者が遭難した時、ブランデー一本をもっていたため五日間生存でき、救出されました。スイスでは、いつもブランデーを犬の首に掛けて、遭難者を救助するための緊急措置として使用されています。

# ビール

## 「液体のパン」と呼ばれた酒

**原産地と使用名**

英語名　Beer
中国名　啤酒（ピージュウ）
原産地　古代アラビア

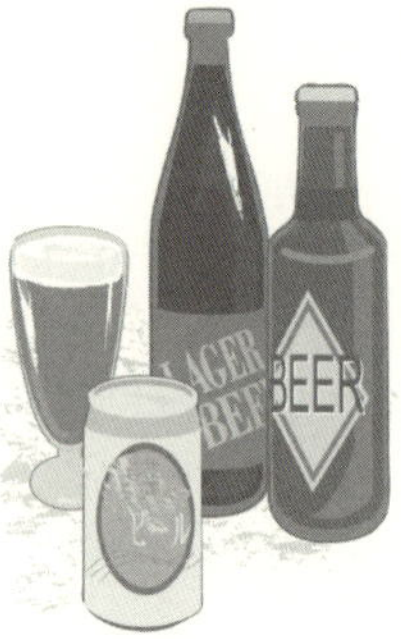


| 体質・症状 | 相性 |
|---|---|
| 気血両虚・胃腸弱い | ○ |
| 食積痰湿・消化不良 | ○ |
| 肝陽亢盛・高血圧 | △ |
| 気滞うっ血・血行悪い | ○ |
| 陰虚・微熱 | ○ |
| 陽虚・冷え症 | △ |
| 老人・下痢 | △ |
| 小児 | × |
| 妊婦 | ○ |

| 自然の属性 | |
|---|---|
| 寒熱 | 涼（平） |
| 昇降<br>収散<br>潤燥 | 昇、散、潤 |
| 臓腑 | 胃、脾、心<br>肺、腎 |
| 季節 | 夏 |
| 五味 | 苦、甘 |
| 毒性 | 無毒 |

**ルーツ**

今から五千年前のビールの造り方を記録した粘土板がシューメルで発見されており、ビールのルーツとして有力です。エジプトでは紀元前一七八六年頃、麦酒（原始的なビール）の記録が古代文献にあります。十九世紀中頃から、技術や化学などの発展につれてビールの製造も画期的に進歩しました。ドイツはホップの生産量がトップクラスで、ドイツ人のビール消費量は平均毎年二〇〇ℓという統計があります。中国では紀元前十二世紀の商時代、すでに麦芽で酒造りの記録がありますが、米酒より味が薄くて嫌われ、次第に製造法まで失いました。後に清時代末、ビールの製造法がドイツから導入され盛んになりました。日本では明治時代に外国の文化、科学、技術が導入され、ビールもその一つといわれています。

**話題の栄養素**

**ナイアシン**▼ビールにはナイアシンが含まれ、末梢の血行の改善、動脈硬化の予防、血圧降下作用などの働きがあります。**タンニン**▼ビールのホップにはタンニンという渋い成分が含まれ、抗酸化作用、抗菌作用や下痢止めなどの効果があります。

**コラム**

ビールは低アルコール（一・五〜四・五％）飲料で四五〇〜七六〇キロカロリー／ℓ、十一種類のビタミン、十七種類のア

**東洋医学的効能**

**健胃消食《ケンイショウショク》**▼食欲を促し、消化力を高める
**清熱解暑《セイネツゲショ》**▼体にこもった余分な熱を収め、暑気当たりを解消する
**利尿《リニョウ》**▼利尿作用がある

**現代の研究より**

**食欲を高める作用**▼少量なら、ビールの低濃度アルコールやホップが脳に刺激を与え食欲を高める。
**利尿作用**▼ビール原料のホップは利尿作用があり、体の余分な水を排泄する。
**抗菌作用**▼ビール原料のホップには抗菌作用があり、結核や皮膚炎症、化膿疹などに効果がある。
**血行をよくする作用**▼ビールの低濃度アルコールは血行を促す効果がある。
**抗ガン作用**▼マウスの研究では、飲水グループよりビールを飲むグループのほうが胃ガン・結腸ガンの発生率が約半分で、ホップの働きが注目されている。
**心臓を拡張する作用**▼ビールを大量に飲むと、余分な水分が心臓と腎臓の負担になり、長期にわたると「ビール心臓」という心臓の拡張・変形がみられる。

## 体質相性の解説

ビールは「涼性」（平性の説もあり）で、食欲を促進します。蒸し暑い夏に少し（食前一杯ほど）飲むなら「陽虚」の方以外のほとんどの体質に問題はないですが、咳・ぜんそくのある方や疾病（膵臓炎、肝炎、糖尿病、不整脈、甲状腺機能亢進症、痔）のある方は飲酒は禁止で、飲まないほうが自分のためになるでしょう。もともと冷え症のある「陽虚」の方は、冷えたビールが、冷えを悪化させ、強い利尿作用がその弱くなった腎臓をさらに損うので、飲まないほうがよいでしょう。下痢っぽい「老人」は冷たいビールが胃腸を冷やす恐れがあるので控え目に。「小児」はアルコール飲料は飲まないこと。また、いくら理論上でビールのホップに動脈硬化予防、血圧降下作用があるといっても、アルコールが気を昇らせ、その血圧降下作用が発揮されないうちにアルコールの悪影響がでる恐れがありますから控え目に。

## 家庭療法への応用

**自律神経失調症**▼毎日晩餐に少しビールを摂ると体をリラックスさせて、不眠も改善する（これは、うつによる食欲不振を改善し、不眠も改善）。

**お腹の張り**▼食事と一緒に少しビールを飲むと食欲を促し、胃腸の機能も回復して張りも解消する（これは、胃腸機能の失調で食欲不振を伴い、お腹の張りのある方に適するが、食べすぎてお腹が張り、消化不良になる方には適さない）。

**貧血**▼少量のビールを常飲すると、貧血（鉄欠乏性貧血）に良くて、慢性骨髄性白血病にもよい。

**母乳の出が悪い**▼出産後適当にビールを飲むと、乳の分泌を促進する（乳の量が少ない方に適するが、乳房が張って出にくい方や乳腺炎の方には適さない）。

**動脈硬化**▼適量のビールを常飲すると動脈硬化予防によい。

## 栄養素の上手な摂り方

空腹で飲むよりも、タンパク質を摂りながら適量に飲むのがベストです。ビタミン$B_1$の多い肉類やミネラルなどを摂ることも心がけましょう。ビールを飲む時、塩分を摂りすぎないように注意しましょう。いずれの体質も飲み過ぎは禁物。ビールを飲むと食事が通らない方には栄養の偏りの恐れがあります。

ミノ酸、カルシウム、鉄分、リンなどミネラルを含み、それぞれの含有量は黄酒（紹興酒）ほどは多くないですが、焼酎、ウイスキー、ブランデーなどにはほとんど含まれていないことに比べて、栄養面で良いので、「液体のパン」とよばれています。昔は、ビールの品質を保つため、二塩化コバルトを使用しましたが、心筋の損害を引き起こしやすいため禁じられ、今では、水、大麦芽、ホップしか使えないようになりました。ホップはビールの風味をよくするだけでなく、もっとも重要なのは抗菌や防腐、酔いの防止、賞味期間の延長に作用することです。装びん後滅菌していない生ビールは味が爽やかですが、一週間しか保存できません。装びんした後、滅菌されたものは四カ月位保存できます。黒焦げ大麦芽を原料として造ったものは黒ビールで、香ばしくまろやかな味がします。大麦芽や米を原料としてつくられた黄金色のビールは、香りがよく、口に爽やかで苦味があります。また、麦汁の含有量によってアルコール度も異なります。麦汁は六～八度の場合はアルコールは二％位で、十～十二度は三・五％位、十四～二〇度は五％になります。

# 日本清酒

## 古くから日本の風土に育まれてきた奥深き酒

**原産地と使用名**

学名 Alcohol
英語名 Sake
中国名 日本清酒（リーベンチンジュウ）
原産地 日本

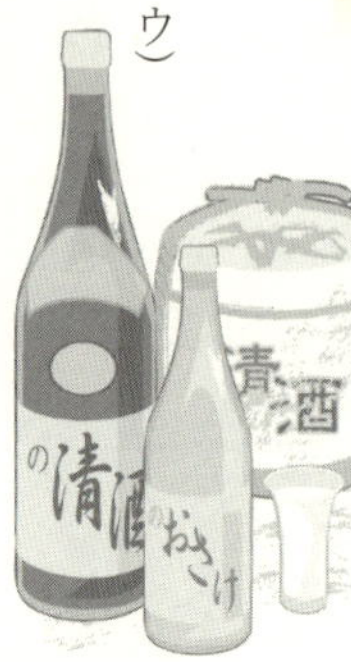

| 体質・症状 | 相性 |
|---|---|
| 気血両虚・胃腸弱い | ○ |
| 食積痰湿・消化不良 | △ |
| 肝陽亢盛・高血圧 | △ |
| 気滞うっ血・血行悪い | ○ |
| 陰虚 | ○ |
| 陽虚 | ○ |
| 老人 | ○ |
| 小児 | × |
| 妊婦 | × |

| 自然の属性 | |
|---|---|
| 寒熱 | 温 |
| 昇降収散潤燥 | 昇、散 |
| 臓腑 | 肝、肺、胃 |
| 季節 | 通年 |
| 五味 | 甘、辛、苦 |
| 毒性 | 小毒（不純物の多い清酒） |

### コラム

日本清酒は発酵のメカニズムを利用して造る醸造酒です。日本での酒造りの原点である、縄文中期以降は主に固形酒で、酒には水分が少なく、椎《シイ》の木の葉に酒を盛ったと古い文献にあります。他の文化と同様、外国の酒文化を自らの文化に取り入れ、味も香りも工夫して品質を安定させた日本清酒のアルコール度数は十五％位で、酒に弱い日本人の知恵といえます。初期には年に数回の神事・祭りにのみ楽しんできたものを、年代が積み重なるほどに、四季折々に合わせて花見酒・月見酒・雪見酒など日本人の文化に溶け込んだものになりました。

### ワンポイント

**日本人は酒に弱いって本当？**▼多くの日本人にはアルコール脱水素酵素（ADH）やアルデヒド脱水素酵素（ALDH）の亜型（アイソザイム）が欠損しています。そのため、少量のアルコールを飲んだだけで血中のアセトアルデヒドの濃度が高まりやすく、顔面紅潮・吐き気などの症状が現れます。しかし、清酒のアルコール度数は十五％ほどで、アルコールに弱い日本人に合うといえるでしょう。

### 東洋医学的効能

**活血散瘀《カッケツサンオ》**▼薄めた清酒は血行をよくする効果がある

**止渇除煩《シカツジョハン》**▼咽の渇きを収め、ストレスを解消する

### 現代の研究より

**虚血性心疾患の改善・予防作用**▼清酒を薄めてアルコール度数が八％以下になると、善玉コレステロール（HDL）の増加が認められ、清酒二合ほどの中等量の飲酒は狭心症の予防作用がある。

**出血性胃炎を誘発する作用**▼清酒のアルコール度数十五％では、胃で直接吸収して出血性胃炎を誘発しやすくなる。水で薄めて八％未満になると胃液の分泌を促進し、胃粘膜が充血せず良い結果が得られる。濃い清酒とその他の酒では胃液の分泌は認められない。

**膵炎（急性・慢性膵炎の急性発作）を誘発する作用**▼日本における膵炎の発作原因の五五％は、アルコールの飲みすぎに関連するという報告がある。

**口内炎の誘発**▼酒の分解にはビタミン$B_1$、$B_2$の参与が必要で、清酒のアル

コール度数が低いといっても、長期・大量（人によって異なる）に飲むと、ビタミンB1、B2不足になり、粘膜の切れ、炎症（口内炎など）を引き起こしやすい。

**アルコール性心筋症の誘発**▼清酒五合を十年間飲用した例では、心臓肥大になりアルコール性心筋症と診断される症例が多い。その症状は、呼吸困難・浮腫（むくみ）・夜間発作性呼吸困難（うっ血性心不全）・不整脈（心室細動）などがあげられる。

**肝硬変の誘発**▼清酒毎日五合を十年間飲むと、食欲低下、腹部の張り、疲れやすい、体重が減るなどの症状があらわれ、肝硬変と診断され、酒を止めても正常の肝臓に戻らないという症例が多く報告された。飲酒しない人と比べて危険性が十三倍も高い。

**過酸化脂質の形成**▼人体の酸素分配は、心臓と脳が最優先とされるが、アルコールの分解には酸素が必要で、大量飲酒（五合とされるが、人によって異なる）で肝臓は大量の酸素を消耗し、肝内が慢性的に低酸素状態を呈すると過酸化脂質を形成しやすい。

**肝障害を引き起こす**▼三合以上の清酒を五年間飲みつづけると、中性脂肪を高め、γ-GTPが高値を呈する。禁酒で正常化するが、五合飲んでいた場合は回復が難しいと思われる。

### 体質相性の解説

「気血両虚」で胃腸の弱い方は、「温性」である清酒を少し飲むと血行を良くします。「食積痰湿」の方は水分の多い清酒を飲むと、体内の余分な水分の排泄に逆効果になるため控え目に。「肝陽亢盛」で高血圧の方、糖尿病、心臓病、甲状腺機能亢進症の方は、アルコールを飲まないほうがよいでしょう。毛細血管の血行が悪く、足が冷たいタイプの高血圧の方は、飲むと血圧が下降して眠くなり、良い効果がありますが、顔が赤いタイプの高血圧の方には逆効果です。

「小児」はもちろん、「妊婦」の方はアルコールが胎児に障害を引き起こさせやすいので飲まないように。「陽虚」の方は冷え症なので少し酒を飲むと温まると思われますが、水分の処理能力が低下しているので、水分の多い清酒は控え目にしましょう。

### 知っておこう

**飲酒と突然死**▼忘年会や宴会などで、酒に弱い若い人に酒を勧め無理をした結果、突然死がたびたび起こります。普段心臓の弱い方や、心臓病がなくても運動不足の方などが、短時間での大量の飲酒で死亡する症例は稀ではありません。

**適度な量**▼清酒一合で血中アルコール濃度は〇・〇五％で気分転換ができ、気持ちが大きくなります。二合では〇・〇五～〇・一％となり、少し酔い、声が大きくなります。三合以内に止めれば、正常に戻ることができます。

**二日酔い**▼清酒は他の酒と比べ、二日酔いにより頭に影響が出やすいです。その症状は焼酎を少し飲むと楽になります。

**古典より**

「酒は百薬の長」という言葉が載っている一番古い文献は、紀元元年漢時代『食貨《ショクカ》志《シ》』。また、西漢初年に出版された『神農本《シンノウホン》草経《ゾウキョウ》』には酒の性質・味についての記載がすでにある。

# ワイン

## 血行によく美容効果がある酒

### 原産地と使用名

英語名　Wine
中国名　葡萄酒（プータオジュウ）
原産地　シリア辺りの地中海地域

| 体質・症状 | 相性 |
|---|---|
| 気血両虚・胃腸弱い | ◎ |
| 食積痰湿・消化不良 | △ |
| 肝陽亢盛・高血圧 | △ |
| 気滞うっ血・血行悪い | ◎ |
| 陰虚・微熱 | △ |
| 陽虚・冷え症 | ○ |
| 老人・肌荒れ | ○ |
| 小児 | × |
| 妊婦 | × |

| 自然の属性 | |
|---|---|
| 寒熱 | 熱 |
| 昇降収散潤燥 | 昇、散 |
| 臓腑 | 肺、胃、脾肝、心 |
| 季節 | 通年 |
| 五味 | 甘、辛、渋 |
| 毒性 | 微毒 |

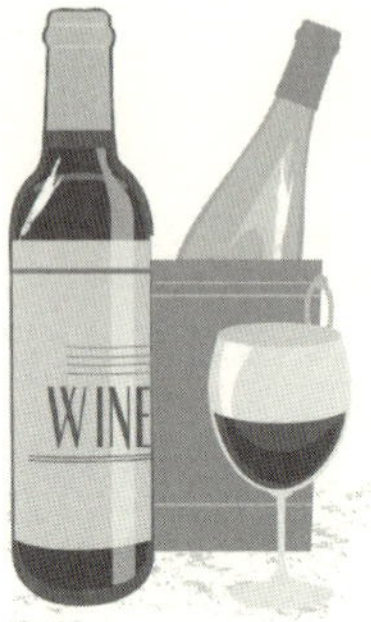


### ルーツ

シリアのダマスカス辺りで、八千年位前のワインの搾り機が発見されました。このことから古代地中海東域はブドウ酒の発祥地と考えられます。日本で普及したのは第二次大戦後で、ワインの価格が大衆的なものになり、アメリカンライフスタイルに追随する中で徐々に知られてきて、最近ブドウの色素成分であるポリフェノールの抗酸化作用が脚光を浴び、ブームになりました。

### 東洋医学的効能

**暖腰腎《ダンヨウジン》**▼腎を暖め、腰痛を収める
**駐顔《チュウガン》**▼老化を防止する
**耐寒《タイカン》**▼寒さに耐える力をつける

### 現代の研究より

**抗酸化・老化防止・抗ガン作用**▼ワインにはポリフェノールが含まれ、抗酸化・抗ガン・老化防止などの働きがある。

**貧血の予防作用**▼ワインには鉄分が含まれ、貧血を予防する働きがある。

**血行をよくする作用**▼ワインを毎日二杯ぐらい飲むと血行がよくなり、心臓病の発病率が低下するという現象が注目されている。ワインに含まれるサリサイリン酸（salicyline酸）は血液をさらさらにするアスピリンと同じ成分で、血行を良くする働きがある。ワインに含まれるタンニンやリスベラトロール、フラボノイドなどのポリフェノール類には、活性酸素から細胞の酸化を防ぐなどの働きがあり、動脈硬化の防止などが期待されている。

**HDLコレステロール値を高める作用**▼白ワインにはHDLコレステロールを増やす働きがあるという報告がある。

**抗ガン作用**▼ワインにはブドウの種や皮に多く含まれるレスベラトロール（resveratrol）という成分が含まれ、その抗ガン作用が注目されている。

### 話題の栄養素

**ポリフェノール**▼フラボノイド色素成分で、抗酸化作用や老化防止作用などがあります。ブドウのポリフェノール含有量は種子が最も多く、次は果皮で、果肉にはわずかしかないとされています。皮や種子も一緒に発酵させる赤ワインは、果肉だけを発酵させる白ワインより五倍以上も多くポリフェノールを含みます。

**アントシアニン**▼ブルーベリーや紫色

## 体質相性の解説

ワインは他の酒より推奨されていますが、万人に良いとは言えません。まず、子供にアルコール十一～十二％のワインを飲ませるのはナンセンスで、「妊婦」の方は胎児の障害を防止するため、自粛するほうがよいでしょう。また、体に余分な熱がこもりやすく気が昇りやすい「肝陽亢盛」体質の方は、その症状を悪化させる恐れがあるので控え目に。しかし、血行が悪く足が冷たいタイプの高血圧の方は、一時的に血圧が下降する効果があるため、少し飲んだ方がよいでしょう。消化不良のある「食積痰湿」の方は、少しはよいですが、飲みすぎると体に余分な熱がこもりやすいので控え目に。「陰虚」の方は胃粘膜が弱くてアルコールが胃粘膜をさらに傷つけるため控え目に。ワインは血行をよくする働きがあるため、「気滞うっ血」の方には非常に良く、毎日少し摂ることをお薦めします。また、胃腸が弱く食欲のない「気血両虚」の方は、食事と一緒にグラス半分位飲むと食欲を促進する働きがあるのでお薦めします。

## 家庭療法への応用

**不眠**▼毎晩ワインをグラス一杯飲む（禁酒者に適しません）。

**貧血**▼毎日赤ワイングラス一～二杯を飲む（禁酒者は飲まないように）。

**食欲不振**▼食事中適量のワインを飲むと、食欲を回復する効果がある（胃潰瘍、妊娠などにより食欲不振のある方には合わない）。

**血小板減少症**▼ワイン四五㎖を毎日三回に分けて飲むと効果がある。

**狭心症**▼毎日グラス二杯のワインを飲むと、動脈の塞栓形成を抑制することができ、心臓の冠状動脈の血行もよくする（冠状動脈硬化性狭心症以外の心臓病には合わないので注意を）。

## 栄養素の上手な摂り方

ワインは、アルコール度は他の酒類より低く、多くの種類のアミノ酸、ビタミン、ミネラルを含み、他の酒にないタンニン、酒石酸、リンゴ酸などの成分も含まれています。また、あらゆる酒と違うのはワインが胃腸にアルカリ性を示し、酸性の料理、例えば、肉類・魚類と一緒に摂ると酸性とアルカリ性のバランスをとります。白身魚、赤身肉などの料理と一緒にすれば、肉などを軟らかくします。

ワインはボトルの中でも熟成が進む飲み物で、冷暗所、例えば温度変化のない地下室にコルクが乾燥しないように寝かせて保存する方がよいでしょう。ただし、ワインは十一～十二度のアルコール飲料であることを忘れてはいけません。また、血圧降下剤（モノアミン酸化酵素阻害剤類）と一緒に飲むと、血圧をさらに高め、脳卒中になって急死する恐れがあるので気をつけましょう。

## 論評

**健康のために毎日二本のワインを飲むという説**▼ワインに添加した亜硫酸ガ

---

のブドウに含まれる紫色素で、視神経の働きに欠かせない色素の再合成を促進します。疲れ目の改善や視力の向上に効果があり、抗酸化作用や血液をきれいにする作用もあります。

**タンニン**▼ブドウやワイン、お茶の渋い成分で、抗酸化作用や抗菌作用があり、便を固くする働きもあります。

スは、工場排煙、自動車の排気ガスに含まれ、大気汚染や酸性雨の原因となっているガス成分と同じです。空気中に〇・〇〇三％以上あると、植物は枯れてしまいます。そのガスを直接吸入すると、呼吸器に障害を起こします。厚生労働省は亜硫酸の使用量を三五〇ppm以下にするように規定しましたが、長期にわたり大量のワイン（マスコミの宣伝のように毎日二本）を飲んで、人体に害がないと言い切れるのでしょうか。その疑問を解明するため、ラットの実験を行い、そのガスの含有量の同基準のワインをラットに飲ませたところ、肝の代謝障害が現れ、亜硫酸塩を含む餌を六カ月間若いラットに与えた結果、ラットの成長抑制が現れ、ビタミン$B_1$欠乏症も確認されました。

これは動物実験の結果で、人間への結論ではありませんが、そんなにたくさん飲むことが健康に良いとは言い切れないでしょう。ポリフェノールを摂るためなら、生ブドウを皮をむかずにそのまま潰してその汁を飲めば効果があり、アルコールに弱い方にもお薦めします。

ただ、調べて見ると、保存しているビンの中のガスは少しづつ減っていきます。上質であれば古いワインのほうがその亜硫酸塩は少なくなります。しかしそうは言っても、長期にわたる大量の飲酒が健康によいわけがありません。健康な方が毎日少し（グラス二杯以下）飲むことは問題にならないですが、、肝臓病や心臓病、糖尿病、高血圧、甲状腺機能亢進症などの方は飲まないほうがよいでしょう。

**ワンポイント**

フランスの研究によると、毎日三～四杯赤ワインを飲むとアルツハイマー病（老人痴呆）の発病率が1／4まで低下し、そのアスピリン様成分の含有量は白ワインより倍ぐらい高く、血液の循環を改善する働きがあります。

**古典より**

ブドウ酒はブドウの汁にブドウ酒の酵母を加えて樽内で発酵させて作ります。イオウを焚いて樽内を消毒したところ、樽に入れた果汁やブドウ酒は、変質しにくいということが分かったので、古代ローマ時代から現代まで同じやり方を続けてきました。これはイオウを焚いたときに発生する亜硫酸ガスが起こす現象で、このガスは長期貯存するほど少なくなります。でも大量生産の現代では、添加物が消えることはないでしょう。熱病のある方、歯の腫れと痛みのある方、皮膚に炎症、発疹のある方は葡萄酒を飲んではいけないという勧告が古文献に記載されています。

**豆知識**

**なぜワインはその美しい色を保つのか？**

食品は酸化によって変質することが常識ですが、ブドウにはポリフェノールという色素が含まれ、抗酸化作用があり、吸収されたあと、体の酸素を奪い、体の酸化を防止できるわけです。また、疲労を解消し、老化を防止し、抗ガン作用まで期待されています。しかし、そのポリフェノールそのものが酸化しやすく、酸化すると、鮮やかな紫赤色が茶色に変質し、見た目や味がおちます。つまり貯蔵のために、酸化防止剤が添加されています。

ワインのビンのラベルには「酸化防止剤（亜硫酸塩）」の表示があります。ワインの製造時に亜硫酸ガスを吹き込んでいることが、ワインを数十年も貯蔵でき、その色を鮮やかに保つ秘訣でしょう。しかし、空気に触れさせると三〇分ぐらいで味が変化し、二四時間置くと美味しくなくなります。結局、ワインには酸化防止剤が含まれ、新しいワインほど添加物の残存量が多いということです。

# 焼酎

## 血液循環を促して血行をよくする飲み物

### ルーツ

蒸留器を用いてお酒を造る最も古い記録は、紀元前八〇〇年頃のインド・エチオピアのマファというお酒でした。日本に伝わったのは十四世紀頃とされています。

| 自然の属性 | |
|---|---|
| 寒熱 | 温 |
| 昇降収散潤燥 | 昇、散 |
| 臓腑 | 脾、胃、肝腎、心 |
| 季節 | 通年 |
| 五味 | 辛、甘 |
| 毒性 | 有毒 |

| 体質・症状 | 相性 |
|---|---|
| 気血両虚・胃腸弱い | △ |
| 食積痰湿・消化不良 | △ |
| 肝陽亢盛・高血圧 | × |
| 気滞うっ血・血行悪い | ◎ |
| 陰虚・微熱 | △ |
| 陽虚・冷え症 | ○ |
| 老人・のぼせ | × |
| 小児 | × |
| 妊婦 | × |

### 古典より

焼酎と牛肉を一緒に食べると歯茎の炎症を引き起こしやすい。また、飲酒後に甘い物を食べると糖尿病を誘発しやすく、ピリ辛いものとお酒を一緒に飲食すると体をだるくさせるという先祖代々の勧告があり、それぞれ気をつけること。

### 東洋医学的効能

**調胃《チョウイ》**▼冷えた胃の機能を回復する

**散寒《サンカン》**▼体を温め、寒気を駆除する

**和血通経《ワケツツウケイ》**▼血行を促し、生理不順を解消

**舒筋活血《ジョキンカッケツ》**▼血行を促し筋肉痛を鎮める

**醒酒《セイシュ》**▼二日酔いを解消する

### 現代の研究より

**血栓を溶かす作用**▼焼酎(特に乙類焼酎)には血栓を溶かすのに有効な成分が含まれているという報告がある。

**二日酔いを解消する作用**▼二日酔いの原因の一つのアセトアルデヒドという成分が焼酎を少し飲むと蓄積されにくいと考えられている。

**鎮痛作用**▼うっ血や冷えによる血行不良で起こる体の痛みを、血行を良くすることで収める。

### 体質相性の解説

飲むとのぼせる作用があるため、のぼせがちの熱っぽい「肝陽亢盛」体質で高血圧のある方に合わず、血行が悪く足が冷たいタイプの高血圧の方は、少し飲むと血行が促されて血圧も一時的に下降します。また、胃腸の弱い「気血両虚」の方や「陰虚」の方、「老人」は控え目に。循環の悪い「気滞うっ血」の方は少し飲むほうがよいでしょう。未成年の方は酒を飲むと体の発育にとってよくないので禁止、「妊婦」の方は、酒を飲んで胎児に障害を引き起こさないためにも飲まない方がよいでしょう。

### 栄養素の上手な摂り方

焼酎を飲んだ直後、柿を食べると胃が傷つくため、一緒に食べないほうがよいでしょう。一般的に酒を飲むと糖尿病が悪化することがありますが、芋焼酎は血糖値を上げないため、糖尿病の方も飲めるでしょう。アルコールは牛乳のタンパク質を固めて消化吸収しにくくするため、飲酒後は牛乳を飲まない方がよいでしょう。

# 紹興酒(黄酒)

婦人の血行によい酒

**原産地と使用名**

中国名　黄酒　(ホアンジュウ)
(紹興酒　シャオシンジュウ)
原産地　中国

| 自然の属性 | |
|---|---|
| 寒熱 | 熱 |
| 昇降<br>収散<br>潤燥 | 昇、散 |
| 臓腑 | 肝、腎、胃<br>脾、心 |
| 季節 | 通年 |
| 五味 | 辛、苦、甘、酸 |
| 毒性 | 微毒 |

| 体質・症状 | 相性 |
|---|---|
| 気血両虚・胃腸弱い | ○ |
| 食積痰湿・消化不良 | △ |
| 肝陽亢盛・高血圧 | × |
| 気滞うっ血・血行悪い | ◎ |
| 陰虚・微熱 | △ |
| 陽虚・冷え症 | ○ |
| 老人・下痢 | ○ |
| 小児 | × |
| 妊婦<br>出産後 | ×<br>△ |

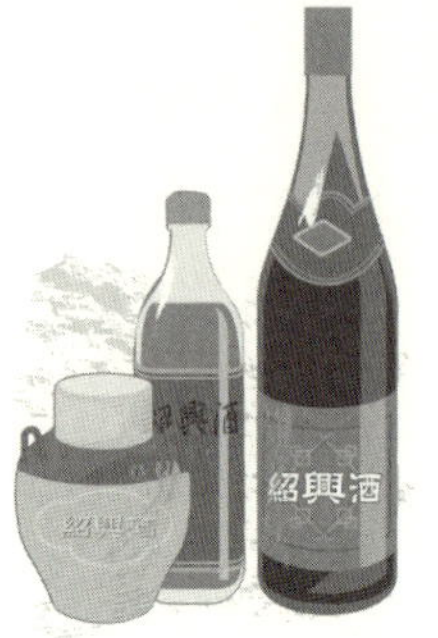

**ルーツ**

紹興酒は黄酒の一種で、二四〇〇年前の戦国時代の古文献に黄酒の記載が見られ、五代、宋時代に盛んになって、明・清時代では薬の「引子」(薬の効能を発揮する酒)や家庭の料理酒としてもよく使われました。日本では高級中華料理店での飲酒として定番になり、家庭でも知られるようになりました。

**コラム**

黄酒は醸造方法がそれぞれ異なります。例えば、加飯酒(製造時酒米の量を増加する)、老熬酒(製造時繰り返し弱火で加熱する)、また、製造原料も異なり、南方の黄酒の代表である「紹興酒」はもち米を原料として麦麹で発酵醸造したもので、北方黄酒の代表の山東省「即墨老酒」は、もちアワを原料として発酵させたものです。

**豆知識**

中華料理では、肉類や魚料理の場合、その生臭さを消すために様々な調味料を使います。黄酒も調理酒として使いますが、生臭さを抑えながら、一方でその料理の風味を高めるためのものでもあります。

## 東洋医学的効能

**健胃消食**《ケンイショウショク》▼胃の機能を整え、消化を促す

**舒筋活血**《ジョキンカッケツ》▼血行をよくして足のヒキツリを緩和する

**安神強心**《アンシンキョウシン》▼精神を安定させ、心臓の機能を強化する

**養血美顔**《ヨウケツビガン》▼血液の生成を促進し、顔色をよくする

## 体質相性の解説

紹興酒(黄酒)は「熱性」で、熱っぽい「肝陽亢盛」で高血圧のある方や微熱のある「陰虚」の方は、その体内の余分な熱を収めるのに不利なので飲まないほうがよいでしょう。しかし、紹興酒は血行をよくする効能があり、気滞で血行が悪くなった「気滞うっ血」の方の循環改善には非常に良いのでお薦めします。「食積痰湿」体質の方は、余分な熱がこもりやすいため、「熱性」のあるアルコールは適しません。「妊婦」は胎児のため控え目に。しかし、出産後の悪露の排除のためには非常に良いので、授乳する方は控え目に少しずつ飲むことをお薦めします。「小児」は飲まないのが当然でしょう。

## ●家庭療法への応用

**出産後の貧血▼**紹興酒一五〇mlに卵二個を割り入れて煮て常食する。

**出産後の下痢▼**紹興酒二五〇mlを強火で沸騰させた後、黒砂糖二〇〇gを入れ、引き続き三分間煮て二回に分けて飲む。

## ●栄養素の上手な摂り方

黄酒は米、もち米、もちアワなどが原料で、神麹《シンキョク》などで糖化発酵された発酵酒です。そのアルコールの含有量は十五〜二〇％です。飲むときには小さなグラスを使い、少しずつのむのがコツです。

黄酒はアミノ酸が豊富で、必須アミノ酸がビールより五〜十倍とはるかに多く含まれます。また、様々な有機酸、ビタミン、ミネラルも含まれ、吸収されやすくて、「液体のケーキ」とも呼ばれています。婦人の下半身の冷え、生理痛、生理不順、出産後の回復などには効果があります。ただ紹興酒（黄酒）はやはりアルコール飲料ですから、大量に摂ると肝臓、心臓、膵臓、胃、脳、腎臓の負担になります。一回に飲み過ぎないように注意しましょう。

## ●論評

**紹興酒と干し塩漬け梅▼**紹興酒を温めて、飲酒により低下しやすいビタミン$B_1$、Aが豊富な魚類を一緒に摂るとよいのですが、氷砂糖を少し加えると、酒はまろやかになって、飲みやすくなるほかに、干し塩漬け梅を入れると、梅のクエン酸、ビタミンCが二日酔いによく、カルシウムやマグネシウム、亜鉛の摂取にもよいので、「一石三鳥」になり、お薦めします。

| 黄酒紹介 | |
|---|---|
| **色** | |
| 元紅酒 | 琥珀色 |
| 竹葉青 | 薄緑色 |
| 黒酒 | 黒色 |
| **産地と原料** | |
| 江南黄酒（紹興酒） | もち米 |
| 福建黄酒（龍岩沈缸酒） | もち米、ぬか |
| 北方黄酒（山東即墨老酒） | 高粱（コウリャン） |
| **糖分の含有量** | |
| 江南黄酒 | 10g/100 ml |
| 福建沈缸酒 | 0.5 〜 10g/100 ml |
| 紹興酒（元紅酒） | 0.3 〜 0.5g/100 ml |

### 古典より

『呉越春秋』によると、春秋戦国時代の穀物の醸造技術は、段々と高まってきました。越の国の王様、勾践は、呉という国に敗戦した後、会稽という所に閉じ込められ、「臥薪嘗胆《ガシンショウタン》」の苦しみのとき、紹興酒を川に注ぎ、戦士や庶民と一緒に飲み、王と庶民の一体感をあおって、勇気づけたという話が残っています。その時代すでに紹興酒が製造されていました。

### 豆知識

中国の文豪や詩人には酒が大好きな人が多いです。有名な詩人李白は「酒仙」とよばれ、酒をテーマとした詩が多く、酔えば酔うほど良い詩が作られたそうです。大詩人の杜甫は酒から離れられず、五十数才のときに酒中毒で亡くなりました。

「三国志」の劉備玄徳は関羽と張飛をつれて曹操に頼った時、曹操は彼の本音（志）を聞き出すつもりで、酒を飲ませました。劉備に野心があれば殺すところを、劉備はそれを読み、その場で服従を示し、以後毎日、野菜づくりに夢中になると装って、殺されずに済みました。

西漢時代の宰相曹参は、部下に酒を飲ませて、意見や不満を和らげました。ありのままのその変わらない政治姿勢が生んだ太平の世は、数十年続きました。「不（統）治の治」という話は有名です。

# お茶の総論

## 原産地

お茶の原産地については、インド説や中国説等、長く議論されていました。十九世紀にイギリス人が四川の北部に巨大な野生茶樹を発見したという記事が『中国西部遊記』に記載されており、また、一九六一年雲南省高原（標高一五〇〇m）の原始林の中に高さ三二・一二m、太さ二・九mもある樹齢一七〇〇年程の茶樹も発見されました。遺伝子研究によりますと、インドや東南アジアの茶樹と中国の茶樹は同じ種属であり、また、インドのお茶の生産の歴史は二〇〇年と浅いのに較べると、今より一八〇〇年前に中国で出版された『神農本草経《シンノウホンゾウキョウ》』には、茶葉に解毒作用があるという記載が既にあることから、茶樹の原産地は中国の南部とされ、長期的な争いの幕は閉じられました。

### 豆知識

周の時代（紀元前二〇〇〇年）にはお茶が食べられていたと言われています。お茶は苦菜と言われ「荼」と書かれています。春秋時代茶の葉は祭礼に使用し、生の葉は料理に使われていました。現在使われている「茶」という文字になったのは唐時代の陸羽の『茶経』からでした。

## ルーツ

お茶は一つの文化のシンボルとして全世界に広がってきました。『漢史』によれば日本には早くも漢時代（紀元前八六年から七四年頃）、そのあと隋・唐時代の遣隋使・遣唐使により薬として伝来し、宋時代には禅僧榮西が中国の浙江に留学した後、『喫茶養生記』という本を出版し、その中でお茶を〝神仙妙薬〟と絶賛しました。その後、「茶道」が日本の文化として発展していきました。朝鮮には唐時代に仏教と共に伝わりました。イギリスでは一七二九年ジョージ一世時代から飲茶が流行し、イギリス文化の一部としてとり込まれ、現在まで、「アフターヌーンティー」は輝かしく発展してきました。アメリカには十七世紀中期、中国茶が伝わり、冷たい飲料を好むアメリカで「アイスティー」となり発展してきました。インドでは一七八〇年代初めに中国茶樹種の栽培に成功し、一八二七年オランダ人と華僑達の努力によりインドネシアでもお茶の栽培が始まったとされています。唐時代のお茶のバイブル『茶経』には、茶葉だけではなく、それに使用する水もとても重要と強調されました。その時代に形成された「茶芸」は、飲茶だけでなく一つの文化教養として、「天地人合一」の「和」「静」「美」という修身養性の方法（道）であると主張されています。

### コラム

**茶と健康**▼美食を追求する現代人の体質の大多数は弱酸性で、反対に茶は良質のアルカリ性飲料で健康によく、酸化・老化防止に役立ちます。

## 古典より

古くから薬として研究されている。明時代の偉大な医薬学者の李時珍の著作『本草綱目』には、お茶は味は苦味、甘味で寒熱性は「寒性」、無毒、利尿、痰と熱を除く、昂奮した気を降ろし、食滞を解消、頭痛を止め、赤痢に効く等の記載がある。

## 現代の研究より

**抗ガン作用**▼お茶、特に烏龍茶ポリフェノールにはガンの予防作用が指摘され、咽頭ガンや胃のガン細胞の増殖を抑制できるなどの報告が相次いだ。

**視力の維持作用**▼茶のβ-カロチンには体内でビタミンAのようなパワーを発揮し、視力を保つ働きがある。

**老化防止作用**▼茶の成分であるタンニンの老化防止作用はビタミンEの十八倍も高いと認められた。

**減肥作用**▼茶の減肥作用も注目される。成分のカテキンは血中のコレステロール値を低下させる。また、脂肪を分解するのに役立つ成分、サポニンにも注目。

**抗菌作用**▼茶のカテキンという成分には抗菌作用がある。白血病の補助治療にも臨床で使われている。O-157に対して強い殺菌力を示した。

**免疫力を高める作用**▼緑茶に豊富なビタミンC、アスパラギン酸の働きに注目、アルゲニンの強壮効果も注目される。

**高血圧の降下作用**▼緑茶には血圧を下げるフラボノイドやカテキンを含む。

## お茶の分類

お茶は茶樹の葉を使用しながら、その茶樹が育つ地理・環境などにより茶葉の香りが異なります。その上、製造方法により性質も変わり、効能も体質に対する相性も異なります。お茶は五〇〇種以上もあり、一見複雑で分かりにくいですが、大まかに緑茶（不発酵）、白茶（軽い発酵）、紅茶（全発酵）、黄茶（軽い後発酵）、黒茶（後発酵）、青茶（半発酵）と六種類に分けられます。花の香りを添加すると「花茶」に、バターを加えると「バター茶」に、色々な古くから知られていた補身薬等を合わせた「八宝茶」、現代には様々な「減肥茶」も開発され、ブームになりました。他に「茶外茶」（茶樹葉でない茶）の代表として「枸杞茶」、「どくだみ茶」、「甜茶」、「銀杏茶」、「柿の葉茶」、「サフランティー」、「杜仲茶」、「よもぎ茶」、「羅漢果茶」などがあげられます。

> **ワンポイント**
>
> **お茶酔**▼一つはお茶の香りに酔うことです。もう一つは高級なお茶は芽の時期に採取することが多く、その芽についた白い毛が多いほど、精製後に飲むと体がフワフワとした気持のよい、リラックスした感覚になり、日頃のストレス、不愉快さの解消になるので「茶酔い」といいます。医学的には、お茶のカリウムに利尿作用があり、また、カテキンに血圧降下作用や血中の血糖値降下作用があり、緊張を緩めてくれるなどの作用により酔ったような状態になるのでしょう。

## お茶の上手な淹れ方

**お茶の色が悪くなる原因**

▼高級緑茶の茶葉は沸騰したばかりのお湯を使うと水色が黄色に変わり、味も悪くなるので八〇℃位が適します。紅茶や烏龍茶、普洱茶《プーアルチャ》など発酵茶は一〇〇℃が適温。ジャスミンティーは七五〜八五℃位でよい味を出すことができます。

▼茶葉の繊維は、周りの空気と共に匂いや湿気も吸い込みますので、貯蔵に気を配らないと、お茶を入れたとき変な匂いがし、お茶の色も悪くなります。湿度の高い風通しの悪いところには置かないように。また、匂いの強いものと一緒に貯蔵しないようにしましょう。

▼硬水で沸騰不充分の湯を使うと、お茶は石灰の渋みがして色も濁ります。

▼水道水に錆びた鉄分が混ざっていると、お茶に鉄特有の魚のような生臭みが出ます。

▼ミネラルウォーターを加熱して使用すると、鉱物が沈殿します。お茶には鉱物など雑物質がないほうがよいので、できるだけ硬度の低いものを選んでください。

## お茶の選択方法

**❶見る、❷聞く（臭覚）、❸触る、❹飲む**

▼焦げた匂いのするものは使わない。

▼梅雨の季節のお茶は湿気を受けて、カビたり変質しやすい（手ですり潰すことができ、カビの臭いがなければOK）。

▼本当に良質なジャスミン茶には、ジャスミンの花は少なく、やわらかなジャスミンの香りがする。

▼緑茶ベースのジャスミン茶は秋の新茶が一番だが、発酵した普洱茶の長期間貯蔵されたものの方が香りはよい。

▼緑茶に白い毛のある場合は、一番摘みの最高級のもので、良い香りがします。しかし、匂いが悪く、カビ臭く酸っぱいといった場合は、それは白い毛ではなく、カビなので気をつけましょう。

▼真の「鉄観音」烏龍茶は茶葉が曲がって手に重い感じがして、表面に砂のような斑点があるのが特徴。買うときにはきちんと見分けましょう。

▼「龍井茶《ロンジンチャ》」は新茶が最も貴重で、最高級茶は「明前龍井」「雨前龍井」とされています。生産量が少なく値段も高いです。

## お茶を飲むとよくない人

**三才以下の幼児**▼お茶を飲むと成長発育のために必要なミネラルの吸収に悪影響があるので、紅茶、緑茶を問わず飲まない方がよいでしょう。お茶、特に紅茶にはシュウ酸が多いため、胃腸の中で飲食した微量元素、例えば鉄分、カルシウム、マグネシウム、亜鉛等がシュウ酸と結合して消化できない物質になります。それが長期にわたると鉄分などのミネラル成分の不足になりやすく、鉄欠乏性貧血になりやすくなり、さらに$B_1$とシュウ酸が結合して$B_1$の吸収に悪影響を及ぼし、食欲不振やアレルギー反応を起こしやすくなるので気を付けましょう。幼児には白湯《さゆ》や作りたての果物ジュースを薦めます。

**腎機能がよくない方**▼利尿作用があるお茶は腎の負担になりやすく、特に夕飯後と寝る前にお茶を飲むと、正常な人でも夜間尿が増加して睡眠の質に影響し、不眠も引き起こしやすくなります。もともと夜間尿が多くてグッスリ寝られない方は、腎機能を回復させるために良質な睡眠が非常に重要ですので、夕方以後飲まないほうがよいでしょう。

**胃腸が弱い方や胃腸の冷えのある方**▼朝空腹の状態で「寒性」のお茶を飲むとミネラルやビタミンの吸収を妨げるだけでなく、胃の機能も低下し、胃が痛くなりやすいので、朝食後二時間以内に飲むとよいでしょう。胃潰瘍、十二指腸潰瘍の方も気を付けましょう。

**避妊薬を使用する方**▼茶にはタンニンが含まれ、避妊薬の効果を低下させ、薬の溶解と吸収を防ぐため、避妊薬を飲む前後四時間内はお茶を飲まない方がよいでしょう。

**生理期間、妊娠、授乳期の方**▼お茶、特に濃いお茶を飲まない方がよいでしょう。生理中、妊娠中の方は鉄欠乏性貧血を引き起こしやすく、また、授乳中の方はお乳の出を抑制する作用があるので飲まない方がよいでしょう。

**高熱のある方や高血圧の方、心臓病特に不整脈の方**▼濃いお茶を飲むと、お茶のカフェイン等の成分が心臓を興奮させるのでよくありません。

### 飲茶の五つの注意ポイント

❶濃すぎないように。
❷品質の悪いお茶、古くなったお茶(発酵茶を除く)、カビの生えたお茶を飲まない。
❸茶葉を湯に漬ける時間が長すぎ(四、五時間以上)ないように。
❹夕食後、寝る前にお茶を飲まない。
❺お茶の温度が高すぎると、長期に飲み続けた場合、咽喉ガンを誘発する原因になる恐れがあるので少しさました後飲むように。

# 緑茶

## お茶の中で抗酸化作用が一番

**原産地と使用名**

ツバキ科
学名 *Camellia sinensis*
英語名 Tea
中国名 緑茶(リーチャ)
原産地 中国南部

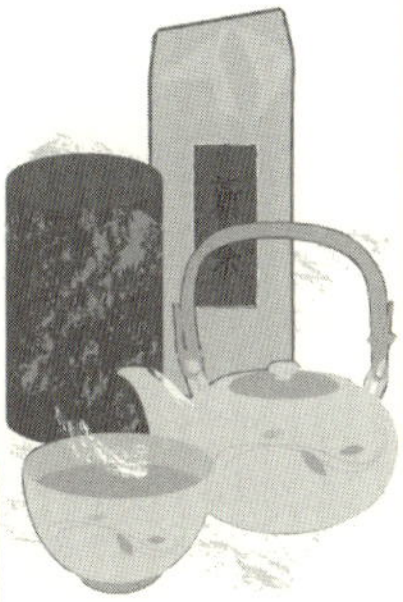

| 体質・症状 | 相性 |
|---|---|
| 気血両虚・胃腸弱い | △ |
| 食積痰湿・消化不良 | △ |
| 肝陽亢盛・高血圧 | ◎ |
| 気滞うっ血・血行悪い | ○ |
| 陰虚・微熱 | ○ |
| 陽虚・冷え症 | × |
| 老人・下痢 | △ |
| 小児 | × |
| 妊婦 | × |

| 自然の属性 | |
|---|---|
| 寒熱 | 寒 |
| 昇降<br>収散<br>潤燥 | 収、降 |
| 臓腑 | 心、肺、腎 |
| 季節 | 春末、夏 |
| 五味 | 苦、甘、渋 |
| 毒性 | 無毒 |

### ルーツ

原産地は中国の南方、雲南省・四川省地域で、漢時代に中国の茶が日本に伝わったと漢時代の古文献に記載されています。隋唐時代には文化交流が盛んで、宋の時代には禅僧栄西が宋へ留学したあと『喫茶養生記』という本を書き、お茶は「神仙妙薬」と賛美しました。その後、茶道として発展し、逆に中国へ伝わりました。

### 話題の栄養素

**カテキン**▼ポリフェノール類色素で渋味成分の一つ。緑茶には最も多く含まれ、一〇〇gの茶葉の中に十～十八g含まれています。抹茶や玉露などの高級品により多く含まれます。その効能は血圧・血中コレステロール値の上昇を抑制し、動脈硬化を予防する効果があります。また、抗酸化作用や抗菌作用もあります。O-157をはじめ、ブドウ球菌・コレラ菌などを抑制する作用により、カゼの予防や下痢の予防などの臨床応用にも取り入れられています。さらに胃潰瘍や心筋梗塞、狭心症などの原因として指摘されたピロリ菌を死滅させる作用も認められました。ほかに血小板凝集を抑制する作用により脳血管障害を予防することも確認され、痴呆症の予防に期待されています。最近は、発ガン物質のニトロソアミンの生成を抑制する働きも発見され、ガンの予防効果も注目されています。虫歯の予防にも効果があります。

### 東洋医学的効能

**清頭目**《セイズモク》▼体内の余分な熱を収め、視力を回復する

**除煩熱**《ジョハンネツ》▼体内の余分な熱を収め、イライラを解消する

**化痰消食**《ケタンショウショク》▼痰を収め、消化不良を解消する

**利尿解毒**《リニョウゲドク》▼利尿作用があり、体内の毒素を分解する効能がある

### 現代の研究より

**抗ガン作用**▼五%緑茶にはガン細胞の増殖を著しく抑制する作用がある。

**抗菌作用**▼痢疾菌、脳炎球菌、ブドウ球菌、溶連菌、炭疽菌などの菌に対して確実な抗菌作用があり、茶のタンニンという成分の働きとされている。

**免疫力を高める作用**▼二%緑茶にはリンパ細胞の免疫力を高める作用がある。

**造血促進作用**▼緑茶は骨髄の造血機能を促進し、特に白血球・赤血球の増加を促進する働きがある。

**血圧降下作用**▼緑茶の水溶性抽出物には血圧を降下する働きがあり、カテキンやセオフィリン(theophylline)などの

働きと考えられている。

**血中コレステロールを減少させる作用**▼緑茶のポリフェノールは、血中コレステロール値を下げる作用がある。それは腸でのコレステロールの吸収を抑制する働きのためと考えられている。

**抗凝血作用**▼緑茶には多糖類やポリフェノールが含まれ、それらには血小板凝集を抑制する働きや、血管内の血栓形成を抑制する働きをもちながら、凝血時間を回復する働きなどもあり、血液を良い状態に保つ。

**老化を予防する作用**▼緑茶の葉にはタンニンという成分が含まれ、老化を予防するのに明確な効果がある。

**利尿作用**▼緑茶にはカフェインやセオフィリンが含まれ、これらの成分に利尿作用がある。

## ◎体質相性の解説

緑茶は「寒性」で、甘味と苦味があり、無毒です。その「寒性」は加熱しても変わりません。少し飲むのはよいですが、胃腸の弱い「気血両虚」の方は胃腸を冷やして胃の働きが弱くなりやすいので、控え目に。もともと体内に余分な水分が溜まっている「食積痰湿」の方は飲みすぎると水が体内に溜まりやすいので控え目に。緑茶の成分は胎児や幼児の成長・発育の妨げになるので、「小児」や「妊婦」は飲まないほうがよいでしょう。妊婦がどうしても飲みたい場合、少量を薄めて飲むように。もともと冷え症のある「陽虚」の方は、「寒性」の緑茶より「温性」の紅茶のほうが体質に合っています。緑茶はのぼせている気を降ろす作用があるので、もともと気がのぼせやすい「肝陽亢盛」の方には非常によいです。特に糖尿病の方には抹茶が最も適しています。

## ◎家庭療法への応用

**足びらん**▼足の皮膚のびらん箇所に、抹茶を水で溶いて泥状にしたものを湿布する。

**肌の若さを保つ**▼沸騰後、八〇℃まで冷ましたミネラルウオーター一杯に砂糖を小さじ半分、龍井茶《ロンジンチャ》一さじを入れたものを常飲する。

**下痢**▼抹茶五〇〇mlに少し火を通し、濃茶二杯にする。四回に分けて飲む（熱っぽい下痢に適応し、また、長期的な下痢にも適応する）。

**気管支喘息**▼薄い緑茶を毎日少しずつ飲むこと（この方法は、熱っぽく、黄色い粘っこい痰がある方に適応。吸入困難・透明でサラサラの痰が多い、体の衰弱による喘息には不適応）。

**胃もたれ**▼食後、適当に濃い茶（緑茶、烏龍茶）を飲む（これは体力のある方の、食べ過ぎによる胃もたれに適用）。

**傷口の消毒**▼切り傷を濃い茶で洗い、新鮮な茶葉をすり鉢ですって傷口に湿布する。傷口を清潔にし、回復も促進する。

## ◎栄養素の上手な摂り方

緑茶は春の旬の若葉で作られ、鮮度が命です。緑茶の注目すべき有効成分、ビタミンC・タンニン・ポリフェノール色素・カテキン・サポニンなどは、酸素と結合しやすいので、周りの酸素を奪い抗酸化作用を発揮できますが、その抗酸化の過程で茶葉自身も酸化されます。効能も弱まりやすく、長く置くと過酸化物質が生じる恐れがあるので、できるだけ新しいものを買い、乾燥した冷暗所に保存し、一年以内に飲むことをお薦めします。また、抽出液(お茶)だけでは有効成分の利用が不十分なので、できるだけ茶葉も食べたほうが効果的です。その意味で日本の抹茶は品質も成分も最高のものです。しかし、濃いお茶を摂る習慣のある方は、口腔ガンの発ガン率が高く、濃すぎるお茶は引き金になるなどの悪影響があるという報告があるので、あまり濃すぎないようにしましょう。

### 論評

日本では、家や会社などで訪問を受けた時、緑茶を出すのが常識です。出されたほうも飲まなければ失礼にあたり、出す側も一緒に飲むのは「一体感」のためで、飲みたくなくても飲んでしまう光景はよく見られます。一方で疲れたときに「一服」するのは緑茶。ストレスを感じて何かを口にしないと落ち着かない時、肥満に配慮して食べ物は控え、代わりに緑茶を飲めば健康に良いと考える人が多いようです。しかし、このために緑茶を飲みすぎる可能性があり、特に「食積痰湿」の方は胃腸を冷やし、飲んだ茶水がうまく排泄できずに下腹部太りのような腹部肥満の形で現れることもあります。お茶が「寒性」で胃腸を冷やすという勧告を受けた患者から、"温めて飲めば大丈夫でしょうか"?と質問を受けました。お茶は温めれば冷たいものより胃に優しいですが、自然属性は「寒性」で加熱しても「温性」に変ることはありません。

### 古典より

古文献で"古くからの常識として、茶は「寒性」で胃腸に不利。飲みすぎると顔色は黄色く、痩せるおそれがある…"というのは緑茶のことを指す。品質の低い茶を飲むより、何も入れていない白湯のほうがよい、というのは品質の低い茶には混ざり物が多く、胃腸に不利なため。名詩人・蘇東坡は、お茶は"イライラを解消し、食物の中の油を除く。世の中に茶がないのは不可。しかし、人に損するところも少なくない"と、お茶についての詩を残している。

### ワンポイント

中国大陸では一番ポピュラーなお茶は緑茶です。大陸では日本とは異なり「釜炒り」を数回繰り返し、そのあと天日で乾燥する方法で加工されます。緑茶をおいしく淹れるには、お湯は七五～九〇℃の低温を使い、茶器は陶器のような温度を保つものではなく、ガラスなどの器のほうがよいとされています。これは大陸で使用済みのコーヒーのガラスびんに龍井茶を入れ、何回もお湯を注ぐ飲み方が大流行したせいかもしれません。

## ① 抹茶

自然の属性

| | |
|---|---|
| 寒熱 | 寒 |
| 昇降<br>収散<br>潤燥 | 潤、降 |
| 五味 | 苦、甘 |
| 毒性 | 無毒 |

### ルーツ

日本の緑茶は遣隋使により渡来しました。隋唐時代の茶は、餅状・団塊状で、飲むときには細かく砕いて茶葉を粉末にしたものは「末茶」と呼ばれ、軽く煮るため「煎茶」と呼ばれていました。塩や生姜などの調味料を使用することもたびたびでした。日本の「茶道」と中国の「茶芸」の異なるところは多いですが、日本のように、茶葉を粉末にしてよく点てて泡を作ることにより味をまろやかにするのも異なる点の一つです。また、お茶を淹れる作法も少し異なります。

### 淹れ方・成分

粉末の上質緑茶を八〇℃ の湯で溶かす(茶道の作法略)。

ビタミンC、カテキン、タンニン、カフェインの全てを多く含んでいる。

### 現代の研究より

上質の抹茶の粉末を全て飲むという製法と飲み方により、緑茶の有効成分を最大限に利用することができる。抗酸化作用・抗老化作用・抗菌作用・抗ガン作用が注目されているが、新茶と同じくカフェインが多いため、飲んだ後頭がフラっとしてめまいのような感じがすることがあるので、飲み過ぎないように。茶道の場合は問題ないが、治療目的の場合も無理をしないように。

### 論評

近年、抹茶のケーキやデザート(アイスクリーム)などの商品をよく見かけますが、乳製品のタンパク質と抹茶のタンニンが結合して、タンパク質の吸収が落ちてしまいます。これをどう受け止めるかはそれぞれの人の目的により異なります。古典的な茶道では甘いお菓子(炭水化物)と共に飲むことにより、飲みすぎの恐れもなく、また甘いお菓子がタンニンの渋みから胃粘膜を保護して胃にやさしい働きをするという理にかなった組み合わせです。

## ② 煎茶・玉露

### ルーツ

唐の時代には「茶聖」と呼ばれた陸羽という方が『茶経』を著しました。その中で述べられた「お茶」とは今のようなパラパラとした茶葉ではなく、餅状や団子状になっていました。お茶を飲むときには突き崩して、それから必ず煎じるため「煎茶」と呼ばれていました。今のようなパラパラの形は元・明の両時代にできたものといわれています。日本で今一番有名な緑茶として「煎茶」と「玉露」が挙げられます。

### 淹れ方

煎茶は八〇℃ 一分、玉露は五〇〜六〇℃で二〜三分でいれます。番茶はきちんと成長した茶葉で作られた物で、時間をかけていれると渋くなるため一〇〇℃近くまで沸騰した熱湯を使い、短時間でいれます。それらのきまりごとは緑茶の香りを残し、苦味・渋味を最小限にするための方法です。

### 現代の研究より

**抗ガン作用**▼濃さが二〜五%の薄い緑茶の湯は、マウスの腹水ガンに抵抗力のあるT細胞を高める効果があり、十%の濃い緑茶になるとその作用は低下する。**免疫力を高める作用**▼濃さが二%の緑茶の湯がインタリユキン2(IL2)という物質を高め、それによって免疫力を高める働きがある。

### 中国歴代銘茶

歴代の銘茶は時代によって異なりますが必ず野生で、岩の洞窟の近くに出来た物です。それは江蘇省宜興地方の「陽《ヤン》羨茶《ムチャ》」(唐時代皇室の貢物)、浙江省湖州の「紫笋茶《ツースオンチャ》」(茶葉の色は紫色で淹れると緑色になる)、四川省の「蒙頂茶《モンティーンチャ》」などが挙げられます。茶は唐の時代には酒の代わりにお客様を招待しもてなす優雅なものでした。その後、貴族だけのものから庶民も楽しめるものになりました。

## ③ 龍井茶（ロンジンチャ）

### 名前の由来

杭州の近く風皇嶺南側「胡公庵」という寺にある、龍の形をした井戸を「龍井」と呼び、その周囲にある茶の樹から、清明節（四月はじめ頃）から谷雨節（四月末頃）にかけて、つまり三月末～四月末頃に採集された茶葉を精製し、「龍井」の水で淹れたものを「龍井茶」と呼びます。有名になったのは、清・乾隆帝がその寺で飲んだ後「皇室御茶」と指名したからだそうです。

### 淹れ方

杭州龍井村の有名な緑茶。茶葉は黄緑色で扁平な形をしています。一五〇㎖のお湯に三g程の割合で抽出します。三g位の茶葉に、沸騰した湯一五〇㎖を八〇℃位まで冷まして入れ、三～四分待つと葉が開き、若葉の香りが立ちこめ、薄緑色のお茶になります。二回目に入れたものは最高の味わいがします。

### 豆知識

谷雨節の前は「一葉一芽」（開いた葉が一枚で、まだ開ききらない芽が一つの意。その時期の茶は最もおいしいとされる）で、時期を越えると品質が悪くなり「三日前は宝、三日後は草」といわれます。龍井茶の中でも「獅峰龍井」は最高のもので、その香りは蘭の如く、飲むとまず薄い味、後口には幽玄な香りが長く漂い最高の味です。清明節の前に採れた「明前龍井」は「仙品」（極上品のこと）といわれるほどの「本物」です。偽物も多く出回っています。

## ④ 碧螺春（ビロウチュン）

### 名前の由来

「明前龍井」より早く採集、茶葉は芽だけなので、製造された茶葉の様子は巻貝のような形で、その名がつけられ、清・康熙帝への献上茶です。

### 淹れ方

七五℃～八〇℃。熱すぎるお湯は厳禁です。甘く、飲んだ後もいつまでも口内に香りが漂います。碧螺春の茶葉は七級に分かれ、一般人が手に入れるのは第七級のもので、一級のものは葉が小さく、ふわふわとして毛が多く、くるくると巻いて巻貝のような形をしています。これは特級の国宴に使用するもので、通常は手に入れにくいものです。この茶は他の緑茶よりやわらかく、新鮮な味で葉が大きくなるほど毛は少なくなります。

### 現代の研究より

芽で作られた茶で、ビタミンCの抗酸化作用により体の免疫力を高め、ストレス解消の作用があり、カゼによく効きます。また、新陳代謝を促進して肌の美しさを保つ効果もあります。

### 論評

**黄山毛峰茶**▼標高八〇〇mの霧の多い黄山で育ち、黄白色のうぶ毛に包まれた茶葉で、三gほどの茶葉に、沸騰させた水一〇〇㎖を八五～九〇℃まで冷まして入れ、三～四分程蒸らします。お茶の湯は薄い緑色、気品にあふれる香りで歴代の皇帝を魅了したお茶です。

**緑牡丹茶**▼極上のお茶で、花の咲いた時のような形をしています。ガラスの茶器に一つを入れ、先に少量の湯で洗い、その湯を捨てて一～二分待ちます。そのあと一五〇～二〇〇㎖のお湯を注ぎ、三分待ちます。少し揺らして重なる花びらが咲いていくように見えるのも楽しみの一つです。

# 紅茶

## 抗菌作用が緑茶より強い茶

### 原産地と使用名

ツバキ科
学名 *Camellia sinensis*
英語名 Black tea
中国名 紅茶(ホンチャ)
原産地 中国南方

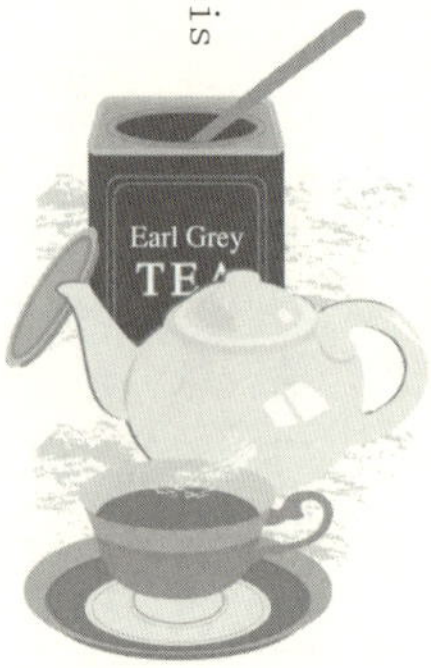


| 自然の属性 | |
|---|---|
| 寒熱 | 温 |
| 昇降<br>収散<br>潤燥 | 収 |
| 臓腑 | 脾、胃、腎 |
| 季節 | 秋、冬 |
| 五味 | 渋、苦、甘 |
| 毒性 | 無毒 |

| 体質・症状 | 相性 |
|---|---|
| 気血両虚・胃腸弱い | ○ |
| 食積痰湿・消化不良 | ○ |
| 肝陽亢盛・高血圧 | △ |
| 気滞うっ血・血行悪い | ○ |
| 陰虚・微熱 | △ |
| 陽虚・冷え症 | ○ |
| 老人・下痢 | ○ |
| 小児 | × |
| 妊婦 | △ |

### ルーツ

西洋の紅茶のブームは一七二九年頃でした。世界で紅茶文化をリードした国はイギリスですが、その発祥地は中国で、紀元一〇〇〇年頃、宋の時代にその製造方法が出来ていました。一六八七年、最も早く中国茶を直接輸入した茶はアモイに集められ、紅茶に似た半発酵茶「ボヘアティー(武夷茶)」でした。茶葉色が黒かったことから「black tea」とも呼ばれ、イギリスで人気になりました。その時分中国では既に紅茶に果汁などで香りをつけたフレーバーティーがありました。日本に紅茶が伝わり、一九〇六年にリプトン紅茶の販売が開始され、高級品として上流階級に受け入れられましたが、一般市民が日常的に手に入れるようになったのは昭和の「三井紅茶(現・日東紅茶)」の登場以降でした。

### コラム

紅茶は完熟した葉を一〇〇%発酵した茶です。作り方は、十七時間から十八時間をかけて徐々に水分を蒸発させます。発酵しはじめたら、圧力をかけて数回繰り返して揉み、酸化が進み青臭さが減り、色が浅緑になったら温度は二五℃位、湿度九五%以上で更に発酵させ、次第に黄色味を増し紅褐色に変わると、加熱により発酵を中止させ、乾燥したものを精製して紅茶になります。

### 東洋医学的効能

**醒脳明目《セイノウメイモク》**▼視力を改善し、脳の集中力を高める

**生津止渇除煩《セイシンシカツジョハン》**▼唾液などの分泌を促して咽の渇きやストレスなどを解消する

**利尿《リニョウ》**▼利尿作用がある

**清熱解毒《セイネツゲドク》**▼余分の熱を収め、毒素を解く

### 現代の研究より

**抗菌作用**▼紅茶の赤い色素はカテキンの二分子が結合したもので、テアフラビンと呼ばれ、強い抗菌作用がある。

**インフルエンザ予防作用**▼紅茶にはカテキンが豊富でインフルエンザの予防作用がある。

**眠気を解消する作用**▼紅茶にはカフェインがコーヒーより高く含まれ、午後の眠気を解消する働きがある。

**血栓の予防作用**▼紅茶に含まれるタンニンという成分は血栓を予防する作用がある。

**虫歯の予防作用**▼インド、インドネシア産紅茶はフッ素が多く含まれているので、虫歯予防の効果が注目されている。

## 体質相性の解説

紅茶は完全発酵した茶で、「温性」で渋味があり、胃腸を温める効果があり、胃腸の弱い方によいでしょう。しかし元々「肝陽亢盛」体質の高血圧の方や肝炎の方にはそれぞれの症状を回復させるのに不利で、紅茶よりむしろ緑茶の方がよいでしょう。紅茶は利尿作用も強く、「温性」です。利尿することは「陰虚」の方にとってよくないので控え目に。「小児」には体、特に脳の発育にカフェインはよくないでしょう。「妊婦、産婦」も子宝のために止める方がよいでしょう。

## 家庭療法への応用

**インフルエンザの予防**▼濃い紅茶でうがいをする。

**傷んだ髪**▼紅茶でリラックスしながら髪をすすぐと、お茶の中のタンニンが髪を和らげる。リンスの代わりに用いるとツヤが出る。

**肥料**▼茶殻は植物の肥料になり、消臭効果もある。

## 栄養素の上手な摂り方

ブランドによって作り方は少しずつ異なりますが、大差はありません。少し淹れ過ぎてもミルクティーでおいしく飲めます。しかし紅茶のタンニン酸は多く浸出するため、寝る前に飲むと不眠になり、また、食後に飲むとたんぱく質の吸収に悪く、ミネラル、例えば鉄分と結合して、鉄分の吸収に不利になるので鉄欠性貧血になりやすく、飲み過ぎるとビタミン$B_1$と結合して$B_1$の吸収を減らし、食欲不振、神経質、疲れやすいなどの症状の原因になる恐れもあります。また、紅茶にはビタミンCは含まれていませんが、カフェインの含有量はコーヒーよりも多く、飲料では一番です。イギリスで午後三時か四時に飲むようにするのは、昼に食べた大事な栄養素の消化吸収の邪魔をせず、少しのミルクと砂糖を入れることで、刺激が緩和されて胃腸に優しく、その渋味も緩和されるのでとても賢い選択と思われます。その他、紅茶には、ストレスや疲労を解消する働きがあり、一日の中で疲れやすい午後に元気を出す目的で紅茶を飲むと、仕事の能率を高められるでしょう。

### 豆知識

**中国「祁門紅茶《キーマンコーチャ》」**▼世界三大紅茶の一つともいえる「キーマンティー」は安徽省祁門県のブランド。その茶摘みの時期は四月中旬から下旬の短い時間「一芯二葉」、「一芯三葉」の時期に採取します。茶葉はツヤのある黒色で、その茶湯色は鮮やかな赤色、その香りは清らかなランの花の香りに似たもので一九五一年パナマ万博で金賞を受賞しました。九五℃～一〇〇℃で二分抽出。グラスや磁器のような茶道具がよいでしょう。

**インド「ダージリン」**▼世界一の紅茶大国インドのブランド。十九世紀頃イギリスの開拓によりインドで紅茶の生産が始まりました。ヒマラヤ山地ダージリン地方で作られる世界三大紅茶の一つ。四～五月採取の新芽を含んだファーストフラッシュは極上品で「紅茶のシャンパン」と賞美され茶湯色はオレンジ色でストレートティー、ミルクティー向きとされます。

**スリランカ「ウバ」**▼十九世紀イギリスによってスリランカで紅茶の生産が始まりました。世界第二の紅茶生産国、スリランカの中央山脈の東側で生産される世界三大紅茶ブランドの一つ。この紅茶にはタンニンが多く、渋味がありコクのある味わい。茶湯が濃くなるとカップの縁に金色の輪が出来、「ゴールデンリング」と呼ばれ、高品質のしるしです。茶水の色は明るい紅色でミルクティー向きです。

# 烏龍茶

## ダイエット効果に注目される茶

**原産地と使用名**

ツバキ科
学　名　Camellia sinensis
英語名　〈Uron tea〉Chinese tea
中国名　烏龍茶（ウーロンチャー）
原産地　中国南部

**ルーツ**

昔、中国大陸のお茶の代表は緑茶・紅茶・黒茶・花茶で、清朝時代に初めて青茶が開発されました。その代表が烏龍茶です。香りを楽しむ作法も発展し、台湾にも伝えられました。二十世紀に入り、お茶の栽培に適した気候の台湾産のお茶、特に青茶は世界的にも有名になり、ついに烏龍茶は中国茶の代表のようになりました。

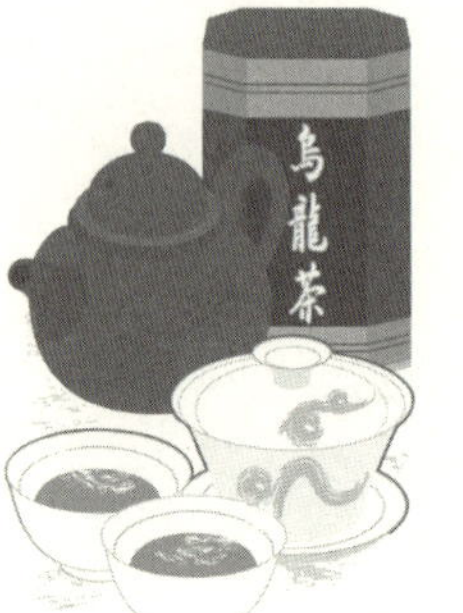


| 体質・症状 | 相性 |
|---|---|
| 気血両虚・胃腸弱い | △ |
| 食積痰湿・消化不良 | ◎ |
| 肝陽亢盛・高血圧 | ○ |
| 気滞うっ血・血行悪い | ○ |
| 陰虚・微熱 | ○ |
| 陽虚・冷え症 | △ |
| 老人 | ○ |
| 小児 | × |
| 妊婦 | △ |

| 自然の属性 | |
|---|---|
| 寒熱 | 涼（平） |
| 昇降<br>収散<br>潤燥 | 潤、降、収 |
| 臓腑 | 脾、胃、肺 |
| 季節 | 夏 |
| 五味 | 苦、甘、渋 |
| 毒性 | 無毒 |

**コラム**

夏の初め、完全に育った茶樹の葉を太陽に干し、軽発酵して香りを引き出してからよく揉んで、最後に乾燥して仕上げます。その発酵が二五～八〇％位と巾の広いお茶で、色が黒々としてよじれた形が龍に似ているので「烏龍」と名づけられました。「岩茶」と呼ばれるのはその茶樹の成長条件が山の急な斜面で、猿や人の手でしか採集が出来なかったからです。風通しもよく虫の害も少ないので、自然の香りを持つ株が選ばれ、ブランドになりました。その発酵方法は、発酵の途中で加熱し、発酵を中止するので、葉は少し青緑色を残し、葉の周りが赤味を帯び「三赤七緑」（三分の赤味と七分の緑）というのが特徴です。

**東洋医学的効能**

**消暑止渇《ショウショシカツ》**▼暑気当りを収め、口の渇きを解消する
**去痰消積《キョタンショウセキ》**▼痰・食滞などの老廃物を除く
**安神《アンシン》**▼特有の香りでストレスを解消
**解毒《ゲドク》**▼体内の毒性を持つものを解く

**現代の研究より**

**抗菌作用**▼お茶のタンニンやカテキンには抗菌作用がある。
**血中コレステロールの降下作用**▼烏龍茶のカテキンの働きと考えられる。
**抗ガン作用**▼烏龍茶のカテキンは、発ガン物質ニトロソアミンへの変化を抑制する効果がある。ガン（特に食道ガン）に顕著な抑制作用がある。

**ワンポイント**

**仏教とお茶の縁**▼仏教の修行には坐禅が欠かせず、その疲れや「睡魔」を克服するためにお茶を飲みます。特に中国の僧は酒が禁止なので、お茶は常用品になります。また、お寺は山にあり、修行の合間に茶樹を育て、寺にはお茶室を設けて参拝客にふるまいます。そのためお茶の行事は国中に広がり、「お茶の国」と言われ、英語名「チャイナ」の由来といわれています。

### 体質相性の解説

烏龍茶（青茶）は発酵により、八〇％近くは「平性」になり、二〇％近くは「涼性」とされています、普通に飲めば問題はありませんが、飲みすぎると刺激が胃腸によくないため、胃腸の弱い「気血両虚」の方や「陽虚」の方は控え目に。「小児」は成長・発育のためには飲まない方がよいでしょう。「妊婦」の方は胎児の発育のため控え目に。

### 家庭療法への応用

**高脂血症・肥満**▼毎日烏龍茶三杯、食後に飲む（三カ月間続けること）。

**乳児のただれ**▼オムツの尿でお尻や大腿部が赤く炎症を起こしたとき、温かいお茶で洗う。

**口臭**▼茶葉のままを数回かじる（飲まないように）。

**消臭**▼トイレの中で茶葉をくゆらすと悪臭を除くことができる。

**肥料**▼出がらしの茶葉を土と混ぜて草花の肥料にする。

### 栄養素の上手な摂り方

烏龍茶、特に「鉄観音」は茶葉が重く、「三赤七緑」（三割が赤く七割が緑）という特徴ですが、黒くて焦げた臭いがするのは失敗品で、買うときは要注意です。

茶水の色が薄い緑茶色のものは発酵の短いもので、飲むとまろやかな香りが口に残り、緑茶に近い自然属性を持ち、より多くクロロフィルが残っています。発酵八〇％近いものは、茶葉の色は黒く赤色味を帯び、茶水の色も濃赤色、琥珀色になり、飲むと口に濃い味で香りの深みを感じます。烏龍茶の浸出液にはタンニンの含有量が他のお茶と較べて少なく、その渋味はカテキン等のもののようで、上質の烏龍茶は渋味が濃いです。青茶は磁器より高い温度を保つ陶器、特に「宜興紫陶《ギコウシトウ》」が適します。

### 論評

烏龍茶の減肥作用は人体テストで効果があるという報告がありますが、その原因は烏龍茶のサポニンという成分にあるといわれています。しかし、サポニンは日本の煎茶や抹茶に一番多く含まれているのに、烏龍茶よりその減肥作用が薄いのは何故でしょうか？

一つには日本の煎茶や抹茶は「寒性」でお腹が冷えるので肥満解消に不利だからです。もう一つの原因は飲み方にあるのかも知れません。他の原因は半発酵という作り方にあると考えられます。それによりビタミンCやタンニン等の成分を減らし、他の成分（未知の成分）の働きが出てきたのかもしれません。大量に緑茶を飲むと、烏龍茶よりもビタミン$B_1$の吸収に悪い影響をもたらし、疲れや食欲不振などの症状が現れます。また、いくら烏龍茶は「減肥」できるといっても飲み過ぎると、体質によって下腹部太りのように肥満になる恐れがあるでしょう。烏龍茶の減肥のメカニズムについては、現在の研究レベルで複雑すぎる生命活動の全てを説明するのは不可能でしょう。また、効果があるといっても一つの成分の働きだけではなく、往々に多素因で多段階の効果と認識するべきだと思います。

脂っこい食事をしたあとは、烏龍茶一杯を飲むと胃のもたれを軽減することができるのでお勧めします。

### ●銘茶紹介

**安渓鉄観音（アンシイティエクアンイン）**

伝説によると清時代乾隆帝年間、安渓の茶農は毎日観音菩薩に参拝していましたが、ある日の夢の中で観音菩薩の教えに従って、その寺の後ろの茶樹を移植して栽培しました。その茶葉だけで作られたお茶はランのような香りがするので人々に愛され広がりました。また、前呉越王の寵臣、黄夷簡が北宋時代隠退して安渓に茶樹を植えて晩年を過ごしたものが残った茶樹という説もあります。どちらにしても「安渓鉄観音」が悠久の歴史にわたり愛されて変わらないのは、その本質の良さが有名になったためでしょう。

春の鉄観音茶が高い評価を受けるのはその香りにあります。香りが濃く長持ちし、味には深さがあり、後味は甘く、口がさっぱりします。それは発酵時間が短く、低温乾燥後、低温で揉んで出来たものです。

偽物との区別は「鉄のような重さ」という手の感覚や、その黄金色の茶水と七回お湯を注いでも清らかなランの香りを残すという特徴です。そして葉面に白霜のようなものが見えます。それは茶葉のチロシン（theocin）やカフェインなどが葉の表面に現れた現象です。これはカビではなく上品質の証拠です。

**大紅袍（ダーホンパオ）**

「武夷岩茶」です。福建省の「武夷三十六峰」という地域は、雲や霧が多く、風少なく、清らかな泉や渓水が山の間に巡り、茶樹が岩に見え隠れする、茶に最適な環境であり、その茶葉で淹れたお茶は香りが清らかで、絶品が多いです。

「大紅袍」はその極上品で、一般的に手に入らないのは、そのお茶を採集するのが早くても遅くてもよくないためです。「一芯二葉」、「二芯三葉」（一つの芽と二つあるいは三つの柔らかい葉）のは極めて貴重品です。その地域の「天心岩」には「九龍巣」という小さい岩の洞窟の中に樹齢四〇〇年位の茶樹が数株しかありません。その葉は大きく、茶湯の色が紅色なので、「大紅袍」と名付けられました。

また、他説には清時代に県の知事がこのお茶を飲んだところ病気が回復したので、その後自分の大紅袍（赤色の官服）を茶樹に掛けあげたという幻の銘茶とも言われます。その茶葉は岩のように固く、淹れると穏やかな、まろやかな香りがします。香りが長く続き、何回いれてもよく出るのが特徴です。ミネラルに育まれた茶で「岩茶」ともいいます。本物は産出量が少なく、偽物が多いです。

**凍頂烏龍茶（ドンデンウーロンチャー）**

茶樹のルーツは中国福建省武夷山区から台湾に移植され、台湾山地の気候と環境に合い、よく育成されたので、別個に「凍頂烏龍茶」という名が付けられました。三〇％発酵した烏龍茶で、今では世界中に中国茶は即ち烏龍茶というように深く印象付けたお茶です。玉状の形に揉まれ、茶葉は深緑色、水は黄金色で清らかな花のような香りとまろやかなコクのある味が特徴です。一度飲むと忘れられないブランドです。

**鳳凰単欉（フォンホアンダンツォン）**

広東省潮州、鳳凰山に生まれた茶樹の葉で作られたお茶で、「単欉」というのは、一株毎に一つのブランドとして栽培され、他の茶葉と一切混じらないという理由で名づけられました。茶葉が大きく、タンニンの含有量が最も多いそうです。宋時代の皇帝は、その華やかな甘い香りが長く持つことから「宋種」の名前を賜ったと言われるほど有名で、他のお茶と比べ物にならない位の香りがあります。

茶葉につやがあり、外見は強くて「朱砂《シュサ》」（漢方薬）のような赤い斑点のついたものがよい品とされます。春茶が最もよいものですが、その茶葉を採取する時間は午後だけ。夕方の夕陽の余輝で日干し（晒青）して、夜の北風が吹く時に製茶を始めます。その中で強い果物の香りがするのを「黄枝香」、桃のようなやさしい香りで渋味の少ないものを「芝蘭香」、まろやかさの中にニッキとハチミツを混ぜた香りがするものを「肉桂香」といい代表的なもので、その種類は六〇種類以上あると言われています。いずれもお茶を淹れる時は九五～一〇〇℃の高い温度を要求します。そして一分間置くとすぐに茶湯を一滴も残さず全部出すという方法で抽出したものが一番美味しいです。

# 白茶(バイチャ)

**原産地と別名**

ツバキ科
中国語　白茶(バイチャ)
原産地　中国南部

| 体質・症状 | 相性 |
|---|---|
| 気血両虚・胃腸弱い | ○ |
| 食積痰湿・消化不良 | ○ |
| 肝陽亢盛・高血圧 | △ |
| 気滞うっ血・血行悪い | ○ |
| 陰虚・微熱 | ◎ |
| 陽虚・冷え症 | ○ |
| 老人・下痢 | ○ |
| 小児 | × |
| 妊婦 | △ |

## 東洋医学的効能

効能は頭をすっきりさせ、二日酔いや、暑気当りで体内に溜まった熱を解消します。その他、「微涼性」の茶の芽は軽発酵により、「微温性」に変わり、胃にやさしいものに変化して、まろやかな香りでイライラを解消します。潤いの性質により、老廃物を吹き出させ、肌の美容でも注目されています。

### コラム

日本人には馴染みの薄いお茶で、白い毛の生えた若い芽だけを摘み、軽く発酵させたお茶です。昔から白茶は宝石以上の貴重品で、そのわけは白い芽のある特殊な茶樹が深山にあり、極端に少ないので、産量が少なく貴重なためです。毎年初夏に採集され、伝説ではお茶の採集は処女でなければならないといわれています。帝王の口にしか入らないもので、宋時代の徽帝が愛用しただけでなく、イギリスのロイヤルファミリーにも愛されています。

### 豆知識

茶湯の色は薄い黄色で、その特別な香りのもととなるのは「一芯一葉」という芽の香りです。味はほんのりと甘いです。二年ぐらい保存できます。その代表的な銘茶は「白毫銀針」、「白牡丹茶」があげられます。「寿眉」は白牡丹茶の普及品です。

## 体質相性の解説

一般に胃腸に優しい茶で胃腸の弱い「気血両虚」の方や「陽虚」の方も普通に飲めます。また、主に芽でつくられる茶なので、気を昇らせやすく「茶酔い」になりやすいので、「肝陽亢盛」の方は控え目に。基本的にはカフェインを含む亢奮飲料なので、子供は飲まない方がよいでしょう。妊婦は胎児の成長・発育に影響するためお茶は控え目に。

### 銘茶紹介

**「白毫銀針」茶**

ガラスポットに小さじ山盛り一杯を入れ、九〇℃の湯を一五〇cc注ぐと、小さな針状の茶葉が上下に浮いたり沈んだりして、最後に静止して立ちます。五～八分蒸らします。その淡い繊細な味わいが分かるのは本当の「茶通」(茶のことをよく知っている人)といわれています。もちろん飲茶の作法も小口でゆっくり味わうべきです。大口でガブガブ飲むのを、作法がない「飲驢」(ロバの飲み方)といいます。

**「白牡丹」・「寿眉」**

長寿の人の白い眉のような形なので「寿眉」と名付けられています。「一芯二葉、三葉」時採集され、軽く発酵させたお茶です。ポットに大さじ山盛り一杯の茶葉を入れ、沸騰した湯でさっと洗い流し、三〇〇ccの湯で四～五分蒸らします。サラッとした味わいが口に優しく、何回も淹れ直すことができます。いくら飲んでも飽きがこないので、香港で大人気のお茶です。

ストレス解消、消化を助ける
爽やかな香りがする茶

# ジャスミン茶・菊花茶

## ルーツ

中国で花が飲料として盛んになったのは唐の時代です。唐時代に飲茶は非常に盛んでした。「茶聖」といわれた陸羽の『茶経』が出来たのはそのブームのお蔭でしょう。その中で第六代皇帝玄宗の妃、楊貴妃は香りにこだわり、常にお茶と花、お茶と果物など色々な香りのあるもの、例えばレイシ(茘枝)茶などと茶とを合わせるという習慣があり、この習慣は宋の朝廷に移って残っていたという説は否定できません。ほかの説は、南宋時代から福建省のジャスミン花で有名な地域で初めて作られたというものです。それが「ジャスミンティー」。今よく知られている蘇州の「茉莉花茶《モリファチャ》」(ジャスミンティー)は清時代雍正帝のときに作り始められたといわれています。

## 現代の研究より

**空気浄化作用**▼アメリカの研究によると、菊の花はある種の化学物質を含み、その化学物質は放射性物質を中和する効果がある。

**視力の回復作用**▼体にこもった余分な熱を収めて、その熱による視力低下を回復させる。これは「菊花茶」という(緑茶と菊花を合わせた)ブレンドの働きと報告されている。

**安定作用**▼バラと烏龍茶のブレンドは解毒、血の流れの調整、頭痛に効果があることがわかった。

### ◎銘茶紹介

花茶の種類は多く、その合わせる茶の性質により、からだに与える寒熱性も異なります。緑茶に合わせてジャスミンの香りを揉み込めば「ジャスミンティー」、紅茶にバラの花の香りを入れるのは「バラ茶」、白菊花だけ、あるいは緑茶と一緒に合わせるのは「菊花茶」といいます。

# ジャスミンティー

## 東洋医学的効能

**安神《アンシン》**▼香りでイライラを解消し、精神を落ち着かせる

**醒目《セイモク》**▼眠気を払い、精神を集中させる

**行血祛瘀《コウケツキョオ》**▼血行をよくする

**清頭目《セイズモク》**▼目と頭の働きを回復させる

## 現代の研究より

**免疫力を高める作用**▼茶湯の濃度が一%のジャスミンティーには、血液中の免疫リンパ細胞のT細胞の分化を促進する効果があり、それはT細胞への分化を促進する物質(ANAE)を高めるというメカニズムのためと考えられている。T細胞は免疫力に関わり、ストレスにより分化が低下すると、アレルギー反応を起こして自己を攻撃することによりつくられた病(自己免疫疾患、例えばリウマチ・膠原病など)が起こる。

**造血の促進作用**▼ジャスミンティーには骨髄の造血に関わる幹細胞の増殖を促進する効果があるという報告がある。

### ◎豆知識

ジャスミンの花は年三回開花。一回目は初夏で「頭花」といいます。盛夏に咲くのは「伏花」、「夏花」という最優良品質のもので、その香りも一番です。三回目は秋に咲いた「秋花」といいます。蘇州産の「ジャスミンティー」は「虎丘」の「伏花」で、緑茶と一緒に作られたものは最高の香りを誇ります。ジャスミンの花の香り

は二十数種の芳香物質を含み、疲れ、ストレスを解消するのは確実です。

### 茶葉の作り方

「ジャスミンティー」は、茶葉が香りを吸い込む特徴を利用し、ジャスミンの花がまだ咲ききらない蕾を摘み集めて緑茶三に花一の割合で一緒に揉み込み、香りを移して造ります。萎えた花を取り出して、また新しい花を加え、昔は九回も繰り返して造った極上品がありましたが、今は五、六回香りを移して最後に少し新しい花を入れるという製法です。秋の乾燥した空気の中は、茶葉が香りを吸い込むのに最適で、秋以後のジャスミンティーは香りが一番よいといわれています。そのため、同じジャスミンティーといっても香りは全く異なり、また、品質も異なるので、花が多く見られるから上質とは限りません。選び方は「お茶の総論／お茶の選択方法p.351」を参照。

### 上手な淹れ方

ジャスミンティー三gに、沸騰後八〇～九〇℃に冷ましたお湯を入れ、蓋をしてその香りを逃がさないように二、三分置きます（一回目の時間が長すぎると茶湯は苦くなりやすく、二・三回目の時間を少し長くします。二回目の味が最高）。茶湯の色は明るいオレンジ色で、口当たりがよく、甘くて少し渋味・苦味があります。味わいながらその香りと一緒に飲み込むと、一日の疲れや悩みを一掃するような気分になります。

## 菊花茶

### 東洋医学的効能

**清熱疎風**《セイネツソフウ》▼菊は咽の痛みから始まるカゼの頭痛やめまい、赤目を解消する効能がある

**養肝明目**《ヨウカンメイモク》▼肝を養い、目の働きを改善

**清熱解毒**《セイネツゲドク》▼炎症を収め、毒素を解す

### 現代の研究より

**血圧降下作用**▼菊花は毛細血管の拡張作用により、血圧降下の働きがあると考えられる。

**狭心症の痛みを緩和する作用**▼菊花は冠状動脈拡張作用により、心筋への血液の供給を増し、狭心症の痛みを緩和する働きがある。

**抗酸化作用と抗菌作用**▼菊花には抗酸化作用と抗菌作用がある。

### 上手な淹れ方

三gの菊花茶（菊花のみの場合五～六個の花）をガラスのポットに入れ、沸騰した湯で洗い流し、次に沸騰したお湯三〇〇㎖を淹れます。淡く金色の茶水が清らかな菊の香りを放ち、口当たりの良い、まろやかな、少し苦味と甘味の混じった味を楽しみます。一般に菊花茶の製造過程で、漂白などを目的に微量の亜硝酸ナトリウムを入れます。それは体によくないため、一度沸騰した湯で洗い捨てることにより大部分減らすことができるので、是非惜しまずに捨てましょう。

#### 古典より

重陽の節句（旧暦九月九日）に、中国の風習として高い山に登り、先祖を供養します。その祭礼品は菊花酒、菊花茶。観賞品としても菊の花です。『本草綱目』には、菊の苗や葉を野菜として食用し、花は飲料や食用に、根は薬に、干し花は枕に、また酒作りにもよいと記されています。菊花は全部が宝物で、大事にされています。菊花の別名は「延寿客」と呼ばれ、寿命を延ばす効能があるとされています。

消化を助け、減肥茶として有名

# プーアル茶(黒茶)

## 東洋医学的効能

**健胃消滞《ケンイショウタイ》**▼胃の機能を高め、食滞を解消

**解膩除脹《カイジジョチョウ》**▼消化を助け腹の張りを解消

**生津潤喉《セイシンジュンコウ》**▼唾液の分泌を促し、咽を潤す

**化痰減肥《ケタンゲンピ》**▼痰を除去し、肥満を解消する

**解熱《ゲネツ》**▼腸チフスを抑制し解熱する

## 現代の研究より

**抗菌作用**▼まだ特効薬のない時代に、腸チフスの発熱の治療薬として使われていたが、現代研究より腸チフス菌の抗菌作用が確認された。

| 体質・症状 | 相性 |
|---|---|
| 気血両虚・胃腸弱い | △ |
| 食積痰湿・消化不良 | ◎ |
| 肝陽亢盛・高血圧 | ○ |
| 気滞うっ血・血行悪い | ○ |
| 陰虚・微熱 | △ |
| 陽虚・冷え症 | △ |
| 老人・下痢 | △ |
| 小児 | × |
| 妊婦 | △ |

## ルーツ

黒茶は一〇〇%完全発酵の複雑な香りと味のお茶です。代表としては「普洱茶《プーアルチャ》」「雲南沱《ウンナントー》茶《チャ》」があります。古籍によれば普洱茶は早くは唐時代に飲用されました。その産地は雲南省普沱山が有名ですが、四川省や広西省でも生産しています。雲南省西双版納《シーサンパンナ》という地域の南濡山(古い茶山の一つ)にある樹齢八〇〇年の茶樹が有名で、「茶樹王」とよばれています。普洱茶は早くに日本に伝わりましたが、広く飲用されはじめたのは減肥ブームになった近年でした。

**減肥作用**▼臨床効果としては、減肥効果があるが、そのメカニズムは未だ完全解明されておらず、動物性脂肪を分解する働きがあると言われている。

## 体質相性解説

黒茶は固めた「雲南沱茶」や固めてない「プーアル茶」も皆「プーアル茶」がベースで、その渋味にはタンニンやカテキン等の成分も含んでおり、胃腸の弱い方が空腹時に飲むと胃を刺激して負担になるので、「気血両虚」や「陰虚」、「陽虚」、「老人」等で胃腸の弱い方は控え目に。飲む場合は空腹時は避け、油っこい食事の後に少し飲むとよいでしょう。

「小児」は飲まない方がよいです。しかし産地の子供は胃腸の炎症や痛みのある場合に飲む習慣があり、胃腸の炎症や痛みにはよい薬として使います。その地域の方の平均身長が低いのは、子供の頃からのお茶を飲む習慣が、成長・発育に障害を引き起こした一つの理由であるかもしれません。「妊婦」は子宝のためにカフェインの多い飲料は控え目に。

### 豆知識

プーアル茶などの黒茶はワインと同様、古いものが貴重とされています。三〇〜四〇年位かけてじっくり発酵させたものが極上品で、更に六〇年もののお茶は手に入れるのは難しいそうです。プーアル茶の極上品は、樹齢八〇〇年の「茶樹王」の茶葉で作られ、特別な香りがして口当たりがよいのですが、残念ながら近年枯れてしまいました。プーアル茶は古くて香りが立ち"宋聘"や「雲南七子餅茶」も珍しくなるでしょう。今、雲南小沱茶が一人用に作られているので手軽に淹れられます。油っこく甘い点心に合うのでお勧めします。

## 茶葉の作り方

作り方は他の茶と異なり、茶葉そのものの発酵酵素の働きではなく、麹菌を使

い発酵させる方法です。まず、緑茶の作り方で行い、次に、出来た茶葉（少し水分の残っているもの）を高温で湿度の高い場所に長く寝かせて、微生物を作用させ、二回目の捻揉を施した後、乾燥させます。出来た茶葉は一〇年も二〇年も保存でき、そのカビ臭さは消滅し、味もまろやかになります。

### 上手な淹れ方

プーアル茶は必ず沸騰した湯で洗い流し（色々な雑物質を減らすため）、大き目のポットで茶葉三gと沸騰した湯三〇〇ccを注ぎ五分蒸らします。茶の色は濃い赤色で、深い香りが立ちます。数回淹れてもよいでしょう。

胃腸の消化を促進するため、油っこい点心と一緒に摂ったり食中や食後に直ぐ飲むのがコツです。

# 黄茶（ホアンチャ）

黄茶は、緑茶のように新鮮さの残った茶を高温で一定の湿度の所に置き、軽く発酵させて作られたお茶です。

その香りによりストレス解消、気を落ち着かせる、その「潤性」で肌や粘膜を潤わせ新陳代謝を高める作用もあります。黄茶は緑茶と白茶の性質があり、新芽の香り、若葉の甘味などの性質を持ちます。黄色の茶葉で出来たもので、茶湯も黄色です。黄茶は芽茶の代表で、そのまろやかさとフレッシュさが残り、普洱茶のような深みがある香りも感じます。代表は洞庭湖の「君山銀針」があげられます。

### 体質相性の解説

寒熱の性質はなく、「平性」を持ち、特に上質黄茶は甘味を持ち胃腸に優しいお茶です。どんな体質にも特に不利な面が少ないです。しかし、子供は黄茶に含まれたカフェインにより脳の発育に不利な面もあるので飲まない方がよいでしょう。

| 体質・症状 | 相性 |
|---|---|
| 気血両虚・胃腸弱い | ○ |
| 食積痰湿・消化不良 | ○ |
| 肝陽亢盛・高血圧 | ○ |
| 気滞うっ血・血行悪い | ○ |
| 陰虚・微熱 | ○ |
| 陽虚・冷え症 | ○ |
| 老人・下痢 | ○ |
| 小児 | × |
| 妊婦 | ○ |

### 銘茶紹介

**「君山銀針」**

君山は、洞庭湖にあり、かつて修行するために人々が住んだ丘で、皇帝に献上する有名な茶の産地です。君山銀針の生産量は少なく、毎年穀雨期に育った新芽のみを摘み、特殊な製法でできた大変貴重なお茶で、昔は庶民の手には届かなかったそうです。

芽茶の芽の先は太く、色は鮮やかな黄色で、三gの芽茶を沸騰した湯でさっと洗い、一五〇ccの沸騰した湯を注ぐと、芽茶の先が上に揃って上下に踊るように動き、これを観賞するのが一つの楽しみで、静かになってから白い陶磁質のコップに注ぐと、茶湯色は薄い黄金色に輝きます。その香りは普洱茶のようで、甘く深くもっと繊細です。少し飲んでもイライラした気分が静まり心地よくなるお茶です。

## その他加工茶
# バター茶・八宝茶

加工茶というのは茶葉にいろいろなものを加え、工夫をして作られたものです。緑茶にジャスミンの花を加える「ジャスミンティー」。紅茶にバラを加える「バラ花茶」。白菊で製造された「菊花茶」などの「花茶」があげられます。ほかには、煮た紅茶にヤクのミルクや塩、バターを入れるのが「バター茶」、紅茶（夏期には緑茶をベースにすることもある）に様々な補身効果のある物を入れる「八宝茶」などが有名です。

## バター茶

### ルーツ

唐時代、チベットや蒙古に伝わった紅茶にその地域の生活や風習が混ざり合い、ヤギやヤクのミルクと合わせて飲まれるようになりました。古い資料にはバターを溶かした「蘭香茶」といった茶も記載されています。慣れない方はなかなか飲みにくいかもしれませんが、そこに少しアレンジを加え、日本に合ったバター茶もあったそうです。

### 作り方

紅茶の塊を削って鍋で煮出し、塩、ヤクのミルク、バターを入れ、よく混ぜて仕上げます。絶妙なハーモニーで美味しさが口の中に広がり、大きい碗で何杯も飲みます。来客の接待も大きめの碗で回し飲みします。

### 効能

紅茶のカテキンがカゼへの抵抗力を高め、ミルクとバターの高い蛋白質と脂質を加えることで、乾燥した環境で肌の潤いを守り、寒さに耐えられるなどの効果があります。高原、草原の過酷な天候下で暮らすための、大切な栄養豊富な飲料です。慣れない人はヤクのミルクの臭みと紅茶の渋味に戸惑いますが、数回飲むと慣れるでしょう。高原や草原に生きるパワーの源といわれています。

## 八宝茶（バオバオチャ）

### 作り方

紅茶をベースに「八宝」（たくさんの宝のような補身もの、例えば昔から知られる漢方薬のナツメやクコの実、陳皮《チンピ》と白きくらげ、氷砂糖、竜眼肉《リュウガンニク》、緑豆など）と一緒に合わせてブレンドしたものです。熱湯を注いで淹れた時、カラフルな色合いと混ぜられた様々な味が氷砂糖でまとめられて口当たりがよく、渋く、甘く、様々な香りが漂っているのは飲む楽しみを倍増します。

### 効能

紅茶や緑茶にはカテキンやタンニンの抗酸化・老化の働きがあり、ナツメは胃腸を丈夫にして気血を補い、クコの実は肝腎の機能を高めて強精に、陳皮はミカンの乾燥皮で気の巡りや消化を助け、美肌に、白キクラゲは体の滋養に、竜眼肉は心臓の働きや不眠に、緑豆は清熱解毒にと、それぞれ効能があり、氷砂糖を入れると口と胃にやさしく、諸薬の味を緩める作用があります。

### 論評

近年、健康ブームに乗って様々な名のお茶が市販され、いろいろなトラブルが起きています。漢方に詳しい香港でも漢方茶の乱用によって市民が被害を受けたというニュースが新聞に載りました。

# 水

## 生命の源、人体の生命維持に欠かせないもの

**別名**
英語名　water
中国名　水（シュイ）
原産地　各地

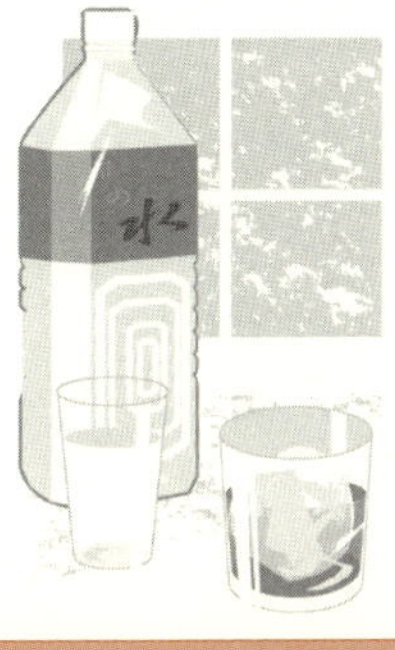


| 体質・症状 | 相性 |
|---|---|
| 気血両虚・胃腸弱い | ○ |
| 食積痰湿・消化不良 | △ |
| 肝陽亢盛・高血圧 | ◎ |
| 気滞うっ血・血行悪い | ◎ |
| 陰虚・微熱 | ◎ |
| 陽虚・全身冷え | △ |
| 老人・下痢 | ○ |
| 小児 | ◎ |
| 妊婦 | ○ |

| 自然の属性 | |
|---|---|
| 寒熱 | 涼 |
| 昇降<br>収散<br>潤燥 | 潤 |
| 臓腑 | 五臓六腑 |
| 季節 | 通年 |
| 五味 | 淡甘 |
| 毒性 | 無毒 |

| 分類 | | | | | |
|---|---|---|---|---|---|
| 雪水 | オキシドール $H_2O_2$ | 地下水 | 地表水 | 沸水 | 水道水 |
| 味は甘味、寒熱は「寒性」で、季節は旧暦十二月冬の雪を採集するべきです。昇降収散潤燥は「潤・降性」で、毒性は無毒、効能は殺虫作用、毒の解消、口の渇きの解消、二日酔いの解消などがあります。旧暦の十二月の雪は密封して遮光しておくと数十年貯蔵できます。雪水に浸けた種は水の少ない環境に耐え、虫にも強いですが、春の雪水は質が悪く薬用にできないと古文献に記載されています。現代研究により、雪水に浸けた稲の種の発芽率は四〇％増加し、雪水を温室栽培のきゅうりに加えると二〇％産量が増え、雪水で撹拌した飼料を鶏に与えると産卵率が高まりました。これは、雪水は普通の水より$H_2O_2$の含有率がはるかに少ないからです。$H_2O_2$は「致命水」とも呼ばれています。雪水はそんな驚異的なパワーがあるといってもミネラルが少ないので、純浄水と同様、人体に不利な点があります（p370浄水を参照）。雪山の泉水は、その不足を改善することができると思います。 | 強い殺菌力を持つ。肌の消毒や、腐敗した肉を除去するために、工業用や医療用としてよく使用されます。毒性が強いので飲んではいけません。 | 浅い井戸の水は汚染されやすいので飲用に適しません。深い井戸水は「上昇水」とも言われ、水質が良く安定して清潔度も高いです。味は甘味で、寒熱性は「平性」で、その効能は熱を収め、解毒、利尿などがあり、止血作用もあります。 | 河川、湖、海などの水です。その中で飲むのに適しているのは湖の水です。 | 沸騰させたミネラルウオーターは、滅菌された安全な水としてはお薦めしますが、沸騰を繰り返した水は酸素も失い、亜硝酸ナトリウムが相対的に増加しているので、体によくありません。 | 水道水は軟水と硬水に大きく分類されます。軟水は、炭酸カルシウムを含みますが、加熱により沈殿して除去できます。硬水は、硫酸カルシウムを含み、加熱しても除去できません。水道水は$H_2O$（真水）と$H_2O_2$（オキシドール）が混合した水です。文明の進化につれて、水質汚染が高まり、工業廃水、銀など重金属、化学物質、有機物質などによって汚染されてきました。水道水の中の代表的な有害物質はシアンイオン、水銀、有機リン、硝酸性窒素、フッ素、鉛、ヒ素、トリハロメタン、トリクロロエチレン、などです。その中で、特に注目されているのが遺伝性突然変異を引き起こす発ガン物質です。また、専門家が六〇種の有害物質を指摘しています。日本の水道水をそのまま飲むとすぐに健康に害は出てきませんが、たくさんの蓄存性がある有害物質、例えば銀は体内に良い影響は及ぼしてくれないでしょう。水道水が臭くてまずいのは水質汚染のせいだといえます。 |

## 論評・加工水について

①アルカリイオン水▼イオン活性水は最近流行のアルカリ性水で、水分子五〜六個の塊からなり、細胞への親和力が高く、体内の老廃物を排除する働きがあります。弱アルカリ性体質の人には内臓への負担が少なく、精力がつき、疲れにくいと言われています。「アルカリイオン水」の副産物として「アストリンゼン水」という「超酸化水」ができますが、その強い酸性により殺菌効果があり、調理道具の消毒に使われ、無害で高い美容効果があると宣伝されています。しかし、これには、塩素イオンや硫酸イオンなど刺激性の強い酸が多く含まれているので、塩素アレルギーの人の場合、皮膚炎や乾燥肌になる恐れがあり、注意が必要です。

②浄水▼生成過程で細菌や重金属、有機物などを除去すると同時に、人体に必要なミネラルも除去されています。また、それだけでなく、大量に飲むと体内のミネラルも溶出し、体外に排出され、脱力、脱毛、動悸などを引き起こします。

③ミネラルウオーター▼体に必要なミネラルをたくさん含んでいるミネラルウォーターが人気です。しかし、一九九五年十月の厚生省の発表によると、国産品十一種、輸入品二七種、計三八種から、混入物が発見され、市販品の二〜三割には細菌が基準を上回って混入されており、下痢や腹痛を起こしたという苦情が殺到し、かびも検出されています。歴史が長く、厳重に品質管理されているフランス産のエビアンには一切異物は発見されていないという事実があります。

## 体質相性の解説

ミネラルの濃い水は子供の発育成長に不利なので要注意。一番発育によいのは白湯です。「食積痰湿」の方は、口が乾いてもたくさん飲むとむかつきが起こりやすいので、様子を見ながら二〜三口を飲んで時間を空けたほうがよいでしょう。「陽虚」の方は大量の飲水は腎の負担になるので適量を。

## 家庭療法への応用

飲水療法▼毎朝ミネラルウォーター一〇〇〇mℓ位を飲み、一時間後、朝食を食べる(これは、体の浄化作用があり、便秘や胆石症、胃酸過多の症状を改善できるが、胃潰瘍出血、腎機能不全、胃腸虚弱の方、水太りの方、妊婦には適応しない)。

発熱▼熱湯四〇度ぐらいで、膝から下を三〇分位温浴すると、熱を下げることができる(小児のカゼ、発熱に適応するが、効果のないときは病院に)。

不眠▼寝る前に熱湯で温浴し、熱いタオルで足の裏をこすってマッサージする(火傷に注意)。

片頭痛▼両手を熱湯に浸ける(我慢できる範囲で)。お湯の温度を保つと三〇分後に軽減できる。

やけど▼氷水に患部を浸け、痛みを緩和する。繰り返すと、水泡の発生を防ぐ。

## 栄養素の上手な摂り方

夏期の飲水やスイカを冷やす水は一〇℃程がよいでしょう。五℃より低い水は、酷暑のせいで虚血状態になっている胃腸によくありません。また、人体は水分を毎日約二五〇〇mℓ排出するので、一日に必要な水も二五〇〇mℓです。飲水で一五〇〇mℓ位、食事で一〇〇〇mℓ位、あとは代謝の過程で産出されたものです。

# 豆乳

## 腸を整え、血行によく老化を予防する飲料

### 原産地と別名

英語名　Soybean milk
中国名　豆漿（ドウジャン）
原産地　中国

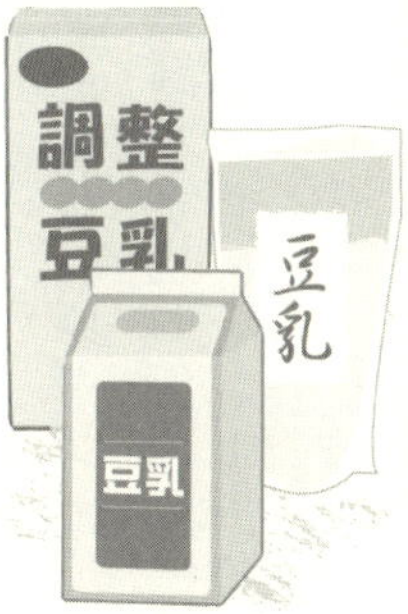


### 自然の属性

| | |
|---|---|
| 寒熱 | 平、涼 |
| 昇降収散潤燥 | 滑、潤 |
| 臓腑 | 脾、心、肺、腎、肝、膀胱 |
| 季節 | 通年 |
| 五味 | 甘、微塩味 |
| 毒性 | 無毒 |

| 体質・症状 | 相性 |
|---|---|
| 気血両虚・胃腸弱い | △ |
| 食積痰湿・消化不良 | △ |
| 肝陽亢盛・高血圧 | ○ |
| 気滞うっ血・血行悪い | ◎ |
| 陰虚・微熱 | ◎ |
| 陽虚・全身冷え | △ |
| 老人・胃腸弱い | ○ |
| 小児 | ◎ |
| 妊婦 | ○ |

### コラム

統計によると、中国人が毎日とるカロリーはアメリカ人よりも二〇%上回っているにもかかわらず、肥満人口は二〇%ほど少ないです。いろいろ理由がありますが、アメリカでは動物性タンパク質を、反対に大豆の故郷の中国では植物性タンパク（大豆製品）を主なタンパク源としています。大豆はカロリーが高いながらも血管の若さを保つ優れた食材として今世界を魅了しています。豆乳、豆腐の発明は中国四大発明（羅針盤、紙造り、木版印刷、火薬）と並べてもいいくらい重要です。

### 東洋医学的効能

**補虚潤燥**《ホキョジュンソウ》▼体力を補い、肌荒れを潤す
**清肺化痰**《セイハイケタン》▼肺にこもった余分な熱を収め、痰を消す
**通便**《ツウベン》▼整腸作用がある
**養血**《ヨウケツ》▼血の生成を促進する

### 現代の研究より

**浄血作用**▼豆乳は大豆の汁で、血液をきれいにするサポニンやレシチンを豊富に含んでいる。
**肝機能改善作用**▼サポニンの抗酸化作用により肝機能を改善する働きがある。
**骨粗鬆症を予防する作用**▼豆乳には骨を丈夫にするカルシウムやリン、銅などが含まれ、骨粗鬆症の予防に働く。

### 話題の栄養素

**カルシウム**▼大豆にはカルシウムが含まれています。精神の安定や心臓の拍動を規則正しく保つ、筋肉の収縮を正常にし、血液の凝固を促進する、骨を丈夫にする、などの働きがあります。塩分を摂りすぎるとカルシウムの排泄量が増えてしまいます。しかし、リンを摂りすぎて、体内のカルシウムの三倍量を超えるとカルシウムの吸収を抑制してしまい、カルシウム不足の原因になり、さらに食物繊維やタンニン、シュウ酸などはカルシウムの吸収を阻害したり、カルシウムと結合して有害物になりやすいので、これらの阻害する成分を有するお茶などを常に口にしがちな日本人にとって、カルシウムの不足は深刻です。
**サポニン**▼大豆にはサポニンという活性成分が豊富に含まれ、体内で脂質の過酸化を抑制し、代謝を促進します。高脂血症や動脈硬化、高血圧、肥満などに効果があります。
**レシチン**▼ホスファチジルコリンともいわれ、コレステロールを乳化して、肝臓に運んだり、肝臓から排泄してコレステロール値を低下させます。

## 体質相性の解説

豆乳は「涼」の性質をもち、肝の余分な熱を収め、肝機能の回復を助け、必須の栄養を補充することができるので、肝にこもった余分な熱があり、のぼせやすい「肝陽亢盛」で肝炎や高血圧の方に良いでしょう。「涼性」と補血作用により「陰(血)虚」で微熱のある方に適応し、「老人」で、熱っぽくのぼせやすい方や、牛乳を飲むと腰痛になったり下痢をしたりしやすい方は、代わりに豆乳を毎日少しずつ飲むことをお薦めします。しかし、その「涼性」と「潤性」は、日頃胃腸が冷えている「陽虚」の方をはじめ、胃腸が弱く下痢をしやすい「気血両虚」の方には不利ですので控え目に。もともとお腹が張りやすく胃が重たい「食積痰湿」の方は豆乳を飲み過ぎるとガスが溜まりやすく一層お腹が張るので控え目に。

## 家庭療法への応用

**体力の低下**▼豆乳に卵一個を入れて煮る。朝五時に温めて食べる。

**十二指腸潰瘍**▼豆乳に飴糖《イトウ》(漢方薬)(cerealose)を加え食べる。

**子宮出血**▼豆乳一杯とニラの汁半杯を混ぜて、空腹時に飲む(これは更年期のホルモン異常による出血に適応)。

**喘息**▼豆乳一杯に飴糖《イトウ》(cerealose)六〇gを加え、煮て飲む(これは、痰が多く、熱っぽいタイプの喘息に適応)。

**膀胱炎**▼豆乳五〇㎖で、六一散《ロクイチサン》(漢方薬)三~六gを飲む。

**美肌**▼豆乳で毎日、顔と手を十五分程パックする。

## 栄養素の上手な摂り方

肝機能の回復にはタンパク質(特に必須アミノ酸が多い良質のタンパク質)が欠かせませんが、動物タンパクに偏ってはいけません。植物性タンパク質もバランスよく摂る必要があります。大豆は良質のタンパク質そのものです。豆乳には他にもビタミン$B_1$、$B_2$、E、Kも多く含まれています。ビタミンE、Kは早産を防止する効果があり、出産時の出血に備える意味でも大切な栄養素なので、妊娠している方は毎日少しずつ取ることをお薦めします。肥満の子供は、植物性タンパク質をより多くとるほうが良いと考えられています。比率は、動物性タンパク質(魚がお薦め)を一として、植物性タンパク質は一・五位が妥当でしょう。肉類には含まれず大豆に含まれるリノール酸がコレステロール値を低下さ

### 豆知識

**豆漿《トウショウ》**▼水につけた豆を擦って得られる汁で、味が薄く少し甘く、少し渋い。北京市民の朝食によく出る汁で、牛乳より体にいいです。

**豆汁《トウジュウ》**▼豆腐を作る時に出た汁で、薄い乳白色、日にちを経ると発酵して納豆と同じく臭くなり、少し酸味と渋味があります。北京市民に愛され、癖になる味です。(干納豆と同じく、春秋戦国時代から現代に至るまで山東省の名物)

**豆乳《トウニュウ》**▼豆漿より細かく擦って分離されたものを高温滅菌、真空脱臭、乳化したもので、口当たりがよく、消化吸収にも優れた、低脂肪、高タンパク質食品で、このように高温処理した豆乳は大豆より様々な酵素や熱に弱い栄養素の働きは失われますので、豆乳よりも豆漿をお薦めします。しかし、豆乳の脂肪中五〇%は不飽和脂肪酸、特にリノール酸が多く、酸化防止、動脈硬化の予防などの効果があり、牛乳より優れた飲料で、特に老人や赤ちゃんに良いと考えられています。

せる効果があり、肥満を解消する効果がありますす。さらに豆乳に含まれるいくつかのオリゴ糖には整腸作用や、腸内善玉菌であるビフィズス菌を増やしてくれる作用もあります。

大豆製品の良質タンパクと浄血作用に目をつけて、肥満や高脂血症に悩んでいるアメリカやヨーロッパの国々では牛乳や卵の代わりに豆乳を飲むよう提唱しています。ところが、生の大豆の汁を飲むとむかつき、嘔吐、下痢などの中毒症状が見られるので、豆の汁を飲む前には必ず十分加熱しなければなりません。また、いくら豆乳に高脂血症の予防、老化予防などの効能があり牛乳より良いといっても、やはり一回に大量に飲むのは良くありません。胃腸の弱い方、冷え症の方、下痢をしやすい方、お腹の張りやすい方、ガスの多い方、夜間尿の多い方、早漏の方は飲まない方が良いと考えられています。

豆乳の独特の臭いは嫌われます。これは、大豆に含まれた油脂酸化酵素が原因となります。これだけを除去するためには、大豆を汁にするとき、冷水の代わりに沸騰したお湯を使うと酵素の働きを失わせ、臭いを取り除くことができます。あるいは、先に豆を煮て火を通してから豆を擦る、薄いアルカリ液を水の代わりに使うことなどで、その臭いを解消することができます。

良質タンパク質とはいえ、大豆がアレルギーの原因になっている人はいます。特に児童には多発しますが、しかし、最近の調査によりますと大豆にアレルギー反応を示す成人はほとんどいないという報告もありました。いずれも悪い反応が出れば控え目に。注意するべきとは、大豆はリシンという必須アミノ酸が少ないので、リシンの豊富な動物性タンパク質と組み合わせるのがよいでしょう。また、大豆はプリンの含有量が多いので、プリン代謝異常の方や、血中尿酸が高くて痛風の方は控え目に。最近、豆乳メーカーが市販されており、自家製で安定剤や防腐剤など添加物を使わずに豆乳を作ることができます。家族の健康のためによいでしょう。

| 薬 | | 相　性 | 理　由 |
|---|---|---|---|
| 目　的 | 薬　剤 | | |
| 貧血の治療 | 造血剤(鉄分を含有)・硫酸鉄など | 大豆製品を摂りすぎると90%の鉄分の吸収を抑制する。 | 大豆製品にはカルシウムとリンを多く含む。これらのミネラルは鉄の吸収に悪影響がある。 |
| 強心剤 | アミノフィーリン・ネオフィリンなど | 高タンパク質はこの薬の効果を低下させる。 | 大豆製品は高タンパクなので一緒に飲まないようにする。 |
| 抗菌剤 | 塩酸テトラサイクリン・アクロマイシンなど | カルシウムと結合して吸収を阻害する。 | 大豆製品はカルシウムを多く含み、一緒に飲むとカルシウムなどのミネラルの吸収を阻害し、薬の効果も低下する。 |
| | エリスロマイシン・アイロタイシンなど | カルシウムイオンはその吸収を遅延・低下させる。 | 大豆製品はカルシウムイオンを多く含有するため、一緒にしない。 |
| パーキンソン病治療薬 | レボドバ・ドパストンなど | 高タンパク質はその吸収に悪影響を及ぼす。 | 大豆製品はタンパク質が豊富なので一緒に使わない。 |

## その他の飲料
# 炭酸飲料・果汁飲料 コーラ・野菜ジュース

**炭酸飲料**▼炭酸飲料は、炭酸に胃の機能を活発にする効果があり、飲むと胃が楽になるなどの長所があり、様々な炭酸飲料が市場に溢れ、「頭にいい」、「強くなる」などの広告宣伝にのせられて、よく児童にも飲ませています。しかし、調べた結果、炭酸飲料常飲者の六〇%がカルシウム不足を示していますので、良いと言っても誰にでもよいわけではなく、子供も成人も飲み過ぎると逆に体に不利になりやすいので、偏り過ぎないようにしましょう。また、炭酸飲料に含まれる色素、甘味料、防腐剤など人工合成化学物質は、摂り過ぎると体によくありません。食用色素は人の神経伝達物質の伝達に悪影響を与え、児童の不安感、燥動症を引き起こしやすく、香料はアレルギー反応を引き起こしやすいので飲み過ぎないようにしましょう。

**果汁飲料**▼ジュースの代表にはオレンジジュースが挙げられます。甘いため、子供がほしがり、両親はこれは果物の汁なので安心だろうと、水の代わりに飲むように子供に自由に与えているのが現状です。しかし、ジュースを保存するためには砂糖をはじめ様々な添加物が加えられ、児童によくないこともあります。

例えば、イギリスの研究者が「ジュース症候群」と呼ばれる現象を発見しました。一歳から七歳の児童が毎日ジュースからとったカロリー（主に糖分）は、一日の総カロリーの1／3にも達しました。児童は食欲不振、神経不安定、下痢を引き起こしやすくなります。食事のたびにジュースを欲しがり、与えられないと静かにすることができず、結果、正常な食事をとることができなくなります。ただし、朝食は例外で、少し食事が食べられるようです。これは一晩ジュースを飲んでいないため、食欲が少し回復したのではないかと考えられています。ジュース一杯には六~七さじの砂糖が含まれ、正常な飲食の障害になり、脂肪やタンパク質などが不足しがちになります。また、その砂糖を消化吸収するために、脳神経の発育に欠かせないビタミン$B_1$が大量に消耗され、結果、ジュースをたくさん飲む児童は発育不良になり、キレやすく、情緒不安定な子になりやすいので控え目にしましょう。

**コーラ**▼コーラは炭酸飲料で、前に述べた炭酸飲料の長所・短所がある以上に、

**ワンポイント**

**冷蔵庫とジュース**▼一般に、ジュースは冷蔵庫に常に保存されており、子供が帰宅するとすぐ冷蔵庫を開け、冷たいジュースを飲むという光景をよく目にします。特に夏の暑い日は一気に飲みたいものです。しかし、夏期には発汗や体温調節のために体の血流は他の季節より体表に流れており、逆に胃腸には血液の流れが少なくなって、虚血状態になりやすいのです。この状態の胃腸で冷たい飲み物を大量に口にすると、さらに胃腸の粘膜を虚血させ、粘膜のびらんや炎症を引き起こしやすくし、胃の痛み、食欲不振、腹痛、下痢など胃腸炎の症状が現われます。子供の胃腸は、消化吸収に関わり、ビタミン合成や免疫力・抵抗力をつけるために、そして発育のために重要な役割を果たしています。冷えると消化吸収を低下させ子供の発育に不利なので、冷えないよう心がけましょう。

糖分含有量が多く、ジュースと同じ欠点も持ちますが、口にやさしく、くせになりやすく、飲み過ぎる恐れがあります。アメリカの化学者の分析により、一瓶三四〇gのコーラにはカフェインが五〇～八〇mg含まれています。成人はカフェインの排泄がよいので、飲み過ぎなければ中毒にはなりませんが、子供は短時間にカフェインを摂り過ぎる(一g以上)と、中枢神経を傷つけ、躁動不安、筋肉震動、心臓動悸、不整脈などの症状が現れます。少なくても(一g以下にしても)むかつき、嘔吐、めまいなどの中毒症状が現れます。それにより、禁断症状になり、毎日飲む人は一旦中止すると「うつ」や傾眠などの症状が現れ偏食に陥りやすく、カルシウム不足を引き起こしやすいのです。また、子供の神経発育にも悪影響を及ぼすので、子供は飲まないほうがよいでしょう。高血圧、熱っぽいなどの症状がある人も控え目に。

**ダイエットコーラ▼**これも炭酸飲料で、禁断症状が出やすく、他はコーラと同じですが、カロリーを減らすために砂糖の代わりにアスパルテームという合成甘味料を入れており、砂糖の二〇〇倍もの甘味を持ちます。これはおそらく、タンパク質に近いものです。また、変質を防ぐため安息香酸ナトリウムを使っています。安息香酸ナトリウムは強い変異原性を持ち、動物実験によると過敏症状を呈し、尿失禁や痙攣などを起こし、食欲不振・体重減少を呈しました。また、人工甘味料アスパルテームは許可されたものの、自然食品より安全とは言えずフェニールケトン尿症のような代謝病や新生児の脳障害を起こす恐れがあります。その他、血小板の低下を誘発し出血を起こし、三日で一・五gを摂取した成人男子で皮下出血、血便、血小板は一・四万にも降下した例も報告されました。十四歳の少年二人は一回で人工甘味料二g程を誤食しましたが、急性中毒を発症しており、左心不全や肺水腫・無尿・意識不明などの症状がみられました。これは人工甘味料の大量服用で中毒した例です。また、膀胱ガンの発病率にも関連があるという報告もありました。

結論をいうとダイエット用コーラはくせになる飲料水であり、ダイエットのため長期的に飲み続けるわけです。長期で大量飲用しても安全であるとは言い切れないでしょう。

**野菜ジュース▼**現代における生活習慣病の、肥満・高脂血症・高血圧・心臓病などの予防のため、野菜の栄養価が注目されています。ジュース状にすることが一番手軽に多くの栄養素を摂ることができると考えている方が少なくありません。

しかし、数種類の生野菜を混ぜてそのジュースを飲めばよい、とは言えません。なぜなら、野菜の間には相性があり、一緒にすれば効果が高まる組み合わせがあれば、相殺し合ってしまうものもあります。上手に野菜の栄養素を利用することは非常に重要です。例えば人参はビタミンCを分解する酵素を含んでいます(レバーやキュウリも同様)。生のままで他のビタミンCが豊富な野菜、トマトや大根などと一緒にジュースにすると、ビタミンCが破壊されます。野菜の相性は知っておいたほうがよいでしょう。

| 体質と嗜好品・飲料相性表 | 気血両虚 | 食積痰湿 | 肝陽亢盛 | 気滞うっ血 | 陰虚 | 陽虚 | 老人 | 小児 | 妊婦 |
|---|---|---|---|---|---|---|---|---|---|
| 牛乳 | △ | △ | ○ | △ | ◎ | × | × | ○ | ○ |
| 母乳 | ◎ | △ | ○ | ○ | ◎ | △ | △ | ◎ | ◎ |
| ヨーグルト | ○ | ◎ | × | ○ | ◎ | △ | ○ | ○ | ○ |
| コーヒー | △ | ○ | × | ○ | × | ○ | ○ | × | △ |
| ココア・チョコレート | △ | △ | × | ○ | × | ◎ | △ | △ | △ |
| ビール | ○ | ○ | △ | ○ | ○ | △ | △ | × | ○ |
| 日本清酒 | ○ | △ | △ | ○ | ○ | ○ | ○ | × | × |
| ワイン | ◎ | △ | △ | ◎ | △ | ○ | ○ | × | × |
| 焼酎 | △ | △ | × | ◎ | △ | ○ | × | × | × |
| 紹興酒 | ○ | △ | × | ◎ | △ | ○ | ○ | × | △産後<br>×妊婦 |
| 抹茶 | △ | △ | ◎ | ○ | ○ | × | △ | × | × |
| 煎茶・玉露 | △ | △ | ◎ | ○ | ○ | × | △ | × | × |
| 龍井茶(ロンジンチャ) | △ | △ | ◎ | ○ | ○ | × | △ | × | × |
| 碧螺春(ピロウチュン) | △ | △ | ◎ | ○ | ○ | × | △ | × | × |
| 祁門紅(キーマンコウ) | ○ | ○ | △ | ○ | △ | ○ | ○ | × | △ |
| ダージリン | ○ | ○ | △ | ○ | △ | ○ | ○ | × | △ |
| ウバ | ○ | ○ | △ | ○ | △ | ○ | ○ | × | △ |
| 鉄観音 | △ | ◎ | ○ | ○ | ○ | △ | ○ | × | △ |
| 大紅袍(ダーホンパオ) | △ | ◎ | ○ | ○ | ○ | △ | ○ | × | △ |
| 凍頂烏龍茶(ドンデンウーロンチャ) | △ | ◎ | ○ | ○ | ○ | △ | ○ | × | △ |
| 鳳凰単欉(フォンホアンダンツォン) | △ | ◎ | ○ | ○ | ○ | △ | ○ | × | △ |
| 白茶(バイチャ) | ○ | ○ | △ | ○ | ◎ | ○ | ○ | × | △ |
| ジャスミンティー | ○ | ○ | ○ | ○ | ○ | ○ | ○ | × | ○ |
| 菊花茶 | △ | ○ | ◎ | ○ | ○ | × | ○ | × | △ |
| プーアル茶(黒茶) | △ | ◎ | ○ | ○ | △ | △ | △ | × | △ |
| 黄茶(ホアンチャ) | ○ | ○ | ○ | ○ | ○ | ○ | ○ | × | ○ |
| バター茶 | ○ | △ | △ | ○ | ○ | △ | ○ | △ | ○ |
| 八宝茶(バオバオチャ) | ○ | △ | △ | ○ | ○ | ○ | ○ | × | ○ |
| 水 | ○ | △ | ◎ | ◎ | ◎ | △ | ○ | ◎ | ○ |
| 雪 | × | △ | ◎ | ○ | ○ | × | △ | × | × |
| 氷 | × | △ | ◎ | ○ | ○ | × | △ | × | × |
| 豆乳 | △ | △ | ○ | ◎ | ◎ | △ | ○ | ◎ | ○ |
| 炭酸飲料 | ○ | ○ | ○ | △ | ○ | △ | △ | △ | △ |
| 果汁飲料(市販製品) | △ | △ | ○ | ○ | ○ | × | ○ | △ | ○ |
| コーラ | △ | ○ | △ | △ | △ | ○ | ○ | × | × |
| 野菜ジュース | ○ | ◎ | ◎ | ○ | ○ | △ | ○ | ○ | ○ |

# 「体質判断シート」の使い方

次のページに掲載した「体質判断シート」をチェックすることによって、ご自身の体質がわかります。

まずチェックを始める前に、以下に記した注意点を理解してからチェックにとりかかってください。

❶確認項目（天候適応力～睡眠）ごとに、右に並ぶ6タイプ（「気血両虚」～「陽虚」）の**すべての項目をもれなくチェックし、該当すればタイプを問わず、また先入観なしに□内に✓を記入します。**

多くの場合、一つの項目内にいくつかの症状が記されていますが、そのすべてに当てはまらなくても、一つでも当てはまるものがあれば、その項目の□内に✓を記入します。

例えば、確認項目「天候適応力」の「気血両虚タイプ」の欄には、「寒さと暑さの両方に弱い、寒がり、カゼをひきやすい」という三つの症状が記されていますが、この中で「カゼをひきやすい」だけしか当てはまらないという場合でも、この項目の□内に✓を記入してください。

また同じ症状が複数のタイプ欄にある場合、例えば「暑さに弱い」という症状は、「気血両虚」の欄にも「肝陽亢盛」や「陰虚」の欄にもありますが、結果の正確さを期すために、該当する場合は必ず各項目の□内に✓を記入してください。

❷最近一年間くらいのご自身の体調を考えて、明らかに当てはまっている場合のみ□内に✓を記入します。どちらとも言えない場合など無理に✓する必要はありません。また、ずっと以前はあったけれど最近はないという場合も✓しなくてよいでしょう。

❸すべての確認項目をチェックし終わったら、タイプ（「気血両虚」～「陽虚」）ごとに縦列の✓項目を数え、各タイプ欄にある（　　個）内にそれぞれ当てはまった✓項目数を記入します。

❹✓項目数が最も多いタイプがご自身のメインのタイプです。ただし複合体質でタイプが複数になる場合もあります。老人・小児・妊婦の方も、体調が優れないときはこのシートを利用し、基本形以外の体質傾向を調べましょう。本文p.32の「よく見られる体質の組み合わせ」を参考にしてください。

❺手術や出産など、何かの影響で体質が変化することもあります。そうしたときには再チェックしてみましょう。

❻ご自身のメインの体質がわかったら、本書の中で食材ごとに載せてある「体質相性表」で、各食材とご自身の体質との相性を調べましょう。もしタイプが複数で、それぞれのタイプと食材との相性（◎○△×）が一致しないとき、つまり一方のタイプが○でもう一方が△の場合は△の方に従いましょう。

例えば、ご自身のタイプが「気血両虚」と「陽虚」の複合体質とした場合、「さといも」では「気血両虚」は○、陽虚は×ですから、この場合の相性は、「陽虚」の×に従いましょう。

| ※該当する項目の□を✓し、✓数の最も多いタイプをご自身の体質傾向として把握してください。 | | | | | | |
|---|---|---|---|---|---|---|
| 確認項目 | 気滞うっ血タイプ（　　個） | | 陰虚タイプ（　　個） | | 陽虚タイプ（　　個） | |
| 天候適応力 | □ | どちらかというと、寒くなると悪化する | □ | 暑さに弱い。熱や暑さで発病しやすい。秋の乾燥に弱い。薄着を好む。 | □ | 冬に弱い。寒さで発病しやすい。寒がり。厚着を好む。 |
| 精神状態 | □ | 落ち着きがない。胸苦しい。不平不満が多い。 | □ | 興奮気味、持久力がない。敏感、焦りがある。不安。せっかち。 | □ | 疲れやすい。反応が遅く鈍い。ぼーっとしていることが多い。 |
| 体型 | ― | 特になし。 | □ | 痩せ型。 | □ | 筋力低下。足がむくみやすい。 |
| 顔色 | □ | シミが多い。やや暗い。ツヤがない | □ | 微熱が出ると頬は化粧をしたような桃色になる。 | □ | 灰白色、汚い感じ、ツヤがない。 |
| 頭髪 | □ | 頭皮に異常はないが脱毛する（特に円形脱毛症）。 | □ | 若年の白髪。乾燥、抜け毛。 | □ | ツヤがない。 |
| 目 | □ | 両瞼がやや暗い又は黒ずむ。ひどい時は目の下にクマがある。 | □ | 目が疲れやすい。とり目。 | □ | 目に力がない。まぶたがむくむ。 |
| 鼻 | □ | 見た目がやや暗い。 | □ | 乾燥気味。鼻血が出やすい。 | □ | 見た目が青白い。 |
| 耳 | □ | ひどい時は青紫色気味。 | □ | 色がピンク、または普通。 | □ | 色が白い。 |
| 唇・口腔 | □ | 赤紫っぽい。またはどす黒い。ひどい時は口が乾く。 | □ | 赤っぽい、乾燥傾向。形が薄い。口内炎できやすい。咽が渇く。 | □ | 血色が悪い、口がネバネバする。咽が渇かない。 |
| 舌 | □ | 舌質は滑らかでなく粗い。色が青紫色。又は青紫色斑点がある。 | □ | 舌の形が薄い、または痩せている。色が赤い。舌苔は少なく乾燥、またはない。 | □ | 舌質がきめ細かく、柔らかい、活気がない。舌質の色が蒼白。舌苔が白く厚く水っぽい。 |
| 手 | □ | 手が冷たくなりやすい。爪の色がやや赤紫色っぽい又は暗灰色。爪に深い縦すじがある。 | □ | 乾燥。熱い（特に手のひら）。爪の色が赤いまたはピンク。 | □ | 爪の色に赤味がなく青白い。手に力が入らない。冷え（全身の冷えを伴う）。 |
| 足 | □ | 冷えやすい（手の冷えも伴う）。 | □ | ほてり（手や胸のほてりも伴う）。 | □ | むくみやすい。全身の冷えを伴う。 |
| 腰 | □ | たまに腰に力が入らない感じ。 | □ | 疲れやすい。 | □ | 重く痛い。 |
| 便と尿 | □ | 便秘と下痢が交互に起きる。 | □ | 乾燥便。便の出が悪い。尿は黄色で量が少ない。 | □ | 軟便下痢傾向。あるいは便秘（数日に１回の通便でも便は硬くない）。尿の色が薄い、回数が多い（夜間）。 |
| おりもの | □ | 粘りがある。臭いがする。 | □ | 量が少なく粘る。 | □ | 量が多く、サラサラ、白菜の汁のような色。酸っぱい臭い。 |
| 生理 | □ | 生理前後に刺すような痛みがある。色が黒紫色。かたまりが混じる。 | □ | 赤紫色。量が多い（ひどい時、量が少なくなる）。 | □ | 量が少なく色が薄い。または暗赤色。生理不順（周期は１ヵ月より長いことが多い）。下腹部が冷たい。 |
| 声 | □ | 落ち着かない話し方、あれこれと訴えることが多彩。理屈っぽくしゃべる。 | □ | 早口でしゃべる。 | □ | 話疲れするため話しが少ない。話し声が小さい。あくび多い。 |
| 食事 | □ | 酒を飲むと体が楽になる。 | □ | 食欲旺盛、咽が常に渇く（特に夜）。たくさん飲める。冷たいものを好む。 | □ | 温かい飲食を好む。食後、腹痛・下痢・むかつきが起こりやすい |
| 寒熱の感じ | □ | 微熱。夕方によく微熱がある。熱い湯で長風呂が好き。 | □ | 夜になると微熱が出る。微熱が慢性化しがち。夜になると手足がほてりやすい。 | □ | 全身冷え症。暖かい所が好き。 |
| 汗 | □ | 頭と首に汗をかきやすい。 | □ | 寝汗をかく。 | □ | 汗をかきやすく、寒気を伴う。 |
| 頭痛 | □ | 刺すような痛み（体にも）がよく起こる。 | □ | ズキンズキンと痛む。めまいがよく起こる。 | □ | 頭が重い感じ。ぼーとする。 |
| 睡眠 | □ | 眠られるけれど、睡眠が浅く、不安定。 | □ | 寝つきが悪い。不安感がある。 | □ | 眠たい、朝起きにくい、寝疲れする。 |

## 体質判断シート（老人・小児・妊婦以外の６タイプ）

| 確認項目 | 気血両虚タイプ（　　個） | | 食積痰湿タイプ（　　個） | | 肝陽亢盛タイプ（　　個） | |
|---|---|---|---|---|---|---|
| 天候適応力 | □ | 寒さと暑さ両方に弱い。寒がり。カゼをひきやすい。 | □ | 多湿に弱い。薄着を好む。熱や暑さに弱い。 | □ | 暑さに弱い。カゼをひくと口が渇く、熱っぽくなりやすい。 |
| 精神状態 | □ | 疲れやすい。反応が遅い。 | □ | 反応緩慢。歩くのが遅い。 | □ | 興奮気味。怒りっぽい。 |
| 体型 | □ | 体が弱々しい。やや乾燥肌。 | □ | 下腹部肥満。体が重く感じる。 | □ | 頑健そう。肥満傾向。 |
| 顔色 | □ | 蒼白。艶がない。 | □ | 黄白色。脂っぽい。 | □ | 赤っぽい。脂っぽい。 |
| 頭髪 | □ | ツヤがない。 | □ | 毛が細く柔らか、油っぽい。頭頂部が脱毛しやすい。 | □ | 油っぽい。頭頂部が脱毛しやすい。 |
| 目 | □ | 目に力がない。まぶたがむくみやすい。 | □ | まぶたがむくみ気味。下まぶたに脂肪沈着しやすい。 | □ | 充血していることが多い。両まぶたが赤く腫れ気味。 |
| 鼻 | □ | 鼻水がでやすい。 | □ | 見た目が赤っ鼻傾向。脂っぽい。 | □ | 見た目が赤っ鼻傾向。 |
| 耳 | □ | 薄く、小さい、色が白い。耳鳴りになりやすい。 | □ | 黄色い液が出やすい。耳鳴りになりやすい。 | □ | 赤い（特に耳たぶ）。 |
| 唇・口腔 | □ | 血色がない。または薄ピンク色。 | □ | 口がネバネバする。口臭がある。 | □ | 赤い。咽が渇く。 |
| 舌 | □ | 舌質はきめ細かく柔らかい。或は周辺に歯の型がついている。 | □ | 舌質は太くて大きい。周辺に歯の型がついている。苔は厚くねっとりして汚い感じ。 | □ | 舌質色が赤い、苔は黄色味を帯びる。 |
| 手 | □ | 力がない。冷えやすい。爪の色が淡いピンク、或は赤味がない。 | □ | 手の平が赤く、熱っぽい。 | □ | 手の先と爪が赤っぽい。手の平が赤く熱い。 |
| 足 | □ | 冷えやすい。むくみやすい。だるい。 | □ | むくみやすい。冷えやすい。 | □ | 熱っぽい。または冷え。（高血圧またはのぼせのある場合） |
| 腰 | □ | だるい。 | □ | 重くだる痛い。疲れやすい。 | 一 | 特になし |
| 便と尿 | □ | 軟便下痢傾向。尿の出が悪い。あるいは便秘で尿量が多い。 | □ | 粘便。数日間便秘でも排便すると始め硬く後で粘便。尿は濁り透明感がない日が多い。 | □ | 便秘傾向。尿少なく濃い黄色。 |
| おりもの | □ | 量が多くサラサラで色が薄い。やや酸っぱいような臭さ。 | □ | 濁って薄黄色。あるいは白くて粘る。生臭い。 | □ | 量が少ない。黄色でネバネバする。 |
| 生理 | □ | 量は少なく色が薄い。生理後に痛む。下腹部が冷えやすい。 | □ | 黄味を帯びた赤色。濁り気味。生理の初めに痛みやすい。 | □ | 量が多い。 |
| 声 | □ | 話し声が小さい。話すと疲れる。 | □ | 話し声が鼻声気味。息切れがしやすい。 | □ | 話し声が大きい。よくしゃべる。 |
| 食事 | □ | 食欲がないことが多い。食後胃がもたれやすい。温かい飲食を好む傾向がある。 | □ | 冷たい物や飲酒を好む。食欲旺盛、或は不振。咽が渇きがちでも水はあまり欲しくない。飲過ぎ・食過ぎるとむかつく。 | □ | 冷たいものを好む傾向がある。食欲旺盛。酒を好む。咽が渇きがちで水をよく飲む。 |
| 寒熱の感じ | □ | 寒がり。 | □ | 午後に微熱が出やすい。 | □ | 熱っぽい（特に上半身）。 |
| 汗 | □ | 汗をかきやすい。汗が油っぽくない。 | □ | 汗をかきやすい。汗が臭く油っぽい。頭に汗が多い。 | □ | 頭と首と脇に汗をかきやすい。汗をかくとすっきりする。 |
| 頭痛 | □ | 鈍い痛みが起こりやすい。 | □ | 前頭部が痛い。目の奥が重く痛い。めまいを伴うことがある。 | □ | よく頭痛がする。特に後頭部が痛い。 |
| 睡眠 | □ | 横になると落ち着く。睡眠が浅い。朝起きにくい。寝疲れする。 | □ | 食後になると眠気がする。朝起きにくい。すぐ眠る。あるいは寝返りして寝付きが悪い。 | □ | 寝付きが悪い。 |

# 煎じ方

食材や薬草を上手に煎じることは、その薬効を生かすために重要であり、ここに示すように行ってください。ただし、「家庭療法への応用」などで特別な指示がある場合はそちらに従ってください。

❶土器、陶器、ガラス器などを用意する（鉄器、銅器の場合は、薬効成分を変質させるおそれがある）。

❷煎じる食材や薬草の量によって三〇〇〜六〇〇㎖以上の水を加えて浸し、約十分置く。食材や薬材が浸らない場合は少し水を加える。

❸沸騰させたら、すぐに弱火にし、適当にかき混ぜながら二〇〜三〇分煎じる。カゼの治療のためであれば、煎じる時間は十〜十五分ほどと短くする。

❹食材・薬草の滓を除いて液をこし取る。

**注意**

❶水加減が重要で、少なくとも食材や薬材などがひたるほど入れてください。三〇〇〜六〇〇㎖程度とは限らないので、毎回煎じた後、残った液の量が二〇〇〜三〇〇㎖くらいになるのが適量です。朝夕二回に分けて飲むこと。

❷こげた場合、そのこげた煎液を飲むと体に不利なので飲まずに捨ててください。新しく煎じなおしましょう。

❸煎じている途中で水が足りなくなった場合、お湯を加えましょう。冷たい水を入れるのは禁止です。

❹有効成分が揮発性の薄荷や香菜などの場合は、水の量を少なくし、煎じる時間も二分以下にした方が良いでしょう。

❺二日分を一緒に煎じて一回分を飲み、残った煎液を冷蔵庫に保存することは可。ただし下痢を防ぐため、飲むときに湯煎し温めてから飲んでください（冷凍室保存、三日間以上の冷蔵庫保存、電子レンジによる加温はいずれも不可）。

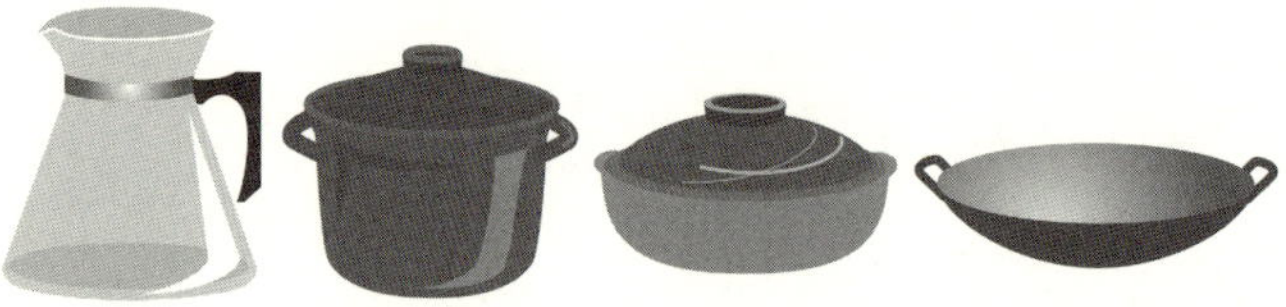

| グラス | 陶器 | 土鍋 | 鉄鍋 |
|---|---|---|---|
| ○ | ○ | ○ | × |

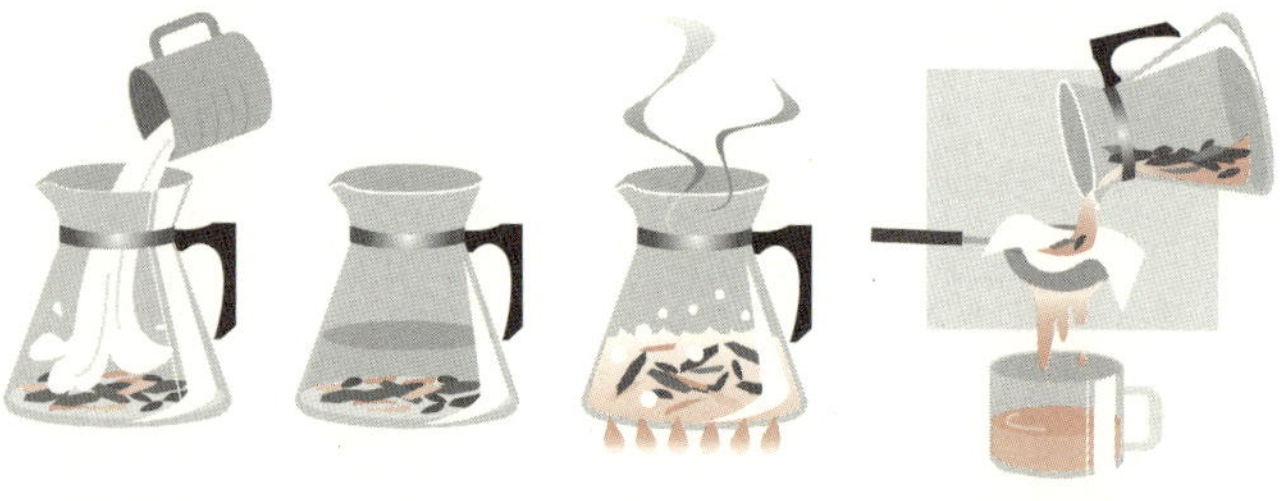

煎じる食材・薬材の量によって300〜600㎖以上の水を入れる　10分間静かに置く　強火で沸騰したらすぐに弱火にして20〜30分煎じる　煎じ液をこし取る

# 食品ピラミッド

これは一九九六年米国農業省が発表した食品ピラミッドで、一日に摂る食事のバランス表です。それぞれのポイントが炭水化物、野菜、果物を底辺として、ピラミッド型に表されています。要するに、肉や魚などに偏らず、炭水化物と野菜を中心にした食生活を作りましょうということです。

それぞれの一ポイントにあたる量は
炭水化物／パン、豆、米1／2カップ
野菜類／白菜(加熱)1／2カップ、ブロッコリー小皿一、サラダ一皿、野菜ジュース3／4カップ
果物／果物ジュース3／4カップ、缶詰果物1／2缶、リンゴ一個、バナナ一本、ミカン一個
乳製品／ミルク一杯、ヨーグルト一杯
肉、魚介類／肉魚類三〇g、卵一個

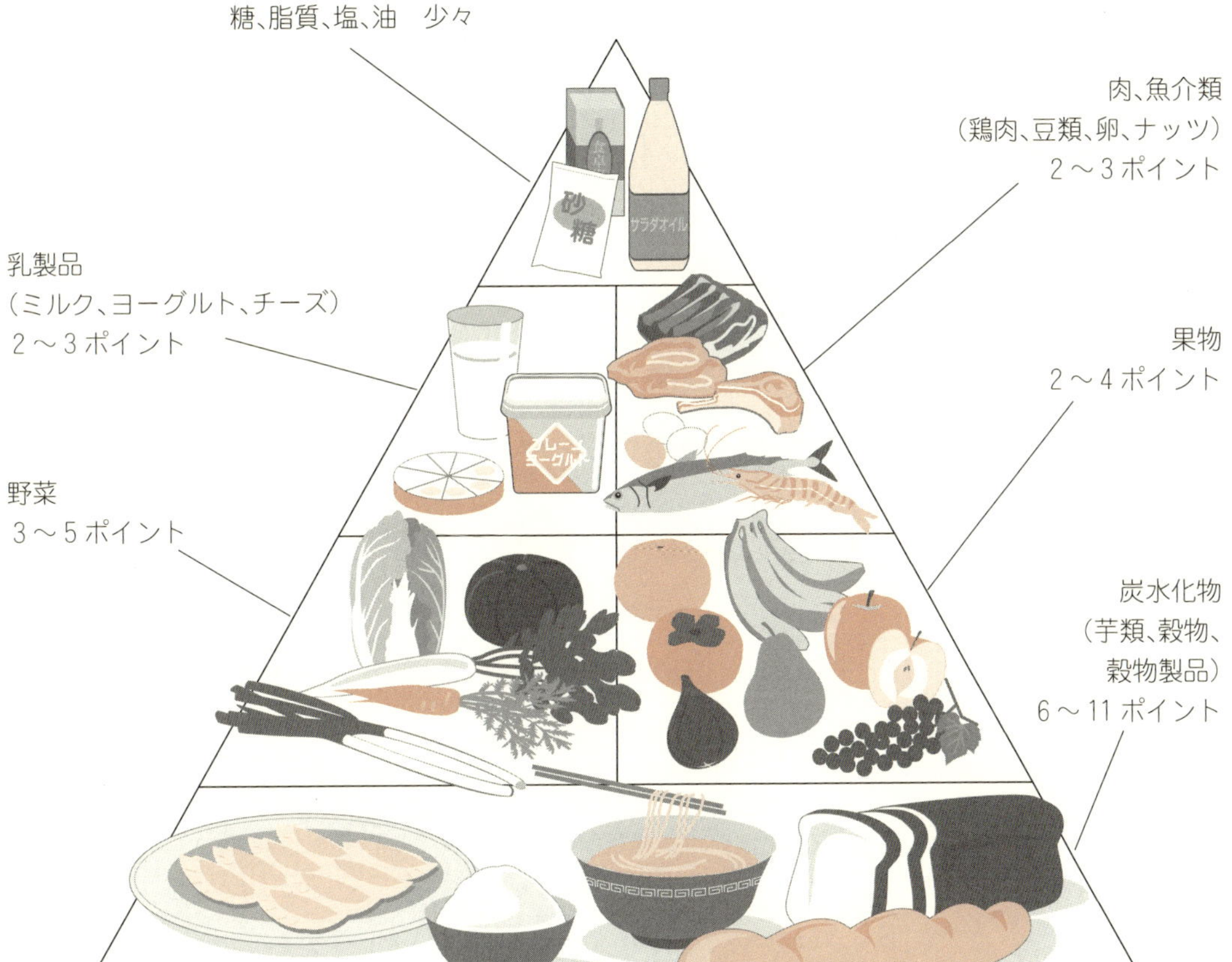
糖、脂質、塩、油　少々
肉、魚介類
（鶏肉、豆類、卵、ナッツ）
2～3ポイント
乳製品
（ミルク、ヨーグルト、チーズ）
2～3ポイント
果物
2～4ポイント
野菜
3～5ポイント
炭水化物
（芋類、穀物、
穀物製品）
6～11ポイント
砂糖
サラダオイル

アメリカ合衆国指南　金字塔

**医学監修**

杉山 武敏（すぎやま　たけとし）

医学博士。シカゴ大学準教授、神戸大学教授（病理学専攻）、京都大学教授（病理学専攻）、滋賀成人病センター総長、同研究所長を経て、現在京都市に在住。

京都大学在任中、京都大学漢方研究会創立時の主宰者。専門は癌研究と病理学研究。

**日本語監修**

板谷 秀子（いたたに　ひでこ）

中国食文化研究家、中国55の少数民族の伝統食の調査研究を行う。大学にて日中食文化比較の講義を担当。日常薬膳の普及と食育の活動をカルチャーセンターで展開。北九州市立大学・九州栄養福祉大学非常勤講師、朝日カルチャーセンター北九州教室・福岡教室講師、福岡女学院天神サテライト教室講師。

『東方栄養新書』、『男性不妊／効果的な薬膳療法』（メディカルユーコン刊）、『女性のための東方養生新書』（海苑社刊）日本語監修、中国語テキスト『念念説説』著者（光生館刊）。

**著者**

梁 平（リャン　ピン）

（号　梁 晨千鶴　りょう こうせんかく）

臨床医学家　医学博士

中国北京出身。北京大学医学部（原名・北京医学院）卒。北京中医薬大学西学中卒。中国にて臨床医として経験を積み来日。

京都大学医学研究科にて博士号の学位取得。

現在、大阪博愛会城北病院に勤務。北九州栄養福祉大学食物栄養学科客員教授、日本健康回復学会常任理事、「自然療法研究会」代表、また、東洋医学を一般に普及する活動を行っている。

本書のほか著書に『男性不妊／効果的な薬膳療法』（メディカルユーコン刊）、『女性のための東方養生新書』（海苑社刊）がある。

東方栄養新書

二〇〇五年三月三十一日　第一刷発行
二〇一四年四月五日　第八刷発行

著　者　梁 晨千鶴
発行人　垣本 克則
発行所　株式会社 メディカルユーコン
〒六〇六-八二二五
京都市左京区田中門前町八七
☎（〇七五）七〇六―七三三六
FAX（〇七五）七〇六―七三四四
Webサイト http://www.yukon.co.jp
振替／〇一〇一〇―八―四〇六二八

イラスト・表紙装丁　平井 佳世
creative works Scene inc.
印刷・製本　亜細亜印刷株式会社

ISBN978-4-901767-18-7 C0077
落丁・乱丁本はお取替えいたします。

この本が健康志向の主婦や上手に野菜を扱いたい栄養士、調理師、また東洋医学、特に東洋医学の養生面に興味のある医師の方々に東西両方の栄養理論、実際の養生の方法、体質の相性などの基礎資料を提供して幅広く役立つものとなれば、筆者の大きな喜びです。

二〇〇五年　新春

著　者

## 参考文献


食品成分早見表　医歯薬出版　臨床栄養総合技術研究会編　二〇〇一年

食べもの栄養事典　日本文芸社　監修 池上保子　二〇〇一年

栄養成分ＢＯＯＫ　主婦と生活社　監修　永川祐三　一九九九年

食べもの百科　主婦と生活社　共著　奥田拓道、水沼俊美　二〇〇一年

魚雑学事典　丸善株式会社　著者　成瀬宇平　二〇〇〇年

食品学各論　学文社　編著　吉田企世子　二〇〇二年

お酒の健康科学　金芳堂　編者「アルコールと健康」研究会　一九九九年

食べ物栄養百科　主婦の友社　監修　阿部芳子　二〇〇二年

漢方薬膳料理　雄渾社　一九九七年

中国茶の本　成美堂出版　監修　林　聖泰　二〇〇二年

本草綱目　人民衛生出版社　明・李　時珍　一九八五年

食療・中薬薬物学　科学出版社　苗　明三　二〇〇一年

中国人怎么吃　軍事医学科学出版社　趙　霖　一九九八年

食治本草１７００方　地質出版社　姜　郷云　一九九八年

家庭食医図鏡　中国医科大学中国協和医科大学聯合出版社　劉　炎　一九九五年

食物本草　人民衛生出版社　明・姚可成　一九九八年

# あとがき

今日、ストレスの多い生活の中で、ほとんどの人は病気には至っていないものの体になんらかのゆがみを持っています。東洋医学ではこのような状態を「未病」と呼びます。「未病」の方は放っておくと、そのゆがみが進んでしまい、発病してしまいます。

なぜ東洋医学はこのような「未病」の状態に注目するのでしょうか？その理由は、「未病」は現代人全体の六割以上にも達し、この段階で治療すれば、毒性や副作用のあるきつい薬を使わなくても、自然療法(例えば食事療法、薬膳など)で済むからです。この「未病」を見分けることができて、そのゆがみをただすことができる医者こそが本当に良い医者なのだと東洋医学の古典には書かれています。

「未病」を治すには普段食べる食事が極めて重要になってきます。日頃の不正な食生活から身を守るために、食材と体質の相性を知ることが重要です。この本では西洋医学と東洋医学の両面から食品の特性を紹介する試みをしました。皆様の健康回復への実用書になることを願っています。

また、この本ではガンの予防作用など魅力的な言葉が出てきますが、ガンの発生する原因は複雑であり、食事療法だけでガンを消すなどと誤解されても困りますが、こういった食事に注意すれば、「生活習慣病」や「ガン」の予防に効果があります。それぞれの体質に合う、合わないと言っても、神経質に守りすぎると、クヨクヨしたりイライラすることとなり、かえって健康を害してしまうことがしばしば見られます。過度にしすぎないという意味の「中庸」という言葉を心がけ、偏食をせずにバランスよく食べましょう。毎日二十三種類の各種食材を少し摂るとどちらにも行き過ぎず、簡単にバランスを取ることができる方法なのでお薦めします。健康に良いとはいっても一種類の食材を摂りすぎるのは禁物です。マスコミの無責任な宣伝に負けないように。体質に合う食材でバランスをとるのが健康のコツです。

健康を守るコツとして、賢人たちが残した言葉が四つあります。

❶極端に走らず、平静な心を保つこと。
❷規律正しい生活をすること(早寝早起き)。
❸多種類で少食とし、精進料理を中心にすること。
❹散歩を毎朝、一定時間、一定の運動量を保ちながら、行うこと。

さらに大事なコツを付け加えるとすれば、ここにあげたことを三日坊主でやめるのではなく、長く続けることです。

# 食材五十音別索引





索引＆資料

索引&資料

索引＆資料

# 病名・症候別索引

本文中の「家庭療法への応用」などに記載のある病名・症候を取り上げました。

## 呼吸器疾患



## 循環器疾患

## 消化器疾患

索引&資料

# 東洋医学的効能索引

索引&資料

**【セ】**

【ソ】



【タ】



【チ】



【ツ】



【ト】



【ナ】



【ネ】



【ハ】



【ヒ】



【ヘ】



【ホ】

【メ】



【ヨ】



【リ】



【レ】



【ワ】

# 東洋医学用語索引

第１章に登場する基本的な東洋医学用語を五十音順に配列しました。


【あ】

胃(い)……(9)
医食同源(いしょくどうげん)……(32)
陰(いん)……(3)
陰邪(いんじゃ)……(17)
陰虚(いんきょ)……(22, 28)
陰血(いんけつ)……(16)
陰陽(いんよう)……(3)
陰と陽のバランス……(5)
温(おん)…… (12)
温性(おんせい)……(12)
温燥(うんそう)……(18)
旨味(うまみ)……(15)

【か】

火(か)……(6)
火邪(かじゃ)……(3, 17, 20)
甘(かん)……(14)
甘味(かんみ)……(14)
肝(かん)……(6, 10, 14, 15)
肝陽(かんよう)……(16)
肝陽亢盛(かんようこうせい)……(22, 26)
肝陽上亢(かんようじょうこう)……(8)
寒(かん)……(12)
寒湿の邪(かんしつのじゃ)……(18)
寒邪(かんじゃ)……(3, 17)
寒証(かんしょう)……(20)
寒性(かんせい)……(12)
寒熱(かんねつ)……(12)
鹹味(かんみ)……(14)
気(き)……(8)
気虚(ききょ)……(8, 24)
気血(きけつ)……(3)
気・血・津液(き・けつ・しんえき)……(8)
気血両虚(きけつりょうきょ)……(9, 22, 24)
気滞(きたい) ……(8, 27)
気滞うっ血(きたいうっけつ)……(22, 27)
帰経(きけい)……(15)
虚(きょ)……(21)
虚寒(きょかん)……(21)
虚実兼雑証(きょじつけんざつしょう)……(20)
虚証(きょしょう)……(20)
虚熱(きょねつ)……(21)
金(きん)……(6)
苦(く)……(14)
苦味(くみ)……(14)
血(けつ)……(9)
血虚(けっきょ)……(9, 24)
降(こう)……(12)
五行(ごぎょう)……(3, 6)
五臓(ごぞう)……(9)
五臓六腑(ごぞうろっぷ)……(3, 9, 15)
五味(ごみ)……(13)
コク……(15)

【さ】

酸(さん)……(14)
酸味(さんみ)……(14)
散(さん)……(12)
三焦(さんしょう)……(11, 15)
四季(しき)……(15)
四気(しき)……(12)
四性(しせい)……(12)
実証(じっしょう)……(20)
実寒証(じつかんしょう)……(20)
実熱証(じつねつしょう)……(20)
湿(しつ) ……(25)
湿邪(しつじゃ) ……(3, 9, 18, 25)
湿熱の邪(しつねつのじゃ)……(18)
邪(じゃ)……(3, 17)
渋(味)(じゅうみ)……(14, 15)
収(しゅう)……(12)
収斂(しゅうれん)…………(13, 15, 16, 27)
暑邪(しょじゃ) ……(3, 17, 20)
証(しょう)……(19)
昇(しょう)……(12)
小腸(しょうちょう)……(9)
小児(しょうに)……(30)
上医(じょうい)……(22)
上品(じょうぼん)……(16)
焦味(しょうみ)……(14)
食積痰湿(しょくせきたんしつ)……(22, 25)
潤(じゅん)……(12)
辛温(しんおん)……(17)
辛涼(しんりょう)
辛(味)(しんみ)……(14, 16)
心(しん)……(6, 10, 14, 15)
心包(しんぽう)……(9, 15)
津液(しんえき)……(9)




索引＆資料

腎(じん)……(6, 11, 14, 15)
水(すい)……(6)
鮮味(せんみ)……(14)
燥(そう)……(12)
燥邪(そうじゃ)……(3, 18)
相生・相克(そうせい・そうこく)
……(6, 11)
臓腑(ぞうふ)……(15)

【た】

大腸(だいちょう)……(9, 11)
痰(たん)……(21)
痰湿(たんしつ)……(22, 25)
胆(たん)……(9)
淡(味)(たんみ)……(14, 15)
土(ど)……(6)
毒性(どくせい)……(16)

【な】

入経(にゅうけい)……(15)
妊婦(にんぷ)……(30)
熱(ねつ)……(12)
熱証(ねっしょう)……(20)
熱邪(ねつじゃ)……(3, 17, 20)
熱性(ねっせい)……(12)

【は】

肺(はい)……(6, 10, 11, 14, 15)
八綱弁証(はっこうべんしょう)
……(21)
半表半裏(はんぴょうはんり)
……(19)
脾(ひ)……(6, 10, 14, 15)
表(ひょう)……(19)
表証(ひょうしょう)……(19)
表寒(ひょうかん)……(19, 20)
表湿(ひょうしつ)……(19)
表熱(ひょうねつ)……(19, 20)
風(ふう)……(17)
風寒の邪(ふうかんのじゃ)
……(17)
風湿の邪(ふうしつのじゃ)
……(18)
風熱の邪(ふうねつのじゃ)
……(17)
風邪(ふうじゃ)……(3, 17)
平(へい) ……(12)
弁証論治(べんしょうろんち)
……(19)
芳香(ほうこう) ……(15)
膀胱(ぼうこう) ……(9)

【ま】

未病(みびょう) ……(5, 22)
木(もく) ……(6)

【や】

陽(よう) ……(3)
陽気(ようき) ……(9)
陽虚(ようきょ)……(9, 22, 29)
陽邪(ようじゃ) ……(17, 18)

【ら】

裏(り) ……(19)
裏証(りしょう)……(19)
裏寒(りかん) ……(19, 20)
裏熱(りねつ) ……(20)
涼(りょう) ……(12)
涼性(りょうせい) ……(12)
涼燥(りょうそう)……(18)
老人(ろうじん) ……(30)

# 「現代の研究より」効能別索引

本文中の「現代の研究より」の項目では、食材に含まれる特定の成分とその作用や効能について最新の知見を紹介しました。特定の有効成分を挙げていますが、食材のその有効成分はそのメカニズムの全貌を解明するための糸口にすぎないということで、それらの作用や効能は、決して食物中の一つの成分だけの働きによるものではなく、食材に含まれる多様な成分の総合効果による作用であり効能であることを認識して頂き、以上のことを踏まえて、この索引をご利用ください。



索引＆資料

## 消化器系



## 代謝・内分泌系

索引&資料

# 「話題の栄養素」索引



索引&資料

# 特定栄養素別食材一覧

（各特定栄養素の含有量が多い順に食材名を配列しました）

| 特定栄養素 | 食材名 |
|---|---|
| AMP<br>（アデノシン－１－リン酸） | アワビ、黒きくらげ |
| DHA | ほんマグロ脂身、マダイ養殖、青背魚、ウナギ、アナゴ |
| EPA（IPA） | マイワシ、ほんマグロ脂身、サバ、マダイ養殖、ウナギ、サンマ、サケ |
| TNF（腫瘍破壊因子） | キャベツ |
| β－カロチン | 緑黄色野菜、青しそ、にんじん、とうがらし、パセリ、あんず、春菊、<br>ほうれんそう、かき（柿）、西洋かぼちゃ、にら、こまつな、なのはな、<br>チンゲンサイ、赤ピーマン、ブロッコリー、びわ、日本かぼちゃ、<br>マンゴー、青ピーマン、あまのり、モロヘイヤ、くこの実 |
| β－クリプトキサンチン | みかん、オレンジ |
| β－グルガン | しめじ |
| 亜鉛 | マガキ、スモーク、豚レバー、カシューナッツ、えんどうまめ、<br>牛レバー、鳥レバー、烏骨鶏、ウナギ、ホタテガイ、 |
| アスタキサンチン | ベニザケ |
| アスパラギン酸 | なし、アスパラガス |
| アセチルコリン | シャンツァイ |
| アスコルビナーゼ | きゅうり、にんじん、レバー |
| インドール | セロリ |
| アピイン | パセリ |
| アホエン | たまねぎ、にんにく |
| アミグダリン | かりん |
| アミノ化合物 | こしょう |
| アラニン | マガキ、ウニ、イカ、バカガイ、アサリ、ホタテガイ |
| アリシン | にんにく、ねぎ、にら、たまねぎ、らっきょう |
| アリルマスタード油 | だいこん |
| アルカロイド | ざくろ |
| アルカロイド（油） | こしょう |
| アルギニン | イカ、えのき、ごぼう、しょうゆ |
| アルギン酸 | こんぶ |
| アルコールデヒドロゲメーゼ | かき（柿） |
| アントシアニン | ブルーベリー、青しそ、赤キャベツ、すいか、ぶどう、バラの花、<br>赤しそ、くろまめ、くこの実 |
| アントラキノン | キンシンサイ |
| イソフラボン | きな粉、煮豆、納豆、油揚げ、みそ |
| イノシトール | グレープフルーツ |

| | |
|---|---|
| イノシン酸 | ホタテガイ |
| インドール | キャベツ |
| エチレン | りんご |
| エリタデニン | しいたけ |
| オリゴ糖 | バナナ、はちみつ |
| カゼイン | 牛乳製品 |
| カテキン | 緑茶(煎茶、番茶、玄米茶、玉露、抹茶)、紅茶、烏龍茶 |
| カゼインホスホペプチト(CPP) | 牛乳 |
| カフェイン | 紅茶、緑茶、コーヒー、ワイン |
| カプサイシン | とうがらし |
| カリウム | 干し柿、トマト、アボカド、さつまいも、いんげんまめ、やまのいも、干しひじき、バナナ、干しあんず、プルーン、りんご、すいか、キウイフルーツ、ほうれんそう、なす、だいず、ブロッコリー、しめじ、メロン、なし、じゃがいも |
| カルシウム | 干しエビ、煮干し、ひじき、ヨーグルト、刻みこんぶ、チリメンジャコ、イワシの丸干し、切干しだいこん、パセリ、モロヘイヤ、生しそ、よもぎ、こまつな、菜の花、いちじく(乾)、カニ、牛乳、ウナギ、オクラ、アサリ、マガキ、キャベツ、ブロッコリー |
| カロチノイド色素 | β－カロチン(にんじん)、β－クリプトキサンチン(みかん)、リコピン(トマト)、ルテイン(緑黄野菜)、カプサイシン(とうがらし)、アスタキサンチン(サケ)、フコキサンチン(わかめ)、クルクミン(カレー、ウコン茶) |
| カロチン | しそ、にんじん、ほうれんそう、にら、リーフレタス、アスパラガス、青ねぎ、赤ピーマン、オクラ |
| キチン・キトサン | エビの殻、カニの甲、きのこ類、イカの骨、チーズ |
| キニーネ | にがうり |
| ギムネマ酸 | 茶 |
| ギンコライド | いちょうの葉 |
| グアニル酸 | しいたけ |
| クエン酸（酢） | レモン、酢、うめ、グレープフルーツ、みかん、りんご、パイナップル、トマト、 |
| ククルビタシン | きゅうり |
| グラマロース | やまぶしだけ |
| グリコーゲン | アワビ、マガキ、バカガイ |
| グリコシド | ももの葉 |
| グリシン | イカ、タコ、エビ、マガキ、アワビ、ウニ、ホタテガイ、フグ |
| グルコサミン(多糖類) | ナマコ |
| グルタチオン | レバー、マダラ、赤貝、ほうれんそう、ブロッコリー、酵母 |
| グルタミン酸 | 貝類、アナゴ、サケ、カツオ、イカ墨、こんぶ、わかめ、ウニ、アワビ、ホタテガイ |
| クロム | ブロッコリー |
| クロロフィル | 緑黄色野菜、春菊、よもぎ、こまつな |

| | |
|---|---|
| ケルセチン | たまねぎ |
| ケンフェロール | ももの花 |
| コハク酸 | ホタテガイ |
| コバルト | かぼちゃ |
| コラーゲン | 鶏皮、レバー、牛すじ、豚足、カレイ、エビ、サメ、ナマコ |
| コリン | レバー、たまご、大豆、ささげ、えんどうまめ、豚肉、牛肉、とうふ、さつまいも、くり、くわい、やまのいも、トマト |
| コルヒチン | ゆりね、キンシンサイ |
| コンカナバリンA | なたまめ |
| サポニン | 大豆、みそ、やまのいも、アスパラガス、カリン、なし |
| サリサイリン酸 | ワイン |
| シアン化合物 | ももの種、あんにん |
| シスタチン | たまご、牛乳、米 |
| シスチン | うずらの卵 |
| ジチオールチオニン | キャベツ |
| シトルリン | すいか |
| シブオール | かき（柿） |
| シュウ酸 | ほうれんそう |
| 食物繊維 | **胃にやさしくない食物繊維**：ごぼう、たけのこ、だいこん、モロヘイヤ、春菊、ブロッコリー、しいたけ、れんこん、しめじ、えのき<br>**胃にやさしい食物繊維**：干し柿、バナナ、りんご、もも、こんぶ、だいず、いんげんまめ、寒天、プルーン、くり |
| ジンギロール | しょうが |
| ジンゲロン | しょうが |
| スターチ | 米 |
| リスベラトロール | ワイン |
| セオフィリン | 緑茶、ワイン |
| セサミノール | ごま油 |
| セサミン | ごま |
| ゼラチン | スッポン |
| セリン | 小麦胚芽 |
| セルロース | ごぼう |
| セレン | マイワシ、カレイ、ホタテガイ、ねぎ、ビール、カキ、タラ、牛肉、小麦胚芽、玄米、トマト、にんにく、れんこん、たまねぎ、にんじん、しいたけ、グリーンアスパラガス |
| セロトニン | バナナ、くるみ、牛乳、エビ |
| センネリン | セロリ |
| ソラニン | じゃがいも |
| 大豆サポニン | 大豆、納豆、みそ、とうふ、納豆、ゆば、油揚げ |
| ダイゼン | くろまめ |

| | |
|---|---|
| タウリン | ホタテガイ、バカガイ、アサリ、カニ、タコ、イカ、ヒジキ、ヒラメ、クルマエビ |
| 多糖 | シロキクラゲ、クコの実、スッポン、アスパラガス、キウイフルーツ、のり、しいたけ |
| タンニン | 緑茶、かりん、かき（柿）、烏龍茶、紅茶、ぶどう、れんこん、くり、ワイン、コーヒー |
| チラミン | バナナ |
| チロシン | イカ墨 |
| テアフラビン | 紅茶 |
| 鉄分 | 干しヒジキ、煎茶、抹茶、豚レバー、大豆、とりレバー、パセリ、高野豆腐、卵黄、馬肉、こんぶ、アサリ、だいこんの葉、うずらの卵、ハマグリ、ほうれん草、たまご、カキ、そば、干しいちじく、プルーン、にら、オクラ、カニ、じゃがいも、ワイン、モロヘイヤ、 |
| 銅 | マガキ、干しのり、烏骨鶏 |
| トリプトファン | 牛乳、卵黄、チーズ、ピーナッツ、アーモンド、アボカド、くるみ、エリンギ |
| ナイアシン（ニコチン酸） | まいたけ、とうがらし、豚レバー、のり、とりささ身、サバ、ブリ、わかめ、まつたけ、ひらたけ、えのき、シジミ、カニ、干しだいこん、かぼちゃ、アーモンド、 |
| ナスニン | なす |
| ナトリウム | 塩 |
| ニトロソアミン | こまつな |
| パリン | 青背魚、白身魚、赤身魚、ウニ、小麦胚芽 |
| パントテン酸 | レバー、まいたけ、とうがらし、糸引き納豆、ひらたけ、ピーナッツ、まつたけ、えんどうまめ、サケ、アボカド、切干しだいこん、きな粉、カリフラワー、ブロッコリー、そば、あずき、ぎんなん、黒砂糖、白きくらげ、マイワシ、さつまいも、ココア、 |
| ヒスペリジン | オレンジの袋 |
| ビオチン | レバー、ピーナッツ、たまご、くるみ、ニシン |
| ヒスチジン | イカ |
| ビタミンA（レチノール） | 鶏レバー、豚レバー、牛レバー、ウナギ、ホタルイカ、こまつな |
| ビタミン$B_1$ | 強化米、ひまわりの種子、むきごま、干しのり、スッポン、だいず、きな粉、えんどうまめ、豚肉、ウナギ、ヤツメウナギ、カシューナッツ、干しとうがらし、あずき、コイ、いんげんまめ、イクラ、卵黄、くろまめ、うずらの卵 |
| ビタミン$B_{12}$ | のり、シジミ、アサリ、レバー、ハマグリ、カキ、サンマ、マイワシ、サーモン |
| ビタミン$B_2$ | ヤツメウナギ、豚レバー、牛レバー、鶏レバー、のり、アーモンド、うずらの卵、きくらげ、白きくらげ、まいたけ、ワカメ、とうがらし、干しひじき、卵黄、ウナギ、緑黄色野菜、 |
| ビタミン$B_6$ | とうがらし、レバー、サケ、マグロ、黒砂糖、ごま、のり、きな粉、大豆、サンマ、玄米、バナナ、はくさいの芯、アボカド、トマト |

| | |
|---|---|
| ビタミンC | 赤ピーマン、芽キャベツ、黄ピーマン、ブロッコリー、とうがらし、パセリ、カリフラワー、ケール(青汁)、にがうり、わさび、かき(柿)、キウイフルーツ、モロヘヤ、いちご、ネーブルオレンジ、さやえんどう、だいこんの葉、パパイア、レモン、れんこん、にんにくの芽、キャベツ、とうがん、グレープフルーツ、じゃがいも、みかん、しそ、かりん、メロン、マンゴー、オレンジ、キャベツ、いちご、パパイア、ブロッコリー、ピーマン、春菊、にら、トマト |
| ビタミンD | 黒きくらげ、アンコウのレバー、サケ、カレイ、ニシン、ウナギ |
| ビタミンE(トコフェロール) | ひまわり油、アーモンド、綿実油、ヘーゼルナッツ、ピーナッツ、タラコ、西洋かぼちゃ、ウニ、ウナギ蒲焼き、卵黄、アボカド、烏骨鶏、黒ごま |
| ビタミンK | のり、わかめ、糸引き納豆、パセリ、しそ、だいこんの葉、ほうれん草、春菊、とうがらしの葉、こまつな、にら、ブロッコリー、刻みこんぶ、キャベツ |
| ビタミンP (ルチン) | 白い果皮と薄皮部分(みかん、レモン、オレンジ、グレープフルーツ)、あんず、さくらんぼ、そば、トマト、アスパラガス、クコの実 |
| ビタミンQ | 青背魚、鶏ささ身、だいず、レバー、酵母 |
| ビタミンU | キャベツ、はくさいの根部、レタス、セロリ、アスパラガス、青のり、ブロッコリーの茎部 |
| ピネン | パセリ |
| フィチン酸 | 米胚芽 |
| フェニルエチアミン | ココア |
| フッ素 | 煮干し、緑茶 |
| フラボノイド | ワイン、ぶどう、ビール、そば、食用菊、柑橘類、コーヒー、ブルーベリー、たまねぎ、くり |
| プリン | カツオ、マイワシ、レバー |
| プロアントシアニジン | ぶどう |
| プロリン | イカ |
| ペクチン | りんご、レモン、オレンジ、バナナ |
| ヘスペリジン | みかん |
| ベタイン | アワビ |
| ヘミセルロース | ごぼう |
| ペリルアルデヒド | しそ |
| ポリエン | ごぼう |
| ポリオール | まつたけ |
| ポリフェノール | 赤ワイン、緑茶、紅茶、烏龍茶、ココア、チョコレート、ブルーベリー、ぶどう、マンゴー、春菊、ほうれん草、こまつな、ブロッコリー、ザクロ、紫芋(さといも類)、なす、 |
| ポルフィリン | 黒きくらげ |
| マグネシウム | 干しわかめ、刻みこんぶ、干しひじき、かぼちゃの種、すいかの種、ひまわりの種、ごま、のり、干し桜エビ、アーモンド、カシューナッツ、だいず、黒きくらげ、ピーナッツ、とうがらし、くるみ、いんげんまめ、納豆、かき(柿)、高野豆腐、馬肉、マガキ |

| | |
|---|---|
| マツタケオール | まつたけ |
| マロン | きゅうり |
| マンガン | 烏骨鶏 |
| マンナン | モロヘイヤ |
| マンノーズ（多糖類） | ナマコ |
| ムコ多糖 | やまのいも、モロヘイヤ、サケ、ナマコ |
| メチオニン | えんどうまめ、ピーナッツ、鶏肉、ウニ |
| メチル | まつたけ |
| メチルサリチル酸 | いちご |
| メラトニン | くるみ |
| メントール | 油、ハッカ |
| モリブデン | はくさい |
| モルフィン類物質 | 牛乳 |
| 葉酸 | レバー（とり、牛、豚）、ウニ、干し桜エビ、大豆、ほうれんそう、ブロッコリー、アスパラガス、数の子、いちご、ホタテガイ、いんげんまめ、アボカド、 |
| ヨード | こんぶ、ひじき、アサリ |
| ラミニン | こんぶ |
| リグニン | だいこん、ごぼう、セロリ、ココア、豆類、小麦のふすま |
| リコピン | 赤グレープフルーツ、すいか、金時にんじん、トマト |
| リジン | 牛肉、アボカド、うずらの卵、マフグ、さやいんげん、グリンピース、エリンギ、しょうゆ |
| リノール酸 | サンフラワー油、ひまわり油、大豆油、コーン油、ごま油、くるみ、ピーナッツ、まつの実、マーガリン、ごま、 |
| リモニン | グレープフルーツ |
| リン | 大豆、卵、あずき、豚レバー、りょくとう、くるみ、うずらの卵、アワビ、アサリ、たけのこ、烏骨鶏、 |
| ルチン | 同ビタミンＰ |
| レクチン | 豆類、じゃがいも |
| レジスタンス | 米 |
| レシチン（ホスファチルコリン） | だいず、たまご、米 |
| リスベラトロール | ワイン |
| レチノール | レバー |
| ロイシン | 小麦胚芽 |

本表は、『五訂版食品成分早見表』（医歯薬出版）に掲載の数値を基本に、他の参考書の内容を加味して作成しました。具体的数値については、『五訂版食品成分早見表』を参照してください。

# 病名別食材相性表

| 病　名 | 食べると良いもの | 食べてはいけないもの |
|---|---|---|
| カゼ・<br>インフルエンザ<br>（外感風寒・風熱） | 寒けあるタイプ：しょうが、ねぎ、<br>にんにく、シャンツァイ、だいこん<br>熱っぽい「のどから」タイプ：<br>新鮮な果汁、牛乳、豆乳、なし、すいか、<br>りょくとう<br>体の抵抗力のため：うるち米、<br>羊のレバー、豚の腎臓 | 寒けあるタイプ：魚類、もち米、<br>揚げ物、柿、白キクラゲ、冷物、下剤<br>熱っぽい「のどから」タイプ：<br>とうがらし、からし、酒、カレー、<br>甘い物、消化しにくい物 |
| おたふくかぜ<br>（腮腺炎）<br>（痄腮） | シャンツァイ、りょくとう、あずき、<br>へちま、れんこんの粉、なしの果汁、<br>きびの汁、牛乳、豆乳 | にんにく、しょうが、こしょう、<br>カショウ（中国の調味料）、ねぎ、<br>魚類、エビ、揚げ物、焼き物、<br>油っぽい物、肉の脂身、からし、<br>サンザシ、酸っぱい物、生の物 |
| 細菌性の下痢<br>急・慢性腸炎<br>（痢疾、泄瀉） | 急性：にんにく、黒きくらげ、<br>キンシンサイ、だいこんの汁、<br>しょうが汁、濃い茶、<br>慢性：熟した柿、米のとぎ汁、<br>れんこんの粉、果汁、酢 | しょうが、こしょう、からし、カショウ、<br>ねぎ、魚類、エビ、ほうれんそう、<br>かき（柿）、サンザシ（中国の酸い果物）、<br>油っぽい物、肉の脂身、オレンジ、<br>揚げ物、焼き物 |
| 肺結核<br>（肺癆） | ウナギ、スッポン、豚のレバー、<br>豚の赤身、たまご、アヒルの卵、牛肉、<br>羊肉、こまつな、にんじん、<br>じゃがいも、だいず、りょくとう、<br>あずき、なし、みかん、りんご、<br>トマト、ゆりね、くこの実、はすの実、<br>れんこん、アワビ、牛乳、白きくらげ | 肉の脂身、酒、ほうれんそう、<br>こしょう、とうがらし、からし、<br>しょうが、にら、たまねぎ、キムチ、<br>にんにく、カレー |
| ウイルス性肝炎<br>（湿温黄疸） | 生レバー、肉の赤身、たまご、<br>しゅんぎく、生野菜、果物、豆腐、<br>キンシンサイ、りょくとう、なつめ、<br>なし、ごま、サンザシ | 揚げ物、酒、香辛料、脂っこい物、<br>海の魚貝類、羊肉、コーヒー、砂糖 |
| 狭心症<br>（胸痹、真心痛） | とうもろこし、あわ、米、麦の麸、<br>なつめ、野菜、果物、植物油、<br>サンザシ、茶、きのこ類、黒きくらげ、<br>白きくらげ、のり、こんぶ、だいず、<br>だいず製品、たまねぎ、らっきょう | コーヒー、酒、砂糖、濃い茶、<br>生クリーム、チョコレート、<br>肉の脂身、内臓類（モツ、脳も）、<br>ヤシ油、イカ、スルメ、貝類、<br>カニみそ、卵黄 |
| 不整脈<br>（心悸、怔忡） | 野菜、豆類、鶏のスープ、<br>カモのスープ、豚のレバーのスープ、<br>豚の心臓のスープ、果汁、<br>とうがんの種、なつめ、ゆりね、<br>はちみつ、羊の血、羊の心臓、くるみ、<br>はすの実の芯 | 焼酎、濃い茶、コーヒー、とうがらし、<br>肉の脂身、カレー、キムチ、ハーブ類、<br>香辛料 |



索引＆資料

| | | |
|---|---|---|
| 高血圧<br>(肝陽上亢・眩暈) | セロリ、ほうれんそう、サンザシ、バナナ、ひまわりの種、クラゲ、酢、かき(柿)、たけのこ、はちみつ、こんぶ、りょくとう | 酒、とうがらし、濃い茶、内臓(モツ、脳も)、さつまいも、豆類、動物性油、カニみそ、卵黄、カレー、からし、こしょう |
| 脳卒中<br>(中風) | セロリ、緑の野菜、大豆、豆腐、くろまめ、クラゲ、うずらの卵、りょくとう、こんぶ、そらまめの花、とうもろこし、あわ、麦の麩、果物、ひまわりの種 | 塩漬け肉、漬け物、酒、肉の脂身、ラード、内臓(モツ、脳も)、砂糖、コーヒー、濃い茶、香辛料、冷たいもの、生の物、油っぽい物 |
| 膵炎<br>(脘痛) | おもゆ、れんこんの粉、果汁、トマトの汁、豆乳、卵白、砂糖、脱脂乳、豆腐、魚類、レバー、豚の赤身、牛肉、じゃがいも、ほうれんそう、にんじん、レタス、こんぶ | 肉のスープ、ミルク類、揚げ物、酢、とうがらし、からし、酒、肉の脂身、ラード、だいず、ごま、ピーナッツ、鶏・魚のスープ、だいこん、きのこのスープ、もやし、コーヒー、カレー |
| 胆嚢炎<br>胆石症<br>(黄疸、結石) | 香りの薄い野菜、豆類、豆乳、たまご、ビーフン、白砂糖、セロリ、じゃがいも、ほうれんそう、にんじん、レタス、しゅんぎく、果汁、はちみつ、はとむぎ | 内臓(モツ)、揚げ物、ラード、肉の脂身、酒、濃い茶、コーヒー、カレー、ねぎ、にんにく、魚類、エビ、カニ、油っぽい物 |
| 胃・十二指腸潰瘍<br>(胃脘痛) | 牛乳、豆乳、おかゆ、れんこんの粉、生じゃがいもの汁、生キャベツ、白菜の汁、はちみつ、もち米、ピーナッツ油、豚の胃袋、豚の赤身、ピーナッツ | 揚げ物、とうがらし、こしょう、カレー、コーヒー、酢、酸っぱい物、濃い茶、酒、カニ、貝類、豆類、さつまいも、さといも、胃酸を引き起こす物、牛肉、鶏肉、ごぼう、そば |
| 慢性胃炎 | おかゆ、よく煮たうどん、れんこんの粉、ワンタンの皮、乳製品、みかん、茶、しょうが汁、黒砂糖、野菜、にがうり、もち米、トマト、とうがん、生ジャガイモ汁、はとむぎ | 酒、濃い茶、コーヒー、とうがらし、ねぎ、にんにく、からし、カレー、ラード、肉の脂身、揚げ物、だいこん、ごぼう、そば |
| 肝硬変<br>(黄疸、水臓) | こまつな、セロリ、豆腐、ねぎ、なつめ、あずき、コイ、フナ、なたまめ、すもも、レバー、肉の赤身、豚の心臓、豚の腎臓、スッポン、ピーナッツの赤皮、れんこん、きのこ、にんじん | 酒、とうがらし、カショウ、コショウ、肉の脂身、揚げ物、ラード、海の魚、エビ、カニ、オス鶏肉、ほうれんそう、カレー、からし、酢<br>肝硬変末期:高タンパク、卵類 |
| 便秘・便固い場合<br>(大便燥結) | 野菜スープ、豆乳、果汁、はちみつ、ごま、くるみ、ごま油、ピーナッツ油、とうもろこし油、大豆、リョクトウ、えんどうまめ、さつまいも、じゃがいも、ほうれんそう、クラゲ、生の桑の実、だいこん、バナナ、麦芽糖 | 酒、コーヒー、濃い茶、にんにく、とうがらし、カレー、かき(柿)、白きくらげ、くり、香辛料 |

| | | |
|---|---|---|
| 慢性気管支炎<br>(咳嗽、気喘・痰飲) | みかんの皮、びわ、なし、くるみ、きょうにんの粉、だいこん、だいこんの種、なたまめ、へちま、はちみつ、麦芽糖、いちじくの汁、干し柿、とうがん、とうがんの種、羅漢果(ラカンカ)、コイ、黒ごま、ゆりね、はすの実、ぎんなん、れんこん、トウミョウ(豆苗)、はとむぎ、からし、白なす | 酒、肉の脂身、揚げ物、エビ、カニ、サケ、タチウオ、たまご、かぼちゃ、米ぬか、高菜、甘酒、甘いみかん、冷たい物、生の物、にんにく、魚介類、香辛料 |
| 咳 | しょうが、きょうにん、だいこん、ハチミツ、れんこん、へちま、なし、みかん、とうがん、こまつな、びわ、ごま、干し柿、くるみ、はとむぎの種 | 肉の脂身、豚肉、揚げ物、酒、とうがらし、コショウ、香辛料、たまねぎ、魚介類、エビ |
| 喘息 | だいこん、なたまめ、へちま、なし、みかん、びわ、くるみ、バナナ、はちみつ、いちじく、とうがん、黒ごま、もち米、コイ、白米、きょうにん、すいか、やまのいも、なつめ | 酒、海の魚、エビ、カニ、香辛料、炭酸水、だいず、さつまいも、じゃがいも、サケ、肉の脂身、高菜、かぼちゃ、米ぬか、冷たい物、生の物 |
| 腎・尿路結石<br>(石淋) | 淡味野菜、すいか、なし、生れんこん、白湯<br>尿酸による結石:とうもろこしの粉、さといも、れんこんの粉、卵類、果物、にんじん、セロリ、きゅうり、なす、レタス、やまのいも、かぼちゃ<br>リン酸塩による結石:うめ、くるみ | たけのこ、ほうれんそう、えだまめ、内臓(モツ)、肉類、いんげんまめ、甲殻類、紅茶、ココア、コーヒー、とうふ、渋い物、濃いお茶 |
| 腎盂腎炎<br>(熱淋、血尿) | いんげんまめ、すいか、とうがん、とうがんの皮、きゅうり、くるみ、セロリ、だいこん、りょくとう、はとむぎ、羊の腎臓、豚の腎臓、なし、生れんこん、果物 | ねぎ、にら、にんにく、こしょう、しょうが、羊肉、すずめの肉、ウサギの肉、油っこい物、香辛料、甘い物 |
| 急性腎炎<br>(水腫、血尿) | 香りの薄い野菜、低タンパク、減塩食、ブドウ糖、そらまめ、あずき、とうがん、すいか、イカ、きゅうり、豚の腎臓、りょくとう、コイ、フナ、へちま、かぼちゃ、なす | 漬け物、塩漬けの卵、醤油漬けの野菜、海の魚、オス鶏肉、ほうれんそう、とうがらし、香辛料、カレー、甘い物 |
| ネフローゼ<br>(水腫) | 淡水魚少々、卵類少々、豆製品少々、生野菜、果物、とうがん、そらまめ、ピーナッツ、なたまめ、さといも、なつめ、フナ、すいか、きゅうり、キンシンサイ、ズッキーニ、かぼちゃ、へちま、はとむぎ、ぶどう、桑の実 | セロリ、ほうれん草、とうがらし、ダイウイキョウ、香辛料、カレー、塩分の多い食品、オス鶏肉、海の魚、甘い物、冷たい物、生の物、タンパク質制限 |

| | | |
|---|---|---|
| 甲状腺機能亢進症 | ピーナッツ、はくさいの種、すいか、だいこんの種、いんげんまめ、セロリ、キンシンサイ、黒きくらげ、桑の実、くこの実、ゆりね、スッポン、かも、やまのいも、りんご、なつめ | とうがらし、シナモン、しょうが、羊肉、酒、ほうれんそう、たけのこ、香辛料、甘い物、カレー、だいこん、みかん |
| 地域性甲状腺腫大（癭瘤） | こんぶ、のり、ひじき、かき（柿）、やまのいも、セロリ、ハマグリなどの魚介類、ナマコ、クラゲ、海エビ | ―― |
| 糖尿病（消渇） | だいず、くろまめ、豆製品、さやえんどう、肉の赤身、魚類、白菜、チンゲンサイ、セロリ、とうがん、かぼちゃ、にがうり、だいこん、にんじん、さつまいもの葉、たまご、かもの卵 | 砂糖、きび、果物、じゃがいも、さといも、さつまいも、れんこん、片栗粉、米や麺類などの主食を控え目に |
| てんかん（癲癇、羊角瘋） | クラゲ、だいこんの種、きゅうり、なつめ、くるみ、蓮の実、白こしょう、レバー、くこの実 | 酒、ねぎ、しょうが、とうがらし、コーヒー、ココア、こしょう、豚の脂身、カレー、からし |
| リウマチ（風寒湿痹） | はとむぎ、りょくとう、とうふ、なし、豚の骨、牛骨のスープ、羊骨のスープ、鶏肉、スッポン、くるみ、ごま、なつめ、くろまめ、米、豚の赤身 | とうがらし、シナモン、しょうが、牛乳、トマト、メロン、カレー、からし、こしょう |
| 血小板減少性紫斑病（血証） | なつめ、ピーナッツの赤皮、くるみ、いんげんまめ、そらまめ、ごま、れんこんの節、青背魚、うさぎの肉、羊肉、豚肉、亀肉、コラーゲン | 酒、オス鶏肉、海の魚、エビ、ハマグリ、カニ |
| 鉄欠乏性貧血（血虚証） | 豚の肝臓、豚の心臓、豚の胃、赤身肉、卵黄、ほうれんそう、セロリ、チンゲンサイ、だいこんの芽葉、ター菜、トマト、あんず、もも、干しぶどう、なつめ、すもも、パイナップル、だいだい、みかん、ゆず、いちじく、生桑の実、黒きくらげ、魚類、牛乳、エビの卵、魚の卵、豆類、ごま、きのこ、こんぶ、のり | 強い酒、濃い茶、肉の脂身、かき（柿） |
| 暑気あたり（暑温） | 生の瓜、果汁、りょくとうのスープ、すいかの汁、みかんの汁、氷水、塩水、とうがん、トマト、キウイフルーツ、茶、サンザシ、うめ、うるち米、へちま | ぴりからい物、熱性食物、肉類、海鮮類、油っぽく味が濃い食物 |

| | | |
|---|---|---|
| **血の道症**<br>（不正出血） | 生野菜、果物、肉の赤身、牛乳、卵類、レバーのスープ、豆乳、黒きくらげ、へちま、烏骨鶏、れんこんの節、うめ、なつめ、干し柿、もち米、豚の胃 | とうがらし、酒、酢、こしょう、ねぎ、にんにく、しょうが、黒砂糖 |
| **習慣性流産**<br>（胎動不安） | いんげんまめ、なたまめ、そらまめ、蓮の実、蓮の葉、へちま、かぼちゃ、メス鶏肉、コーリャン、もち米、なつめ、干しぶどう、豚の腎臓 | 香辛料、刺激食物<br>酒、黒砂糖 |
| **乳汁分泌不足**<br>（欠乳、乳汁不行） | ごま、豚足、豚の肝臓、豚の胃、とうがん、へちま、豆腐、卵類、あずき、エビ、フナ、コイ、ピーナッツ、えんどうまめ、りょくとう、あわ、キンシンサイ、レタス、豚赤身、 | 小麦の麸、大麦の芽 |
| **乳腺炎**<br>（乳癰） | へちま、きゅうり、トマト、こまつな、れんこん、黒くわい、りょくとう、あずき、みかん | しょうが、にんにく、とうがらし、こしょう、カショウ、海鮮類、肉の脂身、揚げ物 |
| **小児下痢**<br>（小児腹瀉） | やまのいも、いんげんまめ、はとむぎ、お粥、パン、押麦、たまごのスープ、とうがん、麦芽、ざくろ、りんご、黒きくらげ、もち米 | 肉の脂身、ラード、揚げ物、生の物、冷たい物、硬い物 |
| **小児食欲不振**<br>（小児厭食） | トマトの汁、酢、しょうが、サンザシ、なし、はとむぎ、干しぶどう、うめ、大麦の粉 | 肉の脂身、揚げ物、ねばっこい物、生の物、硬い食物 |
| **痔**<br>（痔瘡） | ほうれうそう、こまつな、ねぎ、とうがん、へちま、かぼちゃ、海鮮、魚類、シャンツァイ、黒きくらげ、白きくらげ、キンシンサイ、いちじく、バナナ、オレンジ、干し柿、はちみつ | とうがらし、しょうが、にんにく、羊肉、豚の頭の肉、酒 |
| **じんま疹** | こまつな、しゅんぎく、なす、とうがん、きゅうり、あひるの卵、酢、黒砂糖、すいか、大豆類 | にんにく、とうがらし、オス鶏肉、牛肉、羊肉、豚頭の肉、たけのこ、エビ、カニ、魚介類 |
| **ガン**<br>（腫瘍） | こんぶ、スッポン、ゆりね、たまねぎ、だいこん、アスパラガス、黒きくらげ、白きくらげ、しいたけ、やまぶしだけ、やまのいも、はとむぎ、いんげんまめ、カリフラワー、キャベツ、いちじく | 砂糖、はくさいの酸味漬け物、薫製肉、カビた食物、ピーナッツ、油揚げ、焼き物、動物の脂肪 |

『食物薬用指南』、北京・知識出版社、1991より（掲載の内容を一部改変）

# 相性の悪い食材･漢方薬の組み合わせ例

(詳細は本書各食材ページを参照)

| 食材名 | 相性の悪い食材･漢方薬など |
|---|---|
| もも(42) | スッポン |
| マンゴー(52) | にんにく、ねぎ、たまねぎ |
| オレンジ(58) | カニ |
| みかん(60) | だいこん、牛乳 |
| なし(64) | がちょう肉 |
| りんご(66) | 海鮮(腹痛、むかつき、嘔吐) |
| ざくろ(72)、ぶどう(77) | 海鮮、朝鮮人参、鉄分、くすり(抗生物質) |
| かき(柿)(74) | カニ(腹痛、下痢)、さつまいも |
| あんず | あわ(嘔吐、下痢) |
| バナナ(80) | さつまいも |
| にんじん(88) | トマト、だいこん、とうがらし、ざくろ、レタス、パパイア<br>(ビタミンCの分解酵素などを含み、それらのビタミンを破壊する恐れがある) |
| だいこん(90) | みかん類(甲状腺腫の誘発)<br>漢方薬:何首烏(カシュウ)、生地黄(生ジオウ)、朝鮮人参<br>(効能正反対) |
| さつまいも(102) | かき(柿)(胃に結合して固い胃石になり、腹の張り、腹痛、嘔吐などを生じる恐れがある)、バナナ |
| やまのいも(108) | フナ、漢方薬:甘遂(カンスイ) |
| こまつな(118) | うさぎの肉 |
| セロリ(120) | 酢(歯を損なう) |
| じゅんさい | 酢 |
| にら(122) | ほうれん草、ハチミツ(下痢させる)、牛肉 |
| ほうれんそう(124) | にら |
| シャンツァイ(131) | すべての補薬、漢方薬:白朮(ビャクジュツ)、牡丹皮(ボタンピ) |
| かぼちゃ(132) | 羊の肉(黄疸、脚気の誘発) |
| なす(136) | 青背魚、カニ、熟しすぎたなすには毒があり食用不可 |

| | |
|---|---|
| **きゅうり**(138) | トマト、ピーマン、ブロッコリーなどのビタミンCの豊富な食材<br>(きゅうりはビタミンC分解酵素を含み、ビタミンCを破壊してしまう) |
| **だいず**(144) | わらび、豚のレバー、くすり(抗生物質) |
| **とうふ**(146)、**豆乳**(371) | 牛乳、ほうれんそう<br>豆乳にたまご(卵)、くすり(抗生物質) |
| **黒だいず**(148) | くすり(抗生物質)、漢方薬:厚朴(コウボク) |
| **あずき**(154) | 米(口内炎を誘発しやすい)、多尿者禁用、羊肉、蛇傷(百日内禁食) |
| **こんぶ**(158) | 漢方薬:甘草(カンゾウ) |
| **きくらげ**(164) | 巻貝類、キジ、野生のアヒル、うずらの肉、くすり(抗生物質) |
| **たけのこ**(167) | 豆腐(結石形成)、うずらの肉(腹が張る)、砂糖 |
| **あわ** | 気滞で腹が張る、あんず(嘔吐、下痢) |
| **ピーナッツ**(186) | わらび<br>(ビタミン$B_1$分解酵素を含み、よく加熱すると酵素が働かない) |
| **なつめ**(187) | 海鮮(腰痛、腹痛)、ねぎ(頭の張りと痛み) |
| **ぎんなん**(192) | 七粒以上食するとよくない、魚 |
| **米**(196) | 馬肉、漢方薬:蒼耳子(ソウジシ) |
| **ナマズ**(215) | 牛のレバー、漢方薬:荊芥(ケイガイ) |
| **フナ**(232) | 豚のレバー、やまのいも<br>漢方薬:厚朴(コウボク)、麦門冬(バクモンドウ)、甘草(カンゾウ) |
| **青背魚**(216) | 漢方薬:荊芥(ケイガイ)、蒼朮(ソウジュツ)、白朮(ビャクジュツ)、<br>甘草(カンゾウ) |
| **タチウオなどの海鮮**(220) | 漢方薬:甘草(カンゾウ)、荊芥(ケイガイ) |
| **ウナギ**(228) | 漢方薬:荊芥(ケイガイ)(吐血) |
| **ウツボ(海ウナギ)** | ぎんなん、漢方薬:甘草(カンゾウ) |
| **エビ**(248) | ビタミンCの含有量が多い食材(毒性のあるシアン化合物の形成)<br>鶏肉、豚肉、砂糖 |
| **スッポン**(254) | 豚肉、あひるの肉、あひるの卵、ハッカ |
| **カニ**(257) | かき(柿)のような渋い食材(結石形成)、<br>漢方薬:荊芥(ケイガイ)(こむら返り) |
| **マガキ**(264) | 砂糖、漢方薬:甘草(カンゾウ) |

| | |
|---|---|
| **鶏肉**(270) | ひね鶏の頭(毒がある)、もち米、すもも、スッポン、エビ、からし、菊の花、うさぎの肉(下痢) |
| **たまご**(273) | かき(柿)(腹痛、下痢、結石を形成しやすい) |
| **アヒルの肉**(278) | キクラゲ、くるみ、スッポン |
| **アヒルの卵**(278) | すもも、桑の実 |
| **豚肉**(284) | うずらの肉(顔の皮膚の色が黒くなる)、フナ、エビ(気滞:腹が張りやすい)、そば(脱毛)、大豆、わらび、ゆりね、うめ、しょうが(皮膚に悪い)、漢方薬:桔梗(キキョウ)、巴豆(ハズ)、大黄(ダイオウ)、黄連(オウレン)、蒼朮(ソウジュツ) |
| **豚のレバー**(284) | そば、大豆、豆腐(持病の誘発)、魚(肝の気を損なう) |
| **豚脂**(284) | うめ |
| **牛肉**(287) | 魚、くり、あわ、ハチミツ |
| **牛のレバー**(287) | アワビ |
| **羊肉**(290) | かぼちゃ、みそ、そば、チーズ、あずき、銅、朱砂(シュシャ) |
| **羊の心臓、レバー**(290) | うめ、あずき、生とうがらし |
| **馬肉**(292) | 米、しょうが、漢方薬:蒼耳子(ソウジシ) |
| **砂糖**(298) | たけのこ、エビ |
| **す**(303) | きゅうり、セロリ(歯にわるい)、豚肉<br>漢方薬:丹参(タンジン)、茯苓(ブクリョウ) |
| **はちみつ**(304) | ねぎ、にんにく、にら、漢方薬:生地黄(生ジオウ)、何首烏(カシュウ) |
| **にんにく**(308) | 補剤の服用中不可、ハチミツ<br>漢方薬:生地黄(生ジオウ)、何首烏(カシュウ)、牡丹皮(ボタンピ) |
| **ねぎ**(310) | ハチミツ、なつめ、漢方薬:生地黄(生ジオウ) |
| **とうがらし**(312) | 羊のレバー |
| **牛乳**(324) | たまご(卵)、くすり(抗生物質) |
| **酒**(336) | 炭酸飲料、ビール、コーヒー |
| **茶**(350) | 児童によろしくない、鉄剤の服用中不可、朝鮮人参など補剤に不可 |

# 相性の良い食材の組み合わせ例

(詳細は本書各食材ページを参照)

| 食材名 | 組み合わせと料理法 |
|---|---|
| にんじん(88) | 牛肉:油炒め、油を入れて煮物<br>(β-カロチン+タンパク質、食物繊維+動物性食品) |
| だいこん(90) | 焼き魚にだいこんおろし(発ガン物質を抑制する:食物繊維+タウリン)<br>だいこんと魚の煮付(魚の生臭みを除く:食物繊維+タウリン)<br>だいこんと豚肉の醤油煮(食物繊維+動物性食品) |
| れんこん(94) | れんこんと豚肉の煮物(胃腸を丈夫する) |
| ごぼう(96) | 金平ごぼう(コレステロールの降下・通便) |
| ゆりね(98) | ゆりねと魚のあんかけ(高血圧に)、茶碗蒸し(胃腸を丈夫にする) |
| さつまいも(102) | さつまいもと白身魚の煮物(ビタミンC+$B_1$+コラーゲン) |
| さといも(104) | サケと里芋の蒸し物(肝臓の働きを高める) |
| じゃがいも(106) | 軽くお湯に通したじゃがいものサラダ(胃潰瘍に) |
| やまのいも(108) | 大学やまのいも(若白髪に) |
| キャベツ(112) | ロールキャベツ(食物繊維+動物性食品) |
| はくさい(114) | はくさいと豚肉の煮物(食物繊維+動物性食品) |
| チンゲンサイ(116) | チンゲンサイとしいたけ炒め(高脂血症、高血圧に) |
| セロリ(120) | イカとセロリのあんかけ(タウリン+食物繊維) |
| にら(122) | 豚レバーとにらの炒め物(アリシン+$B_1$、鉄+ビタミンC)<br>にらと小エビの炒め物(タウリン+食物繊維) |
| かぼちゃ(132) | かぼちゃ、パセリのバター煮(β-カロチン+ビタミンC) |
| トマト(134) | 炒め煮の料理法(リコピンの有効利用)<br>トマトと牛肉の煮物(食物繊維+動物性食品) |
| なす(136) | にんにく入りなすと豚肉の醤油煮(ポリフェノール+$B_1$+アリシン) |
| にがうり(140) | にがうりと豆腐の炒め物(糖尿病に) |
| とうがん(142) | とうがんとカニみそのスープ(食物繊維+タウリン) |
| ピーマン(143) | ピーマンと肉の組み合わせ(ビタミンC+$B_1$)<br>ピーマンとイカ(ビタミンC+タウリン+食物繊維) |
| だいず(144) | 大豆とトマトの煮込み(高血圧に) |

| | |
|---|---|
| とうふ(146) | たまねぎと豆腐のサラダ(血液浄化、新陳代謝の促進、美容に)<br>豆腐と豚肉のあんかけ(食物繊維+動物性食品) |
| グリーンピース | グリーンピースのゼリー寄せ(タンパク質+ゼラチン+ビタミンC) |
| こんぶ(158) | 酢こんぶ(高血圧に) |
| しいたけ(162) | しいたけとチンゲンサイ(高脂血症、高血圧に) |
| 黒きくらげ(164) | 黒きくらげと豆腐の炒め物(血液浄化の効能で動脈硬化に) |
| たけのこ(167) | たけのこと豚肉のあんかけ(食物繊維+動物性食品) |
| ウナギ(228) | ウナギの蒲焼きとさんしょう<br>(さんしょうの抗酸化作用+酸化しやすいウナギの酸化を防止する) |
| コイ(230) | 揚げコイの甘酢あんかけ(糖酢鯉魚)(体力をつける) |
| アワビ(236) | アワビとにんじん、赤キャベツのあんかけ<br>(油+β-カロチン+アントシアニン+タウリン)(疲れ目に) |
| ホタテガイ(238) | セロリとホタテ貝柱の焼きびたし(タウリン+食物繊維) |
| アサリ(240) | アサリのにら炒め(タンパク質+鉄+ビタミンC+$B_{12}$) |
| ハマグリ(242) | ハマグリのパセリ焼き(ビタミンC+鉄+タンパク質)(貧血に) |
| バカガイ(244) | バカガイのにんにく蒸し(タウリン+食物繊維+アホエン) |
| マガキ(264) | マガキと干し納豆ピーマンあえ<br>(亜鉛+タンパク質+ビタミン$B_1$+ビタミンC)(カゼの予防に) |
| タコ(250) | タコとセロリのサラダ(タウリン+食物繊維) |
| イカ(246)<br>エビ(248) | 八宝菜(タウリン+食物繊維)<br>(ただし八宝菜に肉類は入れてはいけない) |
| カニ(257) | カニ料理に紅しょうがの付け合わせ(菌を抑制し、カニの寒性を緩和する) |
| 鶏肉(270) | ピーナッツと鶏肉の炒め物(宮保鶏丁)(ビタミンE+$B_1$+$B_2$) |
| 豚肉(284) | 豚汁(食物繊維+動物性食品、ビタミン$B_1$+アリシン)<br>にら入り肉ギョウザ(アリシン+ビタミン$B_1$、鉄+ビタミンA+C) |
| 牛肉(287) | 青ピーマンと牛肉の炒め物(青椒肉糸)(ビタミンC+タンパク質) |
| レバー | にんじんとレバーの炒め物<br>(ビタミンC+アリシン+$B_1$、β-カロチン+タンパク質) |
| みそ(301) | みそ汁にわかめ、豆腐とねぎ(アリシン+$B_1$、ビタミンC+タンパク質) |
| ねぎ(310) | ねぎと玉子の炒め物とご飯の組み合わせ(アリシン+ビタミン$B_1$) |